KUNST!

KUNST!

Das 20. Jahrhundert

Herausgegeben von

Jürgen Tesch und Eckhard Hollmann

Prestel München · New York

Die Autoren

Marion Ackermann M.A. **Isabel Alcántara / Sandra Dorina Egnolff** A.E. **David Anfam** D.A. **Matthias Arnold** M.Ar. **Jacob Baal-Teshuva** J.B.-T. **Sandro Bocola** S.B. **Barbara Catoir** B.C. **Jean Clair** J.C. **Patricia Drück** P.D. **Hajo Düchting** H.D. **Dietmar Elger** D.E. **Anne Erfle** A.Er. **Manfred Fath** M.F. **Andreas Franzke** A.F. **Helmut Friedel** H.F. **Ernst-Gerhard Güse** E.-G.G. **Reinhold Heller** R.H. **Inge Herold** I.H. **Thomas Heyden** T.H. **Annegret Hoberg** A.H. **Reinhold Hohl** R.Ho. **Eckhard Hollmann** E.H. **Joachim Jäger** J.J. **Friederike Kitschen** F.K. **Stephan Koja** S.K. **Anette Kruszynski** A.K. **Lothar Lang** L.L. **Ruth Langenberg** R.L. **Alexander Langkals** A.L. **Karin v. Maur** K.v.M. **Irene Netta** I.N. **Harald Olbrich** H.O. **Susanna Partsch** S.Pa. **Stefanie Penck** S.P. **Ursula Perucchi-Petri** U.P-P. **Gerd Presler** G.P. **Elisabeth Rochau** E.R. **Lillian Schacherl** L.Sch. **Ralf Schiebler** R.Sch. **Wieland Schmied** W.Sch. **J.A. Schmoll gen. Eisenwerth** J.A.S. **Klaus Albrecht Schröder** K.A.S. **Peter-Klaus Schuster** P.K.S. **Reinhard Spieler** R.S. **Werner Spies** W.S. **Walter Springer** W.Spr. **Peter Stepan** P.S. **Bärbel Wauer** B.W. **Astrid Wege** A.W. **Alfred Weidinger** A.Wei. **Evelyn Weiss** E.W. **Ulrich Wilmes** U.W. **Katharina Wurm** K.W.

Die Künstler

Vorwort

»Gäbe es nur eine Wahrheit, könnte man nicht hundert Bilder zum gleichen Thema malen.«
Pablo Picasso

Da jede künstlerische Darstellung im weitesten Sinne auf Gesehenem, Erlebtem und Empfundenem beruht und ohne Vorbilder und Lehrer die künstlerische Entwicklung nicht zu denken ist, beginnt unsere Werkauswahl mit den großen Wegbereitern der Kunst des 20. Jahrhunderts, mit Rodin, van Gogh, Gauguin, Munch und anderen, die das Primat der Abbildfunktion in der Kunst brachen und so Freiräume schufen für die Autonomie des Bildes. Matisse hat diese Ablösung vom akademischen Kunstverständnis des 19. Jahrhunderts treffend-bissig in kurze Worte gefaßt. Auf die »Unnatürlichkeit« seiner Tanzenden angesprochen, erwiderte er: »Ich male keine Frauen, ich male Bilder.« **D**ie in chronologischer Folge gezeigten Werke und die Künstlerviten machen die kontinuierliche Veränderung des Kunstverständnisses im Laufe der letzten einhundert Jahre deutlich. Sie zeigen nicht nur den Weg von der Klassischen Moderne bis in unsere Tage, sondern auch die Einbringung neuer Methoden, das Arbeiten mit Licht statt mit Farbe, die Entstehung neuer Techniken und Ausdrucksformen, wie Installation, Landart und Performance, und schließlich das Drängen der neuen Medien und Technologien in den Bereich der bildenden Kunst. »**E**s gibt gute Gründe für die Annahme, daß das Zeitalter der Moderne zu Ende sei. Vieles weist darauf hin, daß wir durch eine Übergangszeit gehen; es scheint, daß etwas abstirbt, während etwas anderes in Schmerzen geboren wird. Es ist, als ob etwas zugrunde geht, zerfällt und sich erschöpft, während etwas anderes, noch unbestimmtes, aus Schutt sich erhebt.« Diese Gedanken des tschechischen Präsidenten Vaclav Havel drücken aus, was viele empfinden angesichts einer Welt, die nach den großen gesellschaftlichen, politischen, wirtschaftlichen und kulturellen Umbrüchen am Ende unseres Jahrtausends nach einem neuen Selbstverständnis und nach Zukunftsperspektiven sucht. Diese Verunsicherung wird auch in der Differenzierung und Zersplitterung der Kunst deutlich, und die aktuellen Diskussionen um die »Postmoderne«, die »Zweite Moderne« oder das »Ende der Kunst« weisen in diese Richtung. **I**n einer solchen Situation gewinnt die Frage an Gewicht, was von der Kunst unseres Jahrhunderts gültig bleibt, vielleicht sogar bereits den Keim neuer Entwicklungen in sich trägt, die den Weg in das 21. Jahrhundert weisen könnten. Dieses Buch wagt den Versuch, Werke von einhundert Künstlern vorzustellen, die entscheidenden Einfluß auf die Kunst unseres Jahrhunderts nahmen. Eine solche Auswahl ist natürlich subjektiv, schon allein deshalb, weil der geplante Umfang des Buches eine Beschränkung auf die Kunstentwicklung in Europa und Amerika notwendig machte. Zu diesem Themenkreis hat der Prestel-Verlag seit dem Erscheinen von Werner Haftmanns ›Malerei im 20. Jahrhundert‹ 1954 eine Vielzahl wichtiger Publikationen vorgelegt. Die Erfahrungen mit diesen Büchern haben die Werkauswahl nicht unwesentlich bestimmt. Auch die Gespräche mit unseren Autoren, besonders Wieland Schmied und Sandro Bocola, waren hilfreich und förderlich, ihnen sei an dieser Stelle gedankt. Leiten ließen wir uns auch von dem Gedanken, daß die Rezeption durch das Publikum ein wesentlicher Bestandteil der Kunstentwicklung selbst ist. »Der Erfolg eines Künstlers weist darauf hin, daß sich das Publikum in irgendeiner Weise in seinem Werk (oder seiner Person) erkennt oder zu erkennen vermeint und sich damit identifiziert. Nur das ›erfolgreiche‹ Werk spiegelt das Bewußtsein ›seiner‹ Zeit; das gilt auch dann, wenn dieses Bewußtsein – und damit der Erfolg – wie im Fall mancher Pioniere, der Entstehung des Werkes zeitlich nachhinkt.«(S. Bocola) Die Chronik der großen künstlerischen Erfolge spiegelt somit zwangsläufig auch die Entwicklungsgeschichte des künstlerischen Bewußtseins einer Epoche. **I**n diesem Zusammenhang wird einmal mehr deutlich, daß kein Künstler unsere Vorstellung von der Kunst des 20. Jahrhunderts so stark beeinflußt hat wie Pablo Picasso. Er ist deshalb der einzige Künstler, der in diesem Buch mit zwei Hauptwerken vertreten ist: mit *Les Demoiselles d'Avignon*, dem »kubistischen Menschenbild« schlechthin, einem »Maximum an Provokation« (W. Spies) und mit dem wohl bekanntesten Anti-Kriegsbild der Kunstgeschichte: *Guernica*. **U**nser Jahrhundert, gleichermaßen geprägt durch Fortschrittsglauben und Katastrophen, hat eine Vielfalt an künstlerischen Strömungen hervorgebracht wie kein anderes zuvor. Diese Entwicklung zu dokumentieren, Kunstwerke zu versammeln, die, wenn nicht die Welt, so doch zumindest die Welt der Kunst veränderten, ist das Anliegen dieses Buches.

Die Herausgeber

Der Denker, 1880

1840 Auguste Rodin wird am 12.11. in Paris geboren

1854 Besuch der Staatlichen Kunstgewerbeschule in Paris

1864 Entstehung seines ersten Werkes *Der Mann mit der gebrochenen Nase*

bis 1871 Mitarbeit im Atelier von Carrier-Belleuse an dekorativer Bauskulptur

1875 erste Italienreise, Studium der Werke Michelangelos, Donatellos und der Antike; die Statue *Ehernes Zeitalter* (1876) wird wegen ihres Realismus als Naturabguß verdächtigt

1879 *Johannes der Täufer* erhält eine Auszeichnung im Salon

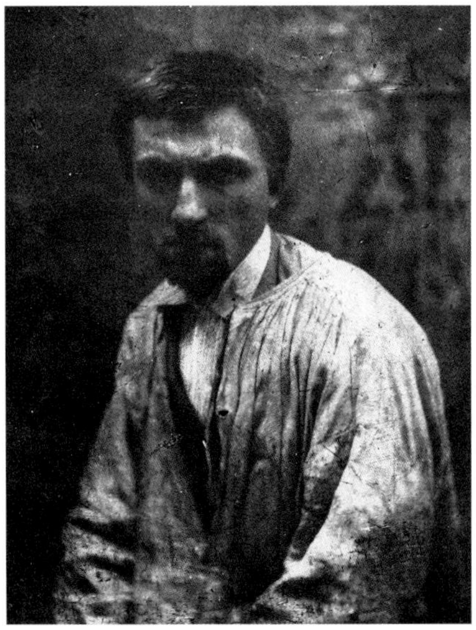

1880 erster großer Staatsauftrag für das *Höllentor*

1883 erstes Zusammentreffen mit der Bildhauerin Camille Claudel, die ihn zu vielen Arbeiten inspiriert, u.a. *Der Kuß* (1886)

1884 Auftrag für die *Bürger von Calais*

1888 Auftrag für ein *Victor-Hugo*-Denkmal für das Panthéon in Paris

1891 Auftrag für das *Balzac*-Standbild

1895 Umzug in die Villa des Brillants in Meudon/Paris

1900 während der Weltausstellung gestaltet Rodin einen eigenen Pavillon

1916 Schenkung seines gesamten Nachlasses an den französischen Staat

1917 heiratet seine langjährige Geliebte und Haushälterin Rose Beuret am 29.1.

Tod Rodins am 18.11.

1919 Eröffnung des Musée Rodin in Paris

Die Figur des sitzenden *Denkers* schuf Rodin – vermutlich im Rückgriff auf ältere Studien – ab 1880 für sein Hauptwerk, das *Höllentor*, eine Darstellung menschlichen Lebens und Leidens mit über zweihundert nackten Leibern mittleren Maßstabs als Reliefs. Außer der Gruppe der bekrönenden *Drei Schatten* ist der *Denker* die einzige vollplastische Gestalt des gewaltigen Ensembles, das von Dantes Höllenvisionen und Michelangelos *Jüngstem Gericht* inspiriert ist, aber auch Gedanken von Victor Hugo, Baudelaire, wohl auch Goethe u.a. enthält. Der Bildhauer plante einst, Dante inmitten seiner Gestaltenwelt darzustellen, dann Minos, den Herrn und Richter der Unterwelt. Schließlich modellierte er als Steigerung dieser Vorstellungen die mächtige Figur des angestrengt Nachdenkenden, der über den Lebensrätseln grübelt. Rodin bekannte, daß ihm als zentrales Existenzproblem erscheine, warum der Mensch so stark am Leben hänge, obwohl er doch ständig leiden müsse, auch im Hoffen, Sehnen, Streben und Lieben. Dieser Schicksalsfrage scheint sein ›Penseur‹ ausweglos verbissen nachzusinnen, und zwar mit der ganzen athletischen Kraft seines Körpers.

Mehrere Gestalten älterer Kunst dürften Rodin angeregt haben: der antike Torso des Apolls von Belvedere, ein Herkulesfragment, das er einst kopiert hatte, der entsetzt grübelnde Sünder im Herabsinken zum Höllenschlund in Michelangelos Gerichtsfresko und dessen Propheten an der Decke darüber. Doch formt Rodin eine ganz eigenwillige Figur, kompliziert in der Stellung des rechten Arms, der sich diagonal vor der Brust auf den linken Schenkel stützt, mit der Hand vor Kinn und Mund. Das Ganze bildet ein kompaktes Körperknäuel und entgegen dem Vorwurf, die Plastik »malerisch aufzulösen«, ein Muster an geschlossenem Volumen, allerdings mit Schattenhöhlen, seiner Definition entsprechend, daß »Plastik die Kunst der Buckel und Löcher« sei. Der Denker ist auch als Fernbild wirksam, was besonders an der nach 1900, isoliert vom *Höllentor*, entstandenen Monumentalbronze deutlich wird.

Nach der ersten öffentlichen Aufstellung 1906 vor dem Pariser ›Panthéon‹ kam es neben Bewunderung auch zu Protesten: Dies sei ein Ur- und Affenmensch, eine Verhöhnung des Homo sapiens. Nach Beschädigungen barg man den *Denker* im Vorgarten des Hôtel Biron, später Musée Rodin Paris. Ein zweites Exemplar der Großbronze wurde auf Wunsch des Künstlers auf sein Grabmal in Meudon gesetzt. Schließlich gewann der *Denker* Weltruhm und steht als Wahrzeichen in oder vor vielen Museen und Universitäten in Europa, Amerika und Japan, gedeutet als Sinnbild der Kreativität des Menschen im Versuch, der Lösung der Welträtsel näher zu kommen.

J.A.S.

Schmoll gen. Eisenwerth, J.A.: Rodin-Studien, Persönlichkeit – Werke – Wirkung – Bibliographie, München 1983
Laurent, M.: Rodin, Köln 1989
Fath, M. (Hrsg.): Auguste Rodin – Das Höllentor, Zeichnungen und Plastik, München 1991

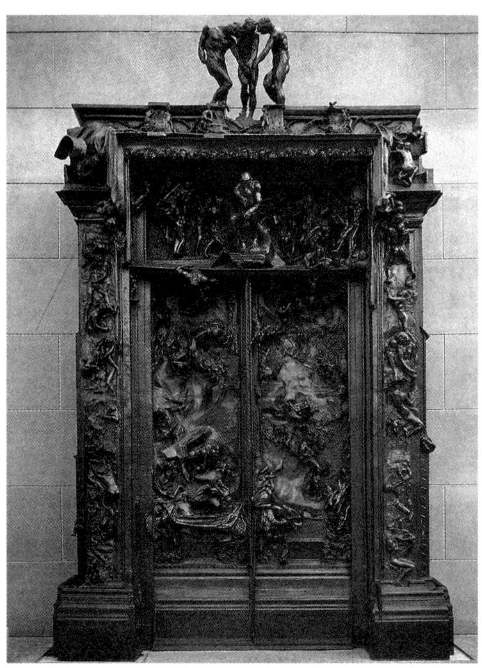

Höllentor, 1880–1917

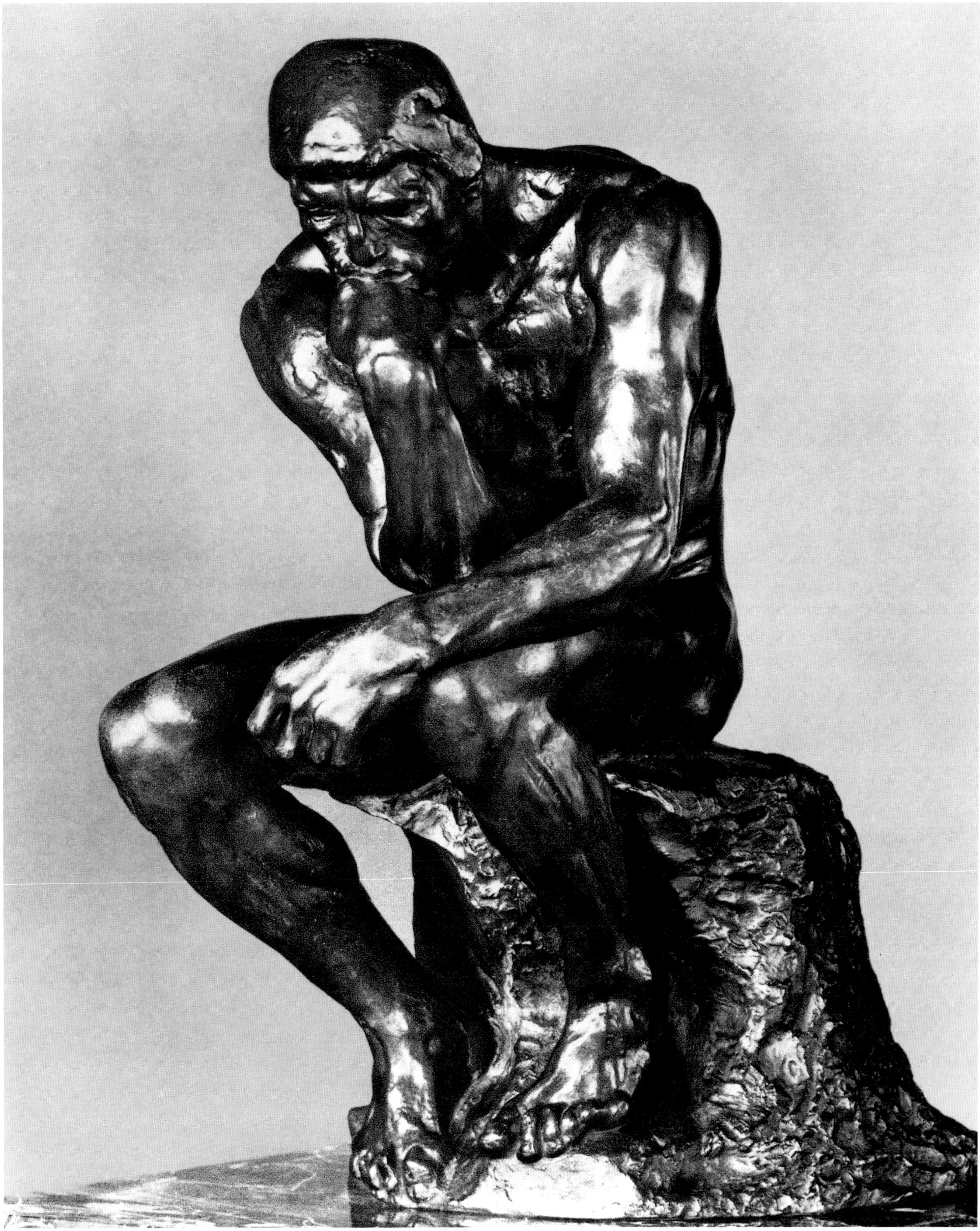

Zypressen, 1889

1853 am 30.3. wird Vincent Willem van Gogh in Zundert (Brabant) geboren

1869 Beginn der Lehrzeit in der Den Haager Filiale der Kunsthandlung Goupil & Cie.

1875/76 Gehilfe in der Pariser Kunsthandlung Boussod & Valadon

intensives Bibelstudium, obsessive Frömmigkeit

1876 arbeitet als Privatlehrer und Hilfsprediger in Londoner Vororten

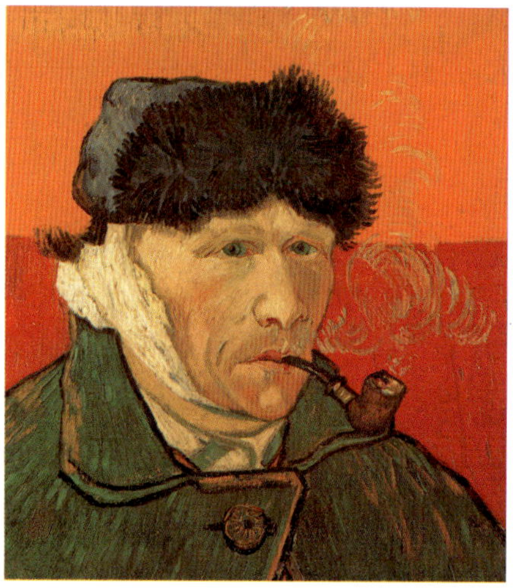

1878 Lehrgang an einer Evangelistenschule in Laeken bei Brüssel, fällt durch das Schlußexamen

Umzug in den belgischen Bergwerksdistrikt Borinage

1880 Beginn der finanziellen Unterstützung durch den Bruder Theo

1882/83 bezieht ein Atelier in Den Haag

1885 Entstehung der *Kartoffelesser*

1886 schreibt sich an der Kunstakademie in Antwerpen ein

studiert drei Monate im Privatatelier des Salonmalers Fernand Cormon, lernt dort Henri de Toulouse-Lautrec, Emile Bernard, Paul Signac, Georges Seurat und John Russell kennen

in Paris Begegnung mit Paul Gauguin, Camille Pissarro und Edgar Degas

1888 Eintreffen in Arles

Arbeit an Erntebildern, darunter *Der Sämann*

Entstehung von u.a. *Sonnenblumen*, *Nachtcafé* und *Schlafzimmer*, gemeinsames Arbeiten mit Paul Gauguin

nach einer Auseinandersetzung mit Gauguin im Dezember verstümmelt sich van Gogh, Einweisung durch die Polizei in ein Krankenhaus

1889 erneuter Krankenhausaufenthalt

1889–90 freiwillige Internierung in der Anstalt Saint-Paul-de-Mausole in Saint-Rémy de Provence

Entstehung von *Sternennacht*

1890 Entlassung aus der Anstalt, Umzug nach Auvers-sur-Oise

am 29.7. stirbt van Gogh in Gegenwart seines Bruders

Am 25. Juni schrieb van Gogh seinem Bruder Theo aus der Nervenheilanstalt von Saint-Rémy über seine gerade in Arbeit befindlichen Gemälde: »Zwei Studien von Zypressen in diesem schwierigen flaschengrünen Ton; die Vordergründe habe ich dick mit Bleiweiß bearbeitet, dadurch bekommt das Gelände Festigkeit ... Die Zypressen beschäftigen mich dauernd, ich möchte so etwas ähnliches wie die Sonnenblumenbilder daraus machen, denn es wundert mich, daß man sie noch nicht gemalt hat, wie ich sie sehe. In den Linien und in den Proportionen sind sie schön wie ein ägyptischer Obelisk ... Ich glaube, von den beiden Zypressenbildern wird das, von dem ich die Skizze gemacht habe, das bessere. Da sind die Bäume sehr groß und wuchtig. Der Vordergrund sehr niedrig, mit Brombeergebüsch und Gestrüpp. Hinter den violetten Bergen ein grün und rosa Himmel mit Mondsichel. Vor allem der Vordergrund ist sehr pastos gemalt, Brombeergebüsch mit gelben, violetten und grünen Reflexen. Ich schicke Dir Zeichnungen davon ...« (Brief 596) **T**atsächlich fertigte er – neben seiner kleinen Briefskizze – noch eine abstrahiert bewegte Rohrfederzeichnung in Sepia von diesem für ihn bislang ungewöhnlichen Motiv. Das äußerst pastose Gemälde zählt zu den bemerkenswerten, nicht sehr zahlreichen hochformatigen Landschaftsbildern aus der Reifezeit van Goghs. Es ist das erste und zugleich wohl auch schönste reine Zypressenbild des Holländers. Während das zeitgleich entstandene Pendant vom Maler Anfang Februar 1890 noch einmal – nicht unbedingt vorteilhaft – überarbeitet wurde, erfuhr das New Yorker Bild nach dem Antrocknen nur noch einige kleinere, den Helldunkel-Kontrast feinfühlig mildernde Pinselstrich-Retuschen, etwa an den Rändern der dunklen Baumsilhouette, und wurde bereits im September 1889 zu Theo nach Paris geschickt. **D**ie japanisch inspirierte asymmetrische Komposition, die delikat abgestufte Farbigkeit, die durch zahlreiche parallel und gegeneinander laufende gebogene Pinselstriche strukturierte reliefhaft-pastose Faktur, schließlich die beiden alles beherrschenden Riesenbäume in ihren bewegten Außen- und Binnenformationen suggerieren ein gleichsam pantheistisches Naturdrama, eine erdbebenhafte Erschütterung. Zum ersten Mal in der neuzeitlichen Landschaftsmalerei Europas kommt somit Seelisches – des ›seismografisch‹ empfindsamen Malers – sinnbildlich zum Ausdruck. **A**m 2. Februar 1890 resümierte van Gogh: »Als ich die Sonnenblumen gemacht hatte, suchte ich nach etwas Gegensätzlichem und doch Gleichwertigem, und ich sagte mir: Das ist die Zypresse.« (Brief 625) Im scheinbar so unterschiedlichen Sujet aus Saint-Rémy fand van Gogh dasselbe wie in seinen Arleser Sonnenblumendarstellungen: Der südländische Friedhofsbaum Zypresse, dieser fast schwarze ›Obelisk‹ wird von ihm, der nur noch wenige Monate leben sollte, transzendiert in einen ›Lebensbaum‹, in ein Lebenssymbol. Solche Seelenlandschaften, solche bewegt-rhythmisierten Bildfindungen van Goghs wurden zu maßstabsetzenden ›Ikonen‹ für die nachfolgende Ausdrucksmalerei des 20. Jahrhunderts.

M. Ar.

Vincent van Gogh und die Moderne, Museum Folkwang Essen, Essen 1990
Arnold, M.: Vincent van Gogh, Werk und Wirkung, München 1995
Arnold, M.: Van Gogh und seine Vorbilder, München 1997

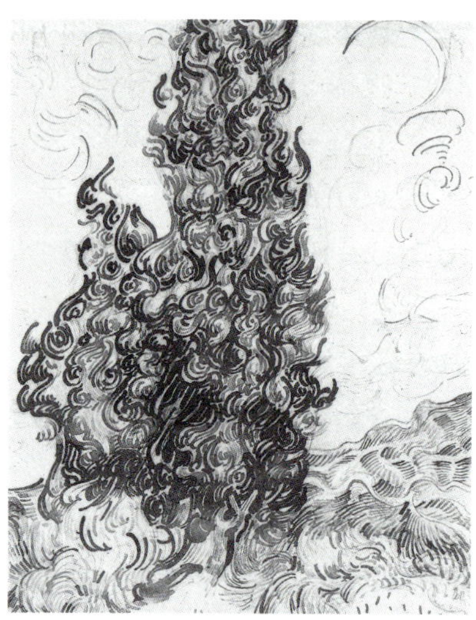

Zypressen, 1889

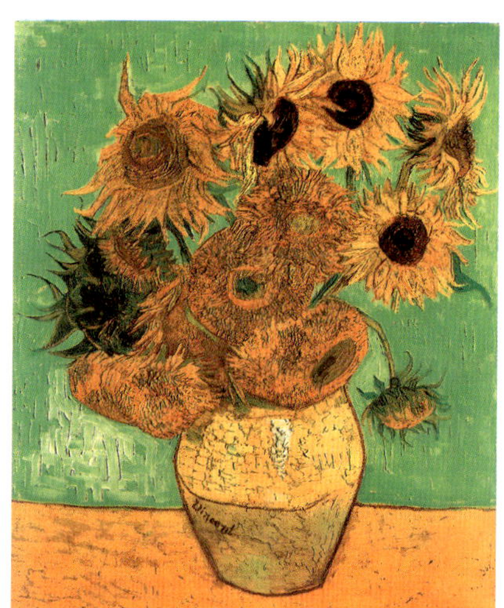

Sonnenblumen, 1888

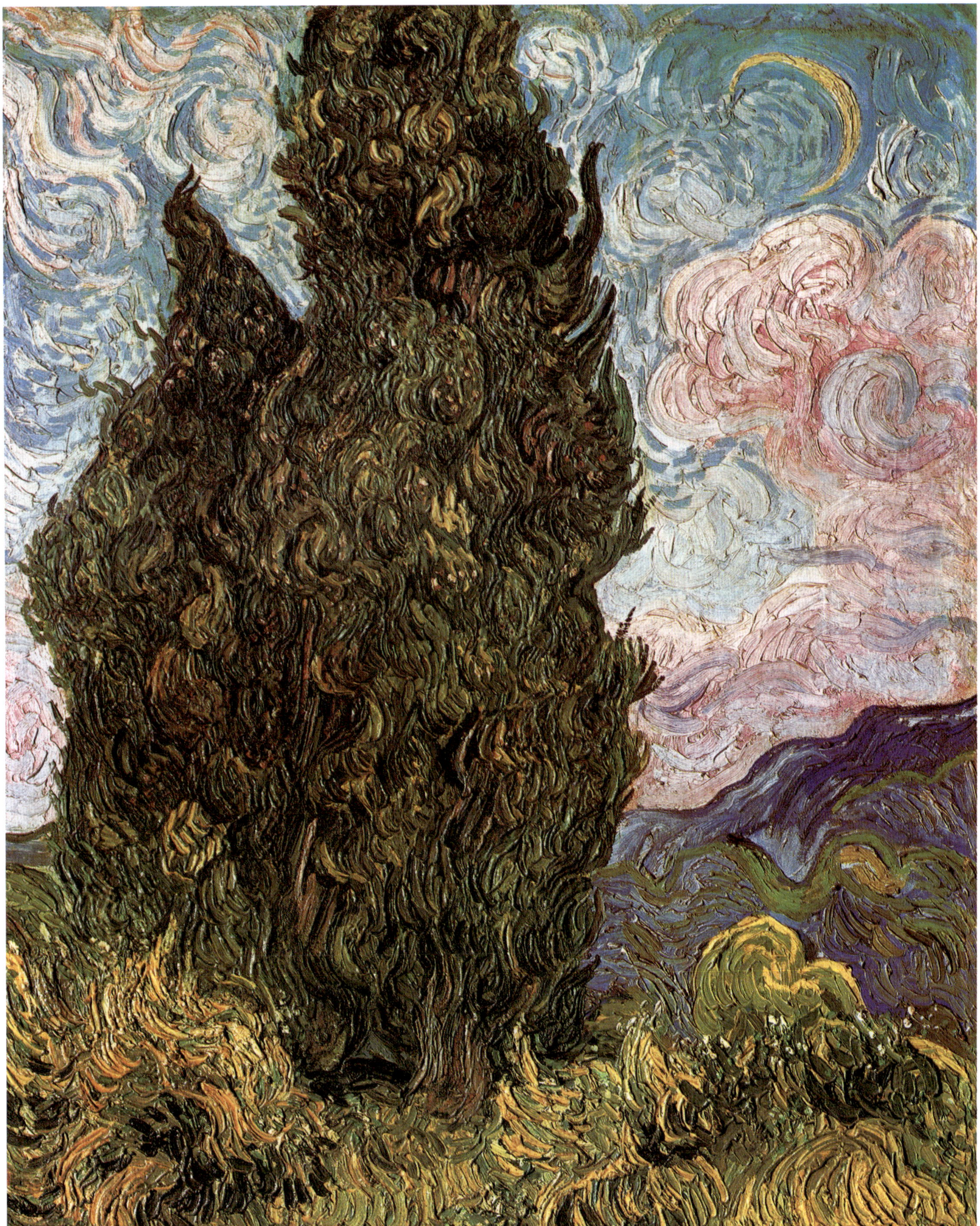

1848 Eugène Henri Paul Gauguin wird am 7.6. in Paris geboren
1849 die Familie wandert nach Peru aus
1855 Rückkehr nach Paris
1856–1862 besucht Gauguin Internatsschulen in Orléans
1862 Umzug nach Paris
1868 Eintritt in die Kriegsmarine
1872 Besuch der freien Akademie Colarossi
1874 erste Begegnung mit Pissarro
1877 mietet ein eigenes Atelier in Paris
1879 erste Beteiligung an einer Impressionistenausstellung
1880–1882 verbringt die Sommer mit Pissarro in Pontoise, wo er auch Cézanne kennenlernt
1883 kündigt seine Stellung in einer Versicherungsagentur
Beginn des sozialen Abstiegs

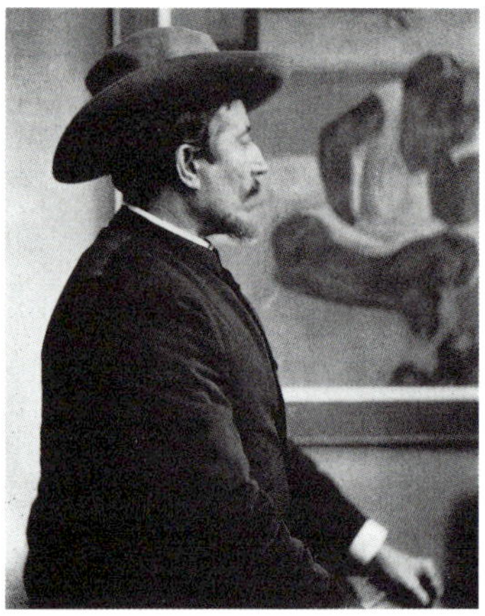

1884 Umzug der Familie nach Rouen
1884 Übersiedlung der Familie nach Dänemark
1885 erste Ausstellung in Kopenhagen
Kehrt ohne die Familie nach Paris zurück
1886 Reise in die Bretagne, lebt in der Künstlerkolonie von Pont-Aven
lernt in Paris Vincent van Gogh und Edgar Degas kennen
1887 Reise nach Panama und Martinique
1888 gemeinsames Arbeiten in Pont-Aven mit Sérusier, Laval und Bernard
Aufenthalt in Arles, Entwicklung einer intensiven Beziehung zu van Gogh, die in einem dramatischen Streit endet, Rückkehr nach Paris
1891 Aufenthalt in Kopenhagen, um die Familie zu besuchen
Reise nach Tahiti, Beginn der Arbeit an ›Noa Noa‹
1893 Ausstellung in Kopenhagen mit Bildern, die er seiner Frau geschickt hat
Rückkehr nach Frankreich
1895 erneute Reise nach Tahiti
1898 Selbstmordversuch
gründet die satirische Monatszeitschrift ›Le Sourire‹
1900 Vertrag mit dem Pariser Kunsthändler Ambroise Vollard
1903 Gauguin stirbt am 8.5. in seiner Hütte in Atuona auf Hiva Oa

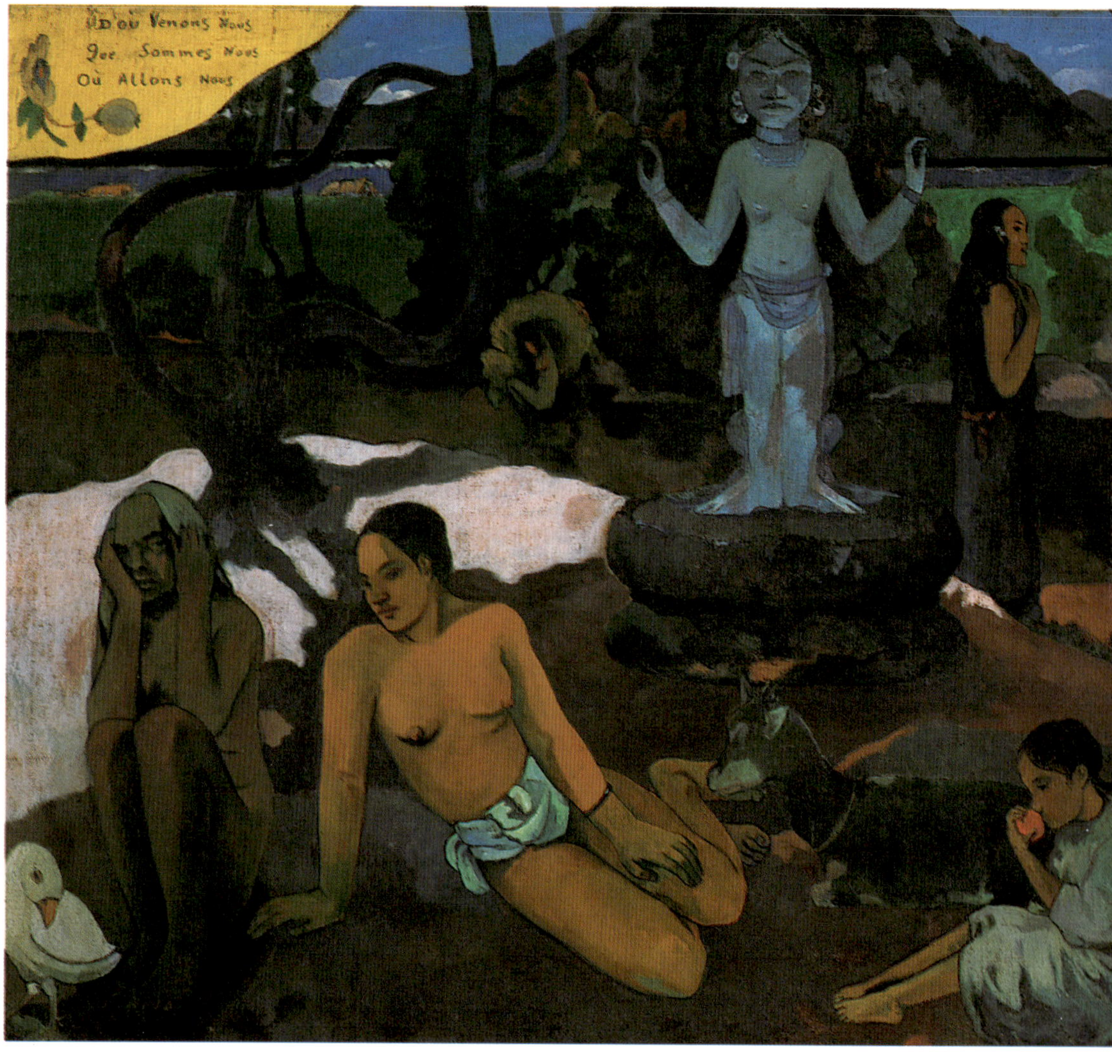

Woher kommen wir? Wer sind wir? Wohin gehen wir?, 1897

Als Gauguin 1893 mit mehr als sechzig Gemälden im Gepäck von seiner ersten Tahitireise nach Paris zurückkehrte, war er sicher, daß die Austellung dieser Bilder für ihn zum Triumph geraten würde. Um so bitterer war seine Enttäuschung, daß Kritik und Publikum auf seine Kunst reagierten, wie sie das bisher immer getan hatten: mit Unverständnis und Häme. Seine »braune Eva« auf dem Bild *Herrliches Land* wurde als »Affenweibchen« verhöhnt, obwohl Gauguin gerade mit diesem Werk die Verschmelzung abendländischer Ikonografie mit seiner neuen, starkfarbig-flächigen Malweise überzeugend gelungen war. Gauguin kehrte in die Südsee zurück und blieb dort – trotz schwieriger Lebensumstände – bis zu seinem Tode. **G**egen Ende des Jahres 1897 beginnt er, ein großes, fast vier Meter breites Bild ohne jede Vorzeichnung direkt auf die Leinwand zu malen: *Woher kommen wir? Wer sind wir? Wohin gehen wir?* »Ich habe eine philosophische Arbeit über dieses Thema gemalt, die mit dem Evangelium vergleichbar ist. Ich glaube, es gelang«, schreibt er später in einem Brief an Daniel de Monfreid. Weiter berichtet er dem Freund: »Die beiden oberen Ecken sind chromgelb, mit einer Inschrift links und meiner Signatur rechts, so als ob es sich um ein Fresko handele, das auf einen Goldgrund gemalt und an den Ecken beschädigt ist.« **D**as Kompositionsgerüst des Gemäldes bilden drei Menschengruppen: Rechts stellen drei Frauen mit einem Kind Geburt und Kindheit dar. In der Mitte pflückt eine Frau einen Apfel. Hier bezieht sich Gauguin auf die biblische Erzählung vom verlorenen Paradies: Eva nimmt den Apfel vom Baum der Erkenntnis, der ihr das Wesen der Liebe offenbart, sie aber zugleich in ewige Sünde stürzt. Ganz links im Bild hockt eine Greisin, Sinnbild des Todes. **D**as Bild strahlt Ruhe und Gelassenheit aus. Die tragenden Gestalten der Komposition sind in drei nach hinten gestaffelten Bildebenen angeordnet,

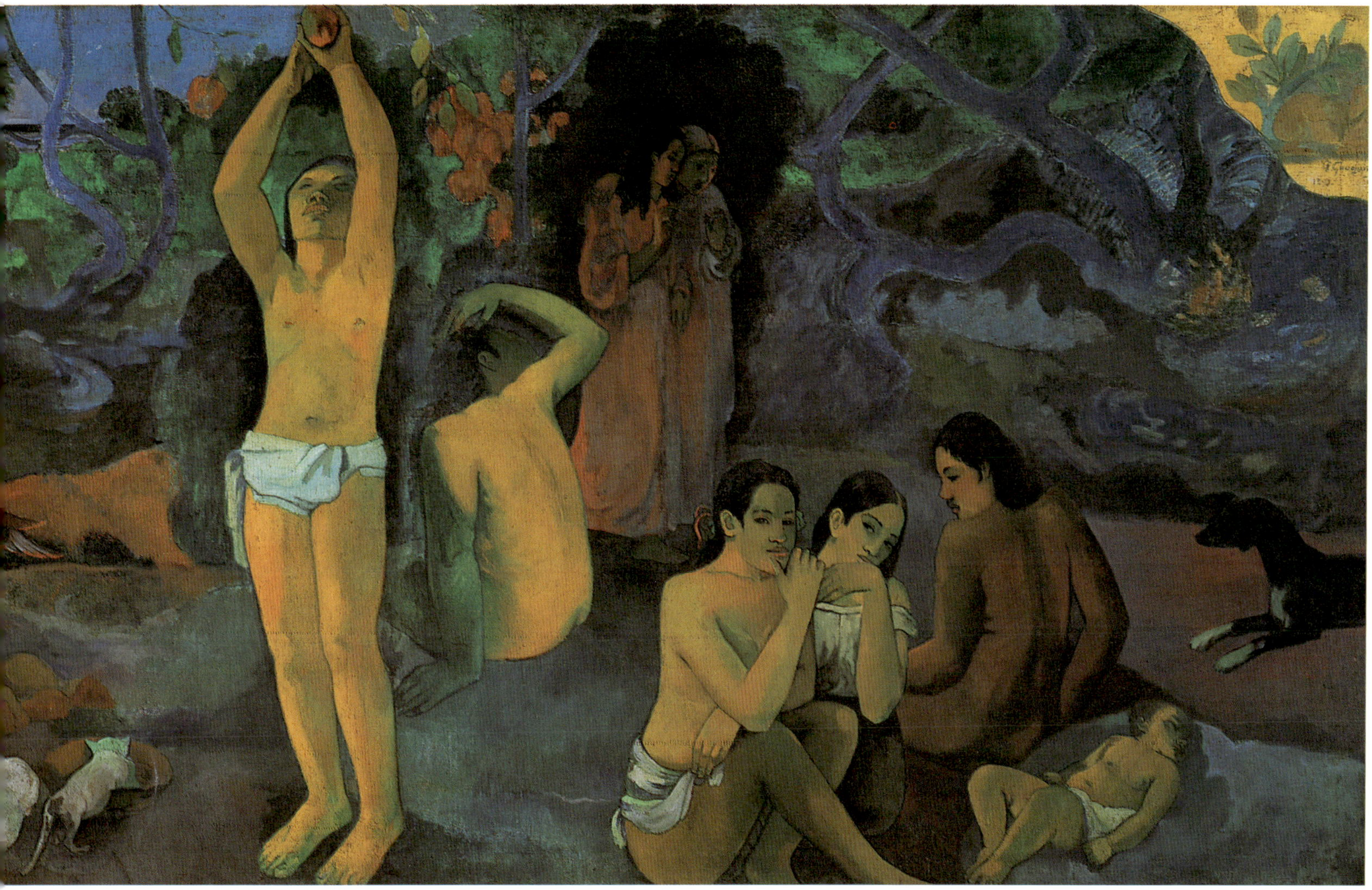

überschneiden sich nur unwesentlich und sind streng aus der Fläche heraus entwickelt. Auch die Farbigkeit wirkt reduziert und baut sich im wesentlichen aus den kontrastierenden Klängen Blau-Orange und Rot-Grün auf. Das Bild gewinnt auf diese Weise eine von seinen realen Dimensionen völlig unabhängige Monumentalität, die ausschließlich durch künstlerische Mittel erreicht ist. Dieses Bild könnte durchaus als Fresko bestehen. **D**ie gezeigten Figuren stehen kaum in Beziehung zueinander und auch nicht zu dem Idol im linken Drittel des Bildes, das Göttlichkeit im weitesten Sinne verkörpert, sondern sie sind eingebunden in die umgebende Landschaft, sind Teil der Natur, der Schöpfung, der sie angehören, aus der sie gekommen sind und in die sie zurückkehren werden, unabhängig von ihren Handlungen, ihren Beziehungen untereinander und jedweder religiösen Bindung. Es ist ein Bild des irdischen Seins, plädierend für die »Joie de vivre«, die der Mensch so kräftig wie möglich auskosten soll, bevor gesellschaftlicher Druck oder einfach der biologische Alterungsprozeß ihm einen Genuß nach dem anderen entreißen. Das ist die einfache Botschaft des Malers, beschworen in einer gelungenen Bild- und Formfindung.

E. H.

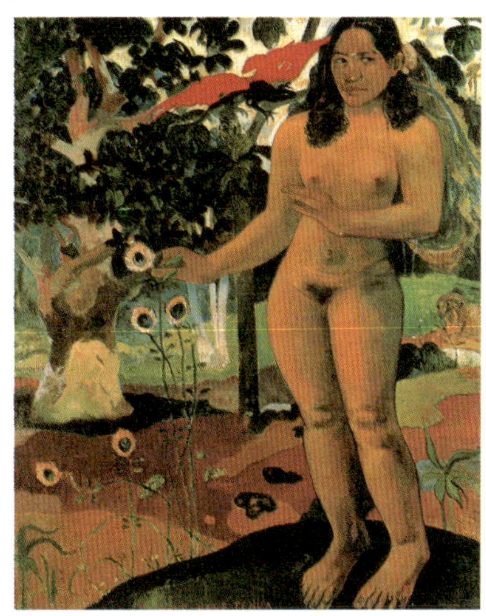

Herrliches Land (Te nave nave fenua), 1892

Paul Gauguin e l'avanguardia russa, Ferrara, Palazzo dei Diamanti, Florenz 1995
Hollmann, E.: Paul Gauguin – Bilder aus der Südsee, München 1996

Der Einzug Christi in Brüssel, 1888/89

1860 James Sidney Ensor wird am 13.4. in Ostende geboren
1877–80 Studium an der Akademie in Brüssel bei Robert, Stallaert und van Severdonck
1880 Rückkehr nach Ostende
1883 Mitglied der Brüsseler Künstlergemeinschaft ›Les XX‹
1884 Veröffentlichung der Schrift ›Drei Wochen auf der Akademie‹, die den Akademieunterricht verhöhnt

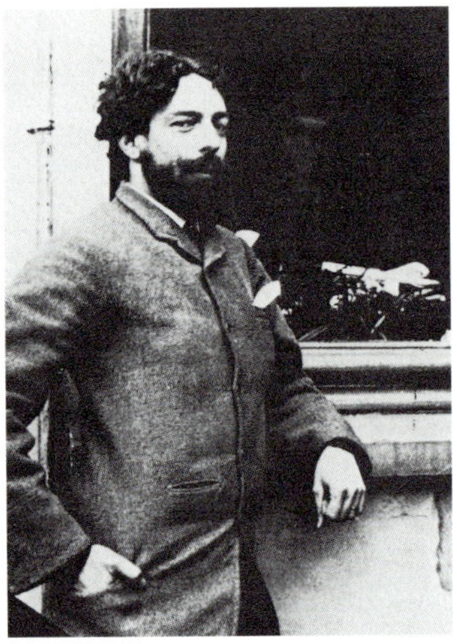

seit 1885 regelmäßige Teilnahme an den Ausstellungen der Gruppe ›Les XX‹
1885 Reise nach England, die Lichtmalerei William Turners beeindruckt ihn stark
1886 Hinwendung zur impressionistischen Malweise
1888/89 Hauptwerk *Der Einzug Christi in Brüssel*
1896 erste Einzelausstellung in Brüssel
1900–14 Schaffenspause, in der nur wenige Arbeiten entstehen
1901 Mitbegründer der Libre Académie de Belgique
1907 Wiederholung seiner früheren Bilder in helleren Farben
1929 Erhebung in den Adelsstand
1949 Tod am 19.11. in Ostende

»O die Masken, dieses Bestiarium des Ostender Karnevals: riesige Lamaköpfe, unbedarfte Vögel mit Paradiesschwänzen, Kraniche mit azurenen Schnäbeln, die dumme Lügen herausschreien, Architekten auf tönernen Füssen, stumpfsinnige Alleswisser mit schimmeligen Schädeln voll widerborstiger Erde, herzlose Vivisekteure, seltsame Insekten, harte Schalen mit weichen Mollusken darin. Das bezeugt der Einzug Christi in Brüssel, da wimmelt das ganze harte und weiche Völkchen, das die See ausspie.« (Ensor 1932)

Groteske Physiognomien, Masken, Larven – dieses ›Völkchen‹ schiebt sich in einer dichtgedrängten Masse, eingepfercht zwischen kulissenhafter Architektur, bedrohlich dem Betrachter entgegen. Inmitten des Zuges, im Bildmittelpunkt, ragt die zentrale Figur des Gemäldes heraus: Christus auf einem Esel reitend, umgeben von einer goldenen Gloriole. Christus aber trägt die Züge James Ensors, des ›Malers der Masken‹. Auch in anderen Arbeiten stellte sich Ensor als Christus dar, hier jedoch, in seinem großen Hauptwerk, erhält der Vergleich die größte Bandbreite. Verkannt und von Feindseligkeit umgeben, sieht sich der Künstler dennoch selbstbewußt und triumphierend unter seinen Mitbürgern. Seine Isolation zeigt sich im Bildaufbau wie in der Farbgebung. Die starkfarbige Hutreihe der Musiker riegelt die vordere Bildhälfte gegen die ›Christus‹-Figur geradezu ab. Verschiedene Themenbereiche sind in dem Gemälde zusammengeführt: die biblische Geschichte des Einzugs Christi in Jerusalem und der Karneval; Banner und Fahnen, an Demonstrationen erinnernd, weisen auf die politische Situation im zeitgenössischen Belgien, die von sozialen Unruhen geprägt war.

Die aufgewühlte Atmosphäre im Vordergrund entwickelt sich aus der kontrastreichen und expressiven Farbigkeit. Hart stehen die teils grellen und scharfen Farben gegeneinander, keine Spur der impressionistischen Lichtmalerei, die in Ensors früheren Gemälden durchaus zu finden ist. Ebenso schroff sind die Figuren vom Bildrand durchschnitten, so daß die Menschenmasse das Format zu sprengen scheint. Dagegen steht die Kleinteiligkeit und Ausgebleichtheit im Hintergrund, wodurch die Sogwirkung der Komposition noch verstärkt wird. Diese Drastik im Einsatz der künstlerischen Mittel ist auch in Ensors Werk ein Novum.

Die Karnevalsmasken waren dem Künstler seit jeher vertraut, zum Karneval wurden sie im elterlichen Geschäft verkauft. In seiner Malerei bieten sie ihm die viefältigsten Möglichkeiten in der Darstellung der menschlichen Physiognomie. *Der Einzug Christi in Brüssel* wurde erst 1929 öffentlich ausgestellt, da das Gemälde lange Zeit selbst von der zeitgenössischen Avantgarde abgelehnt wurde.

»**D**ie Vielseitigkeit seines Werks sowohl in formaler als in inhaltlicher Hinsicht begründete Unsicherheiten der Bewertung bereits bei den Zeitgenossen, schuf aber zugleich die Voraussetzung für anhaltende Aktualität. Sie bewirkte, daß sich auf die einzelnen Facetten dieses Œuvres so unterschiedliche Stilrichtungen in der Malerei beziehen konnten wie Expressionismus, Tachismus, Surrealismus und Phantastische Kunst.« (Joachim Heusinger von Waldegg, 1991) *K.W.*

James Ensor. Belgien um 1900, München 1989
Heusinger von Waldegg, J.: James Ensor. Die Legende vom Ich, Köln 1991
Tricot, X.: James Ensor. Catalogue raisonné des peintures, 2 Bde., Antwerpen 1992
James Ensor. Das druckgraphische Werk, Straßburg 1995

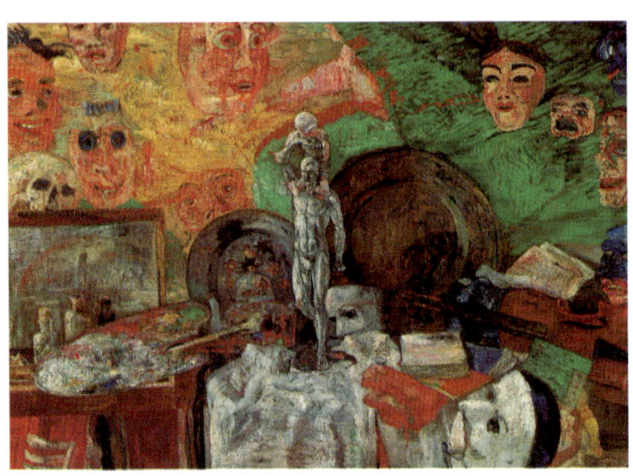

Stilleben im Atelier, 1889

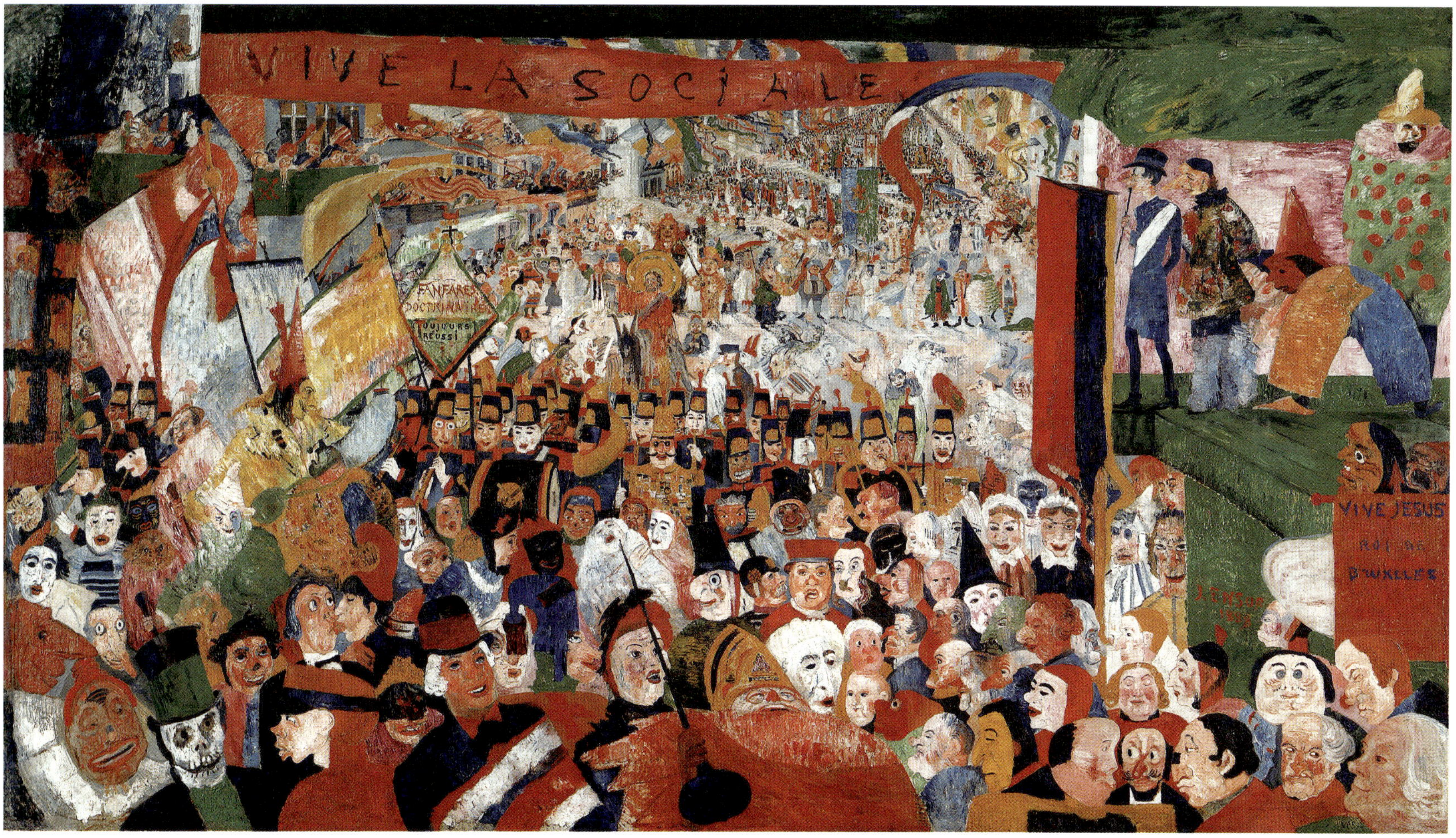
VIVE LA SOCIALE
FANFARES
DOCTRINAIRES
TOUJOURS
REUSSI
VIVE JESUS

Der Schrei, 1893

1863 Edvard Munch wird am 12.12. in Løten, Norwegen, geboren
1881–84 Studium in Oslo bei Thaulow, Krohg und Heyerdahl
1885 Reise nach Paris
1889/90 mehrmonatiger Besuch der Aktklasse von L. Bonnat in Paris, Bekanntschaft mit Toulouse-Lautrec, Gauguin, van Gogh
1891 Reisen in Frankreich und Italien

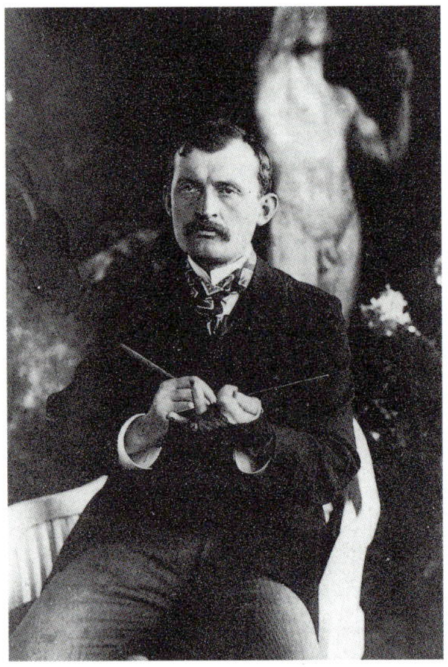

1892 Ausstellung im Verein Berliner Künstler
1894 *Pubertät*, *Das kranke Mädchen*, erste Lithografien und Radierungen
1895 Mitarbeit am ›Pan‹
1897 Ausstellung des ›Lebensfrieses‹ im Salon des Indépendants
1898–1901 Reisen in Deutschland, Frankreich und Italien
1902 Ausstellung in der Berliner Sezession
1900–07 hauptsächlich in Deutschland ansässig, im Sommer meist in Åsgårdstrand
1906 Entwürfe für M. Reinhardts Inszenierung von Ibsens ›Gespenster‹, teilweise Neugestaltung des ›Lebensfrieses‹ für das Foyer der Berliner Kammerspiele
1909 Rückkehr nach Norwegen
1910–16 Wandbilder für die Aula der Universität Oslo
1912 Beteiligung an der Sonderbund-Ausstellung in Köln
1922 Wandmalereien für den Arbeiterspeisesaal der Freia-Fabrik in Oslo
1944 Tod Munchs auf Ekely in Sköyen bei Oslo

Kein anderes Bild der klassischen Moderne erfreut sich heute größerer Beliebtheit und eines höheren Wiedererkennungswertes als das Gemälde *Der Schrei*, das Edvard Munch 1893 malte und von dem er 1895 eine lithografierte Fassung schuf. Andere Maler mögen bekannter sein, doch Munchs Ansicht des Oslofjords mit Blick auf die Stadtsilhouette bei Sonnenuntergang, eine Szene, in der sich der Himmel in ein vibrierendes Muster roter, gelber und blauer Streifen verwandelt hat und in der im Vordergrund eine menschliche Figur sich dreht und windet und, die Hände an den Kopf gelegt, den Mund zu einem Schrei öffnet, ist inzwischen so häufig wie kein anderes Kunstwerk in verschiedensten Formen reproduziert worden. Es ist, als hätten wir, im Begriff, uns vom 20. Jahrhundert zu verabschieden, dessen beispiellose Geschichte von Schrecken, Gewalt und Unmenschlichkeit in diesem eindringlichen Bild existentieller Angst verdichtet und verdinglicht.

Munchs Bild wurzelte in einem persönlichen Erlebnis, das ihm 1890 widerfahren war, als er mit zwei Freunden am Fjord spazierte, über dem gerade die Sonne unterging. »Der Himmel verwandelte sich in ein blutiges Rot. Und ich fühlte einen Hauch von Schwermut. Ich blieb stehen, lehnte mich, todmüde, an das Geländer. Über dem blauschwarzen Fjord und der Stadt hingen Blut und Zungen aus Feuer. Meine Freunde gingen weiter, ich blieb, bebend vor Angst, zurück. Und ich fühlte ein großes, endloses Geschrei, das durch die Nacht hallte.« Munchs Bild beschreibt ein synästhetisches Erlebnis, bei dem die Elemente der Natur die Körpersprache der Figur aufnehmen und von den Schwingungen des Schreis durchzittert werden, während der Figur selbst jede Festigkeit, jede Individualität und Identität abhanden kommt.

Als er das Gemälde 1893 ausstellte, verwendete Munch es als Schlußbild einer Werkfolge unter dem kollektiven Titel *Die Liebe*. Die Gemäldeserie zeichnete die Anfänge und weiteren Stationen der Liebe zwischen Mann und Frau nach, später ergänzte er die Folge um die Themen Krankheit und Tod. Er konzipierte sie nunmehr als einen Fries, der in einem geschlossenen Kreis ohne Anfang oder Ende einen Raum einfaßt mit einem Kommentar in mehreren Bildern zur menschlichen Liebe und zum Kontinuum von Leben und Tod sowie einem Bekenntnis zu einem nichtchristlichen, mit der Unzerstörbarkeit der Materie in einem monistischen Universum begründeten ewigen Leben. Munch griff die Motive des ›Lebensfrieses‹ immer wieder auf, und er ließ nie zu, daß die Folge wirklich zu einem Abschluß gelangte, sondern gestaltete sie so endlos und offen, wie er das Prinzip des Lebens verstand, wobei er aus dem Akt des Malens gleichsam ein Nachvollziehen des Lebens selbst machte.

Obgleich sich *Der Schrei* in seiner radikalen Subjektivität auf die Ideale des Symbolismus stützt und sich in der Darstellung der Landschaft an die typische Lineatur des Jugendstils anlehnt, erscheint das Gemälde als ein Urbild des Expressionismus des 20. Jahrhunderts. Frühzeitig sprach und malte Munch bereits in der Sprache unseres Jahrhunderts. *R. H.*

Bock, H. und G. Busch: Edvard Munch, Probleme, Forschungen, Thesen, München 1973
Schneede, U.M.: Edvard Munch, die frühen Meisterwerke, München 1988
Heller, R.: Edvard Munch, Leben und Werk, München, 1993

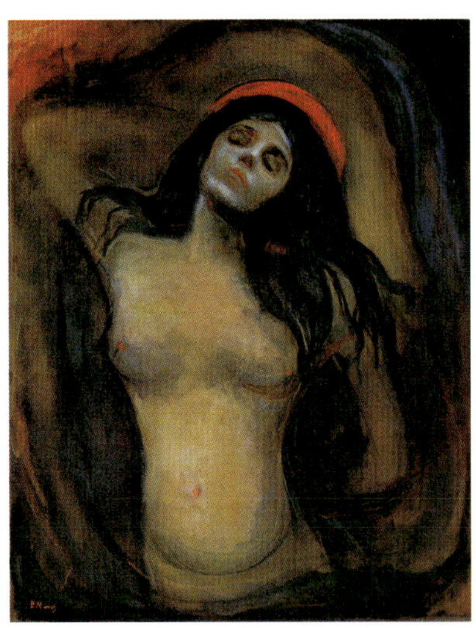

Madonna, um 1894

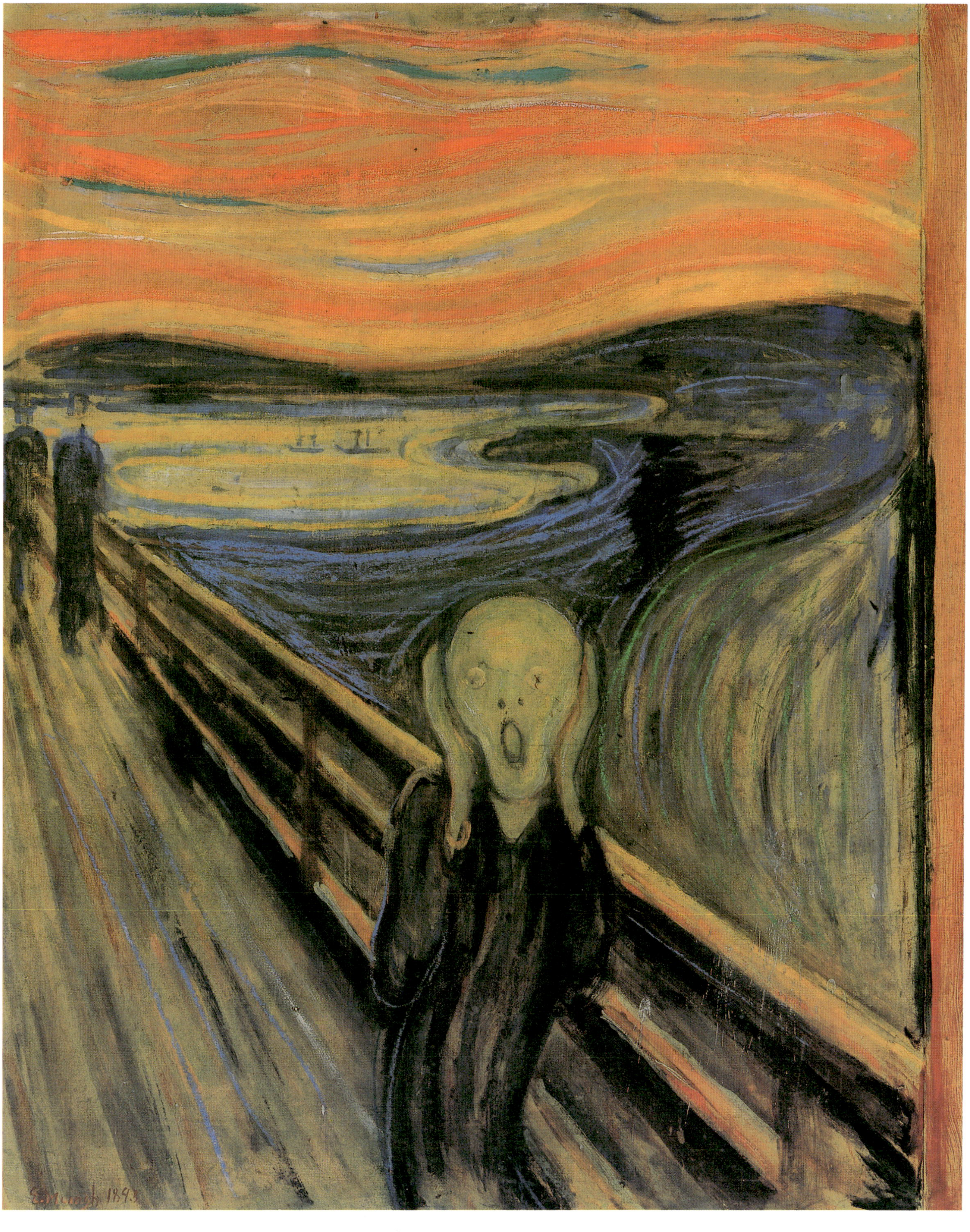
E. Munch 1893

Hinter der Szene, um 1898

1834 am 19.7. wird Hilaire-Germain-Edgar de Gas in Paris geboren
1855 Ausbildung an der École des Beaux-Arts bei Lamothe
1856–60 Aufenthalte in Italien
seit 1860 Historienbilder, Porträts
seit 1865 Freundschaft mit Edouard Manet, Verkehr im Kreis der künftigen Impressionisten
ab 1868 Theater-, vor allem Ballettbilder

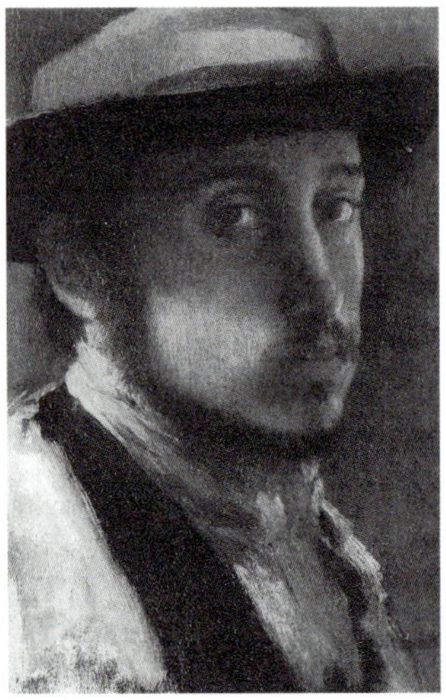

ab 1870 Motive der ›Vie moderne‹: Turfbilder, Wäscherinnen, Büglerinnen, Modistinnen u.a.
1870 Beginn seines Augenleidens
1874–81 regelmäßige Beteiligung an den Impressionisten-Ausstellungen, ohne sich mit dem Impressionismus zu identifizieren
1881 Ausstellung der *Kleinen vierzehnjährigen Tänzerin*, einer bemalten Wachsfigur
ab 1884 das Thema ›Frauenakte im Boudoir‹ rückt in den Vordergrund seines Schaffens
Konzentration auf die Pastelltechnik
der Kunsthändler Durand-Ruel erhält die Exklusivrechte an seinen Werken
1895-1900 Aufgabe der Ölmalerei, malt ausschließlich Ballett- und Boudoir-Pastelle
1917 am 27.9. stirbt Degas in Paris

Mochte das neue Jahrhundert allenthalben in der Kunst bereits vorkalendarisch angebrochen sein, das Pariser Opera-Ballett dachte nicht daran, mit Furioso hineinzuspringen, nein, es trippelte spinnwebumflort daran vorbei. Der einzige progressive Ballettmeister in Paris war damals der Maler Edgar Degas. Was kümmerten ihn glamouröse Zurschaustellung, brave Symmetrie, ödklassische Frontalausrichtung? Er jagte Raumdiagonalen in seine Bilder, überschnitt zarte Glieder und Gazeröckchen brutal durch Bildränder, wählte exzentrische Blickwinkel aus schräger Höhe oder Tiefe, zog die Tänzerinnen durch Großaufnahmen nah heran. Im Kunstlicht der Bühne, weit lieber noch im flirrenden Licht des Probensaales oder in den Schlagschatten der Kulissen studierte der Bewegungsvernarrte jeden Zentimeter Geste. Frühe Ballettbilder voller Schneeflockenzauber, späte Pastelle voller Farbentaumel, dazwischen Sprühendes, Extravagantes, Kühnes in Öl und Zeichenstift, dazu eine wirbelnde Monotypienfolge und die Reihe der geheim gehaltenen Wachsfiguren: In rund 600 ›Balanceakten‹ hat Degas die flüchtige, die verwehende Bewegung zu atmender Dauer präzisiert. **I**n dem Pastell *Hinter der Szene* ist die Dauer zu einem Farbenwunder geronnen. Das schier rauschhafte Blau, Schicht um Schicht übereinandergelegt und temperamentvoll gewischt, auch gerillt oder gestriemt, wirkt bei aller pastosen Textur duftig und durchsichtig. Ein Sprühregen aus grünen, orangefarbenen, violetten Tönen überzieht die Kulissenlandschaft, vibriert, von Schatten überspielt, nervös auf Rücken, Schultern, Dekolletés, Gesichtern. **K**onzentration der Farbe und Konzentration der Gestik werden eins. Unwichtig geworden sind Degas in seinem Spätwerk Bühne, Probensaal, Stange, Spiegel, sogar Physiognomien. Nur noch den Oberkörper im Visier, verknappt und monumentalisiert seine Nahsicht hier die Bewegungen dreier Tänzerinnen, eine vierte bückt sich weg, vielleicht hat sich ihr Schuhband gelockert. In melodiösem Rhythmus durchläuft der Gebärdenfluß, zur Drehung gerundet, konträre Kopf- und Körperwendungen und schlangenhafte Arm-Arabesken. Aber der notorische Analytiker der Bewegung täuscht uns: Es handelt sich nicht um drei Tänzerinnen, sondern um ein und dieselbe in drei Bewegungsphasen. Sein Kamerablick beginnt hier tatsächlich zu »laufen«, indem er die Zeitlupe einer Drehung durch Vervielfachung der Figur faßt. Fotonegative in seinem Nachlaß haben solche »kinematografischen« Experimente bestätigt, die Degas als einer der ersten in der Malerei anwandte. **I**n vielen Blättern hat der große Pastellmaler diese Dreierkonstellation variiert, eines virtuoser in seiner Pastellwebart, entfesselter im Feueratem seiner Farben als das andere. *L. Sch.*

Adriani, G.: Edgar Degas – Pastelle, Ölskizzen, Zeichnungen, Köln 1984
Kendall, R.: Degas beyond Impressionism, London 1993
Baumann, F. und M. Karabelnik (Hrsg.): Degas, Die Portraits, Kunsthaus Zürich, London 1995
Schacherl, L.: Edgar Degas – Ballett und Boudoir, München 1996

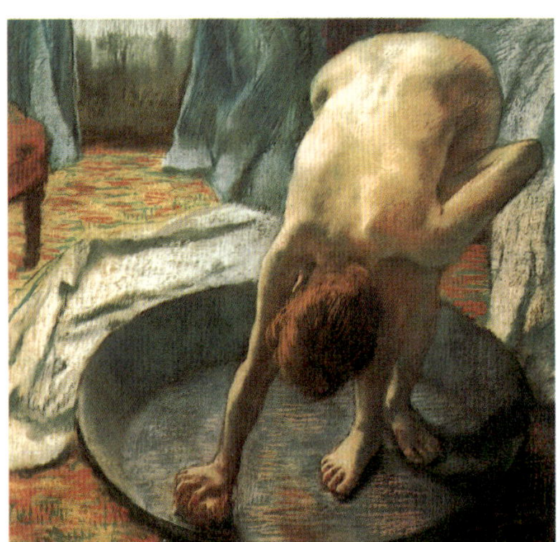

Frau im Badezuber, 1885–86

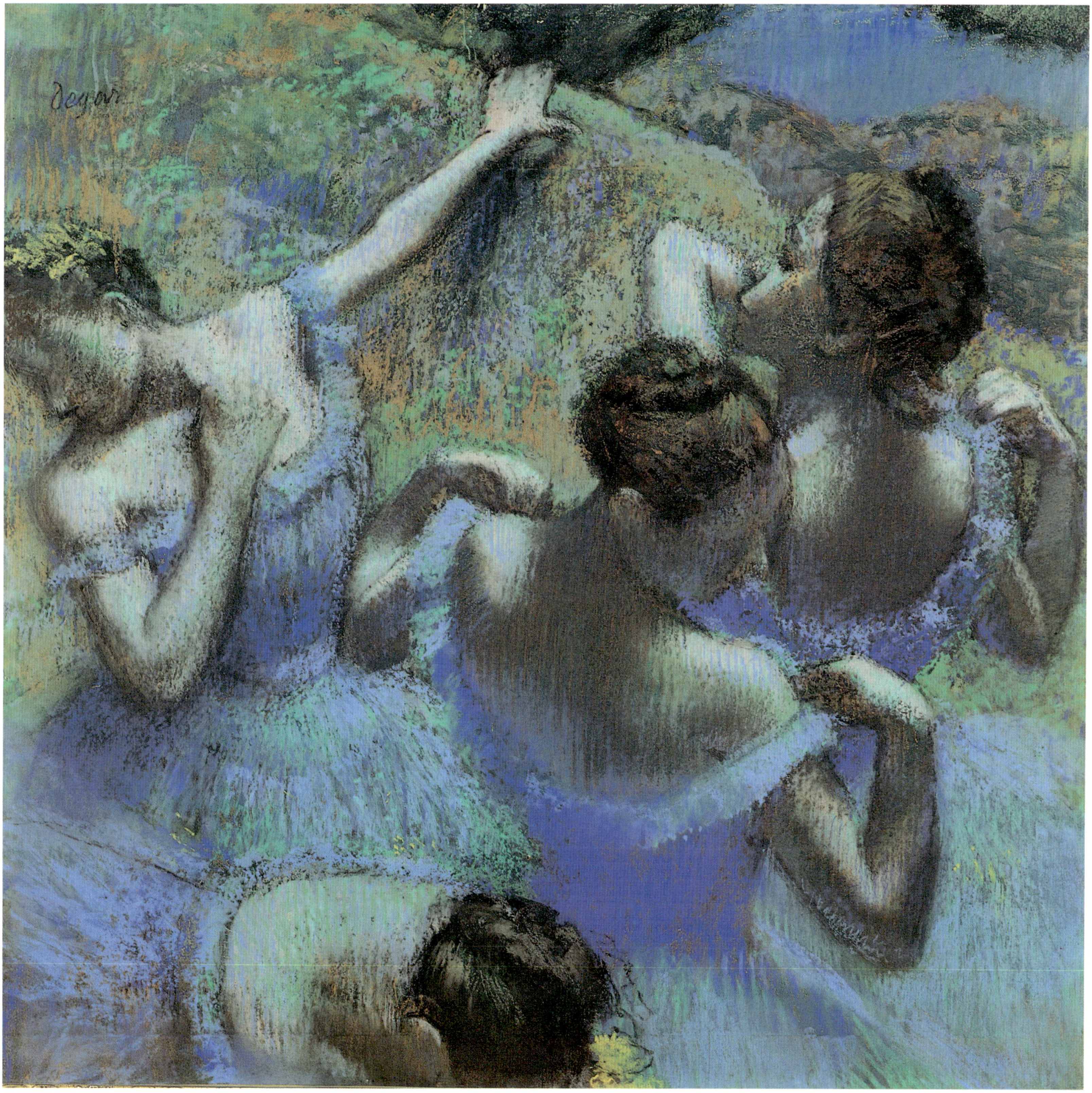
degas

Ein Weberaufstand, 1893–97

1867 am 8.7. wird Käthe Schmidt in Königsberg geboren
seit 1881 Zeichenunterricht in Königsberg
1885–86 Studium an der Berliner Künstlerinnen-Schule
1888–89 Studium in München und Königsberg
1890–91 Beschäftigung mit Klingers Schrift ›Malerei und Zeichnung‹
Heiratet Dr. Karl Kollwitz
1893 Zurückweisung durch die Jury der Großen Berliner Kunstausstellung

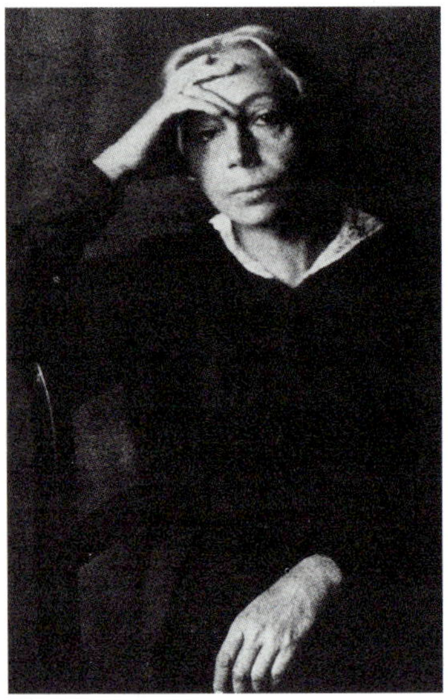

1898–1903 unterrichtet an der Berliner Künstlerinnen-Schule
1899 Eintritt in die Berliner Sezession
1904 Aufenthalt in Paris, kurzes Studium an der Académie Julian
Bekanntschaft mit Rodin
1907–09 Zeichnungen für den ›Simplicissimus‹
1907 Villa-Romana-Preis, Studienaufenthalt in Florenz
1908 Beendigung des Zyklus *Bauernkrieg*
1910 Beginn der plastischen Arbeiten
1914 Tod des einen Sohnes in Flandern
1919 Berufung an die Preußische Akademie der Künste
1921 Holzschnitt *Gedenkblatt für Karl Liebknecht*
1924/25 Teilnahme an der ersten deutschen Kunstausstellung in der Sowjetunion
1928 Leiterin des Meisterateliers für Grafik an der Berliner Akademie der Künste
1929 Auszeichnung mit dem Orden ›Pour le mérite‹
1933 Austritt aus der Preußischen Akademie der Künste
1934/35 Lithografie-Zyklus *Der Tod*
1936 Ausstellungsverbot
1942 Lithografie *Saatfrüchte sollen nicht vermahlen werden*
1943 Evakuierung nach Nordhausen
1944 Übersiedlung nach Moritzburg bei Dresden
1945 am 22.4. stirbt Kollwitz in Moritzburg

Die 1893 begonnene und 1897 abgeschlossene Folge *Ein Weberaufstand* wurde erstmals 1898 auf der Großen Berliner Kunstausstellung gezeigt, wo sie, von Adolph Menzel hochgelobt, Käthe Kollwitz' künstlerischen Ruf begründete. Der *Weberaufstand* ist eine sowohl im epischen Gehalt als auch in der Empfindungstiefe über die literarische Vorlage hinausgehende Reaktion auf Gerhard Hauptmanns Schauspiel ›Die Weber‹, dessen Uraufführung Kollwitz am 26. Februar 1893 in der ›Freien Bühne‹ in Berlin erlebt hatte. Die drei Lithografien und drei Radierungen der Folge sind keine Illustration der Bühnenvorgänge, in ihnen nimmt dramatisches Schicksal Gestalt an. **T**iefe Depression findet in den ersten beiden Lithografien *Not* und *Tod* Ausdruck, verzweifelte Suche nach einem Ausweg kennzeichnet das dritte Blatt, das den Titel *Beratung* trägt. Dunkelheit umfängt das Geschehen, und der seelische Zustand dumpfen Gedrücktseins wird in verdichtender zeichnerischer Hell-Dunkel-Sprache artikuliert. Der Einfluß Max Klingers ist spürbar. Die folgenden beiden Radierungen, *Weberzug* und *Sturm*, bringen dramatische Gruppendynamik durch starke Rhythmisierung der expressiv-realistischen Szenen. Den Abschluß bildet die Radierung *Ende*: Härte der Realität, Tod und Trauer, ein Leben ohne Ausweg und Hoffnung in ausdrucksvoller Stille. **K**äthe Kollwitz erreichte mit dieser Folge – obgleich technisch noch nicht voll entwickelt – eine emotionale Intensität, die in der grafischen Kunst jener Zeit ihresgleichen sucht. Die spannungsvolle Harmonie zwischen Realismus und Symbolik – ein Hauptmerkmal ihrer Kunst – fand ihren Höhepunkt in den sieben Radierungen der zwischen 1903 und 1908 entstandenen Folge *Bauernkrieg*. Hier ist das erzählerische Moment zugunsten einer kompakten Komposition und einer verfremdenden Monumentalität in der Körpersprache stark zurückgedrängt, was die inhaltliche Aussage von Ort und Zeit ablöst und zu gesellschaftlicher Allgemeingültigkeit erhebt. **D**ie »soziale Literatur« faszinierte die fortschrittlichen Geister jener Zeit, wobei die »Überwindung des Naturalismus« (Hermann Bahr) die junge Kunst beschäftigte. Das in der grafischen Folge *Ein Weberaufstand* implizierte Humanum und der weltverändernde Anspruch gesellschaftlichen Engagements wurde wegweisend für die künstlerische Auseinandersetzung mit der sozialen Realität.

L. L.

Kollwitz, H. (Hrsg.): Käthe Kollwitz – Das plastische Werk, Hamburg 1967
Hinz, R. (Hrsg.): Käthe Kollwitz 1867–1945, Druckgraphik, Plakate, Zeichnungen, Berlin 1980
Schneede, U. M.: Käthe Kollwitz – Das zeichnerische Werk, München 1981

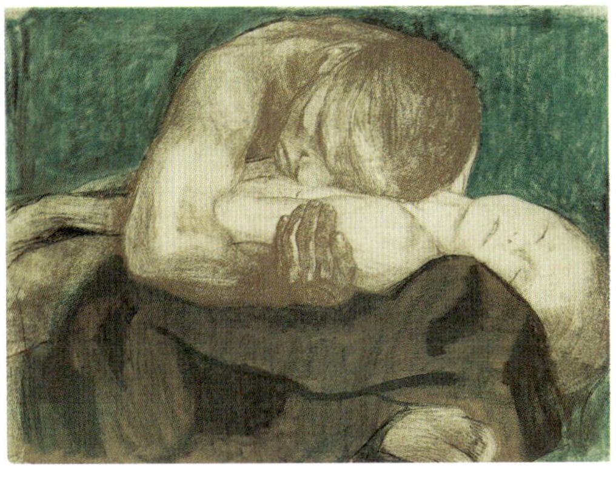

Pietà, 1903

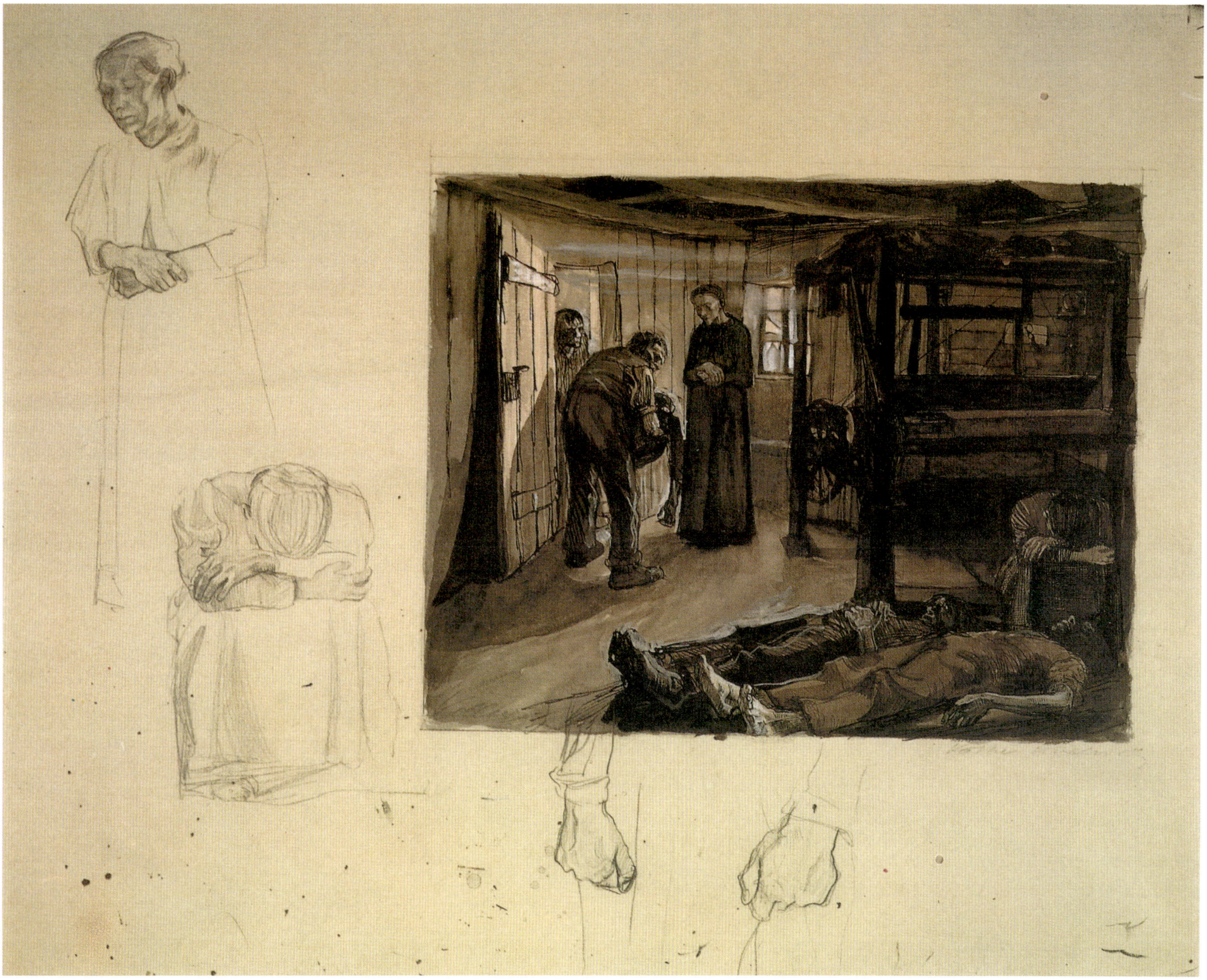

1862 am 14.7. wird Gustav Klimt in Baumgarten bei Wien geboren

1876–83 Studium an der Staatlichen Kunstgewerbeschule in Wien

1880 Auftrag für das Deckengemälde im Palais des Baumeisters Sturnay, Ausführung zusammen mit seinem Bruder Ernst und Franz Matsch

1883 Eröffnung eines gemeinsamen Ateliers

dekorative Gemälde für das Theater von Fiume

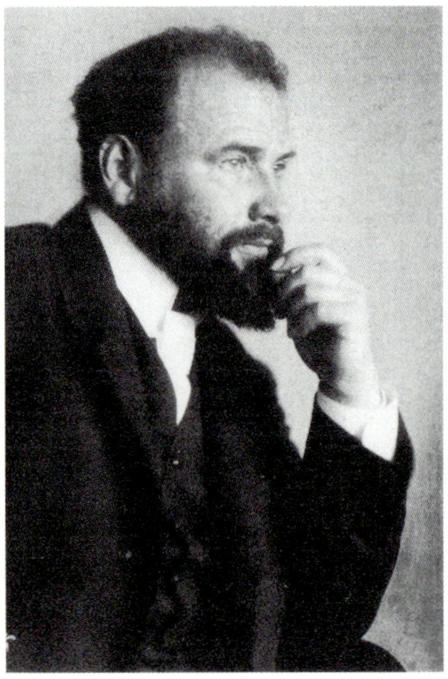

1886 Dekorationen für Kurhaus und Stadttheater in Karlsbad

1887–88 Dekorationen für die Treppenhäuser im Wiener Burgtheater

Verleihung des Goldenen Verdienstkreuzes durch den Kaiser

1891 Auftrag zur Ausstattung des Treppenhauses im Kunsthistorischen Museum, Wien

1897 Gründungsmitglied der Wiener Sezession, bis 1905 Präsident der Gruppe

Illustrationen in der Zeitschrift ›Ver Sacrum‹

1901 Entstehung des *Beethovenfrieses* anläßlich der Ausstellung von Max Klingers Plastik *Beethoven* im Pavillon der Sezession

1903 Sonderausstellung in der Sezession

1905 Austritt aus der Sezession

1908 *Der Kuß*

1911 Reise nach Belgien, England und Paris

1918 am 6.2. stirbt Klimt in Wien

Gustav Klimt ist der wohl berühmteste Vertreter des Wiener Jugendstils. Der einst gefeierte ›Ringstraßenmaler‹, der mit seinem Bruder Ernst und Franz Matsch unter anderem die Stiegenhäuser des Kunsthistorischen Museums im historisierenden Stil eines Hans Makart ausgemalt hatte, wandte sich in den 90er Jahren von dieser vielversprechenden Karriere ab und wurde um die Jahrhundertwende zu einem der maßgeblichen Exponenten des Wiener Jugendstils. **S**eine sogenannte Goldene Periode begann 1902 mit dem *Beethovenfries* und kulminierte in Werken wie dem *Stoclet-Fries* von 1905–11 und in dem Gemälde *Der Kuß*, seinem wohl bekanntesten Werk. Das quadratische, 180 x 180 cm große Bild malte Klimt 1907/08 auf Leinwand. Es zeigt vor einem goldenen Hintergrund, der durch die Doublierung der Leinwand dunkel geworden ist, eine Blumenwiese, an deren jähem Abgrund ein Liebespaar kniet. Mann und Frau bilden – in goldene Gewänder gehüllt und von einer goldenen Gloriole hinterfangen – eine Einheit, lediglich abgegrenzt durch die Ornamente von Gewändern und Gloriole. Das Kleid des Mannes ist von streng geometrischen Mustern überzogen, wie man sie aus Arbeiten der Wiener Werkstätte kennt, der Klimt eng verbunden war. Das Kleid der Frau hingegen wiederholt mit den farbigen Kreisen das Motiv der Blumenwiese. Sie kniet direkt am Abgrund, ihre nackten Füße stützen sich ab, um nicht abzurutschen. Das seitlich gewandte Gesicht mit den geschlossenen Augen liegt auf ihrer Schulter und wird von den Händen des Mannes umfaßt, der sich zu ihr niederbeugt, um sie zu küssen. Von ihm sind lediglich Nacken, der mit Blättern bekränzte Hinterkopf und das verlorene Profil erkennbar. Klimt greift mit dem *Kuß* ein Thema auf, das er bereits 1895 erstmals in dem Gemälde *Liebe* anklingen ließ und dann im *Beethovenfries* in einen größeren Zusammenhang stellte. **D**er *Beethovenfries* entstand anläßlich der Präsentation von Max Klingers Skulptur Ludwig van Beethovens in Wien. Die 1897 gegründete Wiener Secession zeigte sie zusammen mit eigens dafür geschaffenen Werken ihrer Mitglieder. Höhepunkt der Ausstellung und Anlaß heftigster Kritik war der *Beethovenfries*, der sich an drei Wänden des ersten Raums entlangzog und die Neunte Sinfonie des Komponisten in der Interpretation von Richard Wagner ins Bild übersetzte. Die Erlösung der Menschheit durch die Künste kulminiert im letzten Bild des Frieses, in dem sich ein nacktes Paar inmitten des goldenen Paradieses umarmt. Hier schiebt sich der Körper des Mannes fast vollständig vor den der Frau, ihre Gesichter sind verdeckt. Im *Stoclet-Fries*, dessen Skizzen Klimt 1910 vollendete, ist das Paar ähnlich wie im *Kuß* gekleidet, die Augen der Frau ebenfalls geschlossen. Sie wird nicht ›wachgeküßt‹, sondern verharrt in der ihr zugewiesenen passiven Rolle. So ist auch *Der Kuß* als Symbol für eine paradiesische, ›überirdische‹ Liebe zu verstehen, in der Ornament die ›irdische‹ Erotik ersetzt. *S. Pa.*

Breicha, O. (Hrsg.): Gustav Klimt. Die Goldene Pforte. Werk-Wesen-Wirkung, Salzburg 1978
Börnsen, N.: Das Gustav Klimt-Album: Leben und Werk in Daten und Bildern, Dortmund 1989
Nebehay, Ch. M.: Gustav Klimt. Von der Zeichnung zum Bild, Wiesbaden 1990
Frodl, G.: Klimt, Köln 1992
Partsch, S.: Gustav Klimt. Maler der Frauen, München 1995

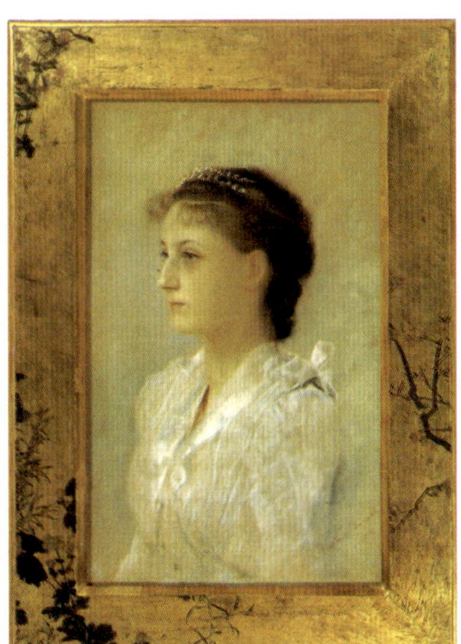

Emilie Flöge mit 17 Jahren, 1891

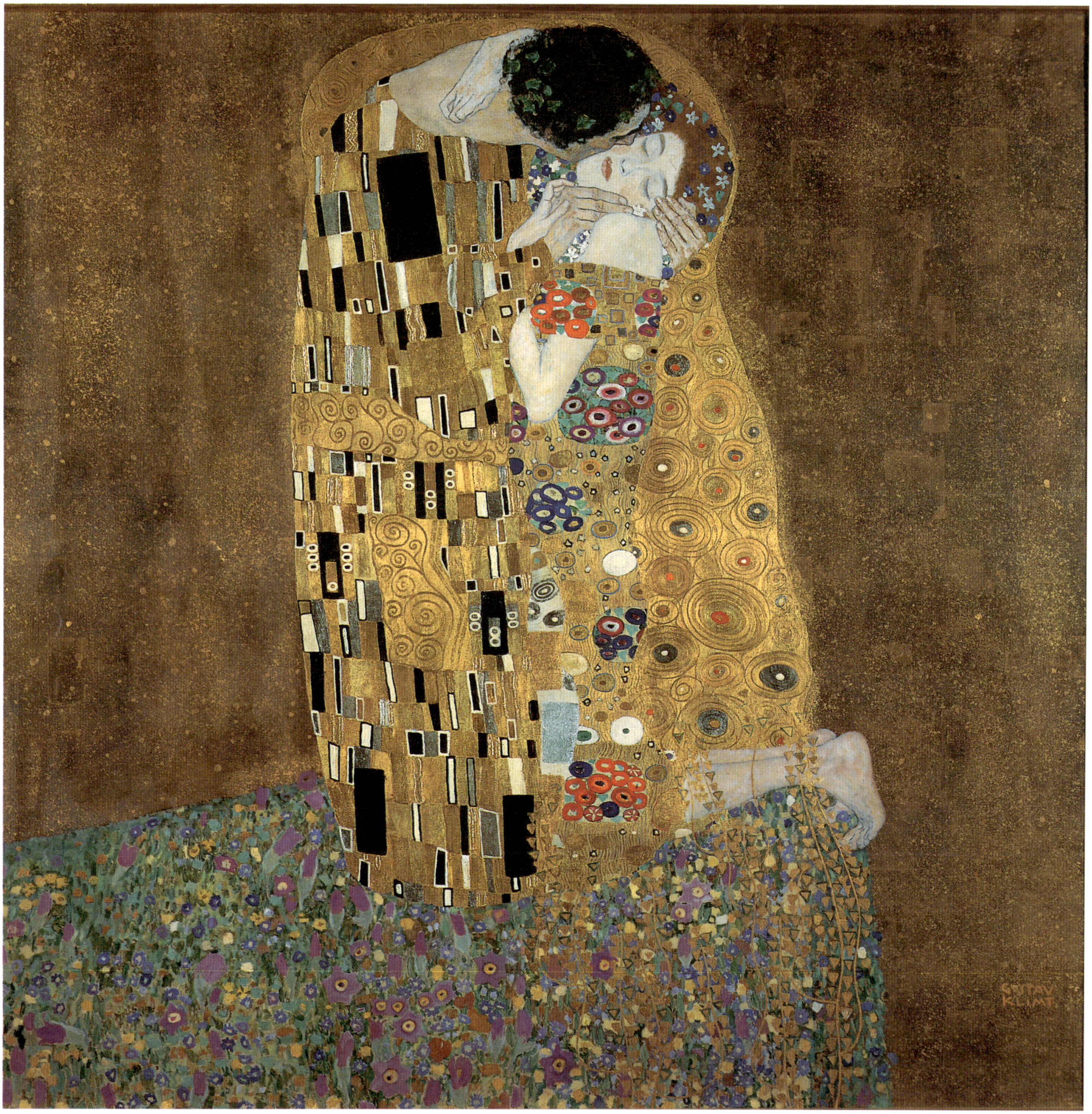
GUSTAV
KLIMT

Die Montagne Sainte-Victoire, um 1901

1839 Paul Cézanne wird am 19.1. in Aix-en-Provence geboren
1848 der Vater gründet die ›Banque Cézanne & Cabassol‹
1852 besucht das traditionsreiche Collège Bourbon, wo er Emile Zola kennenlernt
1857–62 Zeichenunterricht in der École Spéciale et Gratuite de Dessin
1859 nimmt auf Wunsch des Vaters ein Jurastudium in Aix auf

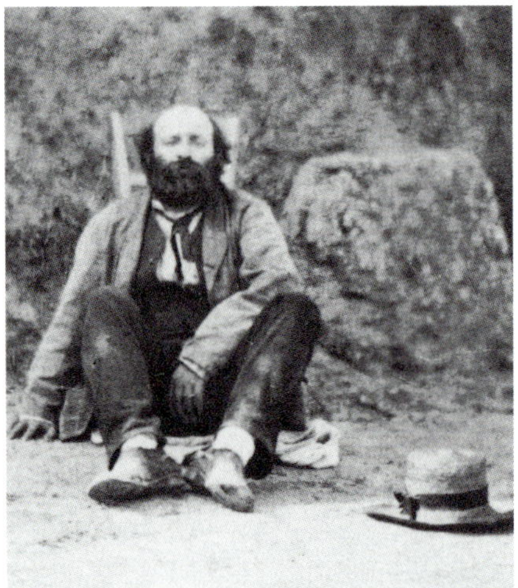

1861 Abbruch des Jurastudiums, Besuch der Académie Suisse in Paris
Rückkehr nach Aix
1862 Ablehnung an der École des Beaux-Arts in Paris
1863 Wiederaufnahme der Modellstudien an der Académie Suisse
1864 Kopien nach Delacroix und Poussin im Louvre, Ablehnung durch die Jury des Salons, Sommeraufenthalt in L'Estaque
1869 lernt Hortense Fiquet in Paris kennen
1870 Umzug mit Hortense nach L'Estaque
1874 Rückkehr nach Paris, Beteiligung an der ersten Gruppenausstellung der Impressionisten in den Räumen des Fotografen Nadar
1875 Zweite Impressionistenausstellung
1878 finanzielle Unterstützung durch Zola
1882 nach mehrfacher Abweisung erstmals im Salon vertreten
1886 Hochzeit mit Hortense Fiquet, Tod des Vaters, Cézanne erbt ein beträchtliches Vermögen
Bruch mit Zola
1888 gemeinsame Arbeit mit Renoir in L'Estaque und Aix
1894 Besuch bei Monet in Giverny
Zusammentreffen mit Rodin
1895 erste Ausstellung bei Vollard in Paris
1897 endgültige Niederlassung in Aix
1898–1905 *Die Großen Badenden*
1900 drei Bilder Cézannes werden auf der Pariser Weltausstellung gezeigt, erste Cézanne-Ausstellung in Deutschland bei Cassirer in Berlin
1902 Bau des Ateliergebäudes am Chemin des Lauves
1904 mit dreißig Gemälden im Salon d'Automne vertreten
1906 Cézanne stirbt am 22.10. in Aix-en-Provence

Das Bergmassiv der östlich von Cézannes Heimatstadt Aix-en-Provence aufragenden Montagne Sainte-Victoire gehört zu den berühmtesten Motiven des Malers. Um 1885 hatte sich Cézanne mehr und mehr aus den Pariser Kunstkreisen zurückgezogen und pflegte nur noch gelegentlich Kontakte zu seinen früheren Mitstreitern, den Impressionisten Camille Pissarro, Auguste Renoir und Claude Monet. Zur gleichen Zeit begann er, seine Staffelei auf den Anhöhen nahe von Aix aufzustellen, um von Westen aus die markante, kegelförmige Silhouette des Berges zu malen. In mehr als 35 Gemälden und zahllosen Aquarellen machte er das Massiv zum Symbol für seine Liebe zur heimatlichen Natur und zum Sinnbild für sein künstlerisches Ansinnen, sich von den malerischen Improvisationen und der auf flüchtige Augenblicke gerichteten Sehweise des Impressionismus zu lösen. Vor dem unvergänglichen Motiv des Berges hielt er seine Wahrnehmungen und Empfindungen in einem konzentrierten und bedächtigen Malvorgang fest, der die Bedingungen des Malens und Sehens sorgsam reflektierte. **D**as Gemälde der National Gallery of Scotland erinnert mit seinen lichten Farben, mit seinem transparenten Farbauftrag und seinem zarten, dunkelblauen Liniengespinst, das die kahlen Äste im Vordergrund mit den Strukturlinien der Landschaft auf der Bildfläche vernetzt, an die gleichzeitig entstandenen Aquarelle Cézannes. Es ist ein Verbindungsglied zwischen den kompakten, die Würde und Beständigkeit der Montagne betonenden Darstellungen aus den 80er und 90er Jahren und den späten Bildern, deren Gewebe düsterer Farbflecken von den tiefen Empfindungen des Malers vor der Schönheit und Dramatik seines Berges zeugt. **P**aul Cézanne beharrte darauf, im Kontakt mit der Natur zu malen. Den Weg zum abstrakten Bild, den er, wie einige seiner Zeitgenossen, in seiner Kunst anlegte, hat er bewußt nicht weiter verfolgt. Doch Cézannes konzentrierte Vereinfachung der Formen, seine subtile Farb- und Liniengestaltung und vor allem seine Definition des Bildes als eine eigenständige Welt aus Farben und Formen oder, wie er selbst sagte, als »Harmonie parallel zur Natur« machten ihn zum wichtigen Vorbild mehrerer Künstlergenerationen des 20. Jahrhunderts. Als »eine Art lieber Gott der Malerei« rühmte ihn Henri Matisse, und Pablo Picasso sagte, etwas prosaischer, »Cézanne ist unser aller Vater.« *F. K.*

Rewald, J.: Paul Cézanne: The Watercolours, A Catalogue Raisonné, Boston 1983
Adriani, G.: Cézanne Gemälde, Köln 1993
Cézanne, Philadelphia Museum of Art, New York 1996

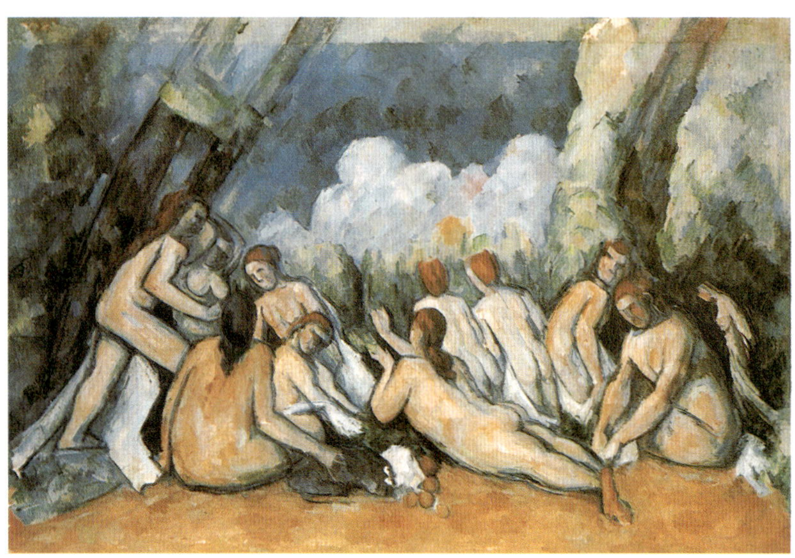

Die Großen Badenden, 1895–1904

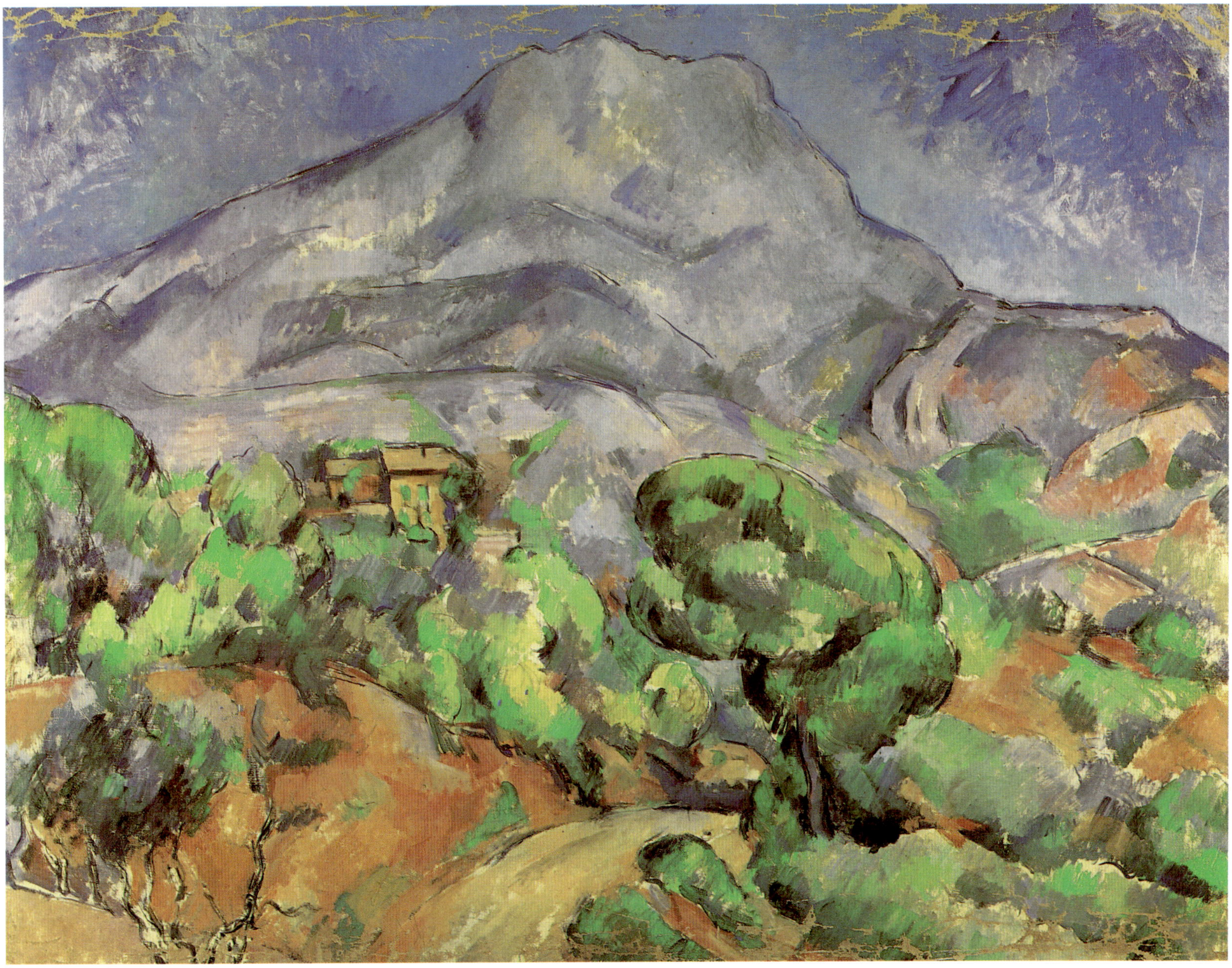

1840 Claude Monet wird am 14.2. in Paris geboren
1859 Übersiedlung nach Paris
1860–63 Studium an der École des Beaux-Arts im Atelier Gleyre, das er zusammen mit Bazille, Renoir und Sisley verläßt
1863 verstärkte Freilichtmalerei, Anschluß an den Realismus der Barbizon-Maler
1865–67 Ateliergemeinschaft mit Bazille
1868 Selbstmordversuch

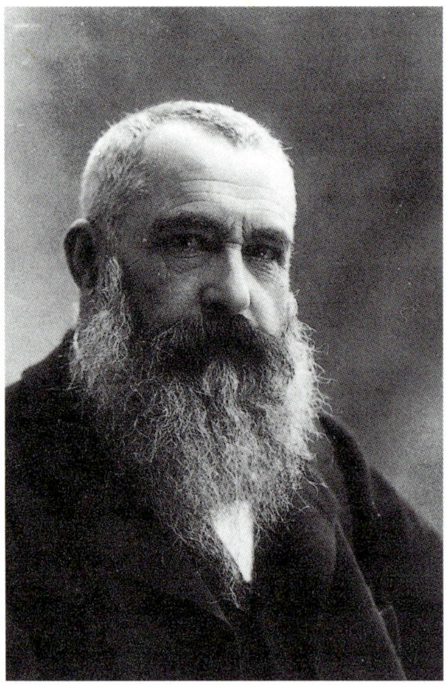

1869 mit Renoir in Bougival
1870/71 Aufenthalt in London, wird dort durch Daubigny mit Durand-Ruel bekannt
1872 Entstehung von *Impression – soleil levant*, das der neuen malerischen Auffassung den Spottnamen ›Impressionismus‹ einträgt
1874 Übersiedlung nach Vétheuil
1876/77 Bildserie Bahnhof *Saint-Lazare*
1883 Umzug nach Giverny
seit 1890 Monet geht dazu über, Serien von Ansichten des gleichen Motivs bei unterschiedlicher Beleuchtung zu malen
1890–91 die Serien *Pappeln* und *Heuschober*
1893–94 Serie der *Kathedrale von Rouen*
1899 *Themse-* und *Gartenteich-Serie*
seit 1900 sich verschlimmerndes Augenleiden
1903–08 *Nymphéas* (Seerosen)
1916 Beginn des als Staatsauftrag ausgeführten *Seerosen*-Zyklus
1926 Tod Monets am 6.12. in Giverny

War schon in Monets Bildern der 80er Jahre das Bildgerüst, die topografische Bestimmbarkeit des Betrachterstandpunkts, auch die durch Linear- oder Farbperspektive konstruierte Tiefenräumlichkeit zurückgedrängt worden, so bedeuteten seine berühmten Serien vollends eine Abweichung von der Tradition, stellten einen gänzlich modernen Gedanken dar, der bis in die Kunst der Gegenwart seine Anziehungskraft behalten hat. Der Bildgegenstand wird hierin langsam zum Verschwinden gebracht. Denn es geht nicht mehr um ihn selbst, sondern nur noch um die Wirkung, die er hervorruft und deren vielfältige Ausprägungen. Und gleichzeitig wird der Gegenstand auch durch die Art der Darstellung aufgelöst, die nicht mehr eine fest umrissene Struktur, sondern nur mehr eine farbliche Wirkung vorführt. **D**amit gelangte Monet zu einer völlig neuen Auffassung des Bildes, auch zu einer neuen Freiheit seiner Bildmittel, die vielfach seine Suche nach Farbharmonien in der Natur spiegeln. Das Nachlassen seiner Sehkraft und die Angst vor dem Erblinden bewirkten bei dem alten Monet schließlich die Hinwendung zur großen Form. Ab Ende Juni 1914 arbeitete er wie ein Besessener an den großen Seerosendekorationen auf oft bis zu sechs Meter langen Leinwänden in einem für sein Alter unglaublichen Tempo. Die Bilder dieses Spätwerks sind Monets radikalste Übertragung des Gesehenen in die reine Fläche, die in der Eigenwertigkeit ihrer Farbe aufglüht oder in der der Gestus des Pinselstrichs seiner Dynamik überlassen wird. Indem sie mehr evozieren als abbilden, bringen sie in Erinnerung, wie sehr auch die Malerei vom Imaginären lebt, der Fantasie des Betrachters bedarf, um das Reale hervorzubringen. Es gibt keinen Horizont mehr, keine stabilisierenden Linien, kaum mehr ordnende Struktur, keine Perspektive. Alles ist Wasserfläche, ohne Anfang und Ende. Realität und Spiegelung verschmelzen in den horizontlosen Darstellungen, lassen den Betrachter gleichsam eintauchen in eine geheimnisvolle Welt der rein sinnlichen Seherfahrung. **M**onet, wohl die herausragendste Gestalt des Impressionismus, war damit zu einem Wegbereiter der Moderne geworden. An die Stelle von Mimesis und Illusionismus waren die Reflexion und Transformation des Gesehenen getreten, eine in ganz neuer Weise unabhängige Kunst, die den reinen Farbwert forcierte und dem unmittelbaren Gestus zunehmend freien Lauf ließ. So war Monet in seinem langen Malerleben Vermittler zwischen Tradition und Moderne, nicht nur Begründer des Impressionismus, sondern auch dessen Überwinder. Besonders den Malern nach dem Zweiten Weltkrieg sollte dies in seiner ganzen Dimension bewußt werden. Künstler wie Jean Bazaine, Jackson Pollock, Barnett Newman, Jean-Paul Riopelle oder Sam Francis fanden hier Anregungen, waren teilweise voll ausdrücklicher Bewunderung und spürten in Monets Spätwerk eine geistige Nähe zu ihrem eigenen Schaffen.

S.K.

Wildenstein, D.: Claude Monet, Biographie et Catalogue raisonné, Lausanne 1974
Tucker, P. H.: Monet in the 90s. Series paintings, Katalog, Boston 1989
Sagner-Düchting, K.: Monet in Giverny, München 1994
Koja, S.: Claude Monet, München 1996

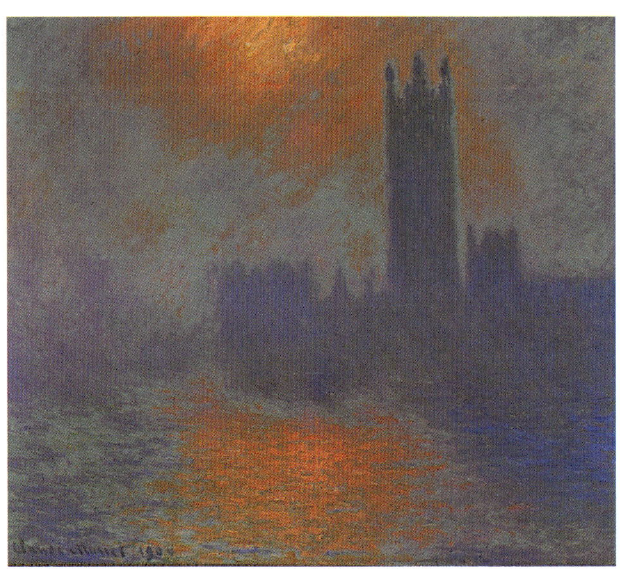

London, das Parlament, Sonne und Nebel, 1904

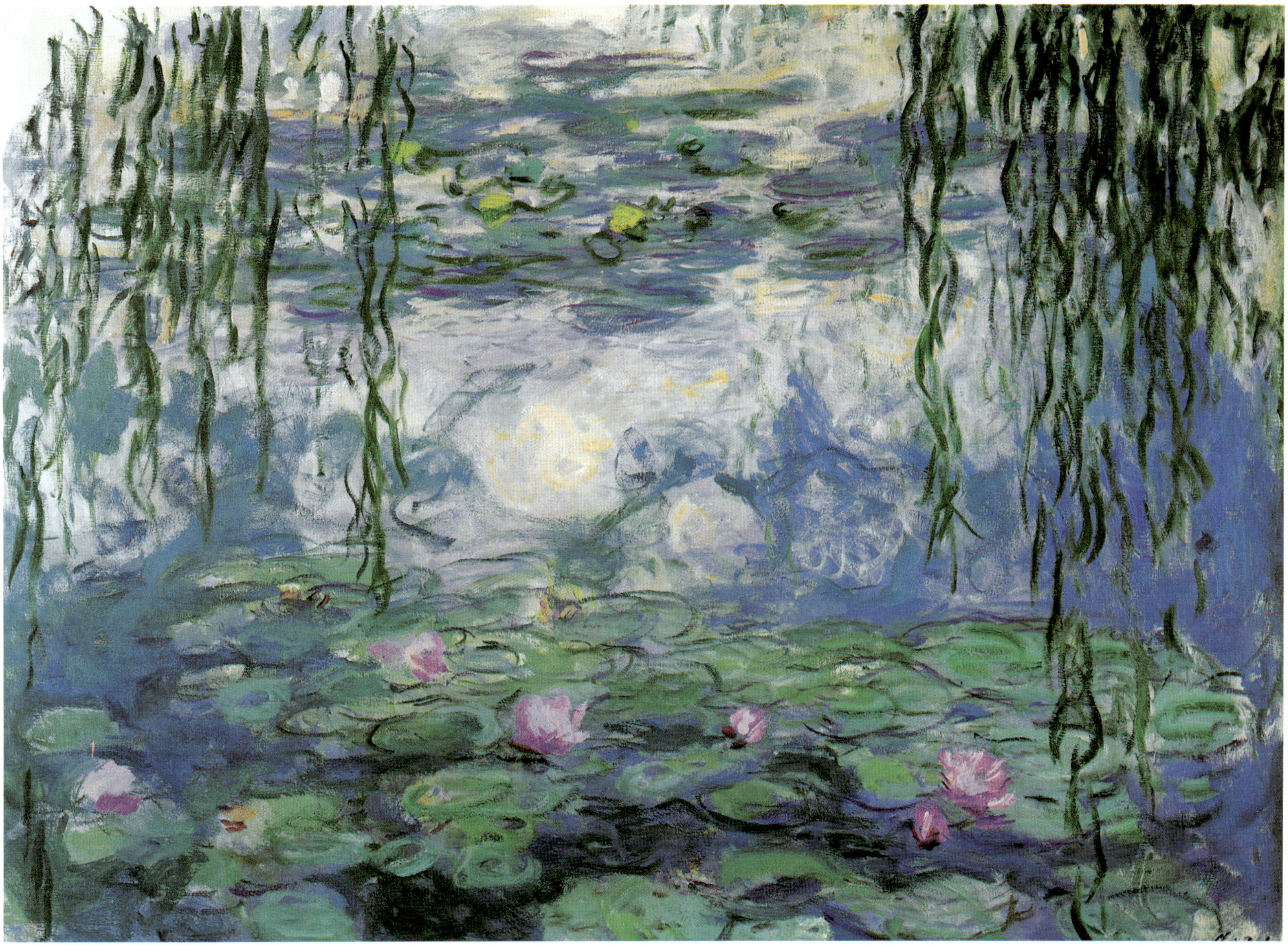

Les Demoiselles d'Avignon, 1907

1881 Pablo Picasso wird am 25.10. in Málaga geboren
1895 Übersiedlung nach Barcelona
1896 Besuch der Kunstschule La Lonja in Barcelona
1897 Aufnahme in die Akademie von San Fernando in Madrid
1899 Rückkehr nach Barcelona
1902 Ausstellung in der Galerie Berthe Weill, Paris
1901 Beginn der ›Blauen Periode‹
1904 endgültige Niederlassung in Paris

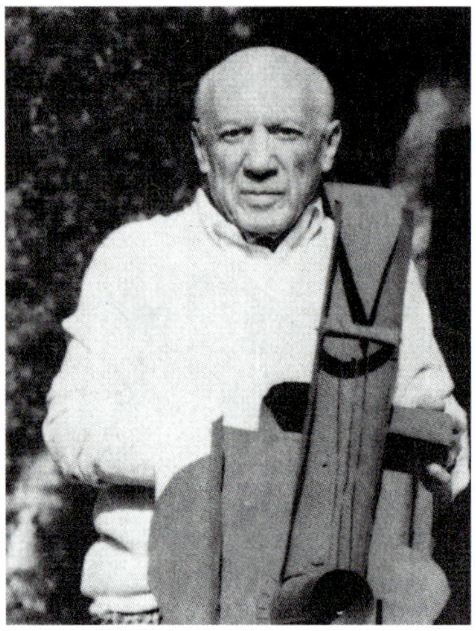

1905 Beginn der ›Rosa Periode‹
1906 Sommeraufenthalt in Spanien, Begegnung mit Matisse
1907 Bekanntschaft mit Derain und Braque, Vertrag mit der Galerie Kahnweiler
Auseinandersetzung mit dem Werk Cézannes und afrikanischer Plastik
Entstehung von *Les Demoiselles d'Avignon*
1909 zusammen mit Braque entwickelt er den analytischen Kubismus, erste Ausstellungsbeteiligung in Deutschland bei der Galerie Thannhauser in München
1912 Übergang zum synthetischen Kubismus
1917 zusammen mit Cocteau, Diaghilew und Satie Arbeit an dem Ballett ›La Parade‹
1918 Heirat mit Olga Koklova
1920 Entstehung der ersten neoklassizistischen Gemälde
1925 Beteiligung an der ersten Surrealisten-Ausstellung in Paris
Radierung und Texte zu ›Minotauromachie‹
1936 Ernennung zum Direktor des Prado
1937 Entstehung von *Guernica* als Auftragsarbeit der Regierung für den spanischen Pavillon der Pariser Weltausstellung
1939 Retrospektive im Museum of Modern Art in New York
1942 erste Begegnung mit der Malerin Françoise Gilot, die 1946 seine Lebensgefährtin wird
1957 Entstehung von 24 Gemälden nach Velázquez' *Las Meninas*
Niederlassung in seinem Landhaus ›Notre-Dame-de-Vie‹ in Mougins, Côte d'Azur
1963 Eröffnung des Museo Picasso in Barcelona
1973 am 8.4. stirbt Picasso in Mougins

Mag uns dieses Bild heute auch als das Schlüsselbild der Kunst des Jahrhunderts erscheinen, so zeigt doch auch die geradezu verdächtig zögernde Wirkungsgeschichte, daß es lange Zeit eine Verschlußsache geblieben ist. **E**rst 1916 waren die *Demoiselles d'Avignon* für kurze Zeit öffentlich zu sehen. Wir wissen nicht, aus welchen Gründen Picasso zu seiner Zeit, da er sich vom Kubismus abwandte und bei Ingres und dessen Klassizität seine Modelle suchte, auf diesen aggressiven Initialschock verweisen wollte. Das Gemälde kehrte dann wieder ins Atelier zurück und kam schließlich 1924 in die Sammlung des Modeschöpfers Jacques Doucet. Aus dieser Sammlung gelangte das Bild, das sein Besitzer gerne im Louvre gesehen hätte, 1939 ins Museum of Modern Art in New York. Der Besitzerstolz des Museums, die enthusiastischen Äußerungen Alfred Barrs führten dazu, ihm den historischen Rahmen zuzuweisen, den es heute für die Kunstgeschichte besitzt. Nichts kann an diesem Bild vorbeiführen – es ist die Barrikade, die Picasso in die Zeit verlegt hat. Für die einen war es eine unerhörte, beklemmende Farce, mit der Picasso dezisionistisch all dem absagte, was zuvor seinen Ruhm ausgemacht hatte. Kahnweiler, der sich als einer der wenigen früh mit dem Bild beschäftigte, war gleichfalls schockiert – aber er erkannte die Tat eines Menschen, der sich mit diesem Werk gegen seine Umgebung auflehnen wollte. **P**icasso löst sich in den *Demoiselles d'Avignon* von literarischen Inhalten und bereitet damit diese Formerlebnisse vor, die den Kubismus insgesamt charakterisieren sollen. Es lohnt sich ein Blick auf das Original: Wir stehen vor einem überaus dicht gemalten Werk. Es gibt keine Leerzonen. Fast alle Partien der *Demoiselles d'Avignon* sind übermalt worden, auch der linke und der mittlere Teil. In der Farbkonsistenz und Materialität stehen die Faltenwürfe auf der linken Seite denen rechts in nichts nach. Der grafisch hektische Farbauftrag, der die rechten Figuren überzieht, taucht auch in anderen Partien des Bildes auf: das beweist zur Genüge, daß Picasso in einem letzten Arbeitsgang das Bild farblich und grafisch abstimmte. Der Rosaton, in dem die Körper gegeben werden, hält das Bild zusammen. **I**n diesem Bild kommt es zu einer Absage an eine Malerei, die von einer klassischen Norm ausging und damit an die Kumulierung von Schönheiten, an die Verbesserung des Schönen glaubte. Fünf Frauen stellt Picasso in der definitiven Fassung dar. Warum ein derart tautologisches Figurenbild in dem Moment, wo es darum geht, in einem Bild ein Maximum an Provokation einzuführen – eine Provokation, die alle normative Kunst und auch die Kunst der avanciertesten Zeitgenossen betrifft? Keine der fünf Demoiselles, die Picasso 1907 malte, konnte am Beginn dieser neuen, nichtabbildenden Malerei diese Verkehrung der normativen Schönheit in Dissonanz für sich allein aussagen. Picasso nimmt in dieses Bild die Darstellung der Modalitäten auf – die bereits erwähnte Repetition, die notwendigerweise zur Veränderung führt. Der Bordellbesuch wird umgedeutet zur Reflexion über die Hinfälligkeit oder Zufälligkeit von Darstellungskonventionen. Aus dem moralischen Motiv wird eine neue Ethik des Sehens. *W. S.*

Spies, W.: Pablo Picasso. Das plastische Werk, Stuttgart 1971
Rubin, W. (Hrsg.): Pablo Picasso, Retrospektive im Museum of Modern Art, New York, München 1980
Spies, W.: Kontinent Picasso, München 1988
Rubin, W.: Picasso und Braque, München 1990
Daix, P.: Picasso, Köln 1991
Warncke, C.-P.: Pablo Picasso, Köln 1993

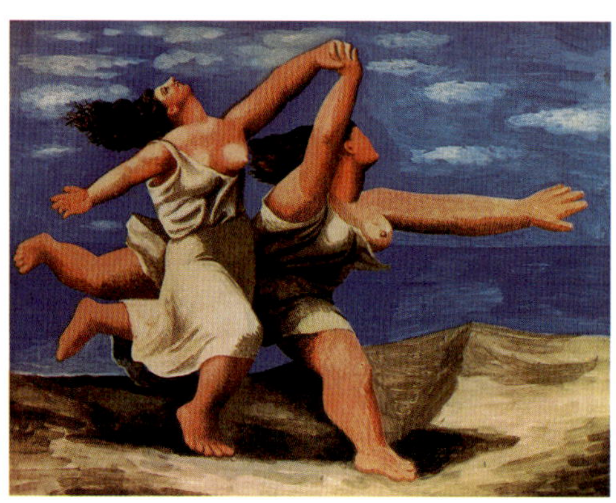

Laufende Frauen am Strand (Der Wettlauf), 1922

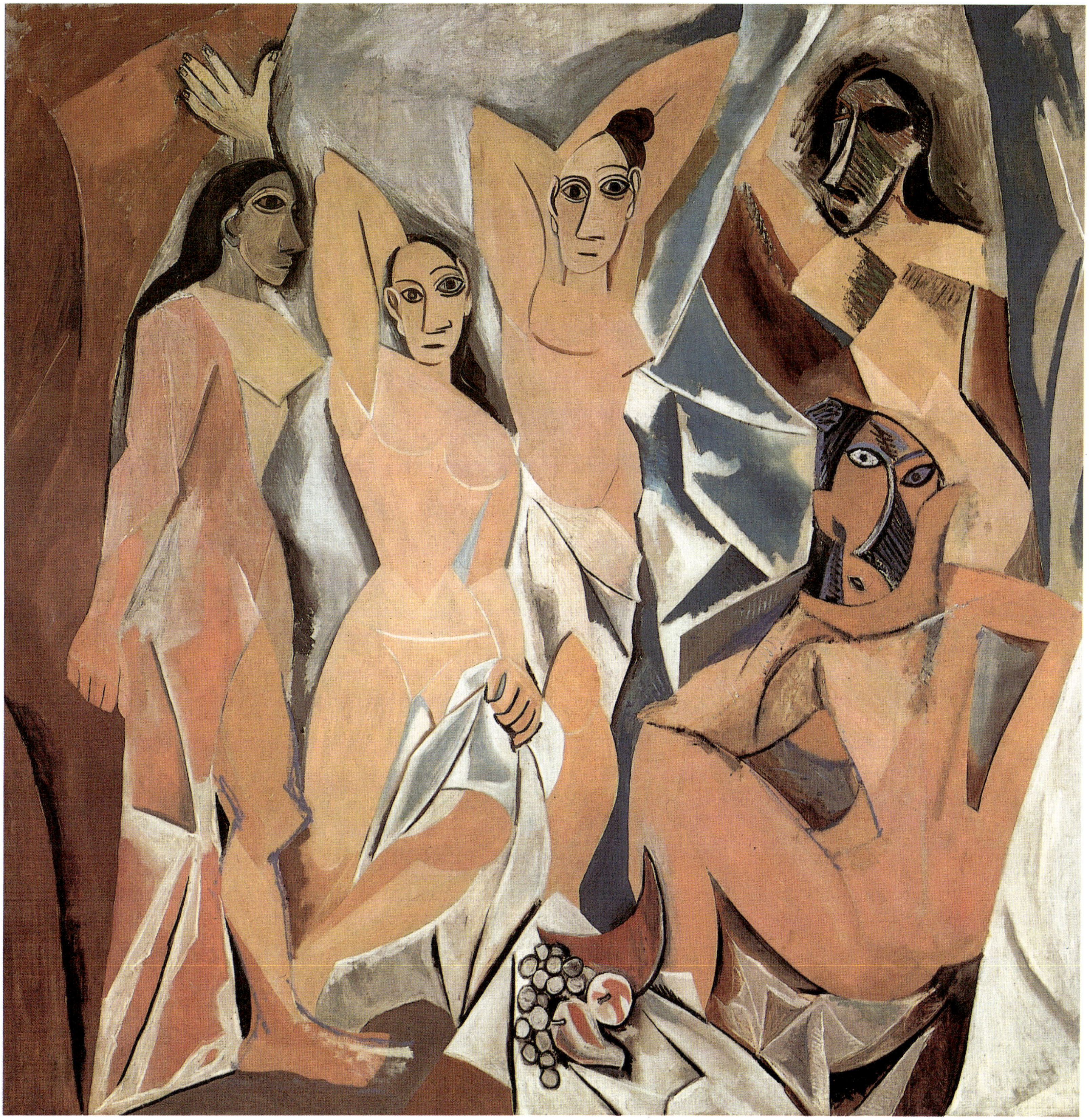

Mann mit Gitarre, 1914

1882 am 13.5. wird Georges Braque in Argenteuil-sur-Seine geboren
1890–97 Aufenthalt in Le Havre
1897–99 Abendkurse an der Kunstschule und Lehre als Dekorationsmaler
1900 Übersiedlung nach Paris
Freundschaft mit Francis Picabia
1902 Besuch der Académie Humbert und der École des Beaux-Arts

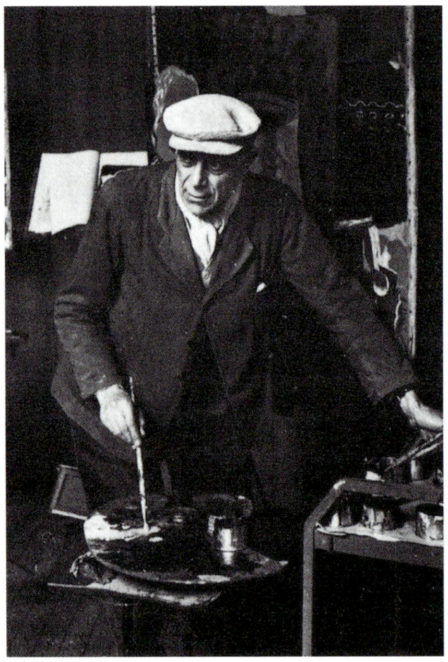

1905 Anschluß an die Fauves
1906 mit Friesz in Antwerpen
Der Hafen von Antwerpen
1907 Ausstellung im Salon des Indépendants
Bekanntschaft mit Pablo Picasso durch die Vermittlung Apollinaires
1908 *Bäume bei L'Estaque*, Vauxelles nennt erstmals Bilder Braques ›kubistisch‹
erste Einzelausstellung bei Daniel Henry Kahnweiler
Beginn des sogenannten analytischen Kubismus
1911/12 *Papiers collés*
zweite Phase des Kubismus (synthetischer Kubismus)
1914–16 Kriegsdienst
1917 Begegnung mit Henri Laurens und Juan Gris
1923 Bühnenausstattung für Diaghilews ›Ballets Russes‹
1939 erste bildhauerische Arbeiten
1940–45 vorwiegend Interieurs und Stilleben
1945 Ausmalung der Kirche in Assy
1947 Beginn der Serie der *Atelierbilder*
1948 Veröffentlichung der ›Cahier de Georges Braque‹
1952/53 Deckengemälde für den Saal Henri II im Louvre
1954 Glasfenster für die Dorfkirche in Varengeville
1963 am 31.8. stirbt Braque in Paris

Georges Braques *Mann mit Gitarre*, kurz vor seiner Einberufung zum Kriegsdienst 1914 entstanden, steht am Ende einer der folgenreichsten Künstler-Kooperationen der Moderne: der ›Seilschaft Braque – Picasso‹ und ihrer Erfindung: des Kubismus. Inspiriert durch die Bilder Cézannes hatten die beiden Maler zunächst die Gegenstände einer formalen Analyse unterzogen, um sie als zeichenhafte Form-Facetten in aperspektivisch geometrische Räume einzubinden. 1912 schließlich kehrten sie den Prozeß um: Nun setzten sie aus den unabhängig gewordenen Formen und Bildzeichen ihre Bilder synthetisch nach dem Prinzip der Collage zusammen. **D**ie Dinge selbst werden nun zum frei verfügbaren Bildmaterial: Die vom Gegenstand unabhängig gewordene Form, Materialien, die man bis dahin in keinem Bild gesehen hatte, ja selbst Schriftzeichen hielten Einzug in das Aktionsfeld der Malerei. **B**raque hatte seinen Gitarrenspieler zusammenmontiert, besser: collagiert aus verschiedenartigen, viereckigen Flächen, die durchdrungen sind von den Gegenstandskürzeln einer Gitarre, eines Mannes mit Fliege und eines Bordeaux-Glases. Die Flächen scheinen sich – in bewährter illusionistischer Manier – mittels Schattierungen zu überlagern, imitieren gemasertes Holz und lockern an anderer Stelle das strenge Bildgefüge durch heiter pointillistisches Dekor. Auf zwei gut erkennbaren Flächen imitiert Braque das Holz jedoch nicht, er fügt es als konkretes Ding in Form von Sägemehl in sein Bild ein. Damit kehrt die Realität, in Form von banalem, bis dahin kunstfremden Material ins Bild zurück. **›T**rompe l'œil‹ und ›trompe l'esprit‹ – sowohl das Auge als auch der Geist des Betrachters werden durch Braques rhythmisches Vexierspiel mit Fläche und Raum, Illusion und Realität irritiert. Die Eindeutigkeit des Bildgegenstands scheint der faszinierend klaren Bildordnung mit Vertikalen und flachen Diagonalen zum Opfer gefallen zu sein. Damit war das Bild selbst zum Thema der Malerei geworden, der Gitarrenspieler zum Vorwand, zur Nebensache. Es ist viel darüber gestritten worden, von wem nun der entscheidende Anstoß zur Entdeckung der Collage kam, von Picasso oder Braque. Wie William Rubin in seiner minuziösen Rekonstruktion der Ereignisse nachgewiesen hat, scheint der entscheidende Schritt von Georges Braque ausgegangen zu sein, während sein genialer Kollege Picasso diesen Schritt sogleich virtuos variierte. Die kubistische Fragmentierung des Gegenstandes und die ›Entdeckung‹ der Collage leiten den Beginn eines wesentlichen Kapitels der modernen Kunst ein. Schon wenige Jahre später knüpften die italienischen Futuristen, die Dada-Bewegung und die Pariser Surrealisten an diese revolutionäre Erweiterung des Kunstbegriffs an, der ihren eigenen Ideen und Zielen ein solides Fundament geschaffen hatte. *W. Spr.*

Hofmann, W.: Georges Braque. Das graphische Werk, Stuttgart 1961
Georges Braque: Ausstellung zum 100. Geburtstag. Zeichnungen, Collagen, Druckgraphik, illustrierte Bücher aus der Staatsgalerie Stuttgart und Sammlungen in Baden und Württemberg, Stuttgart 1981
Raphael, M.: Raumgestaltungen, Frankfurt am Main / New York 1986
Rubin, W.: Picasso und Braque, München 1990

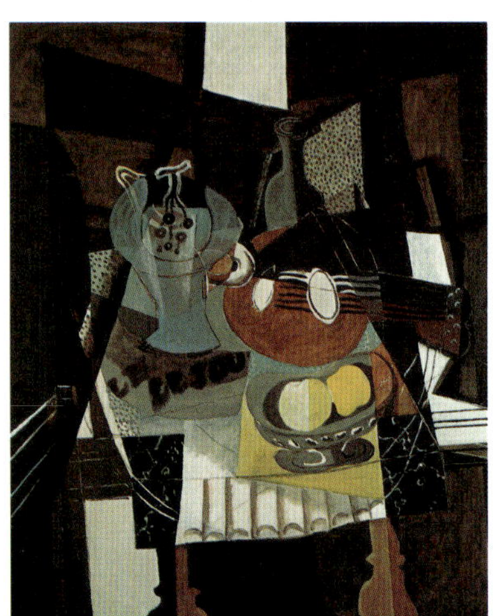

Stilleben mit Fruchtschale, Flasche und Mandoline, 1930

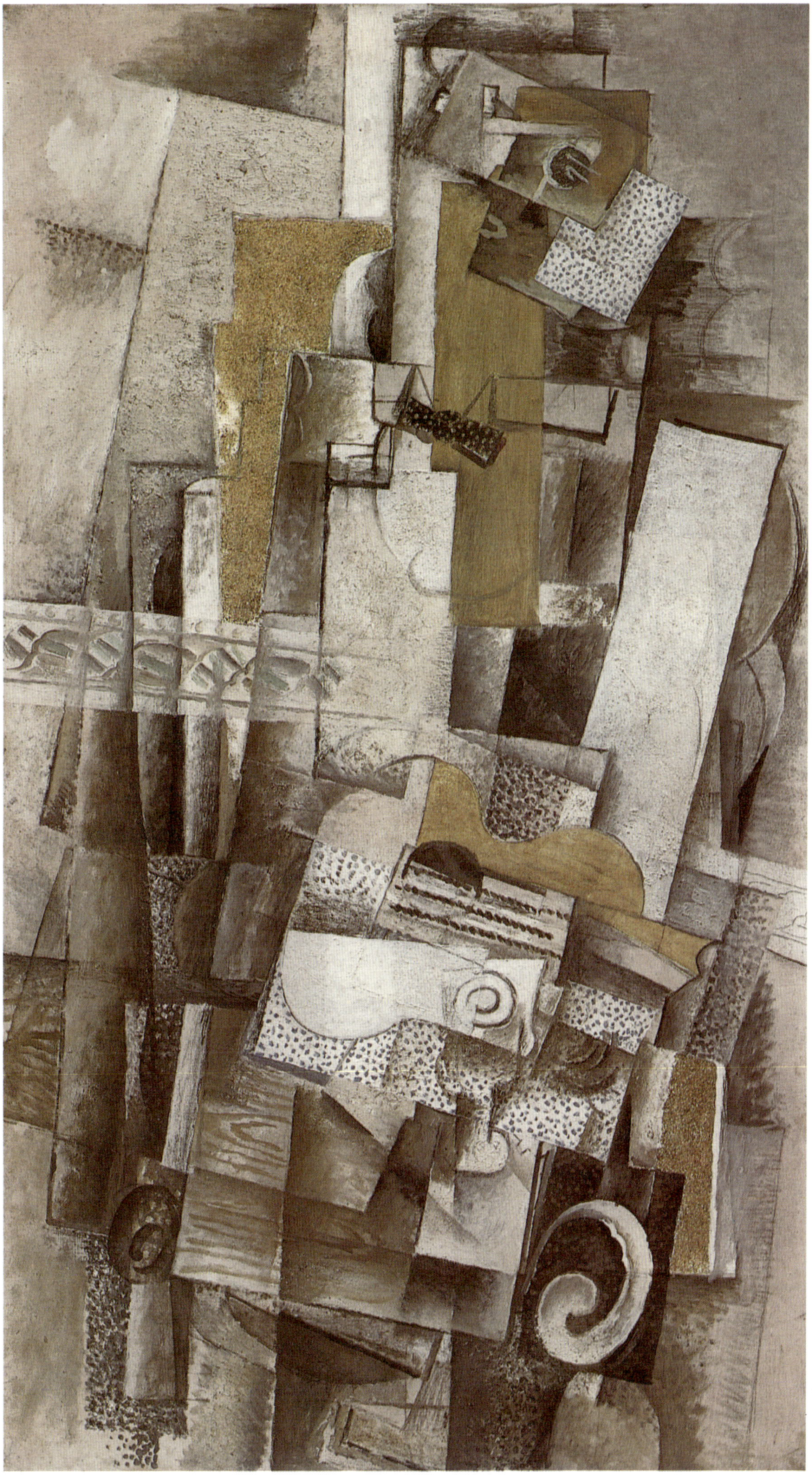

1885 am 12.4. wird Robert Delaunay in Paris geboren

1902–04 Lehre in der Werkstatt für Bühnenbildnerei von Ronsin in Belleville

1904 Reise in die Bretagne, Kontakte zur Schule von Pont-Aven

erste Ausstellung noch impressionistischer Bilder im Salon des Indépendants

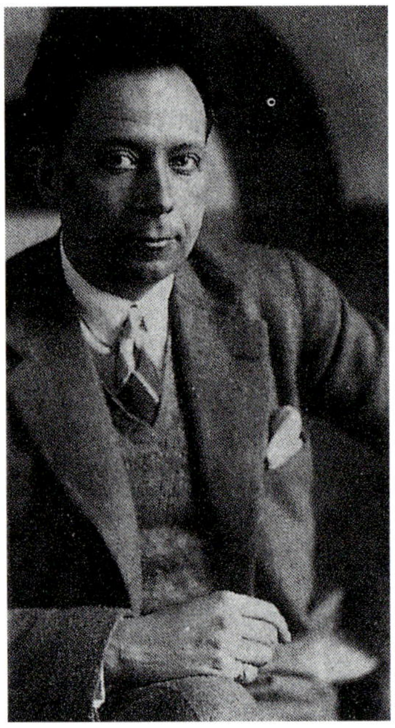

1907 Auseinandersetzung mit dem Kubismus

Porträt Wilhelm Uhde

1909 sogenannte destruktive Periode, Hinwendung zum analytischen Kubismus als Ausgangspunkt für den Orphismus

Bildserien *Der Eiffelturm, Saint-Séverin*

1910 Hochzeit mit Sonia Terk

1911 auf Einladung Kandinskys Teilnahme an der ersten Ausstellung des ›Blauen Reiter‹ in München

ab 1912 sogenannte konstruktive Periode

Fenêtres, Disques, Formes circulaires

1913 Aufsatz ›Über das Licht‹

1914 Übersiedlung nach Madrid

1915–17 Aufenthalt in Portugal

1921 Rückkehr nach Paris

1922 Entstehung von Porträts

1923 erste Werbeplakate

1924–26 Fortsetzung der *Eiffelturm*-Serie

1925 gemeinsam mit Léger Arbeit an Wandbildern für das Palais de l'Ambassade de France auf der Exposition d'Art Décoratif

1930–35 Beschäftigung mit Gipsreliefs und der Serie *Rhythmes*

1935 Beschäftigung mit Leuchtreklame

1937 Entstehung von Wandbildern für die Weltausstellung in Paris

1939 Mitbegründer des ersten Salon des Réalistes Nouvelles

1940 Flucht in die Auvergne, später nach Mougins bei Cannes

1941 am 25.10. stirbt Delaunay in Montpellier

Die *Eiffelturm*-Bilder gehören zu den bekanntesten Werken Robert Delaunays. Im Unterschied zu den Stilleben und Porträts der gleichzeitig in Paris malenden Kubisten richtete sich Delaunays Blick auf große, fernansichtige Dinge, auf Flugzeuge, Luftschiffe, das damals auf dem Champ de Mars stehende Riesenrad und immer wieder auf das Wahrzeichen von Paris: den Eiffelturm. Für Delaunay war der Eiffelturm nicht einfach ein formales Motiv. Als Symbol der Moderne, als technisches Wunderwerk sammelte er wie in einem Brennspiegel die zeitgenössischen Visionen von Technik und Fortschritt. Delaunay sah ihn ihm ein Symbol der Kommunikation mit der ganzen Welt, eine Metapher für die neue Sprache der Simultaneität. **D**as riesige, nie ganz erfaßbare Motiv wird durch die Zusammenschiebung wechselnder Perspektiven in das Bildformat gezwungen. Der stolze rote Turm scheint wie von einer Riesenfaust zusammengedrückt, durchzuckt von weißen Blitzen, die dem Bild eine Untergangsstimmung verleihen. Tatsächlich wurden diese Bilder vor allem von der deutschen expressionistischen Avantgarde im Sinne einer Erschütterung des alten Weltbildes interpretiert. Für Delaunay bedeuteten diese Bilder in erster Linie die Auseinandersetzung mit dem Kubismus und das Auflösen einer alten deskriptiven Malerei. Das Ende einer Epoche fiel mit dem Ende des tradierten Kunstbegriffs zusammen, wie Delaunay in seinen Schriften feststellt: **»K**atastrophenkunst ... eine prophetische Vision, auch mit sozialem Echo: der Krieg, die Fundamente werden erschüttert ... Das sind kosmische Erschütterungen, aber auch der Wunsch nach Reinigung, der Wunsch, das Alte, die Vergangenheit zu beerdigen ... Doch inmitten der Sturmvision taucht etwas Neues auf ...« **W**as sich im *Roten Eiffelturm* bereits ankündigt, die Dominanz der reinen Farbe und die autonome Bildkonstruktion, wird Delaunay in einer der folgenden Serien der *Fensterbilder* in großer Konsequenz weiterentwickeln. *H. D.*

Düchting, H. (Hrsg.): Zur Malerei der reinen Farbe: Schriften von 1912–1940, München 1983
Robert et Sonia Delaunay, Musée d'Art moderne de la ville de Paris, Paris 1985
Schuster, P.-K.: Delaunay und Deutschland, Köln 1985

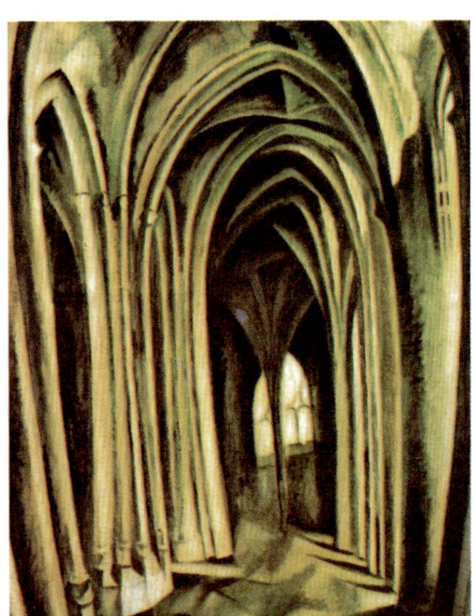

Saint-Séverin, No. 3, 1909

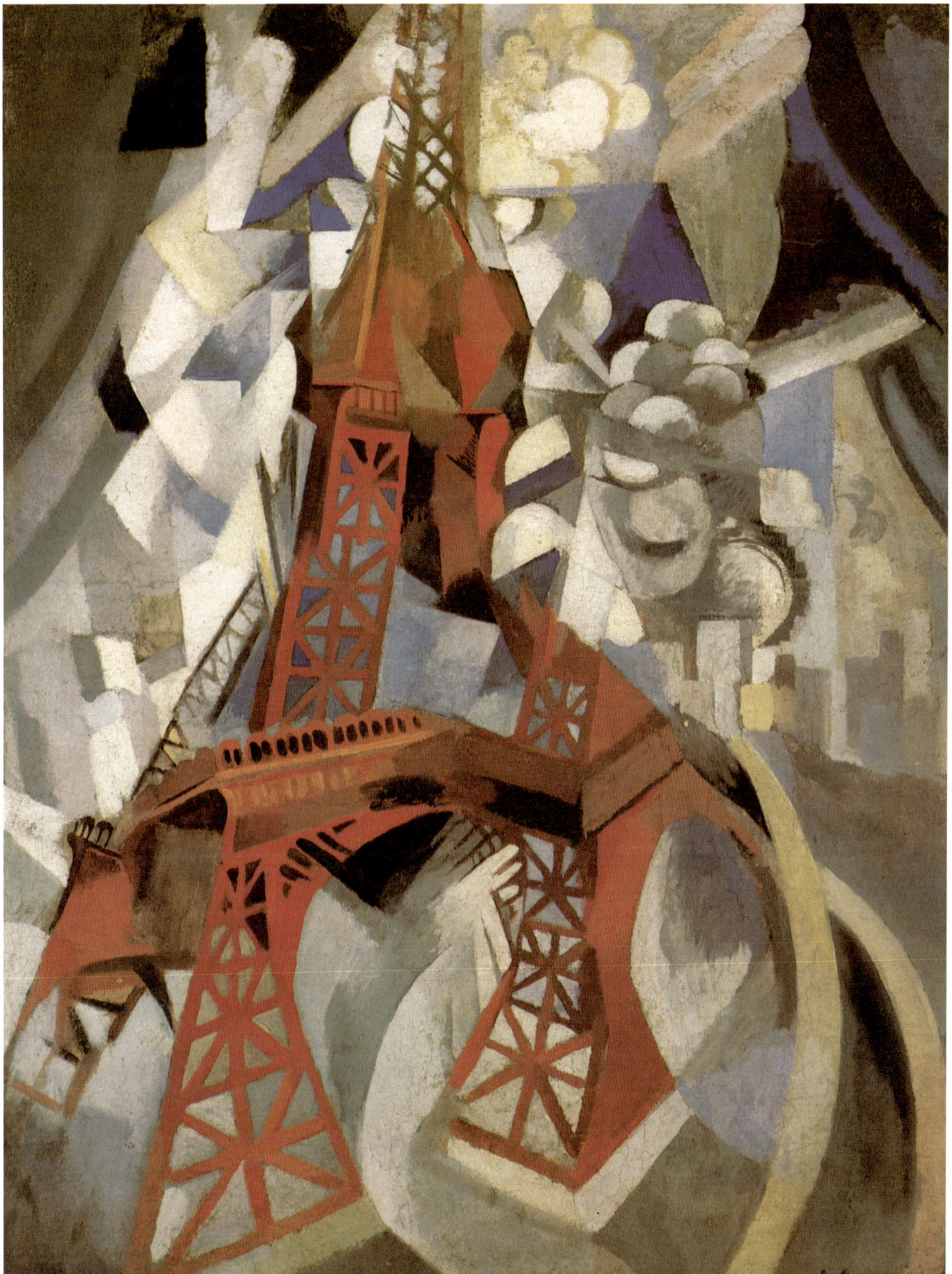

Der Tanz, 1909

1869 Henri Matisse wird am 31.12. in Le Cateau-Cambrésis (Nordfrankreich) geboren

1887–89 Studium der Rechtswissenschaften in Paris

1891–92 Studium der Malerei an der Académie Julian in Paris, Teilnahme an Abendkursen der École des Arts Décoratifs

1893 Matisse kopiert in den folgenden Jahren viele Werke der alten Meister des Louvre

1895 Schüler Gustave Moreaus an der École des Beaux-Arts

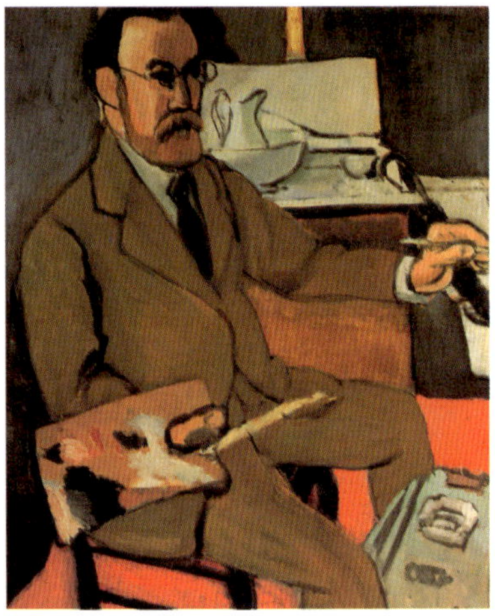

1896 erste Beteiligung am Salon de la Societé des Beaux-Arts

1898 Heirat mit Amélie Parayre, Hochzeitsreise nach London

1901 Teilnahme am Salon des Indépendants mit zehn Werken

1903 Mitbegründer des Salon d'Automne

1904 erste Einzelausstellung bei Vollard in Paris, Aufenthalt in Saint-Tropez

1905 Ausstellung im Salon des Indépendants, u.a. *Luxe, calme et volupté* (1904/05), Arbeit an *Le bonheur de vivre*

1907 Reise nach Italien, Besuch bei Leo Stein in Fiesole

1908 Eröffnung einer Kunstschule, Reise nach Deutschland

1910–13 Reisen nach Rußland, Spanien, Marokko

1912–18 Auseinandersetzung mit dem Kubismus (*Madame Matisse*, 1913)

1917–18 Aufenthalt in Nizza

1920 Dekorationen und Kostüme für Diaghilews Ballett ›Le Rossignol‹

1927 Preis der Carnegie Stiftung, Pittsburgh

1930 Reise nach Tahiti und in die USA

1930–32 *Der Tanz*, Wandbild für die Barnes Foundation, Merion

1938 Übersiedlung nach Cimiez bei Nizza, Dekorationen und Kostüme für das Ballett ›Rouge et Noir‹ von Massine

1943–48 Aufenthalt in Vence, später wieder in Cimiez

1950 Auszeichnung mit dem Großen Biennale-Preis für Malerei

1954 am 3.11. sirbt Matisse in Cimiez

Um 1907 wandte sich Henri Matisse vom Fauvismus ab, dessen unumstrittenes Haupt er gewesen war. Die Phase zwischen 1908 und 1913 markierten statt dessen einfache, monumentale Figuren in dynamischen Farborgien, deren Form durch die Farbe als primäre Substanz der Bilder beeinflußt wurde. Im März 1909 malt Matisse eine erste Fassung von *Der Tanz*, die heute im Museum of Modern Art zu sehen ist. Er zeigt dieses Gemälde dem Sammler Sergej Schtschukin während dessen Besuch in Paris. Ende des Monats gibt Schtschukin drei Gemälde für das Treppenhaus seiner Moskauer Residenz in Auftrag, die den Tanz, die Musik und eine Situation der Ruhe darstellen sollen. *Der Tanz* und *Die Musik* werden zu Schlüsselwerken dieser Schaffensphase des Künstlers. **D***er Tanz* zeigt fünf Tänzerinnen in Nahsicht, die sich auf einem Hügel zu einem Kreis formieren. Sie dominieren durch die rote Farbgebung und sind nur in Umrissen durch eine flüchtig skizzierte Linienführung angegeben und jeglicher Dreidimensionalität enthoben. Die Tänzerinnen scheinen in ihren Bewegungen gefangen zu sein und sind sich keiner Beobachter bewußt. **D**ie Reaktion der Kritiker gegenüber den Gemälden, die Matisse auf dem Salon d'Automne zeigte, war vernichtend. Der autonome, das heißt vom Gegenstand gelöste Einsatz von grüner, blauer und roter Farbe war für das Publikum ungewohnt und neu. Sogar Schtschukin war anfänglich durch die negativen Kritiken so verunsichert, daß er die Annahme des Bildes verweigern wollte, aber er erkannte schon bald die innovative Kraft und Dynamik der vereinfachten Farben und Formen. **D**as Gemälde diente Matisse 1932/33 noch einmal als Ausgangspunkt für Aufbau und Inhalt eines Wandgemäldes. In der Haupthalle der Barnes Foundation stellte er zum erstenmal seit der Vollendung von *Der Tanz* 1910 wieder Figuren in Bewegung dar. Matisse begann hier, Formen aus zuvor bemaltem Papier auszuschneiden und auf der Wand zu neuen Kompositionen zu arrangieren. Diese neue Technik zwang ihn dazu, die Anzahl der Farben noch mehr zu reduzieren und auf das Modellieren und räumliche Tiefe zu verzichten. **D**as gesamte Œuvre des Malers ist gekennzeichnet durch Züge einer dominierenden Einfachheit, ausgewogenen Fülle und starken Klarheit, die in seinen bevorzugten Themen Porträt, weiblicher Akt und Stilleben zum Ausdruck kommen. *S. P.*

Barr, A.H.: Matisse. His Art and His Public, New York 1951
Schneider, P.: Matisse, München 1984
Cowart, J.: Matisse in Morocco: the paintings and drawings 1912/13, London 1990
Güse, E.G. (Hrsg.): Matisse. Zeichnungen und Skulpturen, Saarbrücken 1991
Elderfield, J.: Henri Matisse. A Retrospective, The Museum of Modern Art, New York, 1992

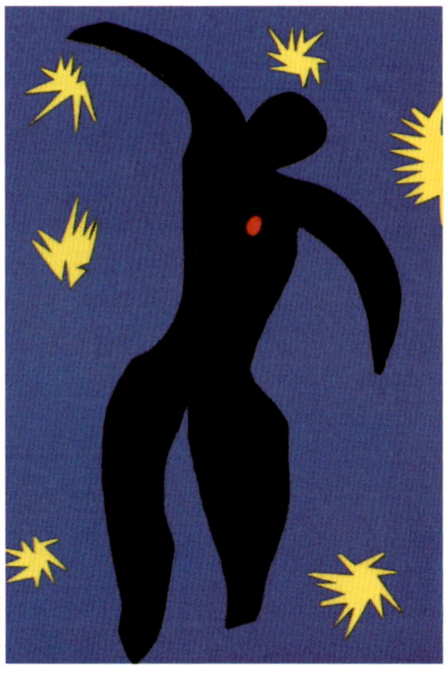

Ikarus, 1947

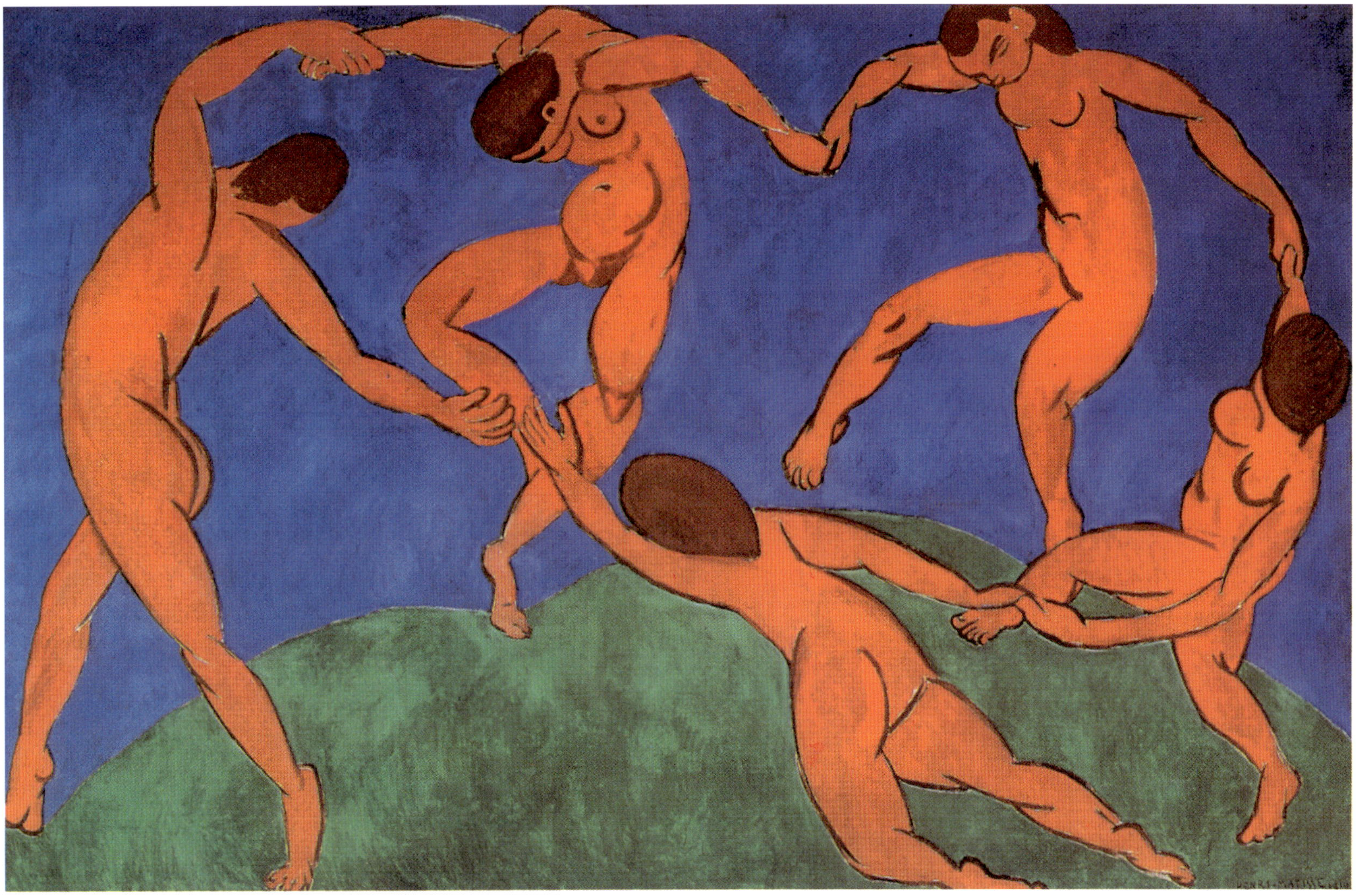

Akt im Gegenlicht, 1908

1867 am 13.10. wird Pierre Bonnard in Fontenay-aux-Roses geboren

1885–87 Studium der Rechtswissenschaften an der Sorbonne

1888 Beginn des Kunststudiums an der École des Beaux-Arts und an der Académie Julian in Paris

Begeisterung für Gauguins Malweise

1890 Ateliergemeinschaft mit Vuillard und Denis in Paris

zusammen mit Denis, Sérusier und Vuillard Gründung der symbolistischen Künstlergruppe ›Nabis‹

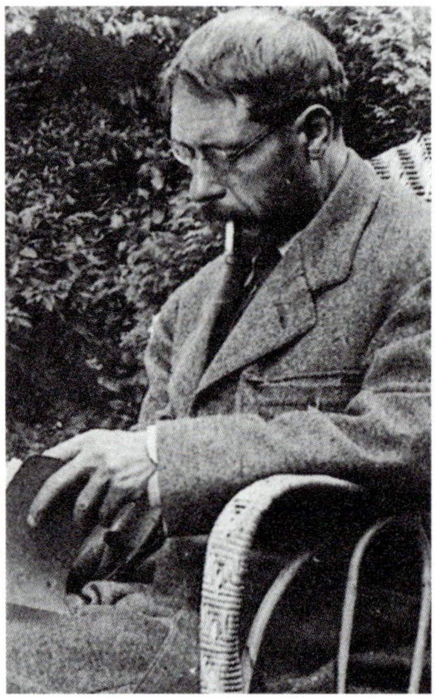

1891 Teilnahme an der ersten Ausstellung der Gruppe im Salon des Indépendants

1891–94 Zyklus über das Pariser Leben und Illustrationen zur zeitgenössischen Poesie für die Zeitschrift ›La Revue Blanche‹

1900 Illustrationen zu Gedichten von Verlaine

1902 Lithografien zu ›Daphnis und Chloë‹

ab 1903 regelmäßige Ausstellungen im Salon d'Automne

1907–11 Reisen nach Holland, England, Spanien, Italien und Nordafrika

1908 *Akt im Gegenlicht*

1916–20 *Das Mittelmeer*

1924 Retrospektive bei Druet in Paris

1930 Niederlassung in Le Cannet

1947 am 23.1. stirbt Bonnard in Le Cannet

In den 90er Jahren gehörte Pierre Bonnard zu der Pariser Künstlergruppe der ›Nabis‹, die sich als ›Propheten‹ einer neuen Malerei verstanden. In Reaktion auf die verbrauchten akademischen Traditionen und die an den Kunstakademien gelehrte Nachahmung der Natur mit illusionistisch-naturalistischen Mitteln entwickelte er neue, auf die Flächigkeit des Bildes ausgerichtete Darstellungsmittel, welche die illusionistische Körpermodellierung, den tradierten Perspektivraum und die seit der Renaissance überlieferten Proportions- und Bewegungsgesetze abzulösen vermochten. Revolutionär ist insbesondere seine Raumkonzeption, die sein gesamtes Œuvre bestimmt und mit der er – basierend auf den Vorläufern Cézanne, Degas, Gauguin und van Gogh – Lösungen der Kunst des 20. Jahrhunderts anbahnt, wie sie später im Surrealismus, im Tachismus, in der informellen Malerei und im Abstrakten Expressionismus weitergeführt werden. Bonnard entwickelt einen Bildraum mit ›beweglicher‹ Perspektive, in dem – im Gegensatz zu dem einäugig fixierenden Standpunkt der Zentralperspektive – verschiedene Blickwinkel miteinander kombiniert sind, so daß der Blick, wie in *Akt im Gegenlicht* abzulesen ist, von einem Objekt zum anderen wandert. **D**as Bild gehört in die Schaffensperiode Bonnards, die auf die entscheidende künstlerische Wende um 1900 folgt und in der sich die flächige Kompositionsweise seiner ›Nabis‹-Bilder durch eine erneute Betonung des Räumlichen verändert. Die sich aufhellenden Farben gewinnen an Leuchtkraft, und das durch das Fenster hereinfließende Licht beginnt den Raum deutlicher zu artikulieren und Gestalten und Gegenstände stärker zu modellieren. Die erotische Ausstrahlung des sich im Gegenlicht dunkel abzeichnenden Aktes bringt Bonnard in dem übersteigerten Hüftschwung und dem von unten an ihm emporsteigenden Blick zum Ausdruck und akzentuiert dies nachdrücklich durch das den Körper umspielende Licht. **I**m Zuge seiner seit der Jahrhundertwende zunehmenden Rückbesinnung auf klassische Bildtraditionen und mythologische Themen greift er in der Pose des Aktes auf den klassischen Kontrapost zurück. Im Spiegelbild über dem Toilettentisch zitiert er sogar die antike Statue der Venus von Medici, wie Sasha Newman entdeckt hat. Die lichtumflossene Lebendigkeit von Marthe, dem lebenslang umworbenen Modell des Künstlers, in der alltäglichen Gestik des Sich-Parfumierens begegnet im Spiegel ihrem steingrauen, zeitlosen Ebenbild. Damit verklärt Bonnard den weiblichen Körper und das einfache Badezimmer in dem über allem spielenden Perlmuttschimmer zu einem dem Alltäglichen entrückten Dasein. Das Einbeziehen klassischer Topoi ermöglicht in seinem Spätwerk höchst komplexe Gebilde, in denen sich Subjektives zu Allgemeingültigem transformiert und Zeitgenössisches mit Zeitlosem in einer von den ästhetischen Konventionen befreiten, modernen Sicht der Wirklichkeit verbindet. *U. P.-P.*

Clair, Jean: Bonnard, Paris 1975
Terrasse, A.: Pierre Bonnard, Köln 1989
Frèches-Thory, C. und U. Perrchi-Petri (Hrsg.): Die Nabis. Propheten der Moderne, München 1993
Bonnard, Kunsthalle der Hypo-Kulturstiftung München, München 1994

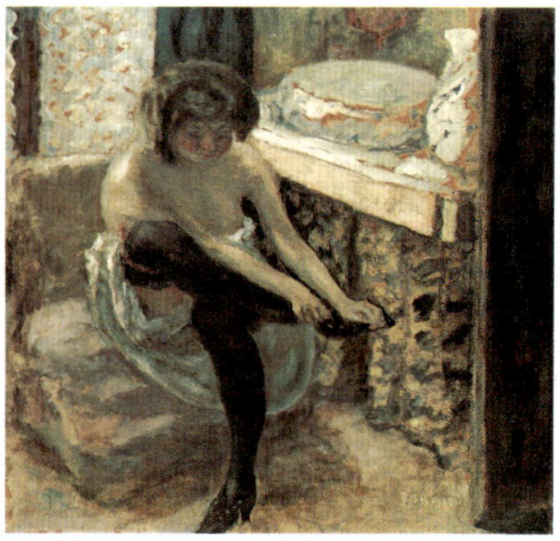

Frau mit schwarzen Strümpfen *oder* Frau bei der Toilette, um 1900

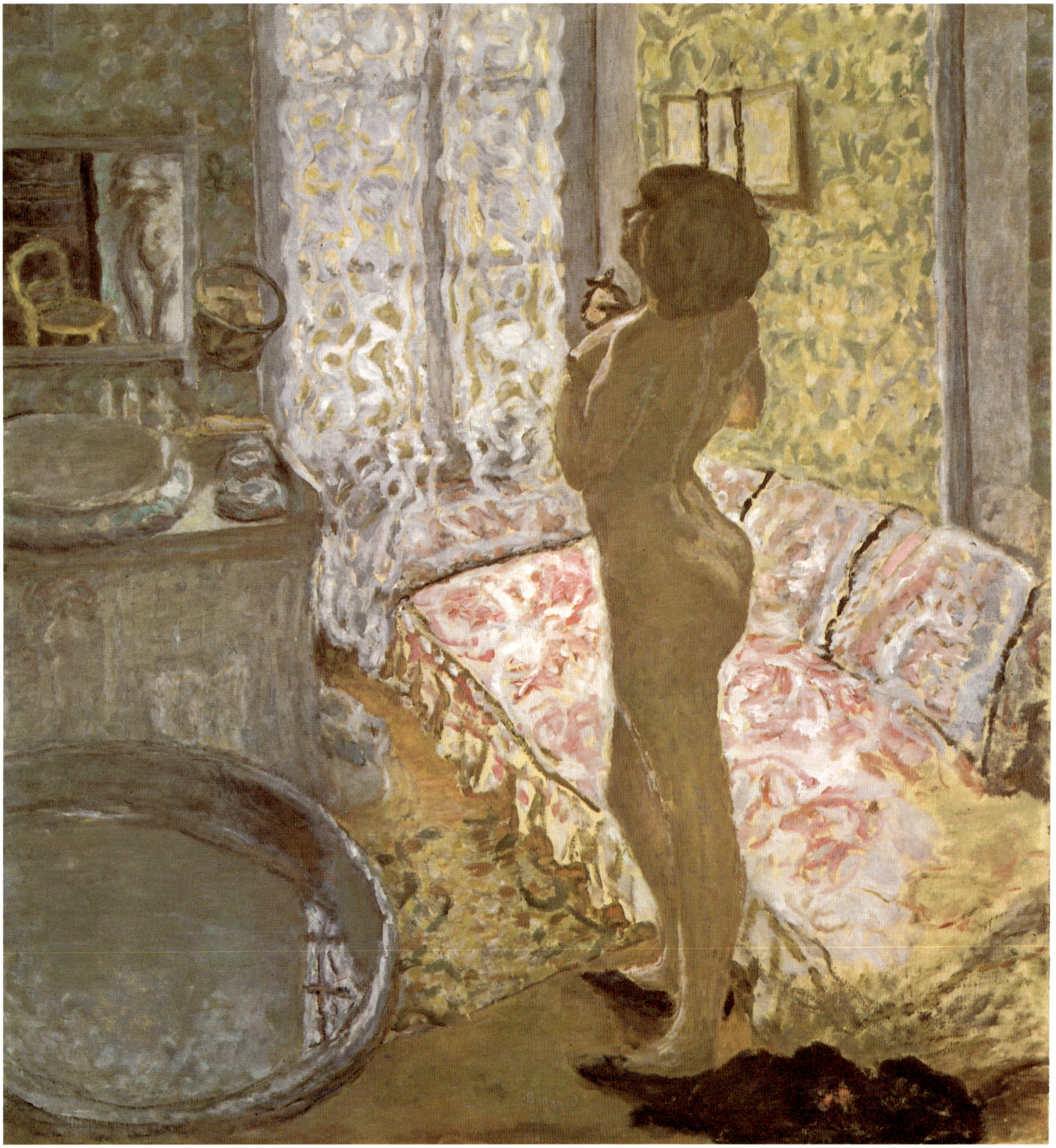

1887 am 7.7. wird Marc Zacharovic Chagall in Liozno bei Witebsk geboren
1906 Malerausbildung bei Péna in Witebsk
1907/08 an der Schule der Kaiserlichen Gesellschaft zur Förderung der Künste in Petersburg
1908–10 Studium an der Privatschule von Zvanceva
1910–14 Aufenthalt in Paris als Stipendiat
Bekanntschaft mit Chaim Soutine, Amedeo Modigliani, Fernand Léger, Alexander Archipenko u.a.; enge Freundschaft mit Apollinaire

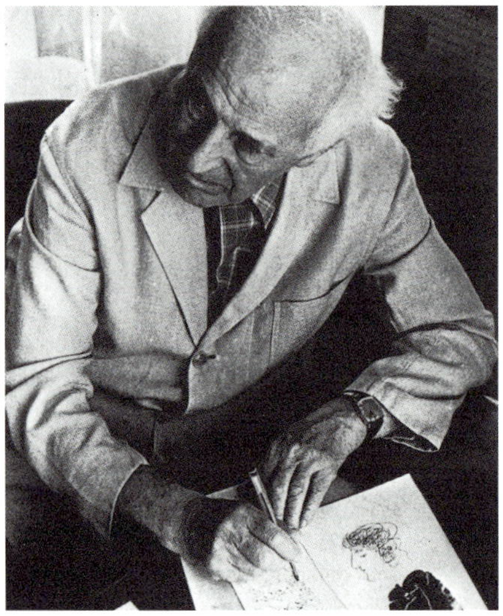

1911–12 erste Teilnahme am Salon des Indépendants und am Salon d'Automne
1914 erste große Einzelausstellung in Herwarth Waldens Galerie ›Sturm‹
Rückkehr nach Rußland
1915–17 Beteiligung an Ausstellungen in Petersburg und Moskau
1915 Hochzeit mit Bella Rosenfeld
1918 Volkskommissar der Bildenden Künste im Gouvernement Witebsk
1919 Gründung der Witebsker Kunstschule mit Unterstützung von El Lissitzky und Malewitsch
1920 Übersiedlung nach Moskau
1922 über Berlin Rückkehr nach Paris
1927 Illustrationen zu den Fabeln von Lafontaine
1931 Reise nach Palästina
1931–39 Arbeit an Bibel-Illustrationen
1935 Reise nach Polen
1941 Emigration in die USA
1945 Bühnenbilder für das Ballett ›Feuervogel‹ von Strawinsky in New York
1947 Rückkehr nach Paris
Ausstellungen in Paris, London und Amsterdam
1950 Niederlassung in Vence
erste keramische Arbeiten
1954 Illustrationen zu ›Daphnis und Chloë‹
1957 Wandgemälde und Glasfensterentwürfe für die Kirche von Assy
1964 Deckengemälde für die Pariser Oper
1965 Wandbilder für die neue Metropolitan Opera in New York
1970 Glasfenster für das Frauenmünster in Zürich
1974 Glasfenster für die Kathedrale von Reims
1985 Retrospektive in der Royal Academy of Arts in London und im Philadelphia Museum of Art
am 28.3. stirbt Chagall in Saint-Paul de Vence

Als Marc Chagall im August 1910 nach dreitägiger Zugfahrt von Sankt Petersburg nach Paris im Gare du Nord aus dem Zug stieg, war die Revolution der modernen Kunst gerade an ihrem Höhepunkt angekommen: Mit der Erfindung des Kubismus hatten Picasso und Braque den alten illusionistischen Bild-Raum aufgebrochen, die ›Fauves‹ um Henri Matisse die Farbe von jeglichem Abbildungs-Zwang befreit und Robert Delaunay auf dieser Grundlage eine musikalische Malerei, den ›Orphismus‹, komponiert. All dies muß für den 23jährigen Chagall eine Offenbarung gewesen sein. Denn die neugewonnene Freiheit der bildnerischen Mittel bot ihm ein ideales Medium, seine überschäumende Gefühls- und Fantasiewelt, seine poetische Sinnlichkeit und seine melancholischen Memoiren in Malerei zu übersetzen. Wie auch die Erinnerung an jenen Geiger, der in dem schmächtigen Sohn eines bitterarmen Fischhändlergehilfen im Stedtl von Witebsk den Wunsch zum Künstlertum weckte: »In unserem Hof wohnte auch ein Geiger. Keiner wußte, woher er kam. Tagsüber arbeitete er bei einem Eisenhändler, abends gab er Geigenstunden. Ich kratzte etwas herunter. Ganz einerlei, was oder wie ich spielte, er schlug mit dem Stiefel den Takt und rief: ›Wunderbar! Wunderbar!‹ Und ich war überzeugt: Ich werde Geiger, ich gehe aufs Konservatorium.« Es war ein prägendes Erlebnis, denn der Geiger und das Kind sind ständiges Personal in Chagalls von talmudischer Gelehrsamkeit, chassidischer Mystik und der folkloristischen Farbigkeit des Stedtls gespeisten Ikonografie. Geiger und Kind bedeuten ihm, was seine Pariser Malerkollegen in den Pierrots und Harlekinen von Watteau bis Picasso verkörpert sahen: den Künstler, der vom Almosen und Applaus einer Gesellschaft lebt, die ihn als Außenseiter behandelt. **C**hagalls Bildthemen sind untrennbar mit seinem eigenen Erleben und Empfinden verknüpft. Aus seinen Bildflächen scheinen – wie zu kaleidoskophaften Farb- und Formfacetten verdichtet – Erinnerungen, Traumbilder und Sehnsüchte auf, um gleich wieder sanft in den Grund des Bildes zu versinken: ein rotgewandeter Geiger mit seltsam verrutschten Augen; ein Bettelknabe, der die Szene dem Betrachter präsentiert; und eine sich kühn um ein schiefes Holzhaus windende Dorfstraße, auf der ein Frauenpaar den Musikern folgt, eine von beiden mit entblößter Brust. **D**unkelste Schattenseiten wechseln mit gleißendem Sonnen- oder Mondlicht, die Farbe führt ein fröhliches Eigenleben, und die Form verläßt ihre vorgeschriebenen Bahnen: Das Hausdach hebt ab, Finger und Füße der Figuren sind frei von akademisch anatomischen Form-Zwängen. **S**einen *Geiger* malte Chagall weniger als intellektuell avantgardistisches Experiment, sondern vielmehr, um sein Heimweh nach Witebsk und der dort auf ihn wartenden Braut Bella poetisch zu beschwören. Bis zu seiner Rückreise nach Rußland 1914 variierte er das Thema in immer kühneren Formen und Farben. *W. Spr.*

Schmalenbach, W. und C. Sorlier: Marc Chagall, Frankfurt a.M./Berlin/Wien 1979
Compton, S.: Marc Chagall, Mein Leben – Mein Traum, Berlin und Paris 1922–1940, München 1990
Marc Chagall. Daphnis und Chloe, München 1994
Marc Chagall. Himmel und Erde, Druckgraphik und andere Werke, Sprengel Museum Hannover, Hannover 1996

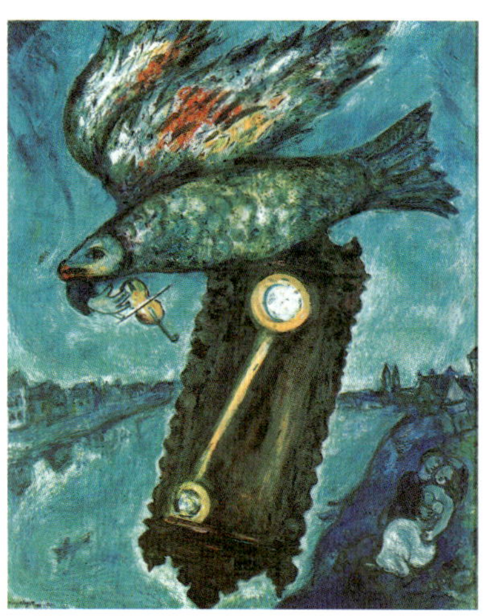

Die Zeit hat keine Ufer, 1930–39

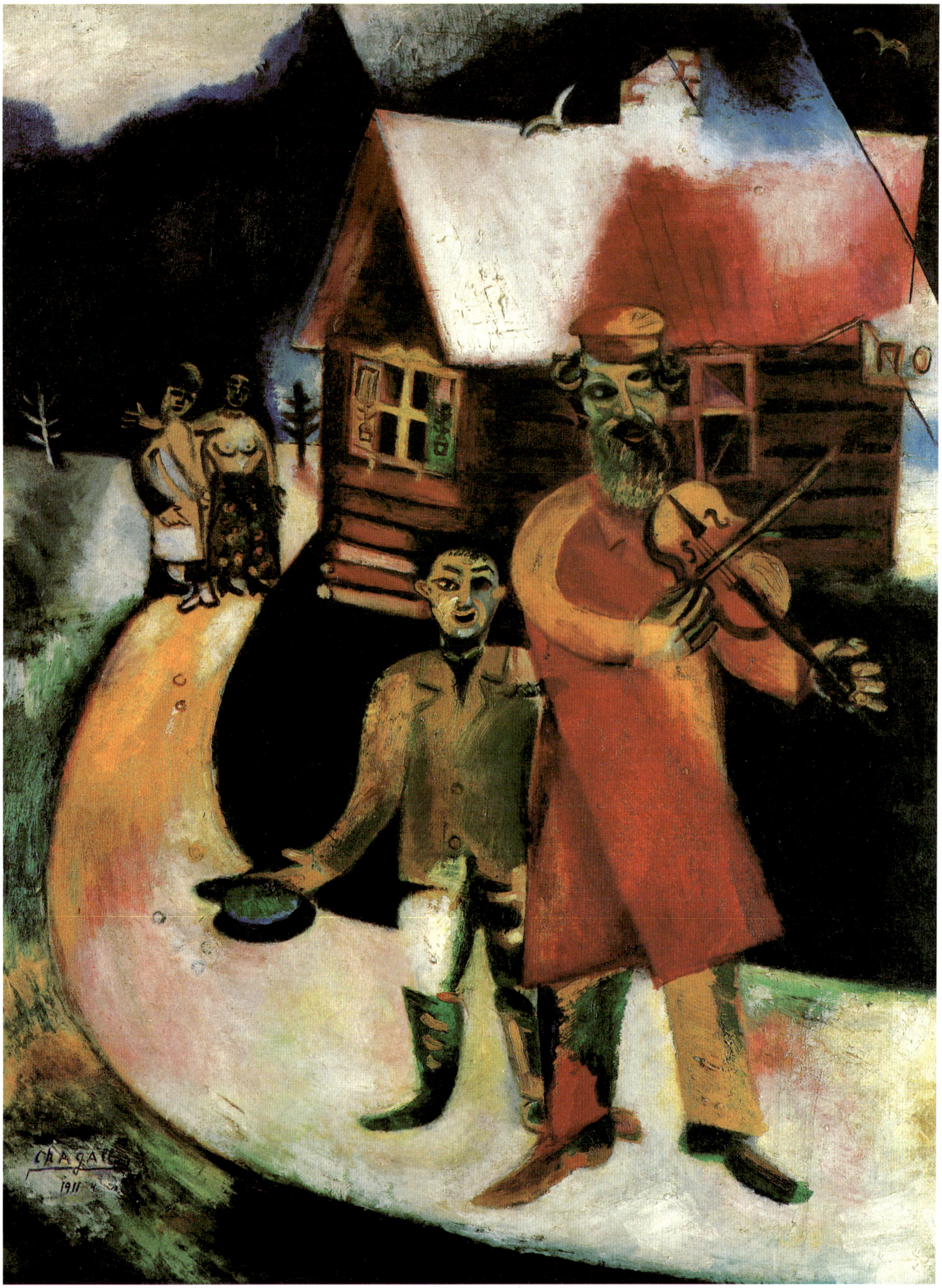

Chagall
1911

1880 am 6.5. wird Ernst Ludwig Kirchner in Aschaffenburg geboren

1901–03 Architekturstudium in Dresden

1903–04 Besuch der Kunstschule Debschütz in München

1905 am 7.6. Zusammenschluß mit Erich Heckel, Fritz Bleyl und Karl Schmidt-Rottluff zur Künstlergemeinschaft ›Brücke‹

1907–11 Sommeraufenthalte an den Moritzburger Seen bei Dresden

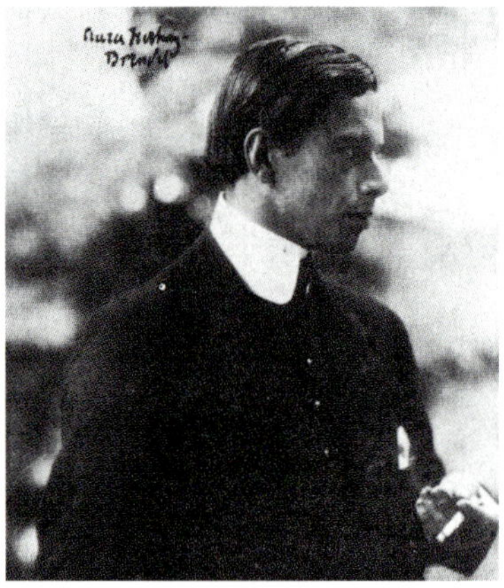

1909 *Straßenbahn in Dresden*

1910 Ausstellung der ›Brücke‹ in der Galerie Arnold in Dresden

Begegnung mit Otto Mueller

1911 Übersiedlung nach Berlin

mit Max Pechstein Gründung des MUIM-Institutes (›Moderner Unterricht in Malerei‹)

Stehender Akt mit Hut

1912 Zusammenarbeit mit Heckel an den Wandbildern für die ›Kapelle‹ der Sonderbund-Ausstellung in Köln

1913 Einzelausstellung in Hagen

schreibt im Auftrag der ›Brücke‹-Künstler die Chronik der Gemeinschaft

Auflösung der ›Brücke‹

1914 Kriegsdienst

1915 nach physischem Zusammenbruch Aufenthalt in einem Sanatorium im Taunus

1917 Übersiedlung nach Davos

1918 Entstehung der Holzschnittfolgen *Triumph der Liebe* und *Absalom*

1920 als Kunstkritiker Annahme des Pseudonyms Louis de Marsalle

seit 1922 Zusammenarbeit mit der Weberin Lise Gujer

1923 Ausstellung in der Kunsthalle Basel

1931 Ernennung zum Mitglied der Akademie der Künste in Berlin

1933 Ausstellung in der Kunsthalle Bern

1937 Beschlagnahme eines großen Teils seiner Arbeiten durch die Nationalsozialisten

1938 am 15.6. begeht Kirchner Selbstmord in Davos

Es ist unbestritten, daß Ernst Ludwig Kirchner, dessen Straßenbilder die Entwicklung des deutschen Expressionismus wesentlich beeinflußt haben, der führende Kopf jener ›Künstlergemeinschaft Brücke‹ war, die zwischen 1905 und 1913 zunächst in Dresden, ab 1911 in Berlin, ein Kapitel deutscher Kunst im 20. Jahrhundert schrieb. Sein Mitstreiter Erich Heckel charakterisierte ihn mit den Worten: »Man kann ruhig sagen, Kirchner war genial in allen Dingen.« **N**ach dem Zusammenschluß am 5. Juni 1905 – außer Kirchner noch Erich Heckel, Karl Schmidt-Rottluff und Fritz Bleyl, der aber bald austrat – schnitt Kirchner 1906 das »Programm der Brücke« als markante Gründungsurkunde ins Holz: »Mit dem Glauben an Entwicklung, an eine neue Generation der Schaffenden wie der Geniessenden rufen wir alle Jugend zusammen ... Jeder gehört zu uns, der unmittelbar und unverfälscht wiedergibt, was ihn zum Schaffen drängt.« **Z**wischen 1906 und 1912 gaben aktive Mitglieder sieben Jahresmappen mit druckgrafischen Werken an eine wachsende Zahl passiver Mitglieder heraus. Für 1913 verabredeten Kirchner, Schmidt-Rottluff und Heckel, – Max Pechstein war von 1906 bis 1912 aktives Mitglied, Otto Mueller kam 1910, Emil Nolde schloß sich 1906 nur kurz an –, die Verbindung zwischen Schaffenden und Genießenden mit einem besonderen Dokument zu vertiefen: ›Chronik der Künstlergemeinschaft Brücke‹. Kirchner verfaßte den Text, ordnete das Material. Als alles vorlag, kam es zu Meinungsverschiedenheiten, schließlich zum Zerwürfnis: »Kirchner streicht zu sehr seine eigenen Verdienste heraus.« Im Mai 1913 schrieb die ›Brücke‹ ihren inzwischen sechsundsiebzig Migliedern: »Die Unterzeichneten beschlossen, KG Brücke als Organisation aufzulösen.« Kirchners Unterschrift fehlte. **S**päter hat er ohne Wissen der Freunde die ›Chronik‹ fertiggestellt und in wenigen Exemplaren (Format 67 x 51 cm) versandt. Der vermutlich nach 1917 entstandene Titelholzschnitt leitet nun den 1913 entworfenen Text ein. Er zeigt Ernst Ludwig Kirchner (o.l.) als unruhigen, umloderten Feuerkopf, dem sich ein Frauenporträt anschmiegt. Erich Heckel (o.r.), Karl Schmidt-Rottluff (u.l.) und Otto Mueller (u.r.) folgen. 1926/27 wird er die vier Freunde unter dem Titel *Eine Künstlergruppe* noch einmal versammeln. Max Pechstein schloß er aus. Weder auf dem Titelholzschnitt der ›Chronik‹ noch auf dem Gemälde ist er zu sehen. Kirchner bezichtigte ihn des »Wortbruchs« und machte ihn für das Ende der ›Brücke‹ verantwortlich. Bis heute ist rätselhaft, was letztlich die Trennung herbeiführte. Offenbar hatte sich in den Jahren gemeinsamer Arbeit manches angesammelt, das nun zum Ausbruch kam: persönliche Rivalitäten, finanzielle Probleme, wachsende Eigenständigkeit und nicht zuletzt »Weibergeschichten«. **D**er unten abgebildete Holzschnitt gilt als Schlußstein eines in der deutschen Kunstgeschichte unerreichten Höhepunktes, genannt ›Brücke‹-Expressionismus, zugleich als Dokument eines traurigen Abschieds. *G. P.*

Gordon, D. E.: Ernst Ludwig Kirchner, Monographie und Œuvrekatalog der Gemälde, München 1968
Ketterer, N. R. und W. Henze (Hrsg.): Ernst Ludwig Kirchner, Zeichnungen und Pastelle, Stuttgart/Zürich 1979
Ernst Ludwig Kirchner 1880–1938, Nationalgalerie Berlin, München 1980
Dube, A. und W.-D.: E. L. Kirchner, Das graphische Werk, München 1980
Grisebach, L.: Ernst Ludwig Kirchner 1880–1938, Köln 1995

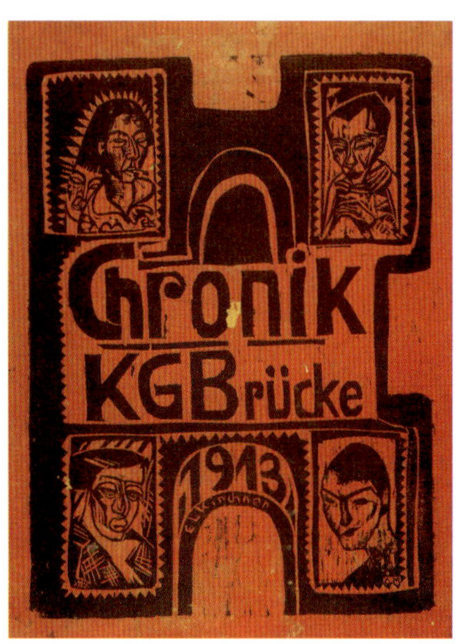

Titelholzschnitt der Chronik KG Brücke, 1913

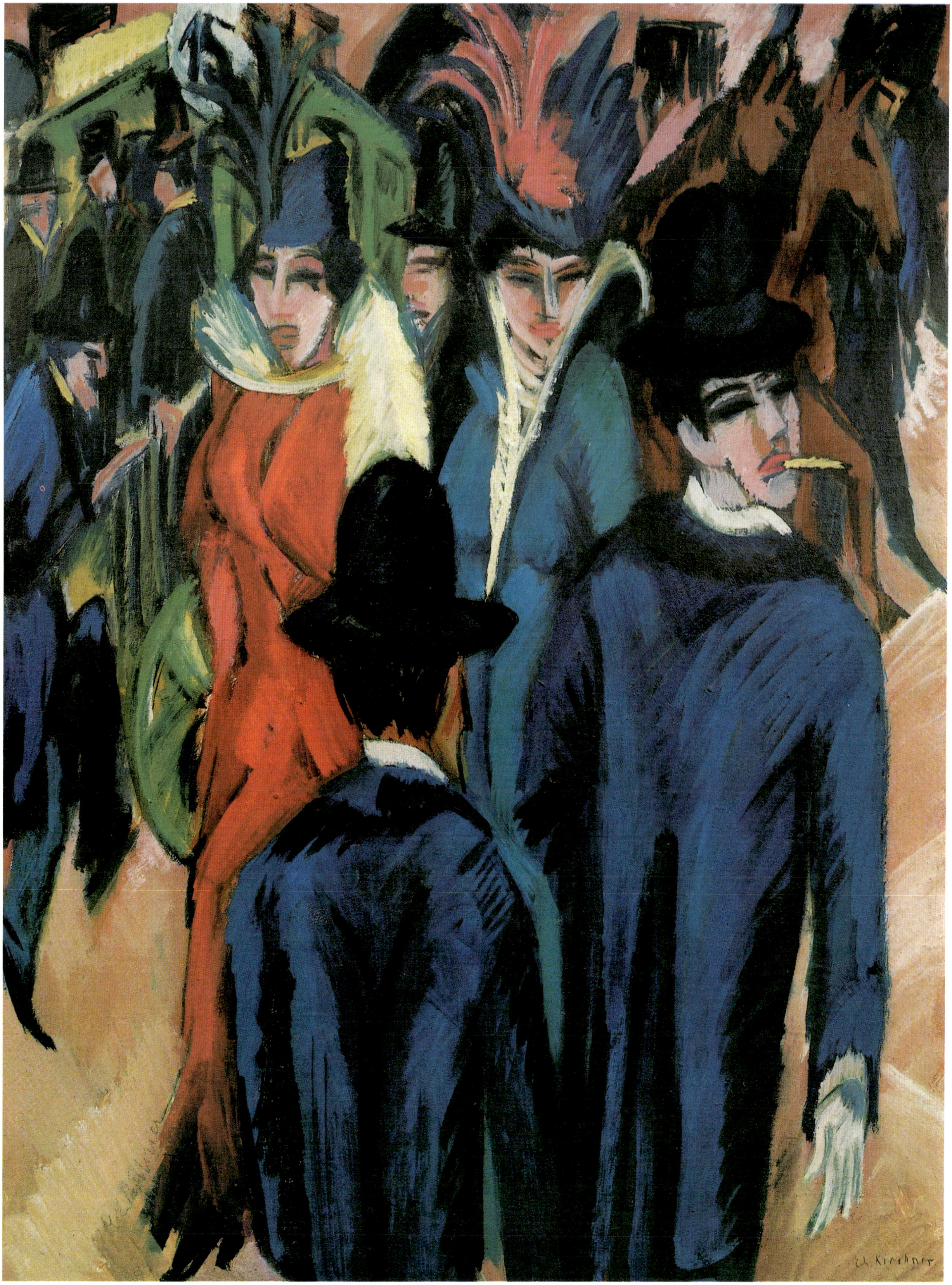
E.L. Kirchner

Der Tiger, 1912

1880 am 8.2. wird Franz Marc in München geboren
1900–03 Ausbildung an der Münchner Akademie bei Wilhelm von Diez
1902 Italien-Reise
1904 Aufenthalt in Frankreich
1907 Reise nach Paris
1910 Übersiedlung nach Sindelsdorf, Oberbayern
Eintritt in die ›Neue Künstlervereinigung München‹
Freundschaft mit August Macke und Wassily Kandinsky

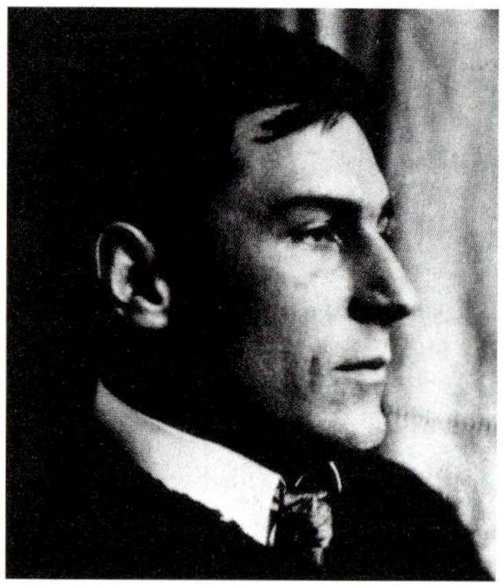

1911 Austritt aus der ›Neuen Künstlervereinigung‹
zusammen mit Kandinsky Gründung der Gruppe und Redaktion ›Der Blaue Reiter‹
1912 Mitherausgeber des Almanachs ›Der Blaue Reiter‹
zusammen mit Macke Reise nach Paris
Besuch der Futuristen-Ausstellung in Köln
1913 Beteiligung am Ersten Deutschen Herbstsalon in Berlin
Turm der blauen Pferde (seit 1939 verschollen)
1914 zum Kriegsdienst eingezogen
1916 am 4.3. stirbt Marc vor Verdun

Der Tiger ist eines der großartigsten Werke Franz Marcs aus der Periode bis Ende des Jahres 1912, bevor der Künstler unter dem Eindruck der simultanen, aktiv bewegten Farbe des Franzosen Robert Delaunay eine noch weitergehende Formverschränkung abstrakter rhythmischer Bahnen und Farbblöcke entwickelte. Das annähernd quadratische Bildformat ist beherrscht von der mächtigen, kauernden Gestalt eines Tigers, der, in kantigen Umrissen, wie aus Gestein gehauen, seinen schön geformten Kopf in kühnem Schwung zurückwendet. Die Facetten seines gelb aufleuchtenden Körpers fügen sich mit den transparenten kubischen Formationen seiner Umgebung zu einer unauflöslichen Einheit, in der zwischen organischer und anorganischer Substanz nicht mehr unterschieden wird. Trotz der abstrahierenden Tendenzen ist hier das Wesen des Raubtiers mit äußerster Präzision erfaßt und zur essentiellen Form verdichtet: Gerade im straffen Gerüst der Formbezüge vermittelt sich das königliche Sein des Tiers, seine gebändigte, doch jederzeit explosive Energie, seine sprungbereite Kraft und Geschmeidigkeit. **A**lle Einzelheiten dieses reifen Werks sind bereits in der kleinen Bronze eines *Panthers* von 1908 vorgebildet, die der bildhauerisch unerfahrene Marc damals mit erstaunlicher Sicherheit modellierte. Im Gemälde ist das Formengut des Kubismus, dem Marc bereits in Werken von Pablo Picasso und Georges Braque auf der zweiten Ausstellung der ›Neuen Künstlervereinigung München‹ begegnet war und den er auf der großen ›Sonderbund‹-Ausstellung in Köln 1912 erneut studieren konnte, demnach nur als zusätzliches Ausdrucksmittel für eine bereits konzipierte Urgestalt eingesetzt, seine Rezeption des Kubismus ist eine expressive Umgestaltung von dessen Techniken. **B**ezeichnenderweise leitet Marc seine berühmten Sätze zum Abschluß seines Aufsatzes ›Die Wilden Deutschlands‹ im Almanach ›Der Blaue Reiter‹ 1912 mit dem Hinweis ein, daß die Frage nach der fortschrittlichen formalen Entwicklung in der Malerei – vom Impressionismus bis zu den jüngsten Strömungen des Kubismus – gegenüber den höheren, auf geistige Werte gerichteten Zielen der ›neuen Kunst‹ verblasse: »Die schönsten prismatischen Farben und der berühmte Kubismus sind als Ziel diesen ›Wilden‹ bedeutungslos geworden. Ihr Denken hat ein anderes Ziel: Durch ihre Arbeit ihrer Zeit Symbole zu schaffen, die auf die Altäre der kommenden geistigen Religion und hinter denen der technische Erzeuger verschwindet.« *A. H.*

Lankheit, K.: Franz Marc. Katalog der Werke, Köln 1970
Gollek, R. (Hrsg.): Franz Marc 1880–1916, München 1986
Rosenthal, M.: Franz Marc, München 1992

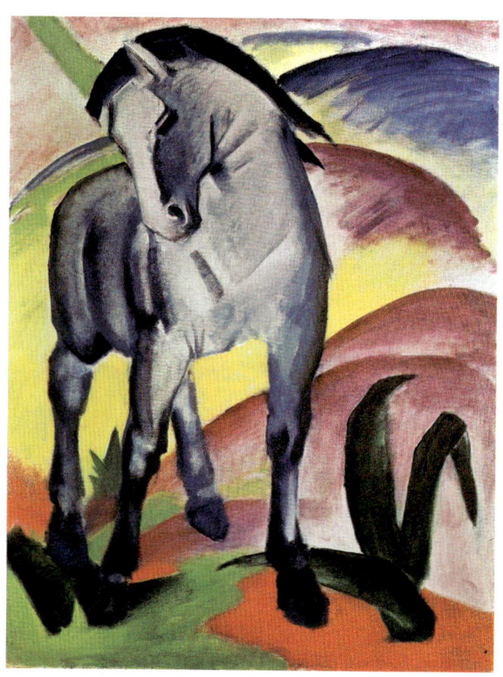

Blaues Pferd I, 1911

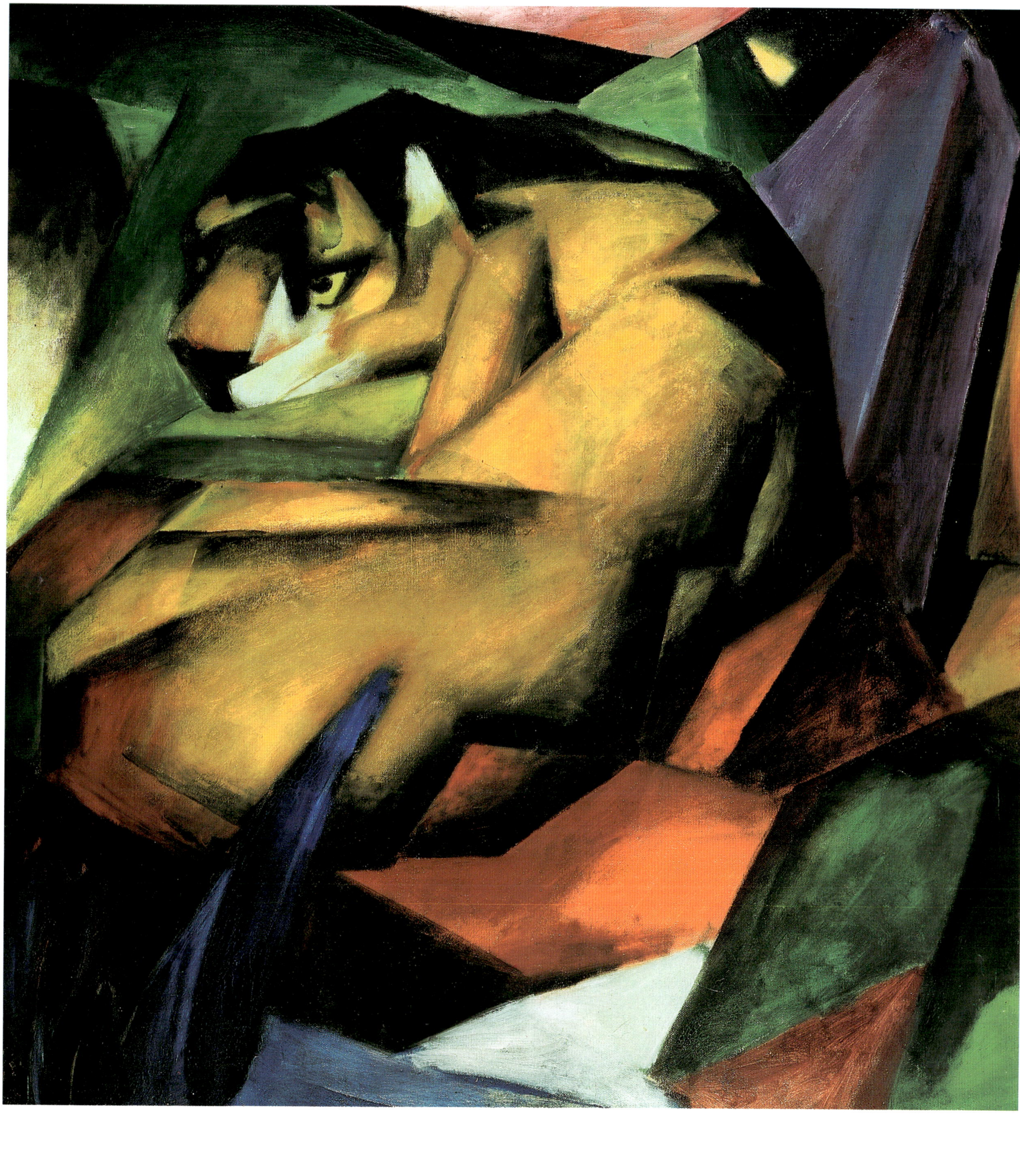

Improvisation 26 (Rudern), 1912

1866 Wassily Kandinsky wird am 4.12. in Moskau geboren
1886–92 Studium der Rechtswissenschaften und Nationalökonomie
1893 Attaché der juristischen Fakultät in Moskau
1896 Übersiedlung nach München, endgültige Entscheidung für eine künstlerische Laufbahn

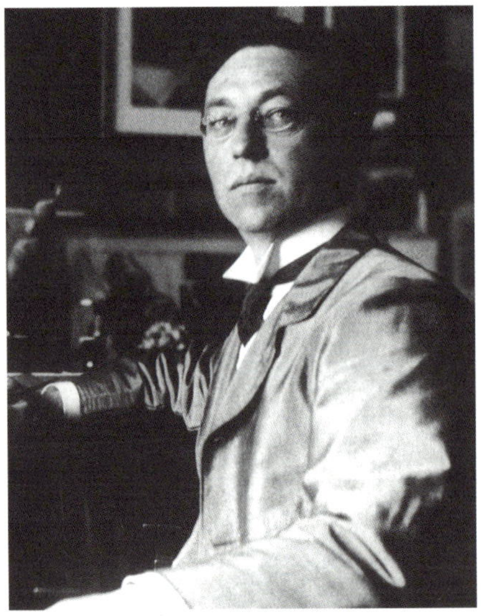

1897–99 Besuch der Malschule von A. Ažbé, Studium an der Münchner Kunstakademie bei F. v. Stuck, Begegnung mit Jawlensky und M. v. Werefkin
1901 Mitbegründer der Künstlergruppe ›Phalanx‹
1903–07 zahlreiche Reisen, u.a. nach Holland, Rußland, Frankreich, Italien und in die Schweiz
1905 Teilnahme an Ausstellungen im Salon d'Automne und im Salon des Indépendants in Paris
1908 zusammen mit G. Münter Aufenthalt in Murnau, Treffpunkt der Freunde Jawlensky, Werefkin, Marc, später auch Macke
1909 Gründung der ›Neuen Künstlervereinigung München‹
1911 zusammen mit Marc Gründung des ›Blauen Reiter‹
1912 Erscheinen von ›Über das Geistige in der Kunst‹
1913 Teilnahme am Ersten Deutschen Herbstsalon in der Galerie ›Sturm‹ in Berlin
1914 bei Ausbruch des Ersten Weltkrieges Rückkehr nach Moskau
1918 in Moskau Mitglied des Kunstkollegiums am Volkskommissariat und Professor an den Staatlichen Kunstindustriellen Werkstätten
1920 Honorarprofessor für Kunsttheorie an der Universität in Moskau
1921 Gründer der Akademie der Kunstwissenschaften, Übersiedlung nach Berlin
1922–23 Lehrer am Bauhaus in Weimar und Dessau, ab 1927 Meister einer freien Malklasse
1924 zusammen mit Klee, Jawlensky und Feininger Gründung der Gruppe der ›Blauen Vier‹
1926 Erscheinen von ›Punkt und Linie zu Fläche‹ als 9. Buch in der Reihe der Bauhausbücher
1928 Inszenierung von Mussorgskys ›Bilder einer Ausstellung‹ am Dessauer Theater
1929 erste Ausstellung in Paris
1933 Übersiedlung nach Neuilly bei Paris, Kontakte zu Chagall, Léger, Mondrian
Tod Kandinskys am 13.12. in Neuilly-sur-Seine bei Paris

In den Jahren von 1909 bis 1914, der wichtigsten Phase seines Schaffens vor dem Ersten Weltkrieg, schuf Kandinsky mehr als ein Dutzend *Improvisationen*, die – ebenso wie seine großen *Kompositionen* – zu den Höhepunkten einer neuartigen Malerei der expressiven Abstraktion gehören. Die von ihm so genannten *Improvisationen* bezeichnete er dabei als »hauptsächlich unbewußte, größtenteils plötzlich entstandene Ausdrücke der Vorgänge inneren Charakters, als Eindrücke von der ›inneren Natur‹«, im Gegensatz zu seinen *Impressionen*, die er als »direkte Eindrücke von der ›äußeren Natur‹« definierte. Bereits diese theoretischen Äußerungen zeigen, daß es Kandinsky bei seinen *Improvisationen*, wie insgesamt bei der Entwicklung der gegenstandslosen Malerei, um die Suche nach antimateriellen Ausdrucksformen ging, die jenseits der sinnlich wahrnehmbaren Realität auch innere Visionen, Assoziationen, emotionale oder geistige Inhalte in eine Bildgestalt umsetzen können. **D**er Untertitel von *Improvisation 26*, »Rudern«, bezeichnet den noch in Rudimenten wahrnehmbaren Gegenstand des Bildes. Ein offener, krapplackroter Bogen deutet den Körper eines Bootes an, das schwerelos in und über einer schillernden Farbenfläche dahingleitet. Tiefschwarze Linien markieren die parallel ausgelegten Ruder, ebenso wie die gebeugten Rücken der beiden einander zugewandten Bootsleute. Trotz allen Verzichts auf körperhafte Darstellung strahlt diese lediglich durch energische grafische Chiffren markierte Figuration zusammen mit einer ebenfalls krapplackroten Wellen- oder Hügellinie eine starke physische Präsenz aus. **D**em Eigenwert der Linie, die gleichzeitig zum Ausdrucksträger wird, steht die autonom gewordene Farbe und ihre raumbildende Kraft gegenüber. Dabei dient das Auseinandertreten von Linie und Farbe einerseits der Emanzipation vom traditionellen Bildgegenstand, der Verschleierung des Motivs und der räumlichen Beziehungen, andererseits stößt ihre neue Synthese nicht nur zu bislang unbekannten Bildinhalten vor, sondern auch zu einer neuartigen Konzeption des Raumes. *Improvisation 26 (Rudern)* ist ein herausragendes Beispiel dafür, wie Kandinsky allein durch die Auswahl, Gewichtung und Überlagerung der Farben einen schwebenden Raumzustand erreicht, der über die traditionelle Perspektive hinausgeht. In seiner Schrift ›Über das Geistige in der Kunst‹ beschäftigt sich Kandinsky auch mit den Experimenten der Kubisten und ihrer Demontage des herkömmlichen Raumes. Dagegen hält er andere Möglichkeiten, etwa »die Farbe, die, richtig angewendet, vor- oder zurücktreten kann und das Bild zu einem in der Luft schwebenden Wesen machen kann, was der malerischen Ausdehnung des Raumes gleichbedeutend ist«. In dem traumhaft schönen Bild der *Improvisation 26 (Rudern)* ist Kandinsky der Vorstoß in diese Art der ›vierten Dimension‹ in der Malerei vollendet gelungen. *A. H.*

Ringbom, S.: The Sounding Cosmos, A Study in the Spiritualism of Kandinsky and the Genesis of Abstract Painting, Abo 1970
Roethel, H. K. und J. K. Benjamin: Wassily Kandinsky, Werkverzeichnis der Ölgemälde, Bd. I: 1900–15, München 1982; Bd. II: 1916–44, München 1985
Zweite, A. (Hrsg.): Der Blaue Reiter im Lenbachhaus, München 1991
Endicott Barnett, V. und A. Zweite: Kandinsky, Kleine Freuden, München 1992
Illetschko, G.: Kandinsky und Paris, München 1997

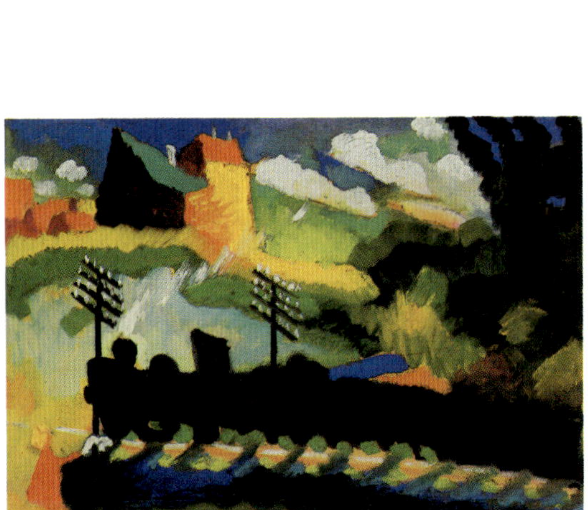

Murnau-Ansicht mit Eisenbahn und Schloß, 1909

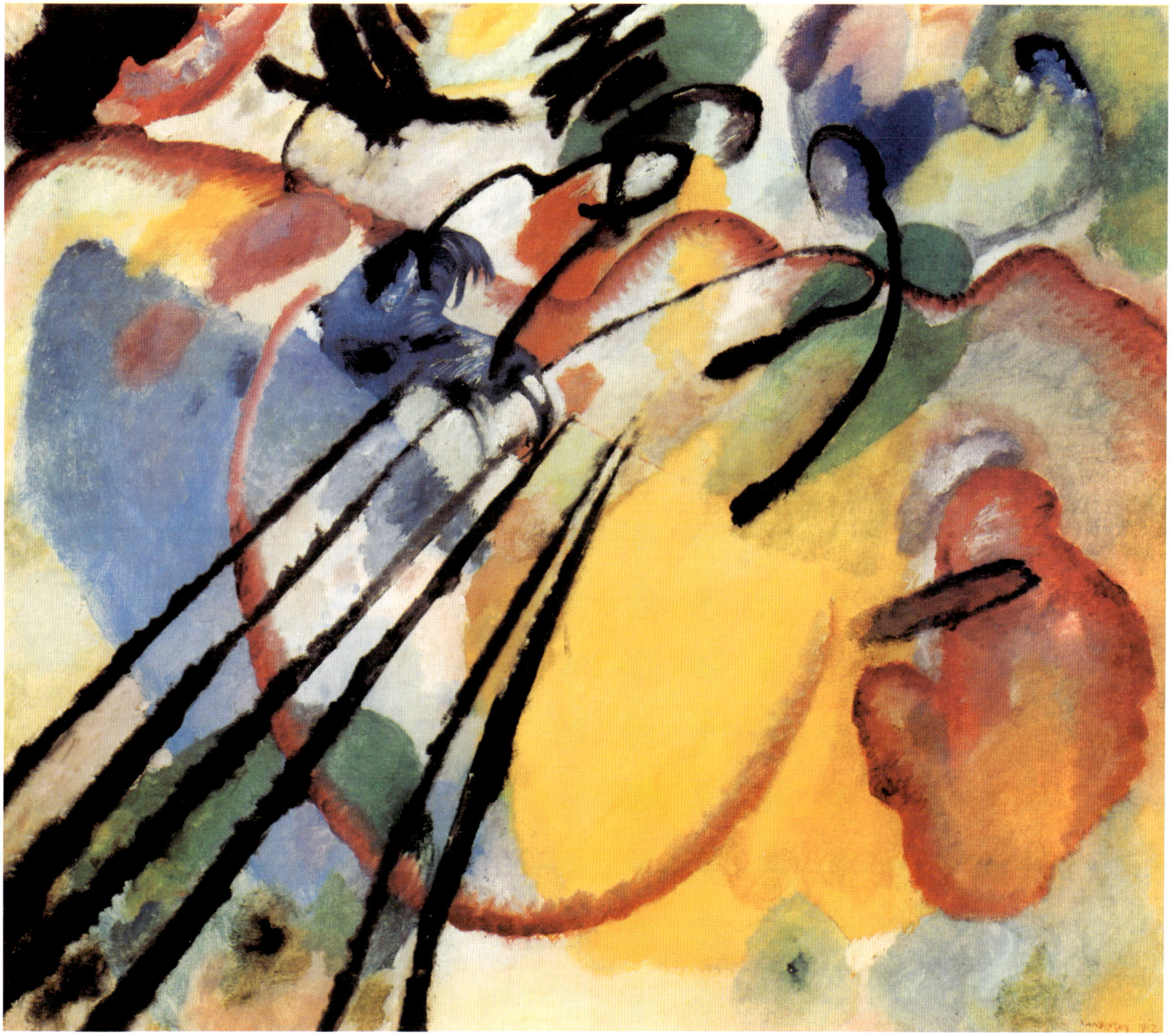

Stehender weiblicher Akt mit blauem Tuch, 1914

1890 am 12.6. wird Egon Schiele in Tulln, Niederösterreich, geboren

1906–09 Studium an der Akademie der bildenden Künste in Wien bei Christian Griepenkerl

Einfluß durch Klimt und Hodler

1907 Beginn der Freundschaft zu Gustav Klimt

1909 zusammen mit Anton Faistauer, Franz Wiegele und Albert Paris von Gütersloh Gründung der ›Neukunstgruppe‹

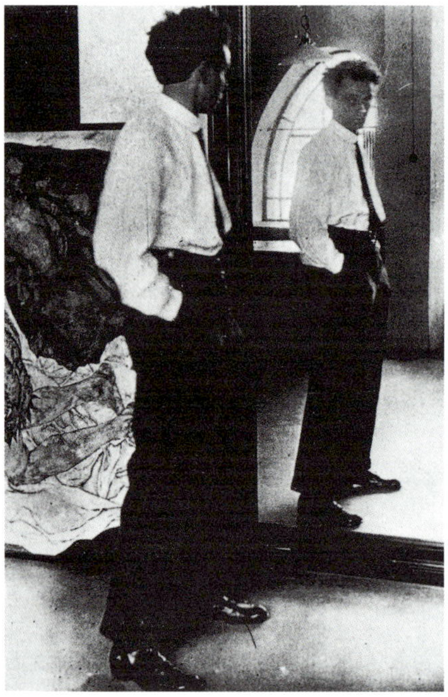

1909/10 Ausstellung im Salon Pisko

Beteiligung an der Ausstellung ›Kunstschau 1909‹

1911 Übersiedlung nach Krumau, Südböhmen, später nach Neulengbach in Wien

Selbstbildnis

1912 Reisen durch Österreich nach München, Zürich, Györ

Teilnahme an der ›Sonderbund‹-Ausstellung in Köln

Kardinal und Nonne

Gefängnisstrafe wegen der Drastik seiner Arbeiten

1914–18 Militärdienst

1918 erfolgreiche Ausstellung in der Wiener Sezession

am 31.10. stirbt Schiele in Wien

Schon 1895 beklagt Tolstoi, daß die Kunst ausschließlich dem Vergnügen diene und eine Ästhetenlüge sei. Immer lauter wird Anfang des Jahrhunderts der Ruf nach innerer Wahrheit und Moral im Leben wie in der Kunst. **D**er Erste Weltkrieg kündigt sich an, und in dieser Atmosphäre der Verunsicherung und Bedrohung richtet sich der Blick zunehmend auf eine innere, häufig demaskierende Wahrheit. So findet auch die Psychoanalyse reichen Nährboden in Wien. Die Schilderung der dunklen, jenseits der Vernunft liegenden Kräfte, des unbewußt Triebhaften im Menschen findet in der Literatur (vgl. Robert Musil: ›Die Verwirrungen des Zöglings Törless‹) sowie in der Malerei ihren direkten Niederschlag. Die Erschütterung des Glaubens an eine göttliche Weltordnung provoziert den Zustand tiefster Vereinsamung des Individuums sowie seine Heimatlosigkeit. **S**o ist auch Egon Schieles *Akt mit blauem Tuch* von melancholischer Trauer und unbestimmter Sehnsucht überschattet. Die Figur ist eingeschlossen in sich selbst ohne Beziehung zur Umwelt. Den Betrachter abweisend, hält sie den Blick gesenkt und verwehrt jeglichen Kontakt. Die streng gefaßten Konturen halten Körpervolumen und Raumgestaltung gänzlich gefangen. Die eckige, beinahe spröde Gestalt befindet sich in einem unbestimmten Raum, ihre einzige Beigabe ist ein blaues Tuch, das in seiner starken malerischen Komponente einen Gegenpol zum streng linearen Körper bildet. **G**anz anders das drei Jahre später entstandene Werk *Sitzende Frau mit hochgezogenen Knien*. Die Frau ist hier harmonisch in ihrer Bewegung, in sich ruhend, ihr Blick sucht Kontakt über das Bild hinaus. Das Spitzwinklige, Verletzende weicht einem ausschwingenden harmonischeren Strichrhythmus, Farbe und Zeichnung bedingen sich wechselseitig und bilden eine Einheit. **I**n der letzten Schaffensperiode 1915–1918 verliert Schieles Malerei ihre übersensible Aufgeregtheit und macht Ruhe und Ausgeglichenheit Platz. Er geht auf die seelische Stimmungslage seines Modells ein, nimmt sich jedoch selbst zurück, was einen stärkeren Realismus in der Darstellung zur Folge hat. **D**iese künstlerische Entwicklung spielt sich in der kurzen Zeitspanne eines Jahrzehnts ab. Es gelingt Schiele, die überkommene Sehweise zu revolutionieren, indem er dem Ruf des Expressionismus folgt, nur das sei darstellenswert, was von »innerer Wahrheit« geprägt ist.

B. W.

Koschatzky, W. (Hrsg.): Egon Schiele, Aquarelle und Zeichnungen, Salzburg 1968
Nebehay, C. M.: Egon Schiele, Leben und Werk, Salzburg 1980
Kallir, J.: Egon Schiele. The Complete Works, New York 1990
Schroeder, K. A.: Egon Schiele. Eros und Passion, München 1995
Leopold, R.: Egon Schiele, Die Sammlung Leopold Wien, Köln 1995

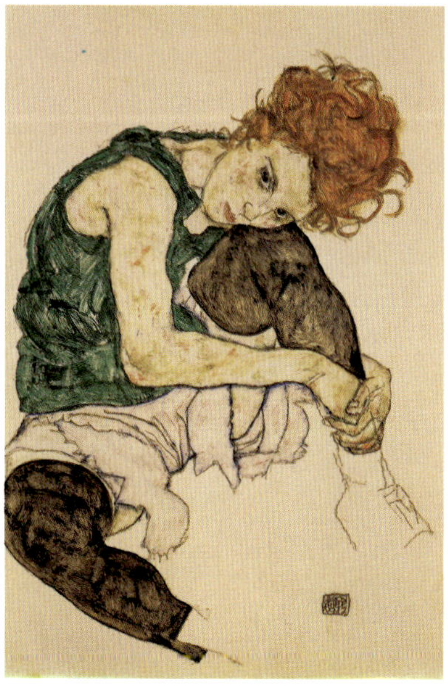

Sitzende Frau mit hochgezogenem Knie, 1917

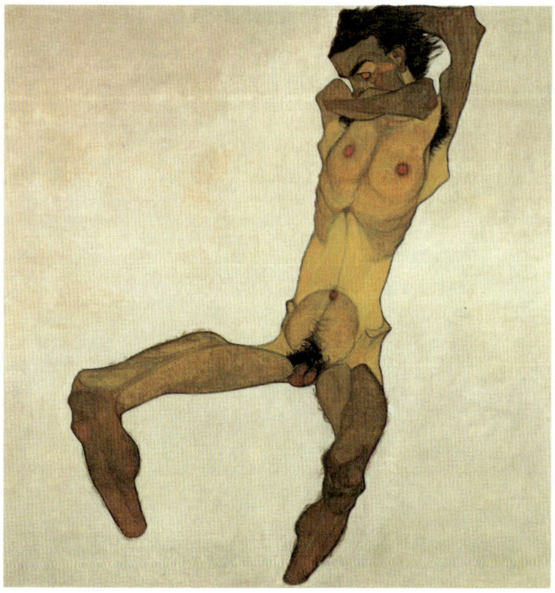

Großer sitzender Akt, 1910

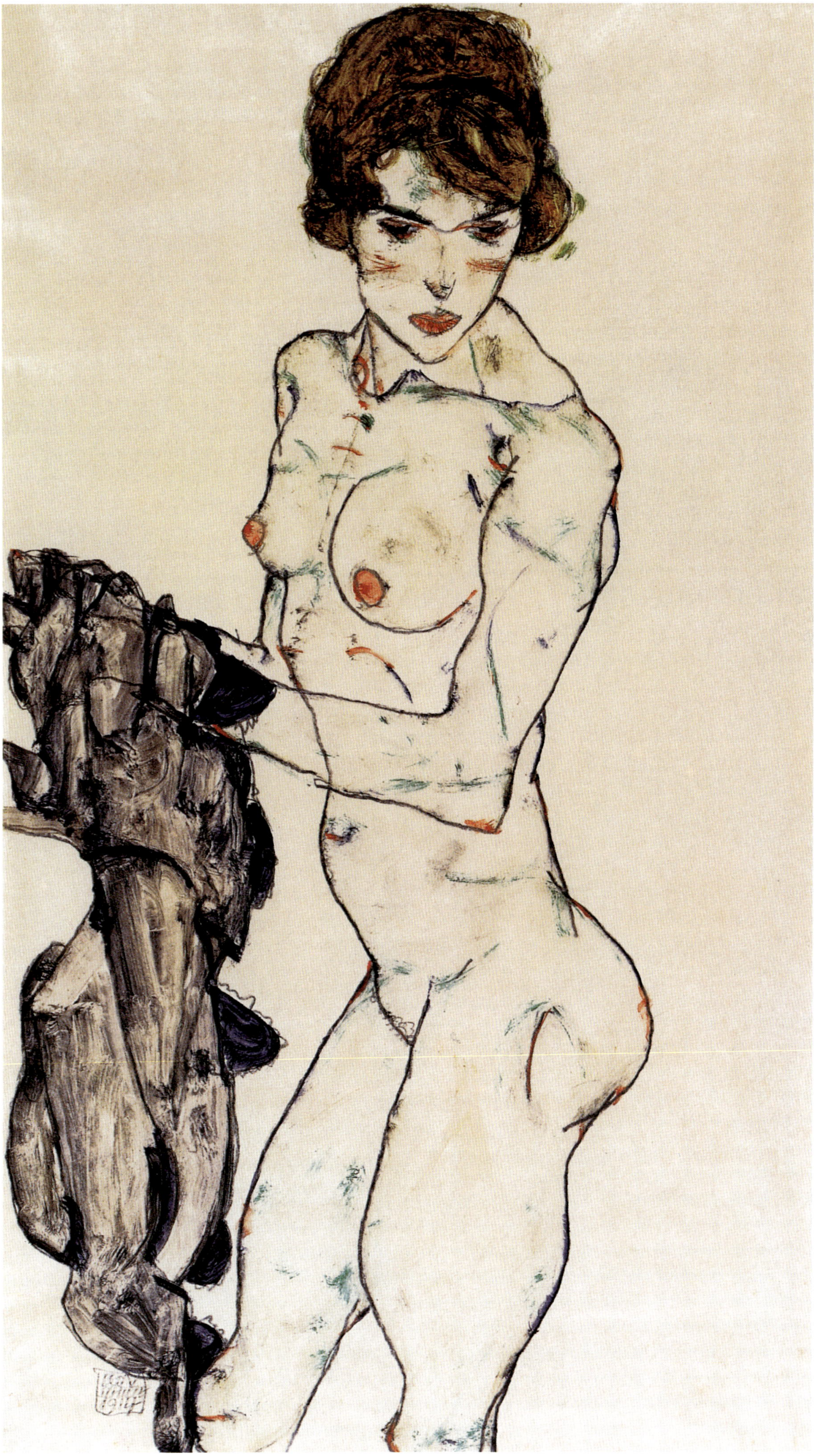

Kontinuierliche Formen im Raum, 1913

1882 am 19.10. wird Umberto Boccioni in Reggio di Calabria geboren
bis 1898 Arbeit als Journalist und Schriftsteller
1898 Übersiedlung nach Rom
1898–1902 Studium der Malerei in Rom
Freundschaft mit Gino Severini und Giacomo Balla
1902–04 Aufenthalte in Paris und Berlin
1905 zusammen mit Severini Ausstellung auf der ›Mostra dei Rifintari‹

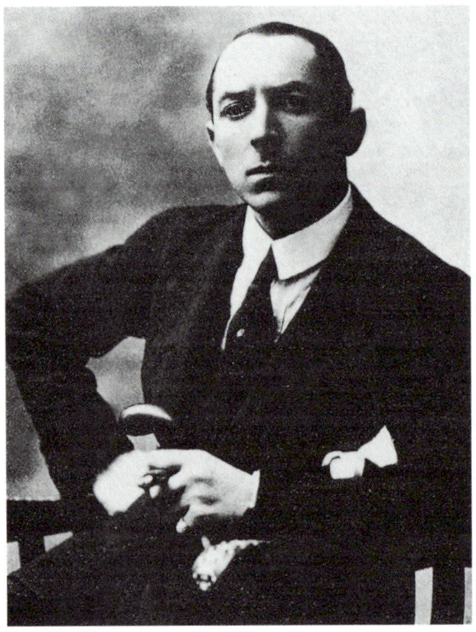

1906 kurzer Aufenthalt in Paris, anschließend Reise nach Petersburg
seit 1908 ansässig in Mailand
Freundschaft mit Carrà und Marinetti
1909 Anschluß an den Futurismus
1910 unterzeichnet zusammen mit Carrà, Balla, Russolo und Severini am 11.2. das ›Technische Manifest der futuristischen Malerei‹
1911 zusammen mit Severini Reise nach Paris
erste Kontakte zum Kubismus
Der Lärm der Straße dringt in das Haus
ab 1912 Suche nach neuen Beziehungen zwischen Raum und Objekten in der futuristischen Skulptur
1912 Veröffentlichung des ›Technischen Manifestes der futuristischen Malerei‹
Beteiligung an der ersten internationalen Futuristen-Ausstellung in der Galerie Bernheim-Jeune in Paris
1913 Entstehung von *Kontinuität der Zeit*
1914 Entstehung von Werken, die einen Rückgriff auf das malerische System Cézannes bedeuten
Veröffentlichung seines Buches ›Pittura, scultura futurista, dinamismo plastico‹
freiwillige Meldung zum Kriegsdienst
1916 am 16.8. stirbt Boccioni bei Verona

Das 20. Jahrhundert beginnt mit ungeheurem Elan. Weggefegt scheinen die Zweifel des Fin de siècle und der Jahrhundertwende. In vielen Formen drängt eine inspirierte Vitalität zum Ausdruck. Vielleicht am intensivsten fand sie ihn in der vorwärtsschreitenden Figur, die der Futurist Umberto Boccioni 1913 geschaffen hat und der er den über alle Bedingungen und Beengungen der menschlichen Existenz hinausweisenden Titel gab: *Kontinuierliche Formen im Raum*. Diese offenbar durch keine Kraft der Welt aufzuhaltende, gegen starken Widerstand wie im Sturmwind vorausschreitende Figur, in der sich alle Hoffnungen, alle Utopien des beginnenden Jahrhunderts zu bündeln scheinen – ist sie nicht die überzeugendste, die ergreifendste Inkarnation, die Nietzsches Vision des Übermenschen je in der bildenden Kunst gefunden hat? Wir wissen, daß Boccioni seinen Nietzsche sehr genau kannte – über die Lektüre Nietzsches hatten er und Severini zueinander gefunden, und wie oft hatte er mit Marinetti über den deutschen Philosophen diskutiert. Dessen Einfluß auf die Futuristen schien zeitweilig so groß, daß sich Marinetti genötigt sah, eine Streitschrift mit dem Titel ›Was uns von Nietzsche trennt‹ herauszugeben. **W**as Boccioni von Nietzsche und seinem ›Zarathustra‹ trennte, war die Faszination durch die Technik. Seine *Kontinuierlichen Formen im Raum* zeigen einen Menschen, der organisch mit den technischen Formen verschmolzen ist. Die technischen Formen sind nicht seine Rüstung oder sein Panzer, sie sind ihm nichts Äußerliches, er hat sie sich vielmehr anverwandelt. Sie sind sein innerstes Wesen geworden. Mensch und Technik bilden eine Symbiose, die sie unbesiegbar zu machen scheint. Sie sind voneinander nicht mehr zu trennen, es sei denn durch furchtbare Opfer. **I**m Sturmwind scheinen der Figur stählerne Schwingen zu wachsen. Ist das der moderne Dädalus, der zu den Sternen, zum Raumflug aufbrechen wird? Oder ist es der Mensch, der die Atomspaltung entdecken wird: der Erfinder, der voranschreitet, ohne an die Folgen seiner Erfindung auch nur einen Gedanken zu verschwenden? Geht er, der Technikgläubige, der Fortschrittbesessene, der das Stahlbad des Krieges nicht fürchtet, über Leichen? *W. Sch.*

Marinetti, F. T.: Umberto Boccioni, Opera Completa, Foligno 1927
Schulz-Hoffmann, C.: Umberto Boccioni, Volumi orizzontali, München 1981
Schneede, U. M.: Umberto Boccioni, Stuttgart 1994

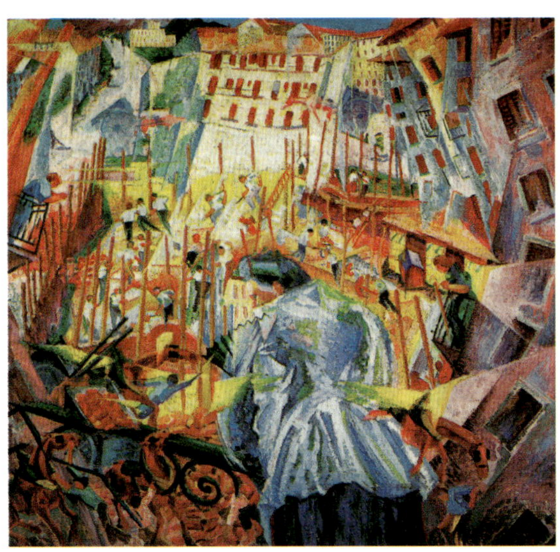

Der Lärm der Straße dringt in das Haus, 1911

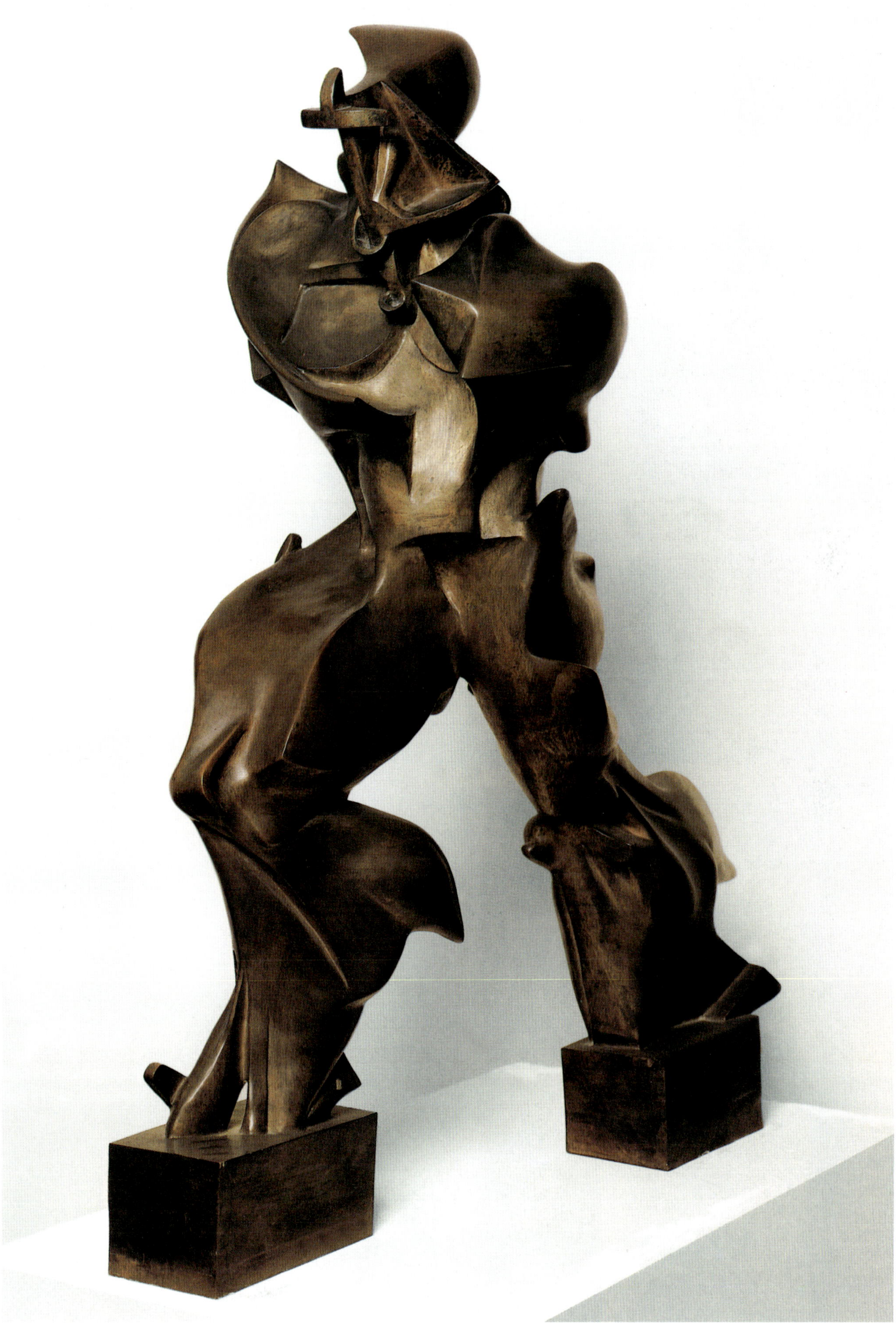

Giacomo Balla

1871 am 27.7. wird Giacomo Balla in Turin geboren
1891 kurzes Studium an der Accademia Albertina in Turin
1895 Übersiedlung nach Rom
regelmäßige Teilnahme an den Ausstellungen der ›Società degli Amatori e Cultori di Belle Arti‹
1900 Aufenthalt in Paris

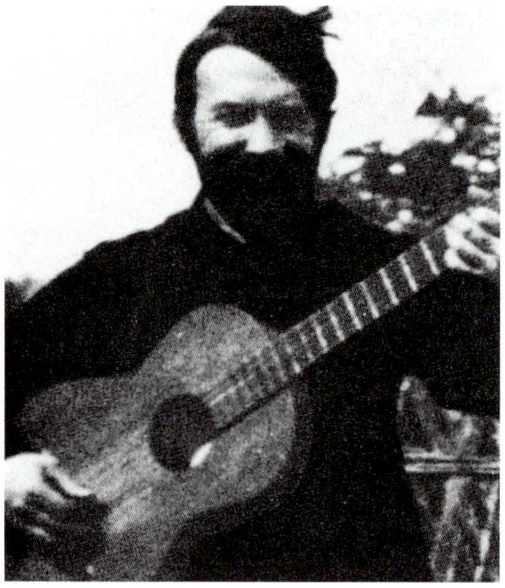

1901 Aufenthalt in Rom, Begegnung mit Marinetti
Balla wird Lehrer von Boccioni und Severini
1910 unterzeichnet zusammen mit Carrà, Boccioni, Russolo und Severini am 11.2. das ›Technische Manifest der futuristischen Malerei‹
1912 Entstehung seines ersten futuristischen Bildes, *Hund an der Leine*
um 1930 Rückkehr zu realistischer Malweise
1958 am 1.3. stirbt Balla in Rom

Merkurdurchgang vor der Sonne, 1914

1910 erscheint das ›1. Manifest der futuristischen Maler‹ von Balla, Boccioni, Carrà, Russolo und Severini unterschrieben: »Das Geschehen, das wir auf der Leinwand wiedergeben, wird nicht mehr ein fixierter Augenblick des allgemeinen Dynamismus sein, es wird einfach die dynamische Empfindung selbst sein.« Dieses Empfinden wird durch die gleichzeitige Darstellung verschiedener Bewegungsphasen festgehalten. Nicht ein fixierter Augenblick, sondern das Prozeßhafte eines bestimmten Vorganges wollen die Künstler verdeutlichen. **S**o dokumentiert Giacomo Balla den *Merkurdurchgang vor der Sonne* in seinen verschiedenen Zeitphasen. Der Planet schiebt sich langsam über die Sonne, der Bewegungsablauf des zeitlichen Nacheinander wird in einem räumlichen Nebeneinander sichtbar gemacht. Die Verwendung von Kreisbögen und Kreissegmenten sowie als Gegenpol richtungsweisende spitze Winkel und diagonal verlaufende Schenkel vermitteln die in eine bestimmte Richtung orientierte Aktion. Die Vorstellung vom universalen Dynamismus wird hier ins Kosmische verlagert, das Weltall wird dargestellt als bewegtes Kreisen astraler Systeme, die durch Schwingungen, Strahlungen und Kraftfelder ausgelöst werden. Mit dieser nahezu vollständigen Auflösung des Bildgegenstandes in Bewegungsfelder und -linien sowie der Darstellung kristalliner Strukturen läßt Balla die Stilmerkmale des Futurismus fast gänzlich hinter sich und nähert sich den Abstraktionen Kandinskys an. **B**alla, der Älteste unter den Futuristen, lebte 1900 einige Zeit in Paris, wo ihn die Farbauffassung des Divisionismus ebenso beeinflußte wie die analytische Objektzerlegung des französischen Kubismus. Diese stilistischen Erfahrungen entwickelte er unter futuristischen Vorzeichen weiter. Mit der Wiedergabe von Beleuchtung und Atmosphäre, von Geschwindigkeit, Simultaneität und Durchdringung entsteht eine Bewegungsanalyse, die Tempo und Dynamik eines neuen, volltechnisierten Zeitalters dokumentieren soll. **A**uch in Deutschland greifen mehrere Künstler des ›Sturm‹ sowie der nachfolgenden ›Novembergruppe‹ futuristische Tendenzen auf, eine eigenwillige Sonderform entwickelten die russischen Künstler im Kubo-Futurismus. *B. W.*

Lista, G.: Giacomo Balla Torino 1871 – Roma 1958, Modena 1982
Fagiolo dell'Arco, M.: Balla the Futurist, New York 1988
Giacomo Balla, The Biagiotti Cigna Collection, Pushkin State Museum of the Figurative Arts, Moskau 1996

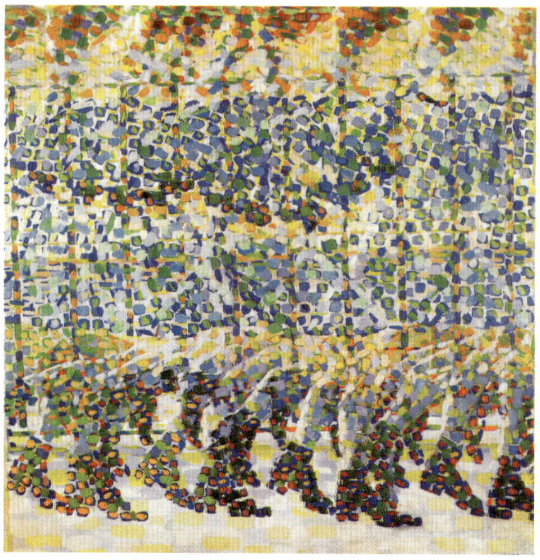

Laufendes Mädchen auf einem Balkon, 1912

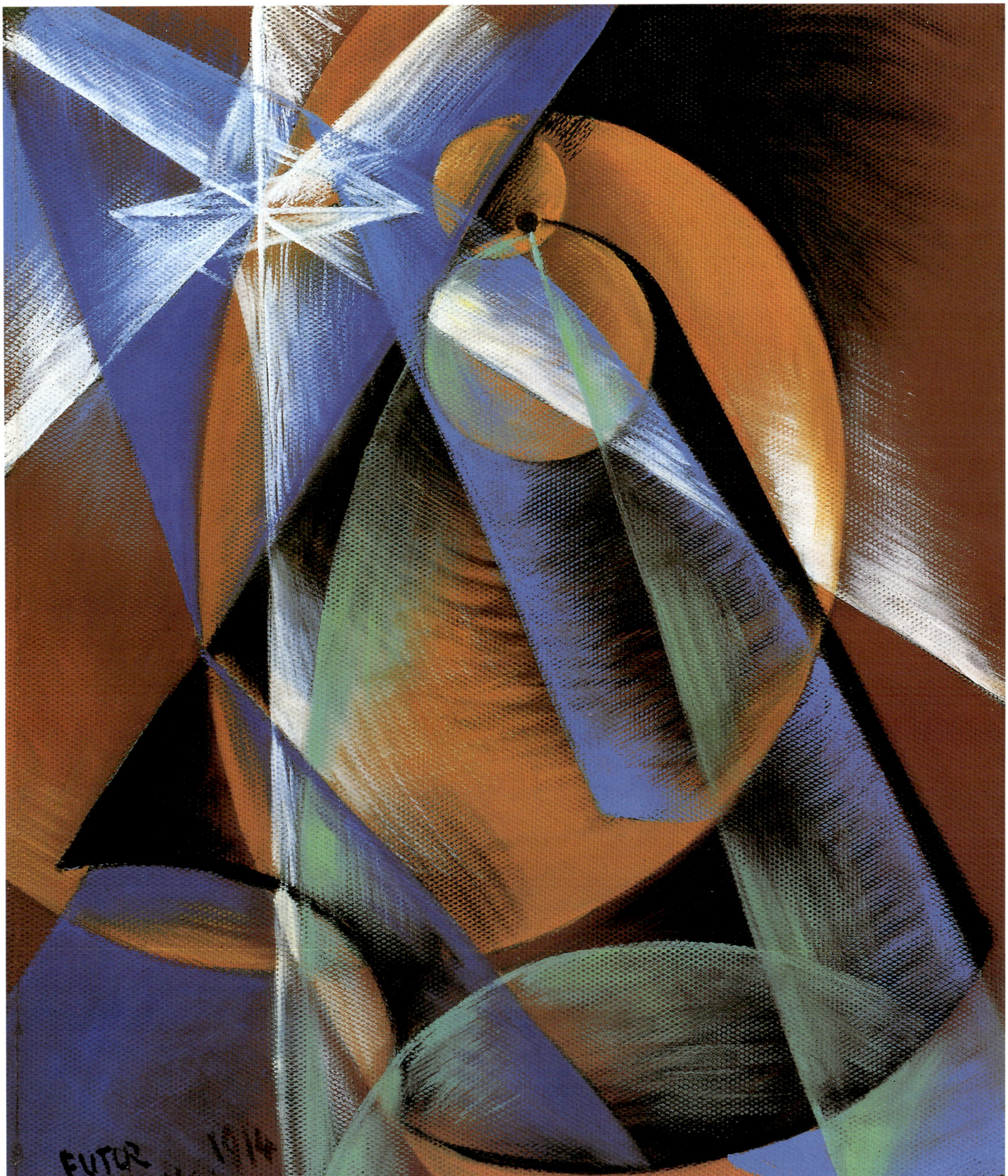
FUTUR
BALLA
1914

Geheimnis und Melancholie einer Straße, 1914

1888 am 10.7. wird Giorgio de Chirico in Volos (Griechenland) geboren

besucht nach klassisch-humanistischer Ausbildung die Malklasse des Polytechnikums in Athen

1906–09 Studium an der Akademie der Künste in München

1909 Übersiedlung nach Italien (Mailand, Turin, Florenz)

1911–15 Aufenthalt in Paris

lernt dort Apollinaire und Picasso kennen

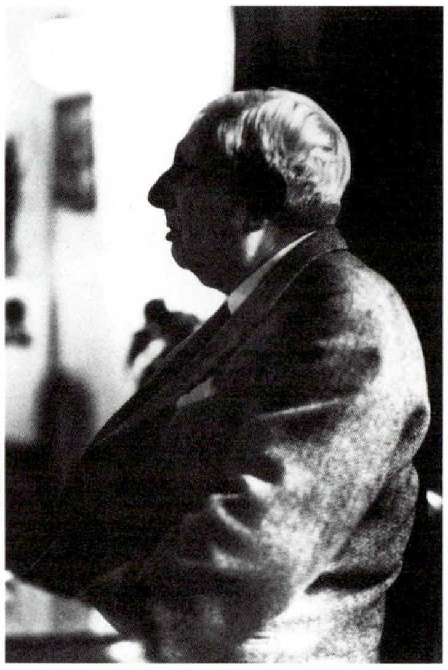

1912 Ausstellung im Salon d'Automne

Piazza d'Italia

1913 *Geheimnis und Melancholie einer Straße*

1913/14 Ausstellungen im Salon des Indépendants

1916 *Die beunruhigenden Musen*

1916/17 Begegnung mit Carlo Carrà, Begründung der ›Pittura metafisica‹

1918/19 Übersiedlung nach Rom

ab 1924 mehrjähriger Aufenthalt in Paris

Mitarbeit an der Zeitschrift ›Révolution surréaliste‹

1945 Rückkehr nach Rom

Veröffentlichung seiner Autobiografie ›Memorie della mia vita‹

1956 *Selbstbildnis mit Büste der Minerva*

1978 am 20.11. stirbt de Chirico in Rom

Das Gemälde entstand 1914 in Paris. Es war das große Jahr de Chiricos, in dem ihm seine aufregendsten Bilder gelangen. *Geheimnis und Melancholie einer Straße* erzählt von der Begegnung zweier Figuren: eines kleinen Mädchens mit Reifen und der Statue eines Politikers. Vom Standbild ist lediglich der Schatten zu sehen, und auch das Mädchen erscheint im Gegenlicht nur als dunkle Silhouette. Mit seinem Reifen läuft es auf eine verborgene Lichtquelle zu, und der lange Schatten der Statue weist ihm den Weg. Indem die beiden Figuren, das lebendige Wesen und der Mann aus Stein, aufeinander zustreben, werden sie einander immer ähnlicher: Die Begegnung zweier Schatten bereitet sich vor. **Z**ugleich ist es ein Bild der Begegnung von Licht und Finsternis. Die beiden Zonen bleiben streng getrennt: links der Widerschein des Lichts, rechts der Bereich der Dunkelheit, und irgendwo dahinter verborgen eine geheime Lichtquelle. Wie von Scheinwerfern beleuchtet die weiße Mauer mit den dunklen Arkadenöffnungen und der gelbe Sandboden, auf dem das kleine Mädchen unterwegs ist. Rechts liegt die Welt der Schatten, das Gebäude mit den Arkaden ist ganz in Finsternis versunken. In diese dunkle Zone wird ein leerer Güter- oder Möbelwagen geschoben, dessen Seitenwand und Türen rätselhaft hell beleuchtet sind, von einem Licht, das nirgendwoher kommt. Ist es das Licht von einst, das dieser Wagen bewahrt, oder die Reflektion einer Reflektion, die von seinen Wänden widerscheint? Das Mädchen hat das Bahngeleise gerade überquert, um nun an diesem Wagen vorbeizulaufen – oder wird er sie verschlucken? **N**och weht der Abendwind, läßt ein rotes Fähnchen am Ausgang der Arkaden flattern und greift dem Mädchen ins Haar. Der Horizont ist dunkelgrün, und im Himmel nimmt die Schwärze nach oben zu. Gleich muß die Nacht hereinbrechen. **E**s ist ein Bild voller Geheimnis. Das größte Geheimnis aber bewahrt die Perspektive. Es gibt hier zwei einander widersprechende Fluchtpunkte: den Fluchtpunkt des Lichts und den Fluchtpunkt der Finsternis. Alle Linien des Bauwerks, das in voller Beleuchtung daliegt, treffen sich rechts oberhalb des Horizonts hinter dem dunklen Gebäude, die Fluchtlinien des Schattenbereichs aber fallen in einem Punkt zusammen, wo das schwarze Wagendach das Dunkelgelb der Seitenwand und das hellere Gelb des Sandbodens berührt. Nie werden diese beiden Fluchtpunkte einander näherkommen, so wenig je das Mädchen den Schatten der Standfigur erreichen wird. Das gehört zum Geheimnis der Straße, das macht ihre Melancholie aus. *W. Sch.*

Giedion Welcker, C.: Die magische Dingwelt der Pittura metafisica (Schriften 1926–71), Köln 1973
Schneede, U. M.: Die Malerei des Surrealismus, Köln 1973
Schmied, W. u.a.: Giorgio de Chirico. Leben und Werk, München 1980
Giorgio de Chirico, Kat., Verona 1988
Schmied, W.: De Chirico und sein Schatten, München 1989

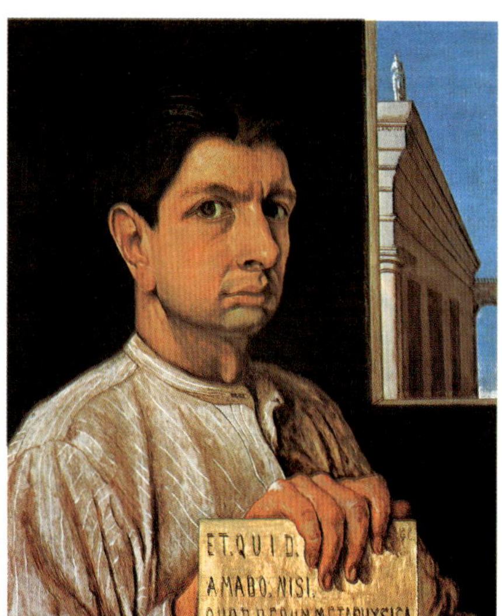

Selbstporträt, 1920

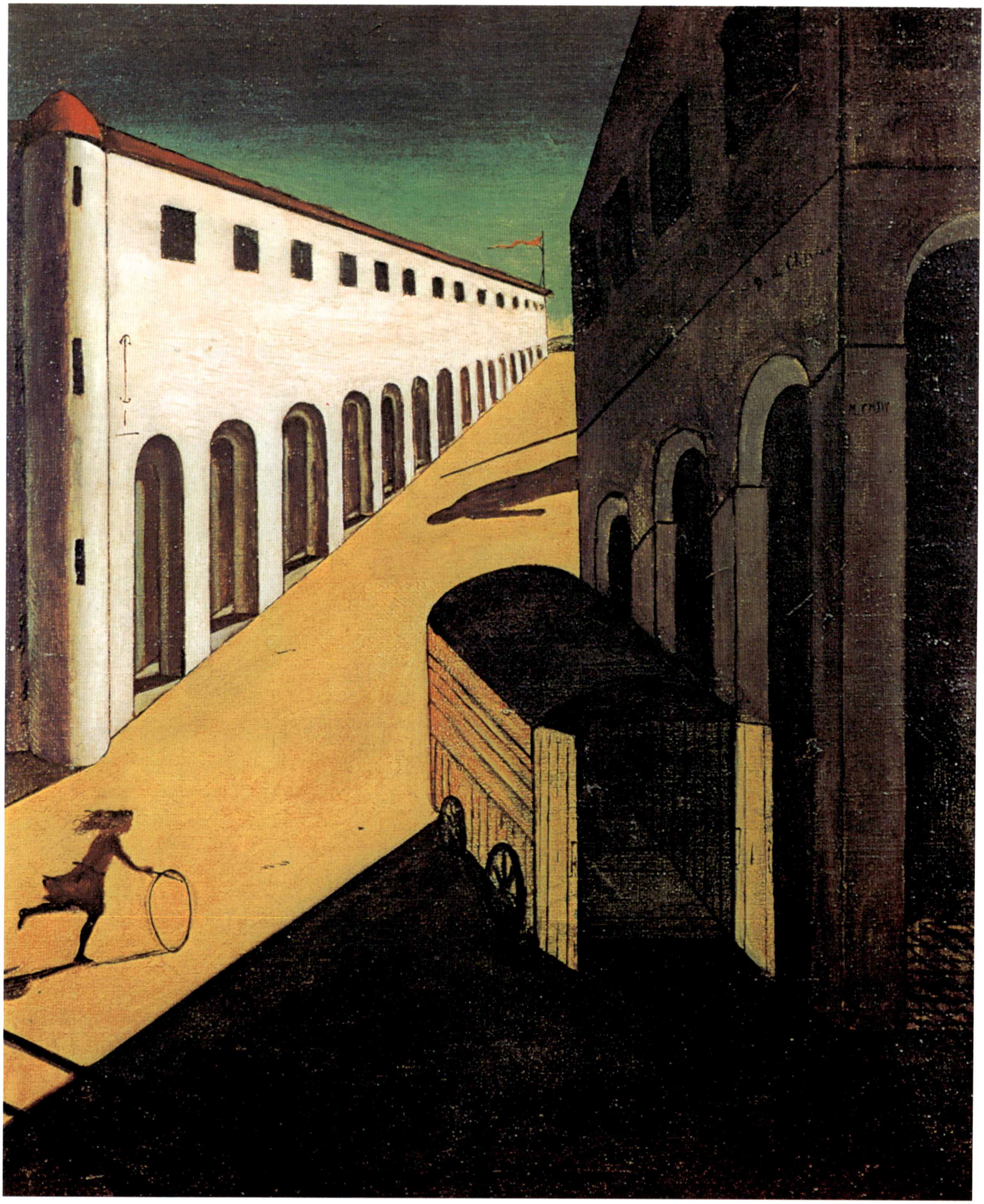

Flaschentrockner, 1914

1887 am 28.7. wird Marcel Duchamp in Blainville geboren
1903 Übersiedlung nach Paris, Studium an der Académie Julian
1909 erste Ausstellung im Salon des Indépendants in Paris
1910 Arbeit als Bibliothekar, künstlerische Weiterbildung als Autodidakt
1911 Teilnahme an Zusammenkünften der Kubisten um seinen Bruder Jacques Villon
Freundschaft mit Apollinaire und Picabia

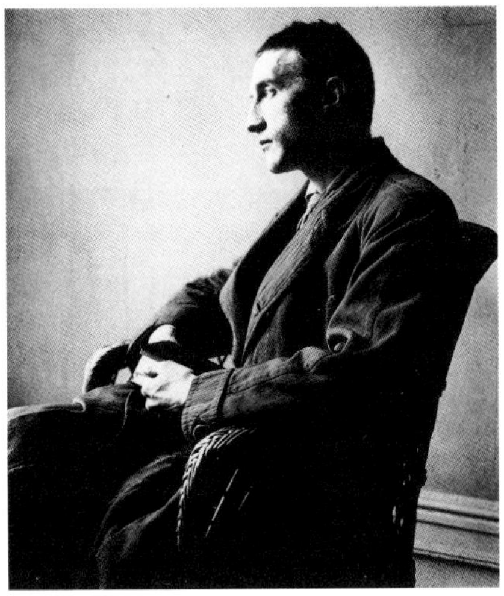

1912 Gründung der ›Section d'Or‹
Akt, eine Treppe hinabsteigend
1913 Teilnahme an der ›Armory Show‹ in New York
Entstehung des ersten ›Readymades‹
Fahrrad-Rad
1914 *Flaschentrockner*
1915–18 Aufenthalt in New York, Kontakt zu Man Ray
1917 *Fountain*
Herausgabe der Zeitschriften ›The Blind Man‹ und ›Rong-wrong‹
1918–19 über Buenos Aires Rückkehr nach Paris
ab 1920 wieder in New York, zusammen mit der Sammlerin Katherine Dreyer Gründung der ›Société Anonyme‹
1921 Gründung der Zeitschrift ›New York Dada‹
1923 Fertigstellung des Glasbildes *La Mariée mise à nu par ces celibataires, même*
1923–42 Aufenthalt in Paris, außer Beteiligungen an Experimentalfilmen seiner Freunde keine künstlerische Tätigkeit mehr
Duchamp wird Profi-Schachspieler
1926 erste Ausstellung des *Großen Glases* auf der ›International Exhibition‹ in Brooklyn
1942 Rückkehr nach New York
zusammen mit Max Ernst und André Breton Herausgabe der Zeitschrift ›VVV‹
1947 mit Breton Organisation der Surrealisten-Ausstellung in Paris
1968 am 2.10. stirbt Duchamp in Neuilly

1914 kauft der 27jährige Maler Marcel Duchamp, der bereits mit einer Reihe spektakulärer Bilder kubistischer Richtung hervorgetreten ist, in einem Pariser Warenhaus einen Flaschentrockner aus verzinktem Gußeisen und signiert ihn. Diese Geste markiert einen Wendepunkt in der künstlerischen Entwicklung der Moderne. Durch ihre konsequente Wiederholung schafft Duchamp einen neuen Typus von Kunstwerk, für den er den Begriff ›Readymade‹ prägt. **D**as ›Readymade‹ widerspricht allen bisherigen Vorstellungen über Kunst und der Erwartung, daß diese einer sinnstiftenden, universalen Wahrheit Gestalt und Ausdruck zu verleihen habe. Duchamp negiert die bisherige Frage nach dem Sinn und setzt an die Stelle ihrer Beantwortung ein Ding, einen Gebrauchsgegenstand. So absurd diese Geste auch erscheinen mag, so schafft sie doch Bezüge, denn Duchamps Objekt steht in keinem Vakuum, sondern vor dem Hintergrund der abendländischen Kunstgeschichte. Diese ist so untrennbar mit der Entwicklungsgeschichte geistiger Werte verflochten, daß auch eine willentliche Ausklammerung dieser Dimension als Stellungnahme und Werturteil verstanden wird. Durch das Fehlen einer deutenden oder deutbaren Aussage wird im Betrachter die Sinnfrage konstelliert, d.h. als Frage präsent. Indem es nichts zu vertreten scheint außer sich selbst, weist Duchamps provozierendes Objekt auf diese für ein Kunstwerk so unerwartet neue Eigenschaft hin, eben auf das Fehlen einer verbindlichen Sinngebung und damit auf eine Grunderfahrung unserer Zeit. **Z**ur selben Zeit, in der Mondrian und Kandinsky mit dem Schritt zur Ungegenständlichkeit das Primat von Farbe und Form verkünden, gelingt es Duchamp, den Gegenstand auf eine völlig neue, überraschende und beunruhigende Weise mit Bedeutung aufzuladen und dabei den ›Schatten‹ der Moderne – ihren Sinnverlust – in das künstlerische Bewußtsein zu rücken. Darüber hinaus vollzieht er eine radikale Umkehrung bisheriger gestalterischer Prinzipien: Persönliche Willkür tritt an die Stelle eines verbindlichen Kanons. – Die Wahl eines bestehenden Objekts ersetzt die künstlerische Gestaltung. – Der Schwerpunkt des schöpferischen Prozesses verschiebt sich von der Ausführung des Werkes zu dessen Konzeption. – Die künstlerische Absicht bleibt verborgen, das Werk wird zum Rätsel. **I**n dieser ideellen und gestalterischen Revolution gründet die überragende Bedeutung, die dem *Flaschentrockner* für die künstlerische Entwicklung der nachklassischen Moderne zukommt. »Die Kunst ist nicht das, was man sieht; sie ist in den Lücken«, meint Duchamp in einem Interview. Es ist der Betrachter, der diese füllen muß. Ohne seine schöpferische Teilnahme bleibt das Werk Fragment – er allein kann es vollenden. *S.B.*

Schwarz, A.: 66 Creative Years: From the first Painting to the last Drawing, Mailand 1972
L'Œuvre de Marcel Duchamp, Musée National d'Art Moderne Centre Georges Pompidou, Paris 1977
Marcel Duchamp: Die große Schachtel, de ou par Marcel Duchamp ou Rrose Sélavy, München 1989
d'Harnoncourt, A. und K. McShine: Marcel Duchamp, München 1989
Daniels, D.: Duchamp und die anderen. Der Modellfall einer künstlerischen Wirkungsgeschichte in der Moderne, Köln 1992

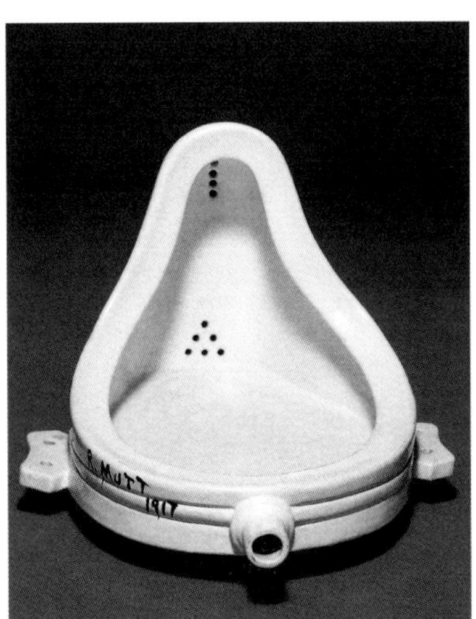

Fountain, 1917/1964

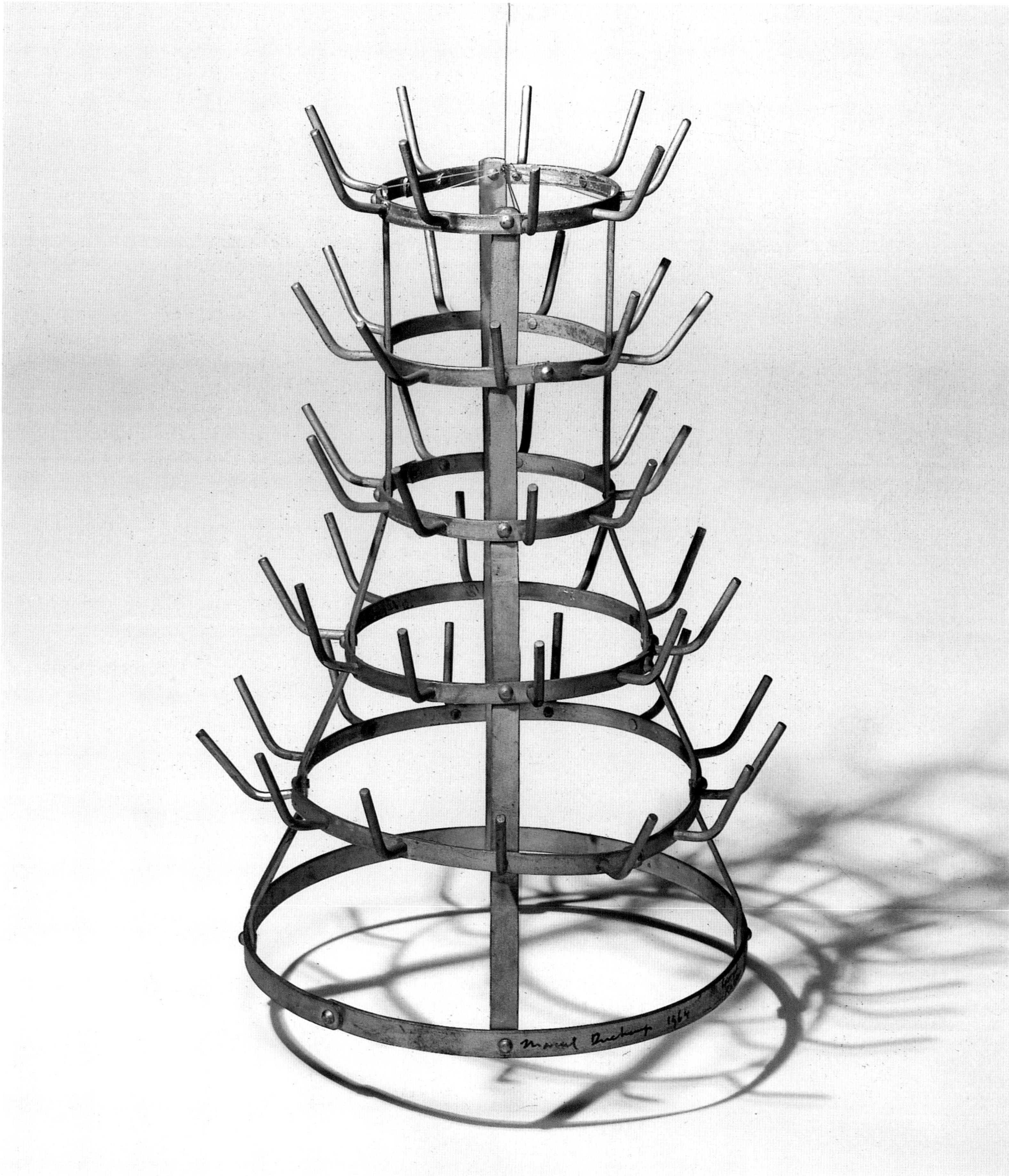
Marcel Duchamp 1964

1884 am 12.7. wird Amedeo Modigliani in Livorno geboren
1898–1900 Studium der Malerei im Atelier von G. Micheli an der Kunstschule in Livorno
1902 Studium in Florenz an der Scuola Libera di Nudo de l'Accademia di Belle Arti
1903–05 Studium in Venedig am Istituto di Belle Arti
1906 Übersiedlung nach Paris
Besuch der Académie Colarossi

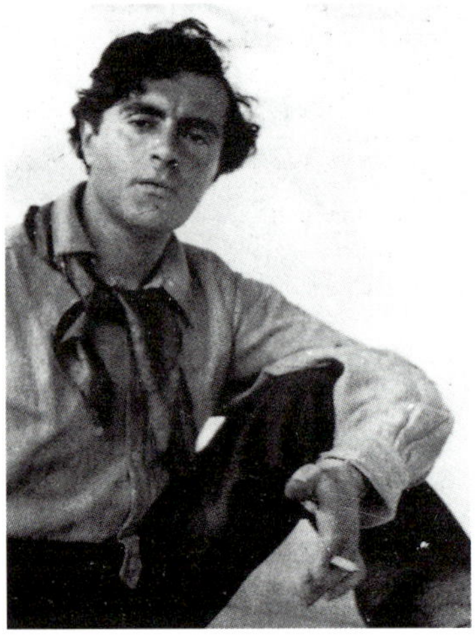

1908 Teilnahme am Salon des Indépendants
1909 Zusammentreffen mit Juan Gris und Constantin Brancusi
erste bildhauerische Arbeiten
Rückkehr nach Italien
1910 Teilnahme am Salon des Indépendants in Paris
1912 Ausstellung von plastischen Werken im Salon d'Automne
1914 Bekanntschaft mit dem Kunsthändler Paul Guillaume
1918 erste Einzelausstellung bei Berthe Weill in Paris
1918–19 Aufenthalte in Nizza und Cannes
1920 am 24.1. stirbt Modigliani in Paris

Akt mit Halskette, 1917

Eine Frau wird zur Schau gestellt. Wie eine Kostbarkeit präsentiert sie der Künstler. Nichts lenkt von diesem Objekt ab. Ein Inbegriff weiblicher Verlockung, den kein Schal und keine Decke andeutungsweise verhüllen. Nur eine Kette aus feinen Perlen ziert den Hals der nackten, schönen Frau. Sie ist in Schlaf gesunken und kümmert sich nicht darum, wer sie anschaut oder malt. Der Künstler gibt sich ganz der Makellosigkeit dieses Körpers, dem warmtonigen Inkarnat und den vollendeten Konturen der Figur hin. Und um die Weiblichkeit noch besser zur Geltung zu bringen, rückt der Maler sein Objekt so nah wie möglich an den Betrachter heran und verzichtet darauf, die Gestalt bis zu den Füßen zu zeigen. **G**anz im krassen Gegensatz zur Meditation vor dem Bild steht der laute Skandal, den Akte wie dieser ausgelöst haben. Die Polizei fühlte sich 1917, als Modigliani seine kompromißlosen Darstellungen schuf, durch die Nackten derart provoziert, daß sie verbot, sie der Öffentlichkeit zu präsentieren. Unglücklicherweise sollte es sich um die einzige Ausstellung handeln, die der Künstler zu Lebzeiten erhielt. **A**medeo Modigliani war ein ›peintre maudit‹. Er galt als ein Synonym nicht nur für Skandale, sondern vor allem für Exzesse mit Drogen und Alkohol und leidenschaftliche Frauengeschichten. Künstlerisch stand der aus Italien nach Frankreich aufgebrochene junge Mann zwischen den Polen von Tradition und Moderne, für die beide Länder stehen können. Mit dem Ziel, seine Kenntnis Alter Meister an den modernen Stilrichtungen zu messen, zerrieb sich Modigliani jedoch in Paris, dem Zentrum der Avantgarde, und ging im Spannungsfeld zwischen der konservativen Salonmalerei des Fin de siècle und avantgardistischen Bewegungen wie dem Kubismus und den ›Fauves‹ zugrunde. **D**as Ziel Modiglianis war, Menschen darzustellen, unabhängig, ob mit Kohle oder Bleistift auf Papier, mit Hammer und Meißel in Stein oder mit Pinsel auf Leinwand. Zur Vollendung brachte der Künstler seine Porträtkunst in der Zeit um 1916, als er Werke wie das *Bildnis Max Jacob* schuf, in das Elemente der Formzersplitterung sowie Prinzipien ›primitiver‹ Plastik einflossen. Doch schon bald darauf wandelte sich Modiglianis Stil. Aus den harten, gegeneinander arbeitenden Formen wurden weiche, fließende Figurationen. Unter dem Einfluß der südfranzösischen Sonne schuf Modigliani Porträts in hellen Farbtönen mit langgezogenen Gesichtern und mandelförmigen Augen. **M**odiglianis Aktdarstellungen gehören zu den berühmtesten Werken, die der Künstler schuf. Und doch machen sie nicht mehr als ein Zehntel seines Œuvres, kaum mehr als dreißig Arbeiten aus. Nur wenige seiner Akte provozieren durch angespannte, offensive Aggressivität. Meist feiert der Künstler die Schönheit des weiblichen Körpers und inszeniert die Objekte auf der Grundlage berühmter Vorbilder von Tizian, Goya und Ingres. Auch der *Akt mit Halskette* ruft ein Werk Alter Meister wach. Der ausgestreckte Körper strömt die gleiche Entspannung und Ausgeglichenheit aus, die Giorgione 1508 seiner *Ruhenden Venus* verliehen hatte. *A. K.*

Lipchitz, J.: Amedeo Modigliani, London 1968
Schmalenbach, W.: Modigliani, München 1990
Kruszynski, A.: Amedeo Modigliani, Akte und Porträts, München 1996

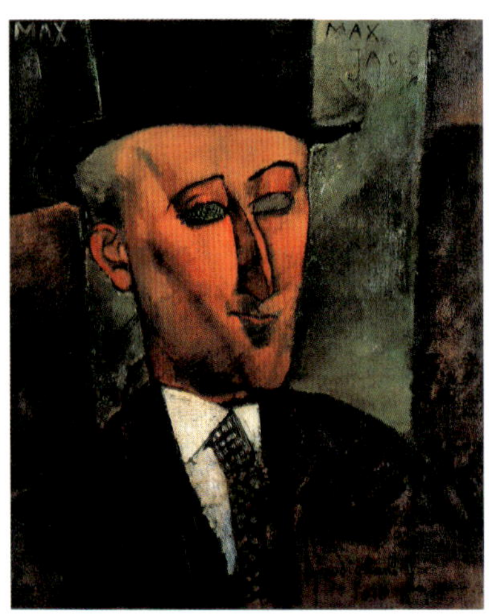

Bildnis Max Jacob, 1916

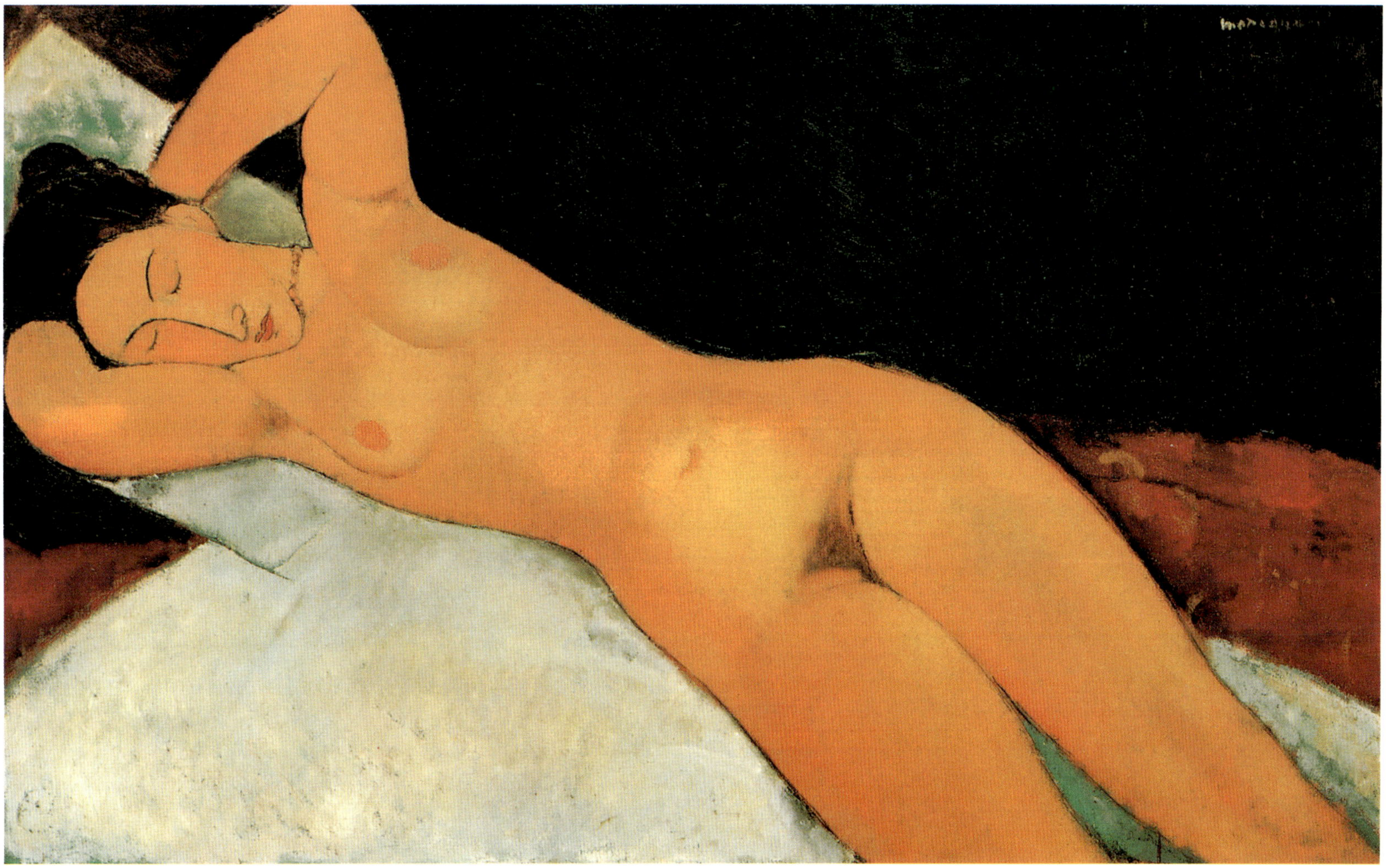

1887 am 20.6. wird Kurt Schwitters in Hannover geboren
1908–09 Studium an der Kunstgewerbeschule Hannover
1909–14 an der Kunstakademie Dresden
1915 Rückkehr nach Hannover
1917–18 Arbeit als Maschinenzeichner
1918 Ausstellung erster abstrakter Bilder in Waldens Berliner Galerie ›Der Sturm‹
1919 Gründung einer Dada-verwandten Künstlergruppe in Hannover
erste Merzbilder, Arbeit am ersten Merzbau
Veröffentlichung der Prosa- und Gedichtsammlung ›Anna Blume‹

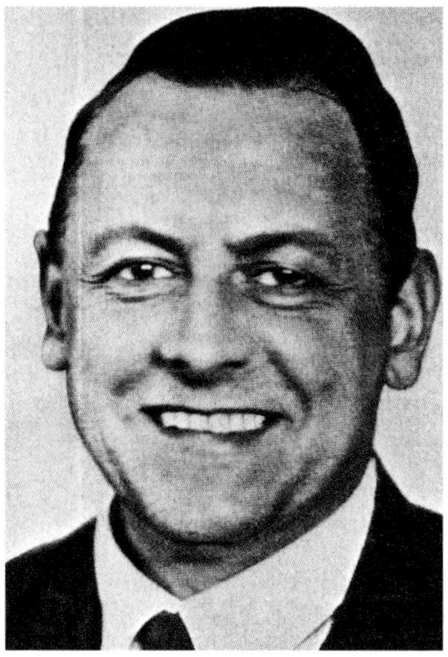

seit 1920 Freundschaft mit Hans Arp und Raoul Hausmann
1921 Beginn der Lautdichtung *Ursonate*
1922 Bekanntschaft mit Theo van Doesburg
Teilnahme am Dada-Kongreß in Weimar
1923–32 Herausgabe der Zeitschrift ›MERZ‹
1927 mit Domela, Moholy-Nagy und Vordemberge-Gildewart Gründung des ›rings neuer werbegestalter‹
1929 Arbeit als Typograf in Karlsruhe (Dammerstocksiedlung von Gropius)
1930 Mitarbeit an der Zeitschrift ›Cercle et Carré‹
erste Reise nach Norwegen
1932 Mitglied der Gruppe ›Abstraction-Création‹ in Paris
1936 Teilnahme an den Ausstellungen ›Cubism and Abstract Art‹ und ›Fantastic Art, Dada, Surrealism‹ in New York
1937 Emigration nach Lysaker bei Oslo
1939 Beginn des zweiten Merzbaues
1940 Flucht nach England
1945 Beginn des dritten, unvollendeten Merzbaues
1948 am 8.1. stirbt Schwitters in Ambleside, England

Merzbild 31, 1920

Merzbild 31 von 1920 gehört zu den herausragenden frühen und den wenigen großformatigen Werken Kurt Schwitters'. Erst zwei Jahre zuvor hatte er die traditionelle Malerei aufgegeben und begonnen, sie durch das Prinzip der Collage zu ersetzen. Äußerer Anlaß waren die Erfahrungen des verlorenen Krieges und der sich anschließenden revolutionären Aufstände in Deutschland. »Kaputt«, so resümierte er die damalige Situation, »war sowieso alles, und es galt aus den Trümmern Neues zu bauen.« Mit diesem Vorsatz entstanden die ersten Collagen. Schwitters sammelte die Abfälle von der Straße und trug sie nach Hause, um sie später in seinen Werken zu verarbeiten. Auch im *Merzbild 31* finden sich viele solcher Fundstücke: So hat er u.a. einen alten Blechdeckel, Stoffetzen, defekte Holzscheiben, Ausrisse aus Zeitungen und Kalenderblätter auf die Bildfläche montiert. Schwitters bedient sich eines strengen kompositorischen Gerüstes, das auf die Gestaltungskriterien von Kubismus und italienischem Futurismus zurückgreift. Dabei ordnet er die aufgeklebten Materialien in rotierenden Kreisformen und kristallinen Strahlenbündeln an, deren dynamische Bewegungen das Format geradezu zu sprengen scheinen. Die von Schwitters zusätzlich eingesetzten Übermalungen unterstützen die Gestaltung, indem sie die kleinteiligen Klebestücke zu größeren Einheiten zusammenfügen. Im Zentrum der Komposition steht eine im oberen Drittel eingeklebte diagonale ›31‹, die dem Werk auch seinen Titel gegeben hat. Zur Unterscheidung von den kleinformatigen Papiercollagen (›Merzzeichnungen‹) bezeichnete Schwitters die Objektfragmente und Malerei kombinierenden Assemblagen als seine ›Merzbilder‹. **T**rotz der unkonventionell eingesetzten Materialien war Kurt Schwitters immer an dem harmonisch komponierten Kunstwerk interessiert. Dies trennte ihn ganz entscheidend von der anti-ästhetischen Haltung der Berliner Dadaisten, die ihm deshalb auch die Mitgliedschaft in ihrem ›Club Dada‹ verweigerten. Schwitters gründete daraufhin 1919 mit ›Merz‹ seine eigene Ein-Mann-Kunstbewegung. Das Wortfragment hatte er aus dem Titel der Com*merz*- und Privatbank ausgeschnitten und in eine seiner Arbeiten, das sogenannte Merzbild, eingeklebt. Dieses Werk gab fortan Schwitters' gesamten künstlerischen Aktivitäten, den Merzzeichnungen, den Merzdichtungen und der Merzarchitektur bis zum Merzbau den Namen. *D. E.*

Elger, D.: Kurt Schwitters – Der Merzbau, Köln 1984
Schmalenbach, W.: Kurt Schwitters, München 1984
Kurt Schwitters, Centre Georges Pompidou, 1994

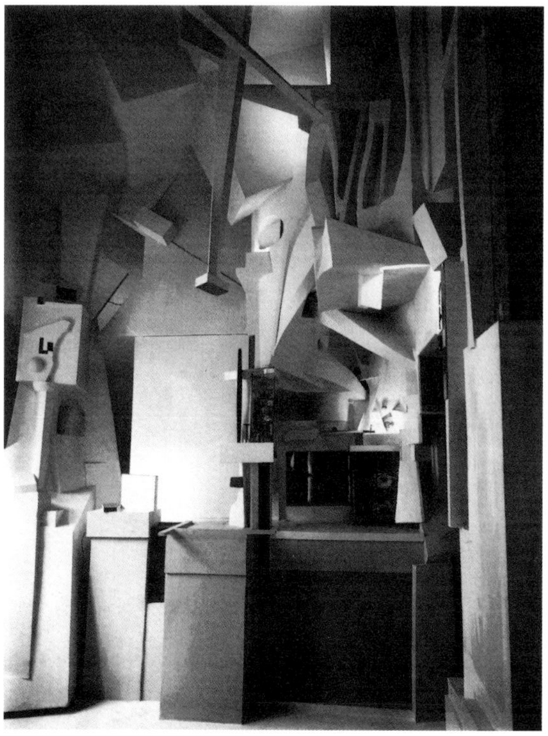

Merzbau, 1933

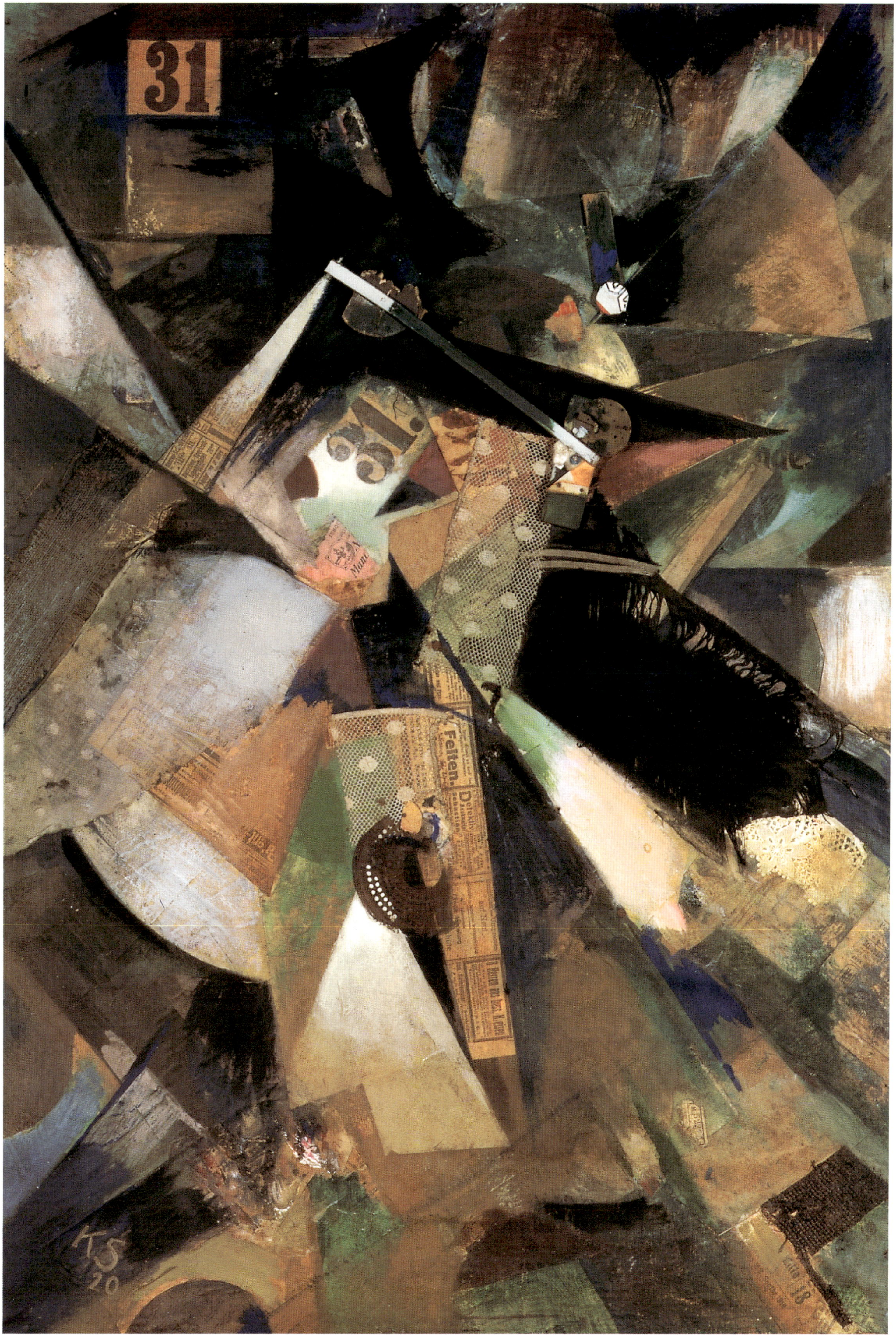
31
Feiten.
KS
20

1885 am 16.(28.?)12. wird Wladimir Jewgrafowitsch Tatlin in Moskau geboren
1904 Beginn einer Ausbildung an der Schule der Handelsmarine in Odessa
1905–10 Studium an der Kunstschule in Penza
1907/08 Besuch bei Michail Larionow
1909–11 Studium an der Moskauer Schule für Malerei, Plastik und Architektur
1912 Teilnahme an der Ausstellung ›Eselschwanz‹
Gründung einer Ateliergemeinschaft mit Vesnin, Morgunow und Chadosewitsch

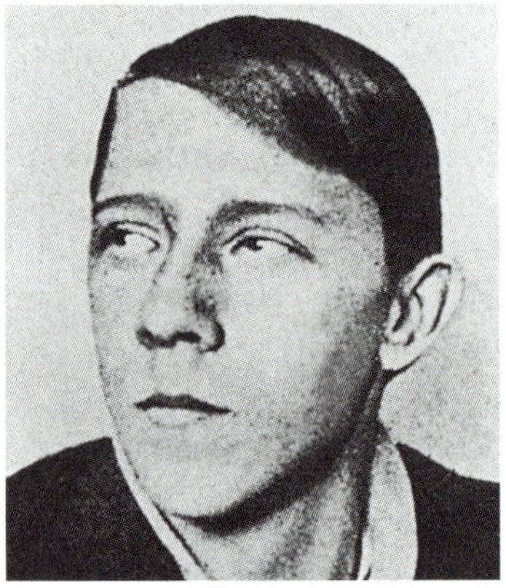

1913 Kontakt zum Künstlerkreis ›Karo-Bube‹, Reisen nach Berlin und Paris
Atelierbesuch bei Picasso
1914 Ausstellung seiner ersten Relief-Bilder, der *synthetisch-statischen Kompositionen* (später *Konterreliefs* genannt) im Moskauer Atelier
1915 Teilnahme an den Ausstellungen ›Tram W‹ und ›0.10‹ in Petrograd
Veröffentlichung der Schrift ›Pamphlet zur Ausstellung ›0.10‹‹
1916 Teilnahme an der Moskauer Ausstellung ›Der Laden‹
1917 Dekoration für das ›Café Pittoresque‹ in Moskau
1918 Leiter des Narkompros-Kollegiums für bildende Kunst in Moskau
1919 Leiter der Malerei-Abteilung an der Moskauer WChUTEMAS
1920 Ausstellung des Modells *Denkmal der III. Internationale*
1922 Professor am neugegründeten Institut für Künstlerische Kultur INChUK
Beteiligung an der ›1. Russischen Kunstausstellung‹ in Berlin und Amsterdam
1924 Direktor der Abteilung Material-Kultur des INCHUK
1925–27 Lehre am Kunstinstitut Kiew
1927–30 Leiter der Abteilung für Holz- und Metallarbeit der WChUTEMAS
1929–32 Konstruktion des Segelflugzeugs *Letatlin*
seit 1934 Bühnenbildner, Rückkehr zur gegenständlichen Malerei
1953 am 31.5. stirbt Tatlin in Moskau

Das Modell zum *Denkmal der III. Internationale* ist das bekannteste Werk von Wladimir Tatlin. Es entstand 1920 als Resultat des vorhergehenden Umbruchs in seiner Kunst und als polemische Antwort auf traditionelle und didaktische Vorstellungen von Monumentalkunst in Sowjetrußland. Tatlins Turm vereint eine aufsteigende Doppelspirale mit den in sie eingehängten vier stereometrischen Körpern. Sie sollten unterschiedlich schnell und auf leicht versetzten Achsen, entsprechend der Neigung des Turms, rotieren. Diese Körper sollten die verschiedenen Organe der Internationale aufnehmen. Gedacht als »künstlerische Gestaltung der Materialkombinationen aus Eisen und Glas« (Tatlin), vereinte der Turm die rein künstlerische, autonome Form mit einem Zweck. **T**atlin hatte 1914 mit der traditionellen Malerei gebrochen. Er kannte die kubistischen Experimente der ›papiers collés‹ und Materialcollagen und die Ästhetik der Materialgerechtigkeit in der Reformbewegung seit William Morris. Folgerichtig wandte er sich seit 1914 mit seinen *Konterreliefs* von der abbildenden Kunst ab und einer selbstwertigen, gegenstandsfreien Bearbeitung und sensiblen Kombination von Materialien aller Art zu. Fortan galt sein Interesse der Untersuchung von Material, Raum und Konstruktion. **I**n der Erklärung zur Ausstellung des Turms 1920 hatte Tatlin seine Erfahrungen und Ziele gebündelt. Entschieden erklärte er: »Wir stellen das Auge unter die Kontrolle des Tastsinns.« Die Projektarchitektur des Turms verstand er als Modell. Es sollte »zu Entdeckungen anregen« für die Entwicklung einer neuen Welt, und die schöpferischen Kräfte hätten über »die Erneuerung der Formen der gegenständlichen Umwelt zu wachen«. Zwar hatte sich Tatlin seit 1917 kunstpolitisch engagiert, doch dachte er nie daran, die Position des autonomen Künstlers aufzugeben. **D**ie Ausstellung des Modells polarisierte die russische künstlerische Avantgarde. Seine räumliche Konstruktion aus elementaren Formen und Materialien machte Tatlin zum ›Vater des Konstruktivismus‹. Doch verstand er sich selbst nie als Konstruktivist, er distanzierte sich vom konstruktivistischen Technikpathos und von der geometrischen Form. Die Kunst zu mechanisieren, lehnte er ab. Intuition galt ihm mehr als die Suche nach Regeln. Selbst die Spirale als utopisches Zeichen für Fortschritt steht in seinem Werk allein. Hingegen war ihm Material ein besonderer Organismus, dessen »verborgene Energien« freizusetzen waren. Insofern interessierten ihn ausschließlich gekrümmte und rhythmisch schwingende Linien. Als Begründer einer experimentellen Kultur der Materialien für eine menschengemäße Umweltgestaltung dachte Tatlin zeitlebens in organischen Formen. *H.O.*

Strigalev, A. und Harten, J. (Hrsg.): Vladimir Tatlin. Retrospektive, Köln 1993
Harten, J. (Hrsg.): Vladimir Tatlin. Leben, Werk, Wirkung. Ein internationales Symposium, Köln 1993

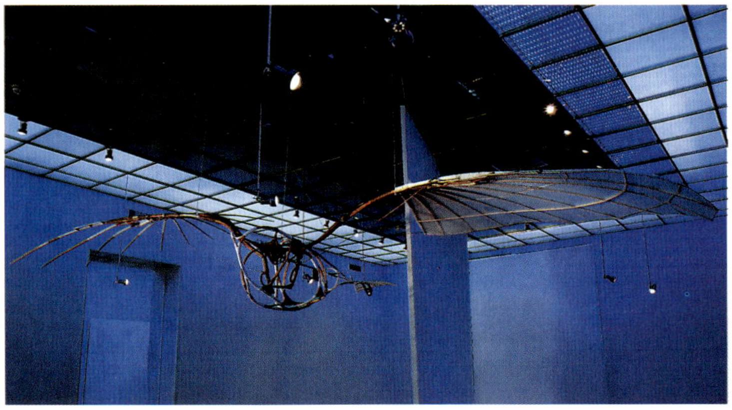

Letatlin, 1929–1932

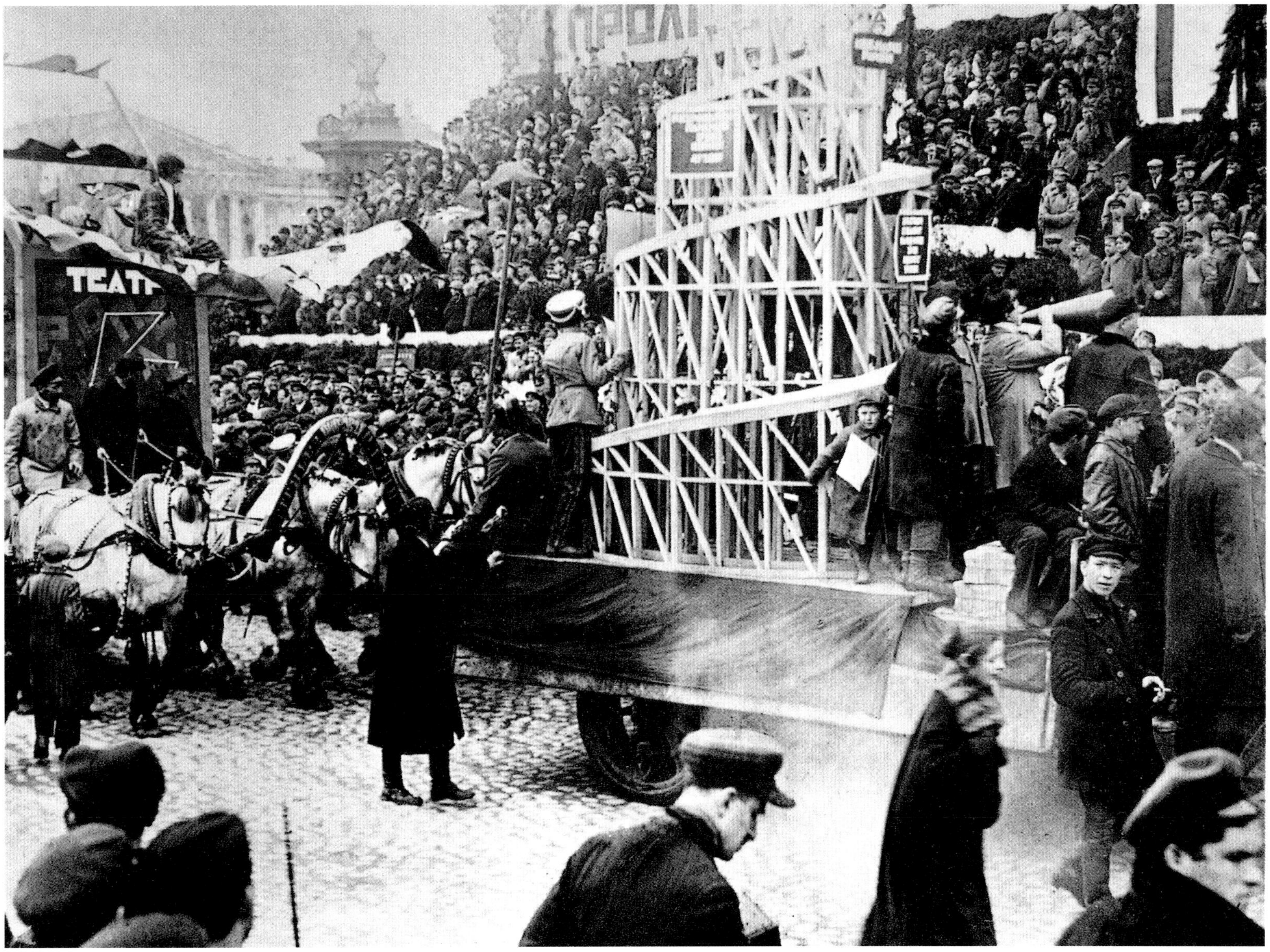

Studie für ›Proun G 7‹, um 1922

1890 am 23.11. wird Lazar Markowitsch in Portschinok bei Smolensk geboren

1909–14 Studium der Architektur an der Technischen Hochschule Darmstadt

1914 Rückkehr nach Rußland, Fortsetzung seiner Ausbildung am Moskauer Polytechnikum

seit 1916 arbeitet für jüdische Verlage und andere kulturelle Einrichtungen

Lissitzky wird nach der Revolution Mitglied der Kunstkommission des Volkskommissariats für Aufklärung

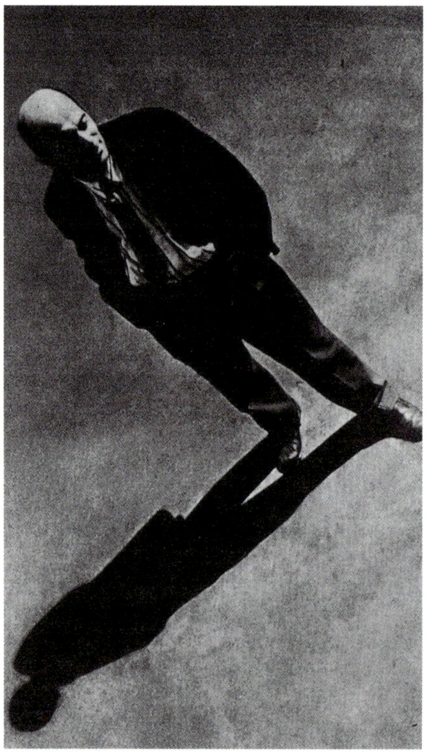

1919 Berufung als Leiter der Architekturfakultät und der Werkstatt für Grafik und Buchdruck an die Kunstschule in Witebsk

Entstehung der ersten nonfigurativen, konstruktiven Bilder unter dem Einfluß Kasimir Malewitschs

1920 Mitglied des INChUK in Moskau

1921 Rückkehr nach Moskau

Lehrer für Architektur und Monumentalmalerei an der WChUTEMAS

Organisation der ›Ersten Russischen Kunstausstellung‹ in Berlin

1923 erste Einzelausstellung in der Kestner-Gesellschaft, Hannover

1924 Entwurf des Architekturmodells *Wolkenbügel*

Zusammenarbeit mit Hans Arp an der Schrift ›Die Kunstismen‹

1925 Professur für Holz- und Metallbearbeitung an der WChUTEMAS

Abkehr von der Malerei

1926 Beteiligung an der Internationalen Kunstausstellung in Dresden

1928 Gestaltung des sowjetischen Pavillons der ›Pressa‹ in Köln

ab 1931 leitender Künstler-Architekt der ständigen Bau-Ausstellung im Kulturpark Gorki

ab 1932 ständiger Mitarbeiter als Buchkünstler für die Zeitschrift ›SSSR na stroike‹

1941 am 30.12. stirbt Lissitzky in Moskau

El Lissitzky wäre heute sicher ein begeisterter Anwender von Computerprogramme, die in Architekturbüros dazu dienen, dreidimensionale Entwürfe am Bildschirm zu gestalten. **A**ls Leiter der Werkstätten für Grafik, Druck und Architektur der Kunstschule in Witebsk entwickelte er für seine Studien eine Übung, die später den Namen ›Proun‹ erhalten sollte. Der Begriff entstand entweder aus den Worten »proekt Unowisa« (Projekt von UNOWIS) oder »proekt utwerschdeniia nowogo« (Projekt der Bestätigung des Neuen). Ziel des Unterfangens war, eine mehrdimensionale Darstellung aus verschiedenen geometrischen Elementen zu gewinnen. Es sollte nicht wie bei der Zentralperspektive eine einzige Ansicht entstehen, sondern mehrere. Hierzu bediente man sich der Axonometrie, bei der die Linien parallel gezeichnet werden. **N**icht nur seine Schüler, auch Lissitzky selbst versuchte sich anhand dieser Vorgaben. Bei der *Studie für ›Proun G7‹* handelt es sich um eine Collage aus farbigen Papieren und Karton. Ein weißes, diagonal ins Blatt gesetztes Rechteck ist mittels Schattierung als Körper kenntlich gemacht. Alle anderen Elemente sind aus einzelnen Papierstücken zu größeren Formen zusammengesetzt. Da das Auge den weißen Balken als geometrischen Körper wahrnimmt, beginnt der Betrachter, die verschiedenen Raumschichten zu analysieren. Das Schwarz der kreuzartigen Struktur und das sie umgebende dunkle Grau lassen die Tiefe des Bildes erahnen. Deutlich ist auch die Lage des Ovals zwischen Bildhintergrund und dem weißen Balken zu erkennen. Es läßt sich als Fläche, aber auch als Körper lesen. Oder ist es eine Vertiefung in das schwarze Kreuz hinein? Die kleineren Elemente, wie der rote Punkt oder der wie ein Ausrufungszeichen wirkende kleine weiße Balken, sind weitere Mittel, um das Vor- und Zurückspringen der Körper und Flächen in Gang zu setzen. Dabei kommt als unverzichtbares Element die Farbe ins Spiel, die einen Gegenstand einmal leicht, dann wieder schwer erscheinen läßt. **D**ie Wirkung eines ›Proun‹ sollte nicht allein auf die Fläche eines Papiers beschränkt bleiben. Es war die erklärte Absicht Lissitzkys, die beim Entwurf gewonnen Erkenntnisse in die neue Gestaltung aller Bereiche des Lebens einfließen zu lassen. In dieser Forderung schlagen sich Ideen nieder, die im Kreis der Künstlervereinigung UNOWIS kursierten, für die Lissitzky nach seiner Ankunft in Witebsk von deren Kopf Kasimir Malewitsch gewonnen werden konnte. **F**ür Lissitzky, der sich vor seiner Zeit als Professor an der Kunstschule unter anderem mit jüdischen Themen beschäftigt und Bücher für Kinder illustriert hatte, bedeutete ›Proun‹ eine Hinwendung zur Gegenstandslosigkeit, an der er in Zukunft festhalten sollte.

W. Spr.

Richter, H.: El Lissitzky – Sieg über die Sonne. Zur Kunst des Konstruktivismus, Köln 1958
El Lissitzky 1890-1941, Catalogue for an Exhibition of Selected Works from North American collections, the Sprengel Museum Hannover and the Staatliche Galerie Moritzburg Halle, Cambridge (Mass.) 1987
El Lissitzky – Architect, Painter, Photographer, Typographer, Stedelijk Van Abbemuseum Eindhoven, Eindhoven 1990

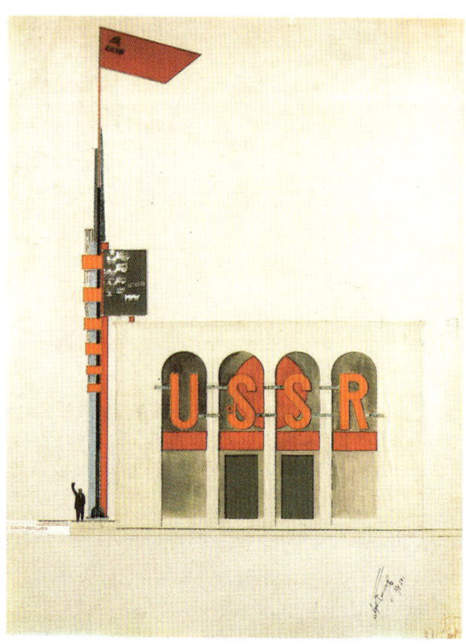

Entwurf eines Flaggenständers für die ›Pressa‹, 1927

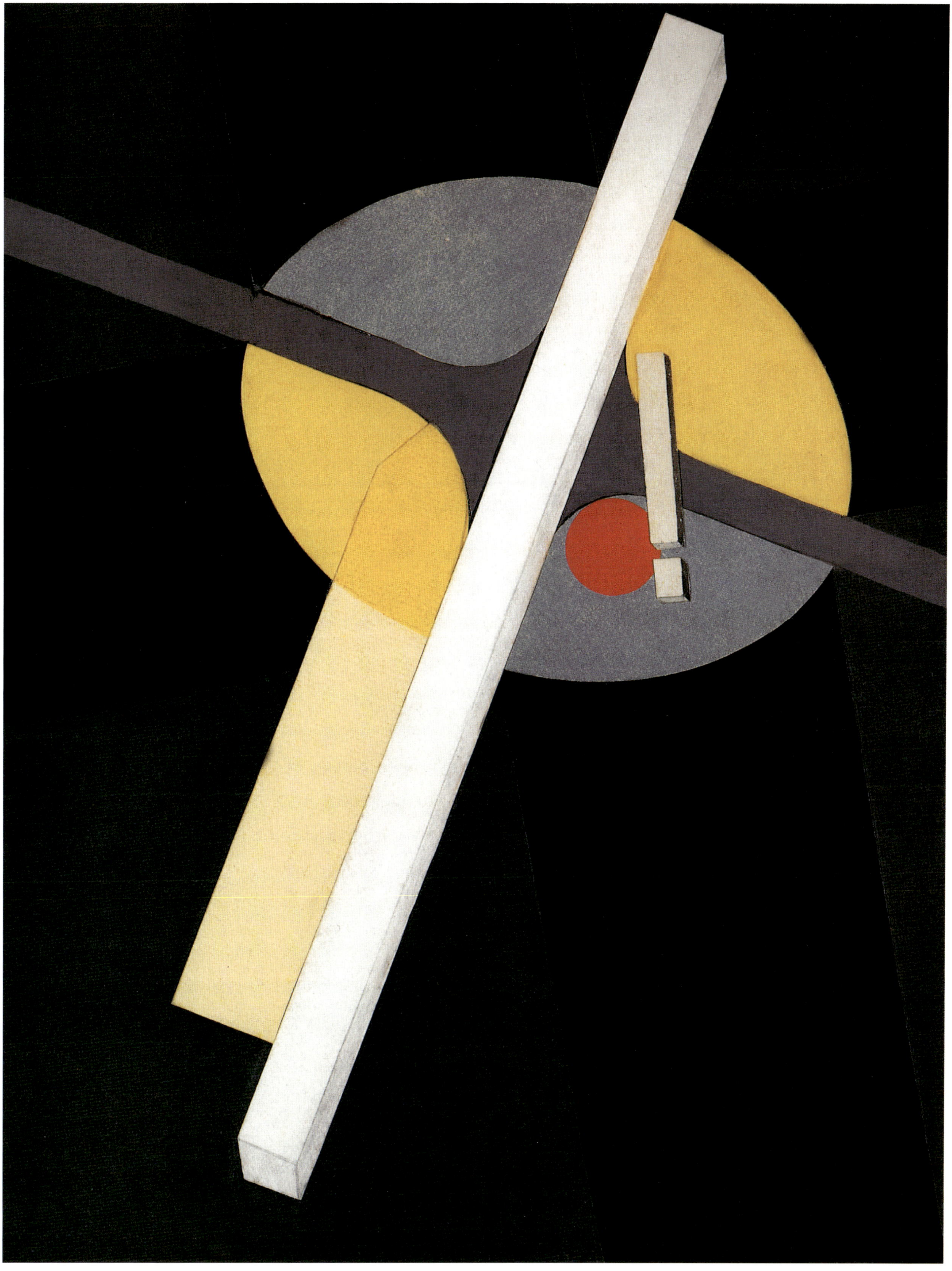

Tableau I, 1921

1872 am 7.3. wird Pieter Cornelis Mondrian in Amersfoort geboren
seit 1886 Beschäftigung mit der Malerei
1889/92 Qualifizierung zum Zeichenlehrer
seit 1894 Abendstudium an der Akademie in Amsterdam
1897 erste Ausstellung
1907 *Wald in Oele*
1908 Begegnung mit Jan Toorop, Kees van Dongen
Hinwendung zum Luminismus

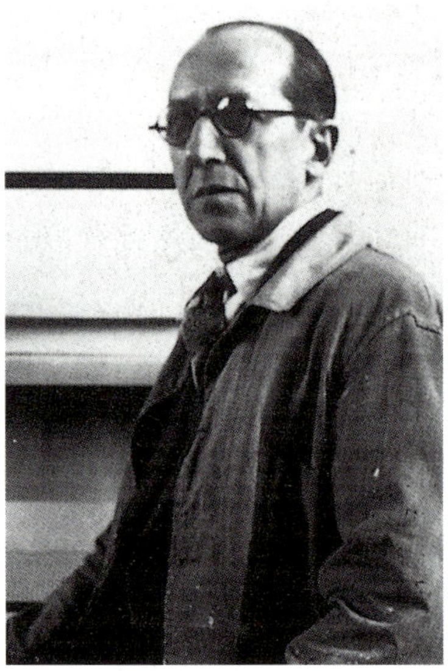

1909 Mitglied der Theosophischen Gesellschaft
1910 Mitbegründer des ›Moderne Kunstkring‹
1911 erste Ausstellung des ›Moderne Kunstkring‹ im Stedelijk Museum, Amsterdam
1912 Übersiedlung nach Paris
Entwicklung der Prinzipien des analytischen Kubismus bis fast an die Grenze der vollständigen Abstraktion
1914 Übersiedlung nach Laren
Begegnung mit den Malern van der Leck und van Doesburg
1917 Durchbruch zur völligen Abstraktion
1919 Aufenthalt in Paris
1920 Veröffentlichung der Broschüre ›Le Néo-Plasticisme‹
1925 Bruch mit van Doesburg und ›De Stijl‹
Publikation des Bauhaus-Buches ›Die neue Gestaltung‹
1929 Mitglied der Gruppe ›Cercle et Carré‹
1932–38 Ausstellungen mit der Gruppe ›Abstraction-Création‹
1938 Emigration nach London
1940 Übersiedlung nach New York
1944 am 1.2. stirbt Mondrian in New York

In seinem 1920 veröffentlichten Buch ›Le Néo-Plasticisme‹ hat Piet Mondrian die Zielvorstellungen seiner Kunst beschrieben: »Die neue Gestaltung kann sich nicht hinter dem verstecken, was das Individuelle kennzeichnet, hinter natürlicher Form und Farbe. Sie muß vielmehr in der Abstraktion von Form und Farbe zum Ausdruck kommen, in der geraden Linie und in der zur Bestimmtheit geführten Farbe.« Diese Worte charakterisieren Mondrian als einen Maler, der in seinen Bildern nach Reinigung aller dinghaften Elemente eine neue Ordnung entstehen läßt, die genau geplant und durchdacht ist. Zu den gestalterischen Bestandteilen gehören neben der geraden Linie die Horizontale und der rechte Winkel, hinzu kommt die Unterteilung der Fläche in nicht-farbige (schwarze, weiße, graue) und in primärfarbige (rote, blaue, gelbe) Felder. Mondrian strebt ein Gleichgewicht durch die Kontraste der Senkrechten und Waagerechten sowie der reinen Farben und der Nicht-Farben an, was ihm 1921 in *Tableau I* erstmals vollkommen gelingt. Das Bild ist nun ein reines Proportionsgefüge aus nicht mehr weiter reduzierbaren Elementen. **M**ondrian macht durch die Gleichstellung aller Teile im Bild eine universale Harmonie sichtbar. Das Erstaunliche und zugleich Neue dieser Bildauffassung ist die Schaffung eines Gleichgewichts aus der Asymmetrie heraus, mit der die überkommene Herrschaft des starren Symmetrie-Prinzips beendet wurde. **Z**usammen mit Bert van der Leck, Theo van Doesburg sowie einigen anderen Künstlern, die ähnliche Ziele verfolgten, gründete er 1917 die Künstlergruppe ›De Stijl‹, gleichzeitig erschien die erste Ausgabe einer Zeitschrift mit demselben Titel, die bis 1925 als theoretisches Forum diente. **D**er Wunsch, diese neue Kunstform zugleich als neue Lebensform zu postulieren, findet entsprechende Resonanz in der holländischen Architektur sowie übergreifend im ›Neuen Bauen‹ der 20er Jahre. Auch vom Bauhaus, in dessen Publikationsreihe 1925 Mondrians Buch ›Die Neue Gestaltung‹ erschien, wurden zahlreiche ›De-Stijl‹-Impulse übernommen und weiterentwickelt. *B. W.*

Seuphor, M.: Piet Mondrian, New York 1956
Welsh, R. P. und J. M. Joosten: Two Mondrian Sketchbooks 1912–14, Amsterdam 1969
Holtzman, H. und M. S. James (Hrsg.): The New Art – The New Life, The Collected Writings of Piet Mondrian, London 1986
Jaffé, H. L. C.: Piet Mondrian, Köln 1990
Piet Mondrian 1872–1944, Haags Gemeentemuseum, Bern 1995

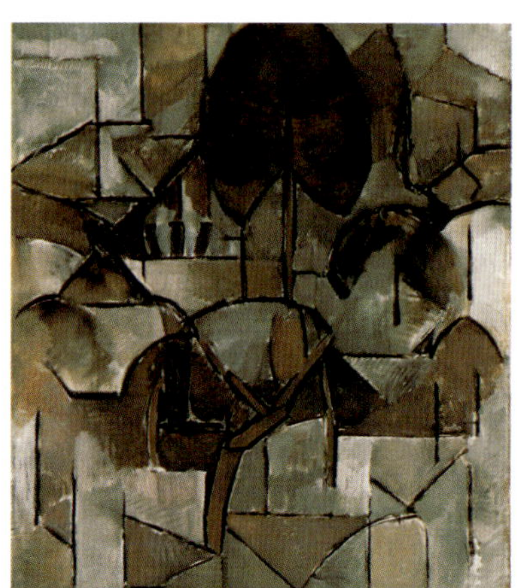

Landschaft mit Bäumen, 1911/12

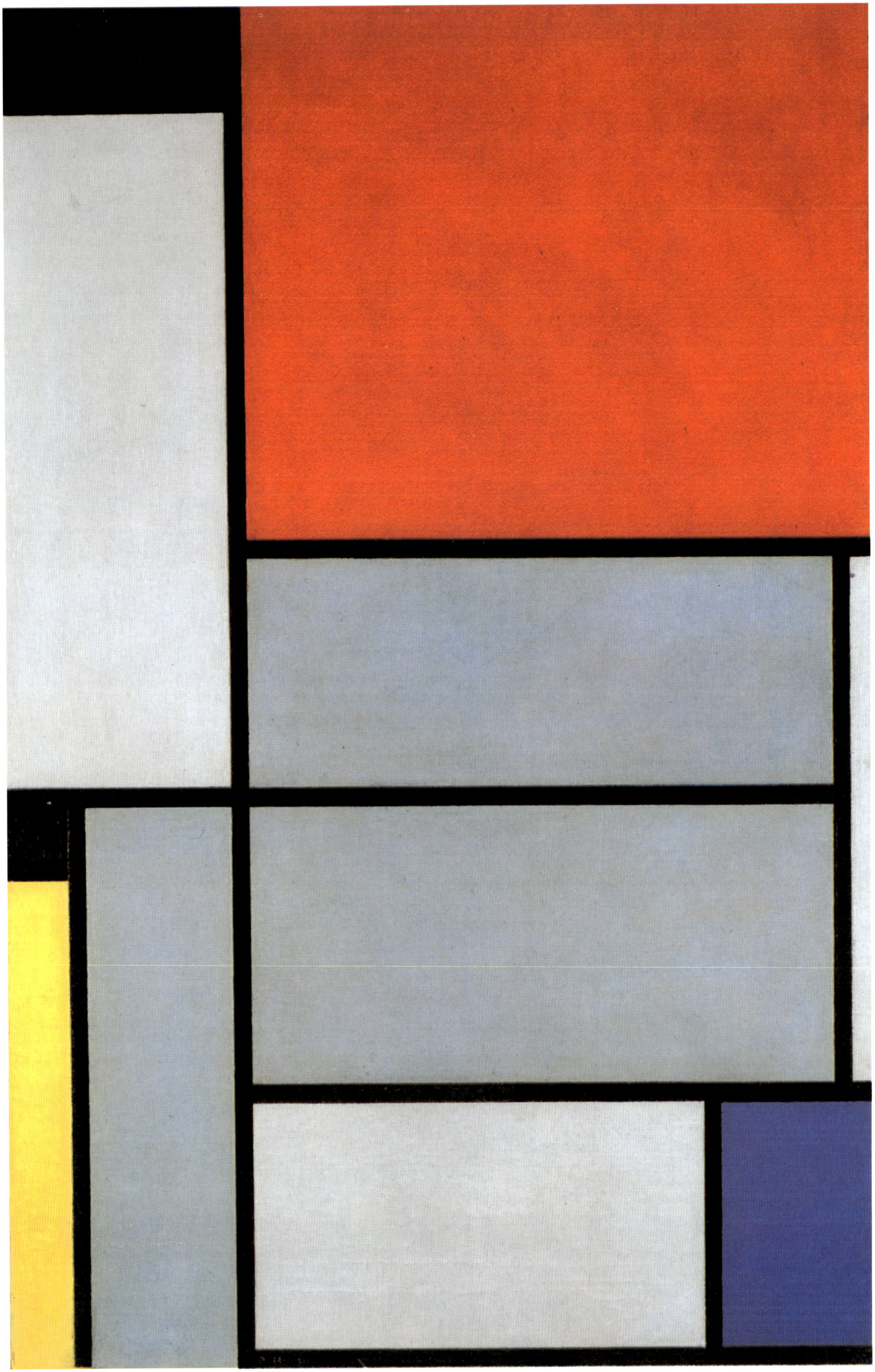

1879 am 18.12. wird Paul Klee in Münchenbuchsee bei Bern geboren
1898–1900 Studium an der Malschule Knirrs und an der Akademie von Stucks in München
erste Begegnung mit Wassily Kandinsky
1901–02 mit dem Bildhauer Hermann Haller Reise nach Italien
1902–06 Aufenthalt in Bern
1905 Aufenthalt in Paris
1906 Übersiedlung nach München
1910 Ausstellung im Berner Museum

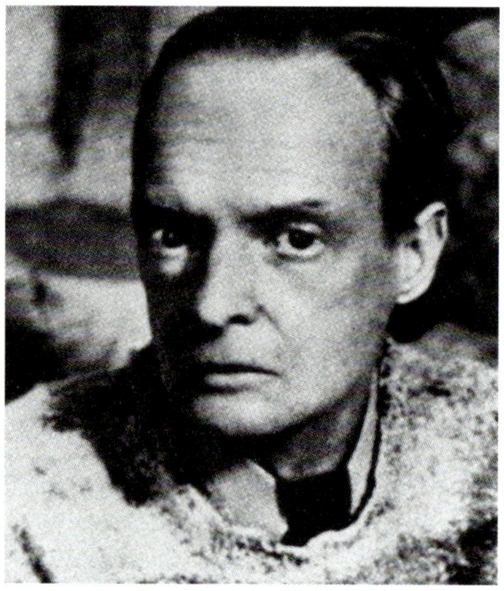

1911 Bekanntschaft mit Mitgliedern der ›Neuen Künstlervereinigung München‹
erste Ausstellung in der Galerie Thannhäuser
1912 Teilnahme an der zweiten Ausstellung des ›Blauen Reiter‹
Reise nach Paris, Besuch bei Delaunay
1914 Reise mit August Macke und Louis Moilliet nach Tunesien
Gründungsmitglied der ›Neuen Münchner Sezession‹
1916–18 Kriegsdienst
1920 Ausstellung in der Galerie Neue Kunst bei Goltz in München
1921 Berufung an das Bauhaus in Weimar
Beginn der theoretischen Arbeiten über Gestaltungslehre
1922 *Die Zwitschermaschine*
1924 Beteiligung an der ersten Surrealisten-Ausstellung in Paris
seit 1924 Ausstellungen mit Kandinsky, Jawlensky und Feininger als ›Die Blauen Vier‹
1925 Erscheinen des ›Pädagogischen Skizzenbuches‹ in der Reihe der Bauhaus-Bücher
Umzug mit dem Bauhaus nach Dessau
1929 Reise nach Ägypten
1930 Ausstellung im Museum of Modern Art in New York
1931 Berufung als Professor an die Düsseldorfer Akademie
1933 Entlassung durch die Nationalsozialisten
Umzug nach Bern
Von der Liste gestrichen
1940 Ausstellung seiner letzten Bilder in Basel
am 29.6. stirbt Klee in Locarno-Muralto

Die Zwitschermaschine, 1922

1921, in dem Jahr, in dem Paul Klees Lehrtätigkeit im Bauhaus in Weimar begann, entstand seine Federzeichnung *Konzert auf dem Zweig*, die das Aquarell *Die Zwitschermaschine* des folgenden Jahres vorbereiten sollte. Vier phantastische Vogelwesen mit Köpfen, die weit eher an Fische erinnern, hocken eng nebeneinander auf dem Zweig eines Baumes. Ihren geöffneten Mündern entströmen – in graphischen Zeichen visualisiert – Töne, aus denen ein Konzert ganz eigener Art entsteht. Diese fantastischen Wesen zwischen Vogel und Fisch erscheinen in der auf wenige Linien reduzierten Darstellung der Federzeichnung weit weniger organisch-lebendig als vielmehr aus einem maschinell-konstruktiven Geist entwickelt. **D**as Aquarell *Die Zwitschermaschine* übernimmt die fantastische Vogelgruppe, fügt dem Zweig des Baumes jedoch eine Konstruktion mit Stange und Kurbel hinzu, so als sei der Vogelgesang wie in einem alten Grammophon immer wieder aufziehbar und abzuhören. **F**antastische Maschinenwelten ohne jeden realen Nutzen wurden wiederholt von Künstlern der Dada-Bewegung dargestellt. Sie erwuchsen einer Zeit, in der der Einfluß der Maschine zunahm und Natur und Mensch zu überwältigen drohte. In Klees Aquarell erscheint die Natur in maschineller Verwandlung, in einer für Klee charakteristischen, ironisch-heiteren Formulierung. Es nimmt Bezug auf die tragische Situation einer von ihren Ursprüngen entfremdeten Welt. Der Vogelsang in maschineller Gestalt, die Natur im überwältigenden Zugriff einer Zivilisation, die sich von ihren Ursprüngen weit entfernt hat – auf diese Gegebenheit verweist das Aquarell Klees in grotesk pointierter Weise. Mehr noch: Vogel und Fisch, Schwimmen und Fliegen, die in Klees Darstellung gleichzeitig angesprochen sind, meinen jene freie Beweglichkeit, von der Klee in seinem Text ›Wege des Naturstudiums‹ spricht und die über alle Begrenzungen hinausführt. **D***ie Zwitschermaschine* ist auch eine Darstellung von Gesang, Konzert und Musik und betont die in ihnen angelegte Möglichkeit der Lösung aus jeglicher irdischen Gebundenheit.

E.-G. G.

Zweite, A. (Hrsg.): Paul Klee. Das Frühwerk 1883–1922, München 1979
Paul Klee – Leben und Werk, Kunstmuseum Bern, Stuttgart 1987
Grohmann, W.: Paul Klee, Köln 1989
Güse, E.-G.: Paul Klee – Wachstum regt sich, München 1990
Paul Klee. Œuvreverzeichnis, Bd. 1: Die Werke des Jahres 1940, Stuttgart 1990
Fath, M. (Hrsg.): Paul Klee. Die Zeit der Reife, München 1996

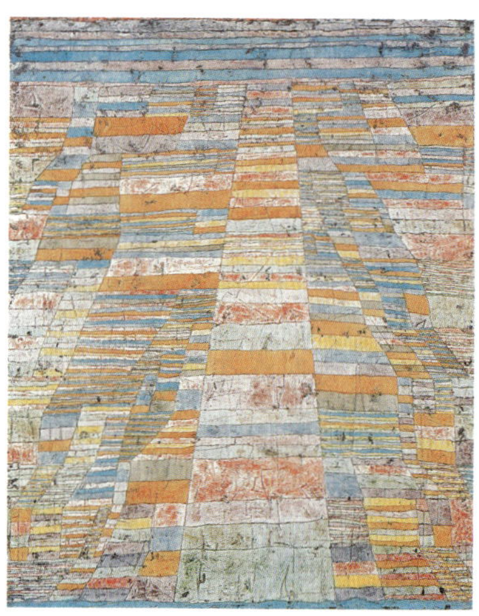

Hauptweg und Nebenwege, 1929

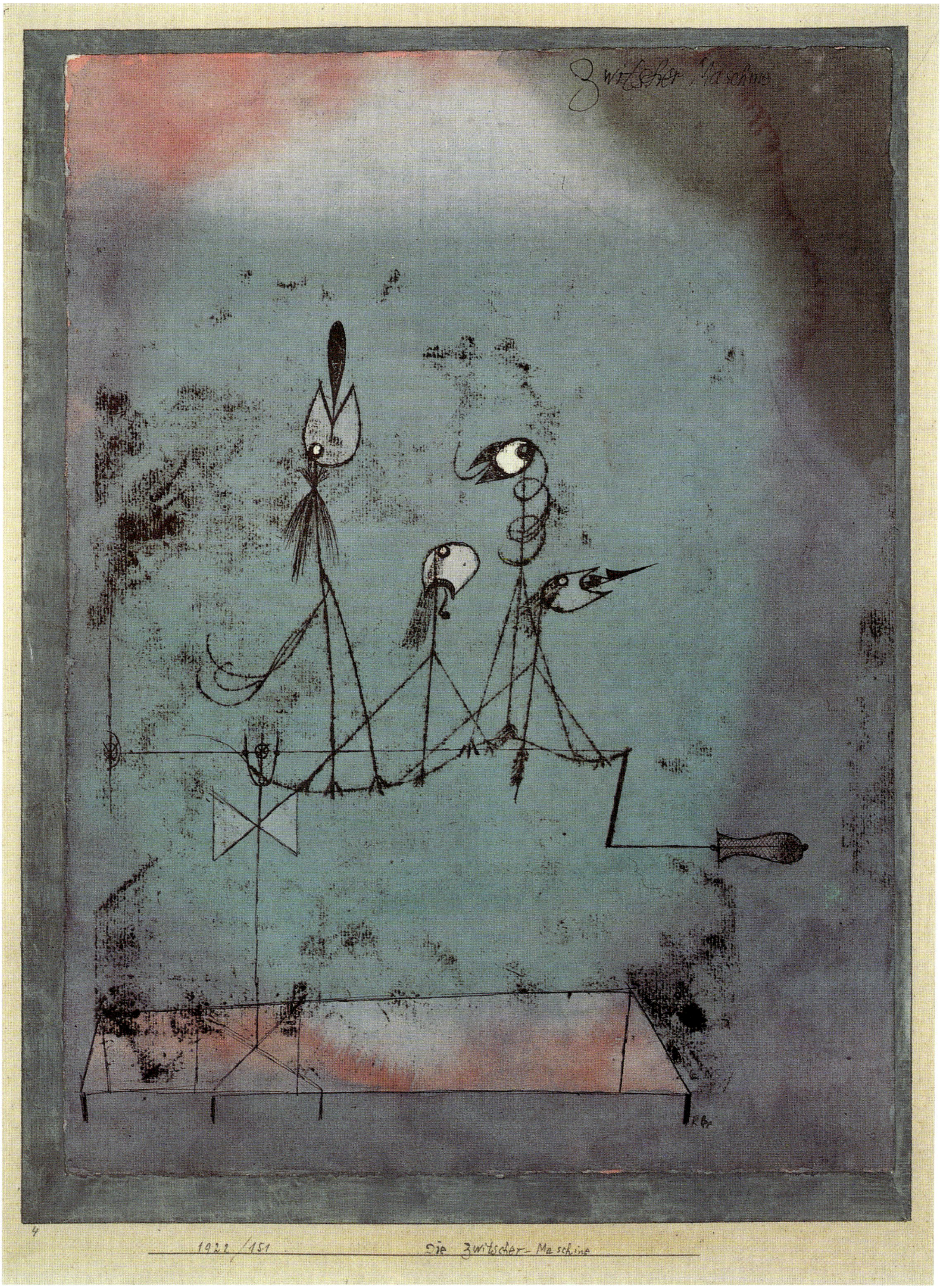
Zwitscher Maschine
4
1922 / 151
Die Zwitscher-Maschine

Le Violon d'Ingres, 1924

1890 am 27.8. wird Man Ray als Emmanuel Radinski in Philadelphia geboren
1907–08 Architektur- und Malerei-Studium an der New York School of Arts
1911 *Tapestry*
1913 erste abstrakte Bilder
1915 Begegnung mit Marcel Duchamp und Francis Picabia
Gründung der Dada-Gruppe in New York

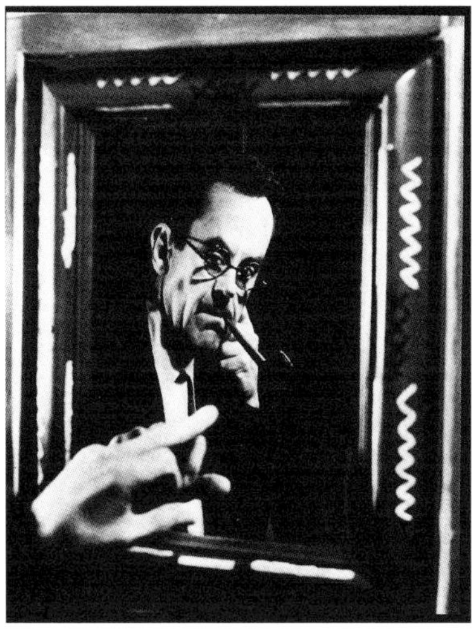

1916 Ausstellung proto-dadaistischer Assemblagen in der Daniel Gallery
1918 erste *Aerographien*
1920 mit Duchamp Gründung der ›Société Anonyme‹
1921 zusammen mit Duchamp Gründung der Zeitschrift ›New York Dada‹
Übersiedlung nach Paris, Anschluß an die Dichter der Zeitschrift ›Littérature‹
Experimente mit Fotografie ohne Apparat, sogenannte ›Rayogramme‹
Beteiligung am Dada-Salon der Galerie Montaigne
1922 Veröffentlichung von ›Champs délicieux‹, zwölf ›Rayogrammen‹
1923 Film ›Le Retour à la Raison‹
1924 *Le Violon d'Ingres*
1925 Beteiligung an der Pariser Surrealisten-Ausstellung
1927 Film ›Emak Bakia‹
1928 Film ›L'Étoile de Mer‹
1940–51 Tätigkeit in Hollywood, danach Rückkehr nach Paris
1963 Erscheinen der Autobiografie ›Self Portrait‹ in London
1976 am 18.11. stirbt Man Ray in Paris

»Ich male, was ich nicht fotografieren kann. Und ich fotografiere, was ich nicht malen kann.« Man Ray, ein Künstler mit universeller Begabung, Witz und Fantasie, experimentierte mit den verschiedensten Techniken, er war nicht nur als Fotograf und Maler, sondern auch als Grafiker tätig, er schuf Plastiken und Objekte aus vorgefundenen Gegenständen und drehte Filme. Schon in New York, der Stadt, in der er aufgewachsen war, gehörte er zum Zirkel der Dadaisten. Als er 1921 nach Paris kam, fand er schnell Kontakt zu den dadaistisch-surrealistischen Kreisen um Marcel Duchamp und André Breton. Als einer der ersten nutzte er die kameralose Fotografie zur Schaffung von Foto-Grafiken, die nach ihm ›Rayogramme‹ benannt wurden. Man Ray setzte das bereits im 19. Jahrhundert entdeckte Verfahren, Gegenstände auf lichtempfindliches Papier zu legen, ein, um fantastisch verfremdete, abstrakte Kompositionen zu schaffen. Auch in der Kamerafotografie war seiner Erfindungsgabe keine Grenze gesetzt. Er bearbeitete sowohl die Negative als auch die Positivabzüge, nutzte die Doppelbelichtung, setzte Vergrößerungen und Verzerrungen zur Steigerung der surrealistischen Wirkung ein und entdeckte zusammen mit Lee Miller die ›Solarisation‹, die Manipulation der Grauwertwiedergabe durch Zweitbelichtung eines bereits entwickelten Bildes. **M**an Rays Lieblingsmodell in den 20er Jahren war seine damalige Lebensgefährtin Kiki. Als Femme fatale, Sängerin, Tänzerin und Modell war sie eine der schillerndsten Erscheinungen des Künstlerviertels Montparnasse. Auch für *Violon d'Ingres*, 1924 veröffentlicht in André Bretons surrealistischer Zeitschrift ›Littérature‹, posierte sie für den Künstler. Vergleichbar mit einer der Schönheiten in Ingres' *Türkischem Bad* zeigt sie, geschmückt mit einem Turban, dem Betrachter ihren nackten Rücken, dem zwei Violinschlüssel eingezeichnet sind. Mit dieser vieldeutigen Fotocollage, die den Körper der Geliebten als dekoratives Objekt zeigt, spielt Man Ray nicht nur auf den bekannten Vergleich des Frauenkörpers mit einem Musikinstrument an. Gleichzeitig handelt es sich um ein Wortspiel mit der französischen Bedeutung von »Violon d'Ingres«, das soviel meint wie Hobby oder Leidenschaft: Ingres unterhielt die Besucher seines Ateliers mit seinem Violinspiel, bevor sie seine Bilder betrachten durften. Unterschiedliche Deutungsmöglichkeiten eröffnen sich: Ist die Fotografie Man Rays Hobby oder der zum Objekt stilisierte, klassisch geformte weibliche Körper? Steht die Hommage an den französischen Maler, der wie Man Ray die Aktdarstellung liebte, im Vordergrund oder die Huldigung an die Schönheit der Frau?

I. H.

Foresta, M. u.a.: Man Ray 1890–1976. Sein Gesamtwerk, Schaffhausen/Zürich 1989

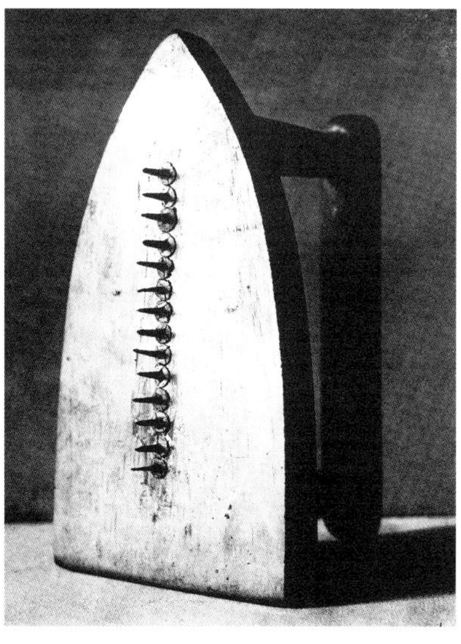

Geschenk, 1921

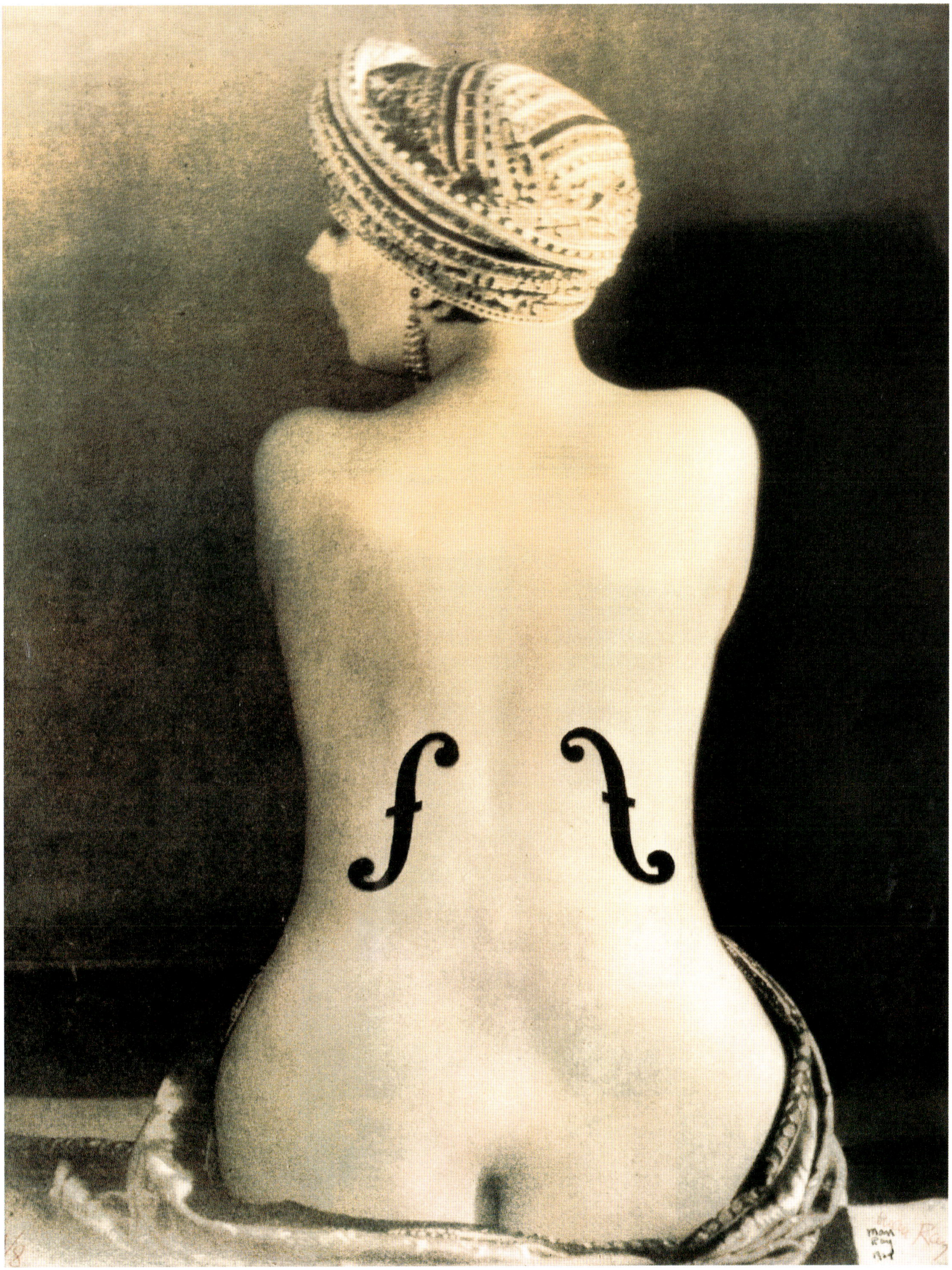

1858 am 21.7 wird Franz Heinrich Louis Corinth in Tapiau (Ostpreußen) geboren
1876–80 erste Ausbildung an der Königsberger Akademie
1880 Übersiedlung nach München, Arbeit im Atelier Defreggers und Löfftz'
1884 Reise nach Paris, Studien an der Académie Julian
1886 Aufenthalt in Antwerpen

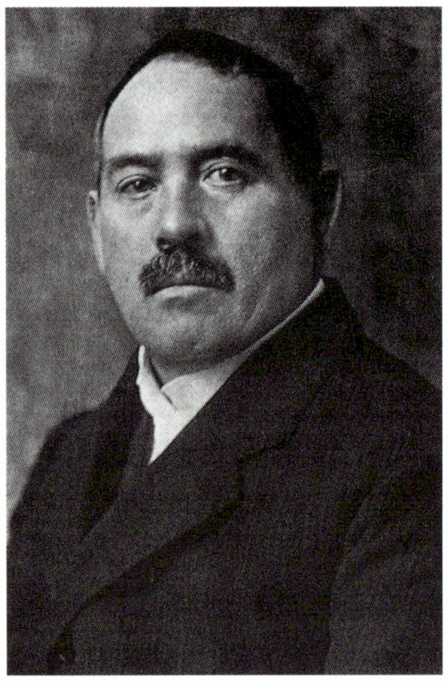

1887 änder seinen Vornamen von Louis in Lovis um
1887–91 lebt in Berlin und Königsberg
1891 Rückkehr nach München
1892–94 Anschluß an mehrere Künstlervereinigungen (Sezession, Freie Künstlervereinigung)
1893–98 Bearbeitung mythologischer Themen
1895 *Kreuzabnahme*
1896 *Selbstporträt mit Skelett*
1900 geht mit Max Slevogt nach Berlin, wird dort führender Vertreter der Berliner Sezession
1904 Reise durch Ostpreußen
1907–11 Reisen nach Belgien und Holland
Studium der Werke Rembrandts und Frans Hals'
1908 ›Das Erlernen der Malerei‹
1911 Schlaganfall
1912 *Selbstbildnis als geblendeter Simson*
1914 ›Über deutsche Malerei‹
seit 1918 bevorzugter Aufenthaltsort ist Urfeld am Walchensee
1920 Zeichnung der Totenmaske Karl Liebknechts
1921 Ehrendoktorwürde der Universität Königsberg
1924 *Das Trojanische Pferd*
1925 *Ecce Homo*
am 17.7. stirbt Corinth in Zandvoort (Holland)

Ecce Homo, 1925

In einer Zeit heftiger Verwerfungen und Umbrüche in Europa ist Corinth in Berlin zu einem Maler geworden, der die Passion der Malerei wirklich auf sich genommen hat. Das macht ihn, in einem Land der Malerdichter, Malerphilosophen und gesellschaftlich agitierenden Malermissionare zumal, zu einem Einzelgänger, zum unzeitgemäßen Zeitgenossen schlechthin. Corinths Rückzug auf die Malerei reflektieren auch seine Selbstinszenierungen. Darin nur noch Max Beckmann vergleichbar, betrieb Corinth solches Rollenspiel höchst exzessiv. Es diente ihm offensichtlich zur Bannung seiner Obsessionen. **D**er Tod ist in der Lebensfülle von Corinths Malerei allgegenwärtig. Die Energie und die Dynamik dieser Malerei als natura naturans hat gleichsam ihre raison d'être im Wissen um den Tod. Seit dem Schlaganfall von 1911 trägt Corinths Malerei an diesem Wissen ganz elementar. Corinths Welt und Weltvertrauen sind zudem durch die Kriegsniederlage zutiefst erschüttert. Alles scheint haltlos im Sog der Malerei zu entschwinden und wird hinfällig. Umgekehrt jedoch wird alles erst von Corinth auf der weißen Leinwand hervorgebracht. Was der Maler als Vergänglichkeit zeigt, wird von ihm zuerst durch Malerei erschaffen und schließlich in absolute Malerei verwandelt. Die ständige Aufhebung der Vergänglichkeit durch Spiritualisierung findet somit ebenso statt wie der ständige Hinweis auf das Lebendige der Natur und ihre Todverfallenheit. **C**orinths Passion der Malerei hat mithin ein Doppelgesicht. Es ist eine Passion, eine Obsession für die Sinnenwelt und die Sinnlichkeit der Malerei, die von der Hinfälligkeit des Lebens, von seiner Schuld, vom Tod und dessen permanenter bedrohlicher Anwesenheit ebenso weiß. Corinths Passion der Malerei hält beides im Malakt fest, das Fest der Malerei als Feier alles Irdischen und als Überwindung seiner kostbar festgehaltenen Vergänglichkeit. Diese Ambivalenz der Malerei Corinths, ihre Passion im Doppelbild von Leidenschaft und Leiden macht im letzten Lebensjahr Corinths die Gleichzeitigkeit der erotischen und der religiösen Schaustellung deutlich. In der *Schönen Frau Imperia* zeigt Corinth nochmals im Bild der großen Hure die Faszination erotischer Passion, die schließlich zur Läuterung der Liebenden führt. In *Ecce Homo* ist es der demütigende Moment der Passion Christi, die Schaustellung des Gottessohnes vor der spottenden Menge, die der Vollendung seines Leidens und der Erlösung vorausgeht. Der Künstler als Christus, in dieser selbstgewählten Rolle Corinths, die vom Münchner *Selbstbildnis mit Skelett* bis zum *Roten Christus* mit selbstbildnishaften Zügen des zum Blutstrom verwandelten Schmerzensmanns und schließlich zum *Selbstbildnis als Schmerzensmann* als Schlußblatt seiner ›Selbstbiografie‹ reicht, in dieser Lieblingsrolle des Künstlers als Christus hat Corinth den Doppelsinn seiner Passion der Malerei beständig reflektiert. Der Doppelsinn seiner Passion der Malerei – das ist die gläubige und dithyrambische Verehrung der Fülle des Lebens und zugleich das Wissen um dessen Endlichkeit und der beständige Versuch seiner Überwindung durch die Lustqual der Malerei. Corinths Passion der Malerei – das ist eine als ›Imitatio Christi‹ aufgefaßte Erlösung der sterblichen Welt durch die sich ständig erneuernde Kraft der Malerei. *P. K. S.*

Berend-Corinth, C.: Die Gemälde von Lovis Corinth, München 1958
Lovis Corinth 1858–1925. Gemälde und Druckgraphik, Städtische Galerie im Lenbachhaus, München 1975
Felix, Z. (Hrsg.): Lovis Corinth – Gemälde, Zeichnungen und Graphik, Köln 1985
Schuster, P. K. (Hrsg.): Lovis Corinth, München 1996

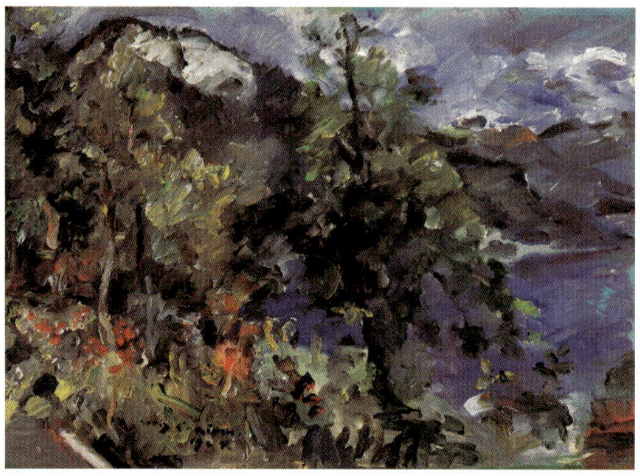

Der Jochberg am Walchensee, 1924

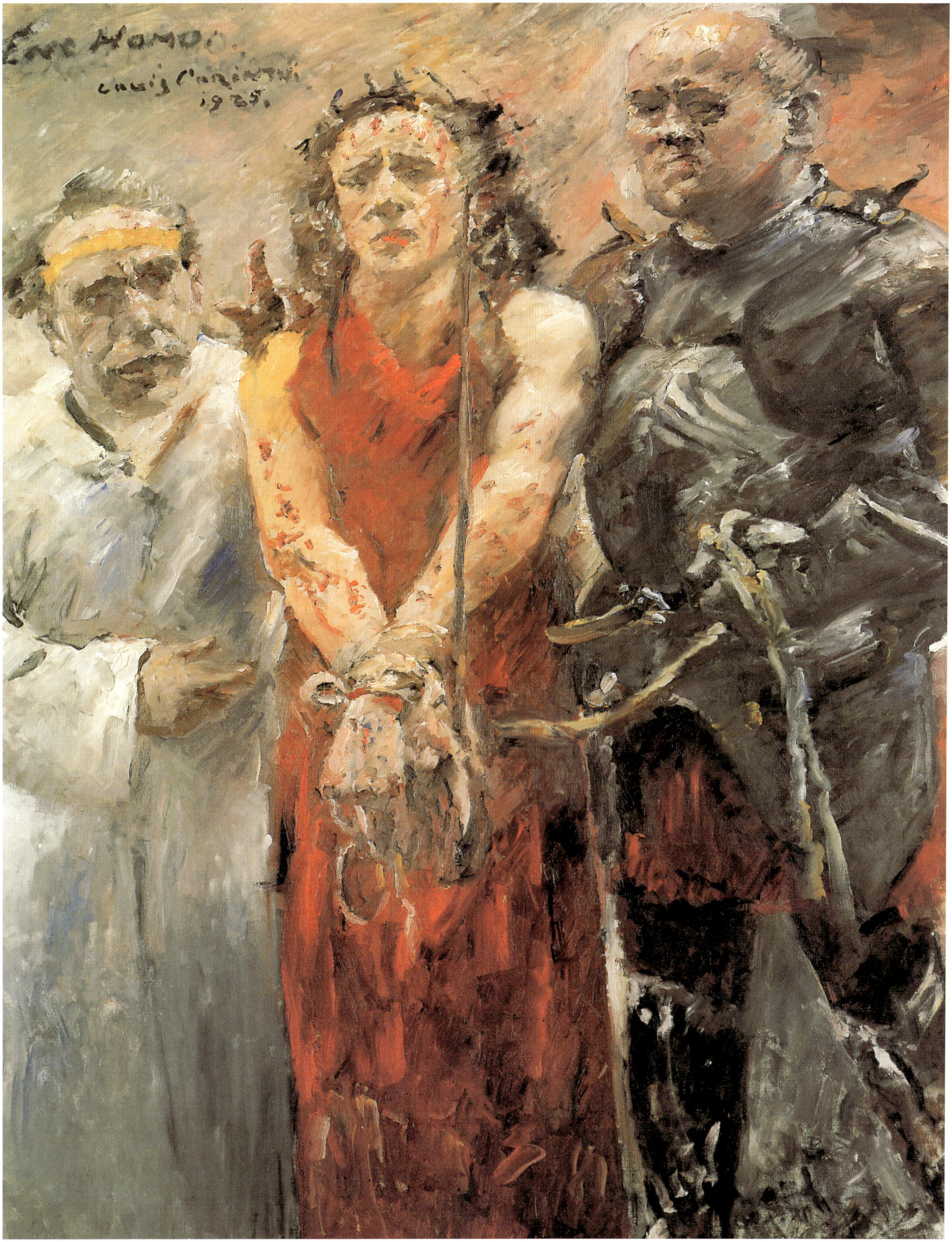
Ecce Homo.
Lovis Corinth
1925.

Oskar Kokoschka

1886 am 1.3. wird Oskar Kokoschka in Pöchlarn, Niederösterreich, geboren

1905–09 Studium an der Kunstgewerbeschule in Wien

1907 Mitarbeiter an der von Josef Hoffmann gegründeten ›Wiener Werkstätte‹

1908 Kontakte zu Karl Kraus und Wiener Literaten

1910 zeitweiliger Aufenthalt in Berlin, Mitarbeit an Herwarth Waldens Zeitschrift ›Der Sturm‹ erste Einzelausstellung

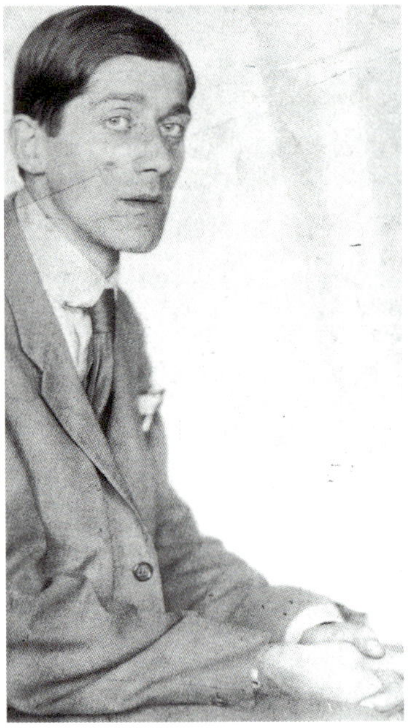

1911 Rückkehr nach Wien, Beginn der Freundschaft mit Alma Mahler

1913 Italien-Reise, Landschaftsdarstellungen

1914 *Die Windsbraut*

1914–16 Kriegsdienst

1919–23 Professur an der Akademie in Dresden

1925–31 ausgedehnte Reisen durch Europa

1931 Rückkehr nach Wien

1934 Übersiedlung nach Prag

1937 *Selbstbildnis als entarteter Künstler*

1938 Emigration nach London

1947 Annahme der englischen Staatsbürgerschaft

1948 Italien-Aufenthalt

1949 Reise in die USA

1953 Übersiedlung nach Villeneuve am Genfer See Bühnenausstattungen zu Mozarts ›Zauberflöte‹ und Webers ›Oberon‹ Gründung der Internationalen Sommerakademie auf der Feste Hohensalzburg

1975 Annahme der österreichischen Staatsbürgerschaft

1980 am 22.2. stirbt Kokoschka in Montreux

London, Tower Bridge, 1925

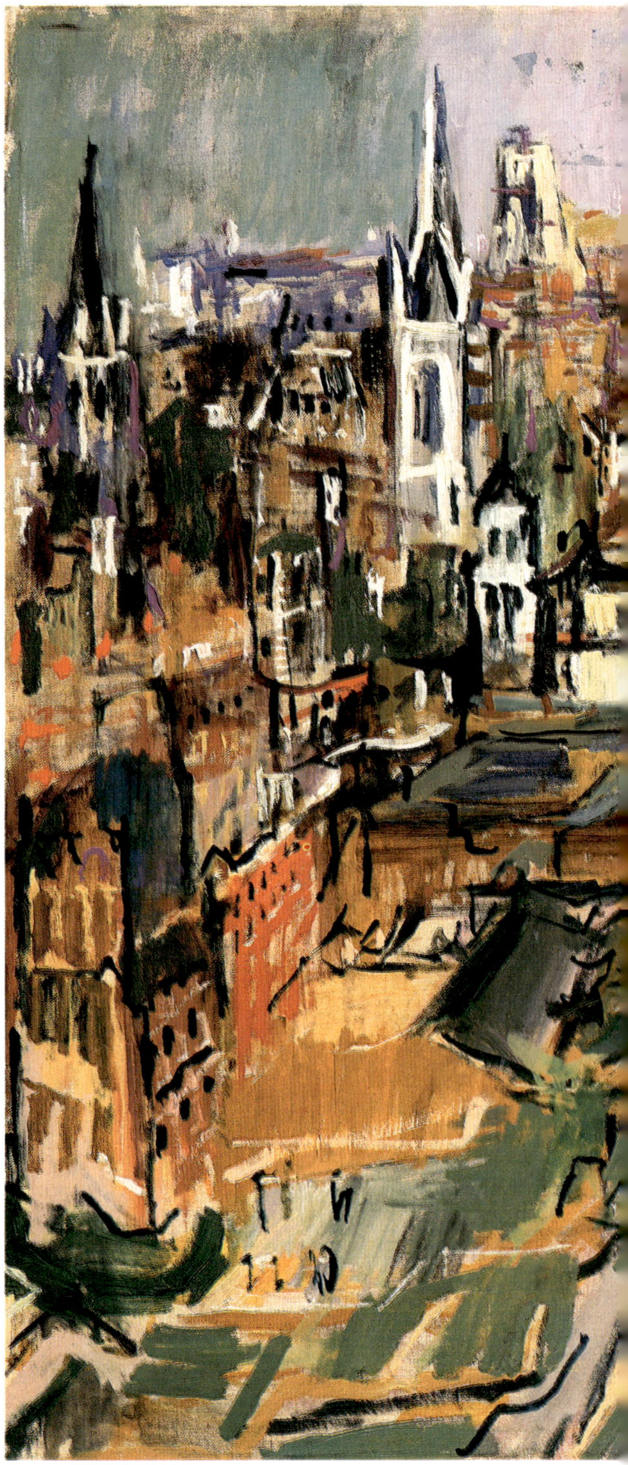

Ende des Sommers 1923 verließ Kokoschka die Dresdener Akademie und begab sich auf eine lange Reise, die ihn von Paris aus durch Europa, Nordafrika und den Nahen Osten führte. Nach einem etwa zwei Monate dauernden Paris-Aufenthalt im Mai und Juni 1925, während dem er alle bisher gemalten Reisebilder an die Kunsthändler Paul Cassirer und Jakob Goldschmidt verkaufte, reiste er Anfang Juli weiter nach Holland und erreichte schließlich am 9. Juli London. Zwischen dem 9. und 15. Juli malte Kokoschka von einem hochgelegenen Stockwerk des damals gerade fertiggestellten Adelaide House, nahe der London-Bridge, sein erstes Stadtbild von London. Es zeigt den Blick flußabwärts über das nördliche Themse-Ufer auf die Tower Bridge. Im Vordergrund liegen London Pool und Billingsgate Market, dahinter schließen sich Custom House und St. Dunstand-in-the-East an. Regelmäßig informierte er seine Familie und Freunde über die Länder und Städte, die er besuchte, und verabsäumte es dabei nicht, auch über seine Fortschritte in der Malerei zu berichten. So schrieb er am 15. Juli an seine Mutter: »In der ersten Stunde in London angekommen, habe ich sofort den Platz zum Malen gefunden. Im 10. Stockwerk an der Themse. Der ganze Fluß und eine Stadt 10 x so groß wie Wien. Das erste Bild fertig.« Insgesamt malte Kokoschka in diesem Jahr 25 Städtebilder, wobei er durchschnittlich etwa zwei Tage zum Malen benötigte. **B**eeindruckte Kokoschka in den frühen

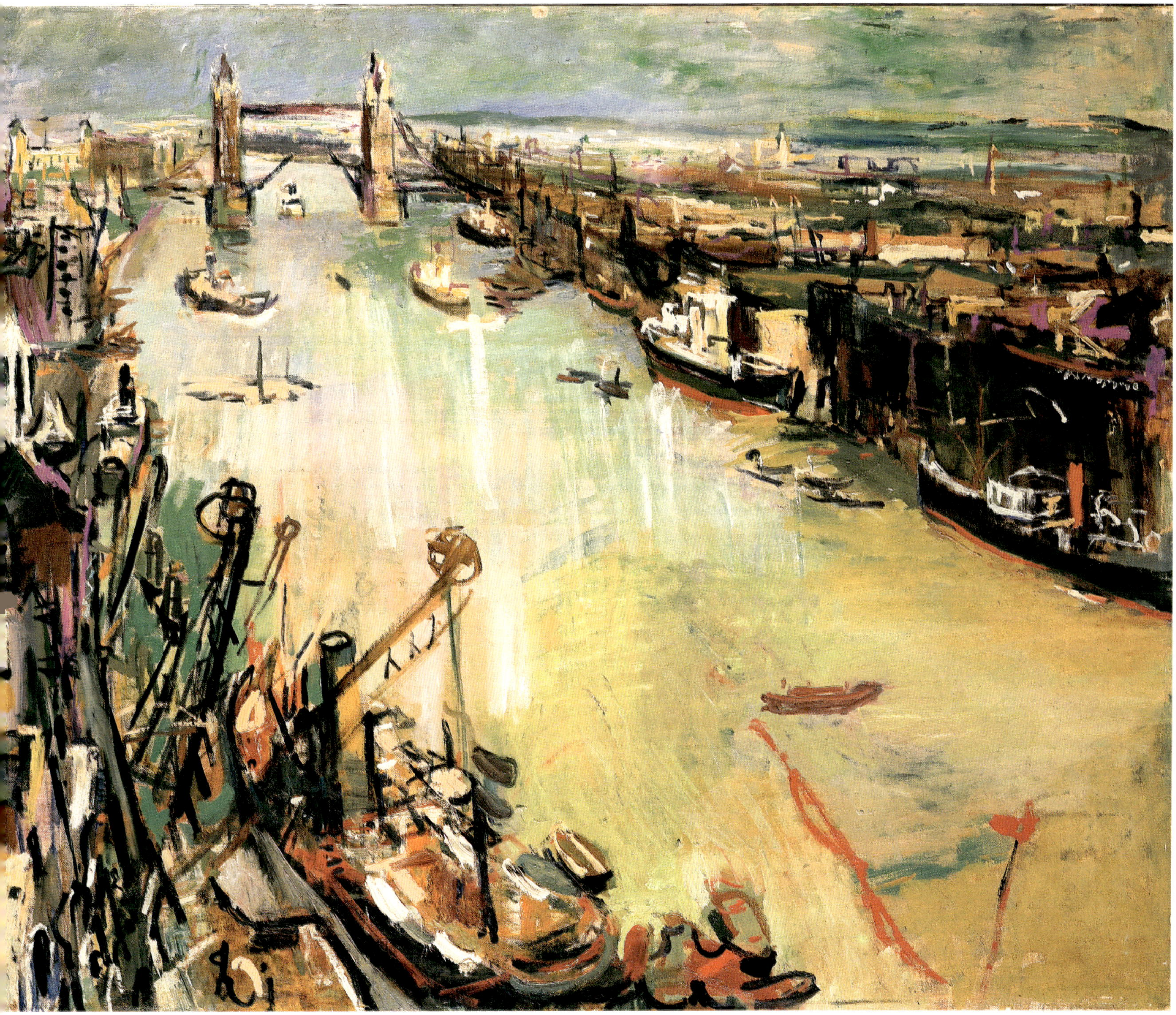

Bildnissen durch seine kompromißlose Radikalität, mit der er ungeheuer selbstbewußt seinen Modellen gegenübertrat, sie ihrer Physiognomie beraubte, um diese mit seinen bildkünstlerisch umgesetzten psychischen Erfahrungen analytisch zu vervollkommnen, so widmete er sich Mitte der 20er Jahre mit einer durchaus ähnlichen Vorgehensweise vermehrt der Landschaft und dem Stadt-›Portrait‹. Deren Topografie ist in der Regel leicht wiederzuerkennen. Dennoch erfuhren diese Bilder eine besondere Behandlung, indem er sie in der Regel von einem erhöhten Standpunkt betrachtete und infolge des großen Blickwinkels der Panoramen komprimierte, wobei er oft mehrere Blickwinkel mit naturgemäß mehreren Fluchtpunkten nebeneinanderstellte. Charakteristisch ist dabei ein expressiver Pinselstrich, mit dem er flüchtig die Wahrnehmungen skizzierte. **D**ie grundlegende Bedeutung des Künstlers für die Kunstentwicklung im 20. Jahrhundert beruht primär auf dem Fundament seiner künstlerischen Doppelbegabung. Parallel zu ersten Werken der bildenden Kunst entstanden Dichtungen, begann die Auseinandersetzung mit der Literatur der Gegenwart und der Vergangenheit, der Wechselbeziehung zwischen Kunst und Dichtung. Tabus wurden durch die Darstellung pubertärer Probleme, des Geschlechterkampfes und durch die Übertragung religiöser Vorstellungen in das Gebiet des Profanen gebrochen. Dabei übertrug er Mythologisches und Mystizismen auf die Gegenwartsproblematik. Durch seine intensiven literarischen und bildkünstlerischen Forschungen und deren Umsetzungen ins Experimentelle erreichte Kokoschka, nicht zuletzt auch durch seine zahlreichen Reisen, im Laufe der Zeit ein immanentes universelles Wissen, das ihn nicht nur als bildenden Künstler, sondern auch als einen Humanisten par excellence in die Kunstgeschichte eingehen ließ.

A. Wei.

Kokoschka, O.: Mein Leben, München 1971
Schröder, K.-A. und J. Winkler (Hrsg.): Oskar Kokoschka, München 1991
Weidinger, A.: Kokoschka und Alma Mahler, München 1996
Weidinger, A.: Kokoschka Dreaming Boy, Enfant terrible, Oslo/Helsinki 1996

Die Stützen der Gesellschaft, 1926

1893 am 26.7. wird Georg Groß in Berlin geboren
1909–11 Studium an der Königlichen Kunstakademie in Dresden
1912–14 Studium an der Kunstgewerbeschule in Berlin bei Emil Orlik
1914–15 Kriegsdienst
1915 Entstehung der ersten Klebe-Bilder
1916 ändert die Schreibweise seines Nachnamens in Grosz
1917 Anschluß an die revolutionären Spartakisten
1918 Militärgerichtsverfahren, bei dem Grosz durch Harry Graf Kessler vor dem Todesurteil bewahrt wurde

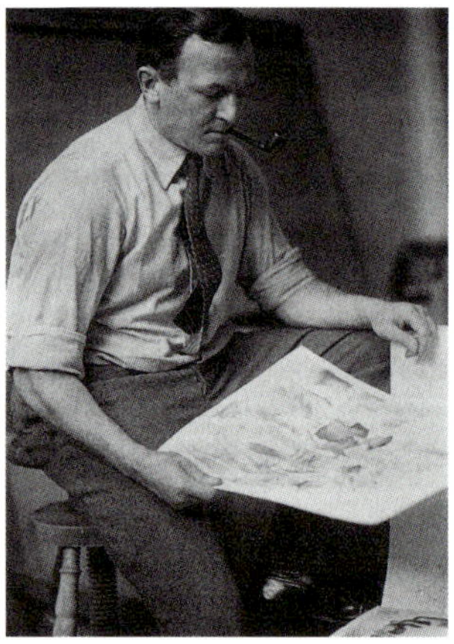

Mitbegründer der Dada-Gruppe Berlin
Eintritt in die KPD
1919 Gründung der Zeitschrift ›Die Pleite‹
1922 Reise in die Sowjetunion
1928 *Der Agitator*
1929/30 Ausstellungen in Berlin in der Galerie Bruno Cassirer
1933–36 Gastdozent an der Art Students League in New York
1933 Übersiedlung in die USA
zusammen mit Maurice Sterne Gründung der ›Sterne Grosz School‹
1934 Ausbürgerung durch die Nationalsozialisten
1935 *Nach dem Verhör*
1937 *Straßenkampf*
1938 Annahme der amerikanischen Staatsbürgerschaft
1940–44 Lehrauftrag an der Art Students League in New York
1941/42 Lehrauftrag an der Columbia University
1946 Erscheinen der Autobiografie ›A little Yes and a big No‹ in New York
1950–55 Lehrauftrag an der Art Students League in New York
1959 Rückkehr nach Deutschland
am 6.7. stirbt Grosz in Berlin

Geprägt von Krieg und Revolution, entsteht eine Künstlergeneration, die durch scharfen Realismus die gesellschaftlichen Mißstände im Nachkriegs-Deutschland anprangert. Vor diesem Hintergrund entstand Grosz' Bild *Die Stützen der Gesellschaft*, dessen Titel ironisch auf Henrik Ipsens gleichnamiges Drama anspielt. In den 30er Jahren wurde das Thema erneut aufgegriffen und von John Heartfield und Oskar Nerlinger zeitkritisch aktualisiert. **G**eorge Grosz' Anklage der bestehenden Gesellschaft fällt besonders drastisch aus: Der biertrinkende Deutschnationale mit Monokel, Schmiß und Hakenkreuz sowie offenem Schädel, dem ein Paragraphenhengst entsteigt. Dahinter erscheint der Sozialdemokrat, wahrscheinlich Reichspräsident Ebert, mit deutschnationaler Fahne und der demagogischen Parole »Sozialismus ist Arbeit« (nur kein Streik) und ebenfalls ohne Schädeldecke. Neben ihm der Journalist Alfred Hugenberg mit Palmwedel und Nachttopf auf dem Kopf als Zeichen beschränkter geistiger Haftung. Eine weitere Stütze der Gesellschaft ist ein salbungsvoller Geistlicher, der hinter seinem Rücken Mord und Totschlag duldet, die von der monarchistischen Reichswehr ›Stahlhelm‹ und dem ›Wehrwolf‹ ausgeübt werden. Militär und Klerus und auch die Presse liefern den kopflos erscheinenden Politikern offenbar die Vorgaben, um dieses Chaos zu regieren. **G**rosz bezeichnete sich zeitweilig als Dadaisten. Für ihn war Dada jedoch nicht ausschließlich Ablehnung jeglicher Tradition und Konvention, sondern hatte auch eine politische Dimension. Die Collage bzw. die Montage wurden seine Gestaltungsmittel, zu denen als Anregung auch noch die Simultanschachtelung des Futurismus kam. Diese unterschiedlichen Stilelemente traten jedoch in den 20er Jahren hinter einem zeitkritischen und satirischen Verismus zurück. Grosz entwickelte eine Typologie, die vor allem mit den Mitteln der Übertreibung und Deformation arbeitete. Übersteigerte Nahsicht und Akribie rücken das Objekt aus dem natürlichen Erscheinungsbild heraus und stellen es in einen neuen, überraschenden Zusammenhang. Mit sezierendem Blick werden exemplarische Fälle aus der Wirklichkeit dargestellt, die anklagen und den Betrachter betroffen machen sollen. **S**o entstand ein kämpferischer Realismus, der aus der gegebenen geschichtlichen Situation entsprang und folgerichtig mit ihr endete. *B.W.*

Baur, J.I.R.: George Grosz, Whitney Museum of American Art, New York 1954
Schneede, U.M.: George Grosz. Der Künstler in seiner Gesellschaft, Köln 1975
Schuster, P.-K. (Hrsg.): George Grosz, Berlin – New York, Nationalgalerie Berlin, Berlin 1995

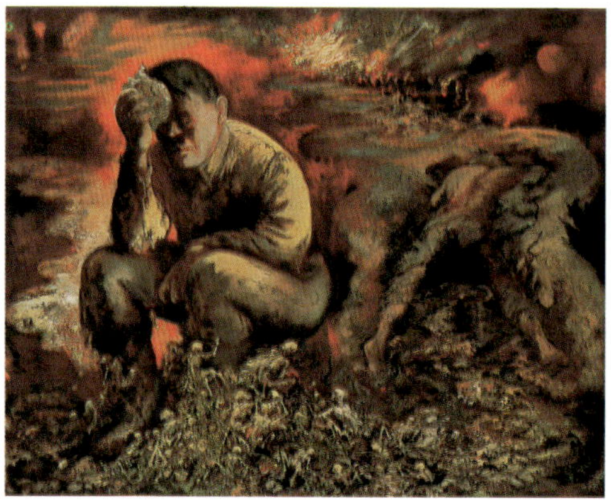

Kain oder Hitler in der Hölle, 1944

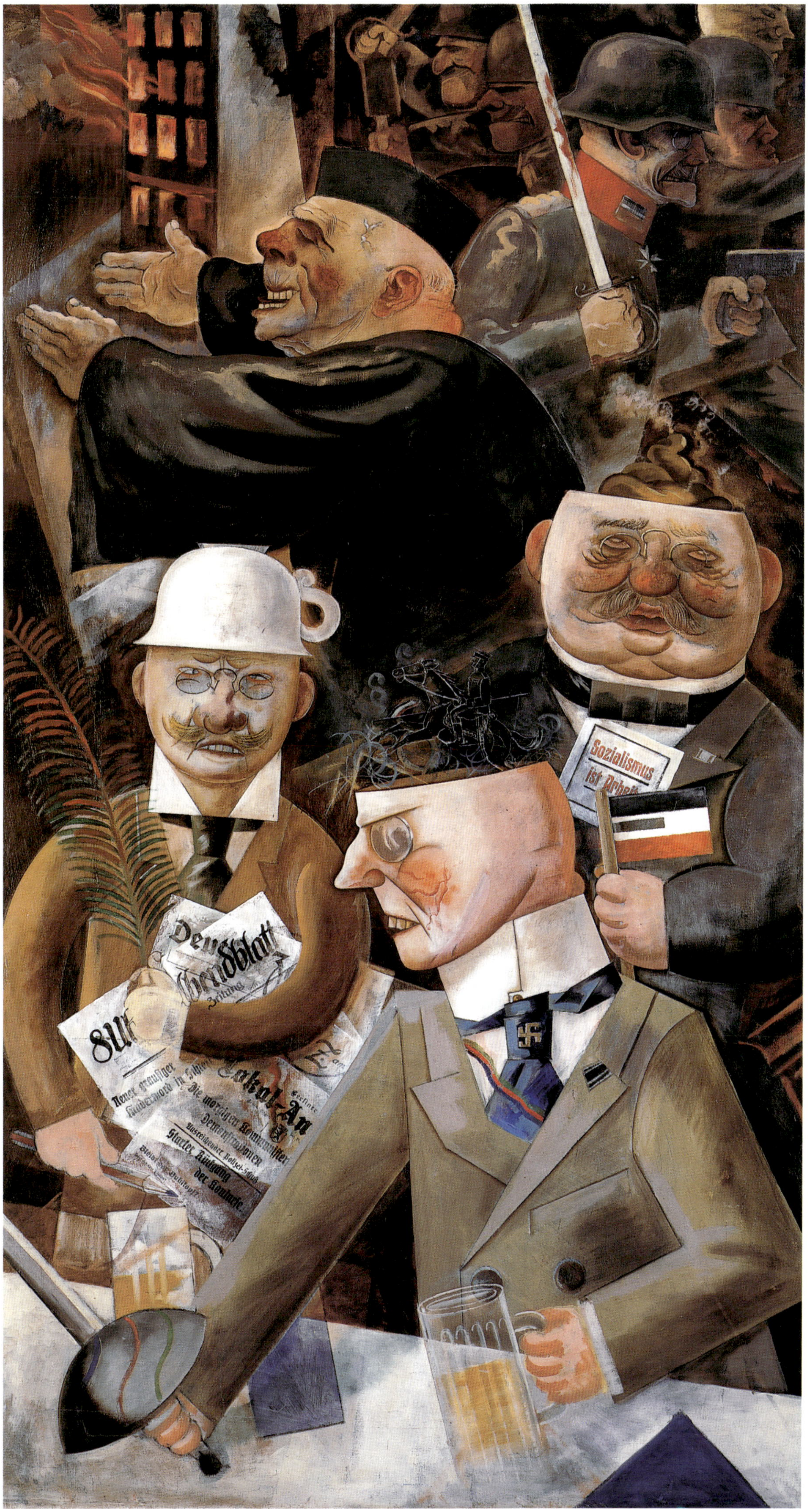
Sozialismus

Schwarze Iris II, 1926

1887 am 15.11. wird Georgia O'Keeffe in der Nähe von Sun Prairy/Wisconsin, geboren
1905/06 Studium am Art Institute of Chicago
1907/08 Studium an der Art Students League in New York bei William Merrit Chase
1909–10 Arbeit als Gebrauchsgrafikerin in Chicago
1917 erste Einzelausstellung in der Galerie Stieglitz
1918 Umzug nach New York
1923 Retrospektive in den Anderson Galleries in New York

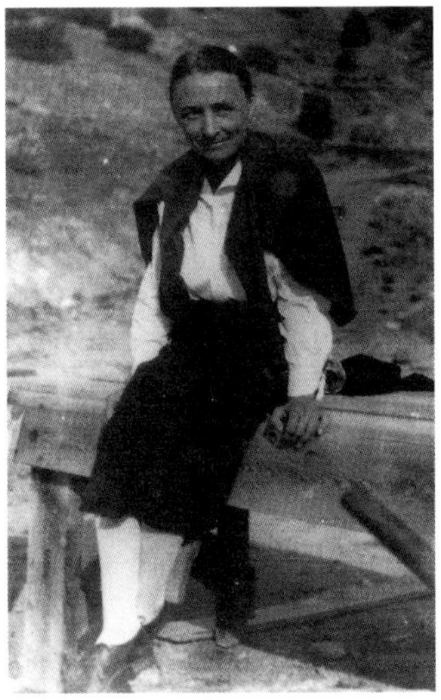

1924 Eheschließung mit Alfred Stieglitz
1925–29 Entstehung der New Yorker Wolkenkratzer-Bilder
1943 Retrospektive im Art Institute of Chicago
1946 nach Stieglitz' Tod Übersiedlung nach Abiquiu, New Mexico
1970 Retrospektive im Whitney Museum of American Art in New York
1986 am 6.3. stirbt O'Keeffe

Es würde sich nicht empfehlen, Georgia O'Keeffes Blumen, ob Mohnblumen oder Rosen, ob Lilien, Iris, Kamelien, Arazeen, zu einer Tee-Einladung mitzubringen. Sie würden sich jedem Gespräch ins Blickfeld stellen, die Plaudernden verstummen, ihre Gedanken abschweifen, gar ausschweifen lassen. Denn sie wirken schamlos. In Wirklichkeit führen sie nur überdeutlich die Grundmuster der Natur vor, die sich jenseits jeder Scham befinden: Lippen und Lappen, Stempel und Stengel, Höhlen und Ausstülpungen, die ganze »fantastisch luxuriöse Geschlechtsreklame der Natur« mit allen Analogien zwischen Mensch und Pflanze. Verwunderlich, daß sich die Künstlerin energisch dagegen zur Wehr setzte, wenn sie auf die Offenkundigkeit dieser Analogien in ihren Bildern angesprochen wurde, verwunderlich vor allem angesichts des vom Sinnlichen bis zum Spirituellen reichenden Naturuniversalismus, der ihr Werk trägt. **E**s war eine regelrechte Revolution der Stillebenmalerei, die Georgia O'Keeffe mit ihren Blumenbildern Mitte der 20er Jahre in Amerika entfesselte. Überdimensional vergrößert und dazu noch angeschnitten, setzte sie ein oder zwei isolierte Blüten frontal auf Leinwände etwa vom Format 100 x 75 cm: So groß malte man bis dahin Dome, nicht Blumen. Und tatsächlich scheint das Kelchinnere unserer *Schwarzen Iris II* einen lichtvollen Raum zu bergen, der nur erahnbar ist, weil überlappt und umwogt von barock geschwungenen, geschmeidig weichen, hier samtenen, dort wächsernen, da gläsernen Formen, auf den distinguierten Farbklang Grau-Blau-Violett-Schwarz gestimmt. **N**ähe und Monumentalität machen das Naturgetreue bizarr und fantastisch, das Reglose dramatisch, das Präzise dekorativ. Das Natürliche oszilliert zum Künstlichen hinüber, und diese Schwebe erzeugt eine kühle, geheimnisvolle und suggestive Faszination – hier wie in allen Blumenbildern der Malerin, rund zweihundert an der Zahl, in etwa einem Jahrzehnt entstanden und im Laufe dieser Zeit immer konsequenter zur Abstraktion geführt. **D**en Anstoß für ihre – ihrerseits Impulse auslösende – Innovation gab die damals noch sehr junge Technik der Nahaufnahme, die sie bei den Fotografen Paul Strand und Alfred Stieglitz, ihrem Mann, kennenlernte. Auch mit ihren späteren, thematisch von Wolkenkratzern über ausgebleichte Tierknochen bis zu geologischen Formationen reichenden Arbeiten wurde sie eine Vorläuferin des amerikanischen Abstrakten Expressionismus und der Farbfeldmalerei. Sogar ihr unabhängiges Leben war lange Zeit ein charismatisches Vorbild für Feministinnen. *L. Sch.*

Georgia O'Keeffe, The Metropolitan Museum of Art, New York 1988
Buhler Lynes, B.: O'Keeffe, Stieglitz and the Critics, 1916–1929, Ann Arbor 1989
Lisle, L.: Georgia O'Keeffe. Das Leben der großen amerikanischen Künstlerin, München 1992
Eldredge, C. C.: Georgia O'Keeffe – American and Modern, Hayward Gallery London, London 1993

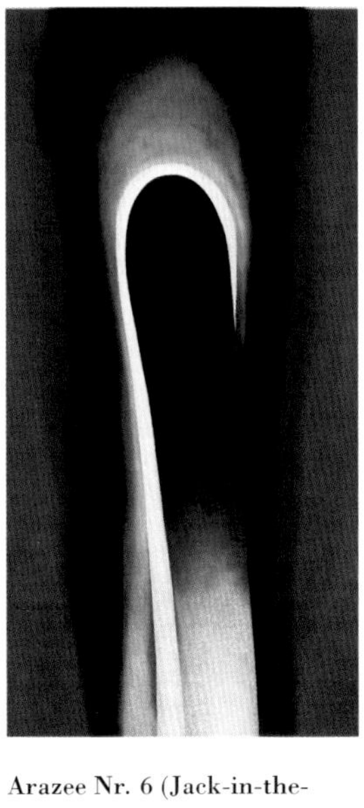

Arazee Nr. 6 (Jack-in-the-Pulpit VI), 1930

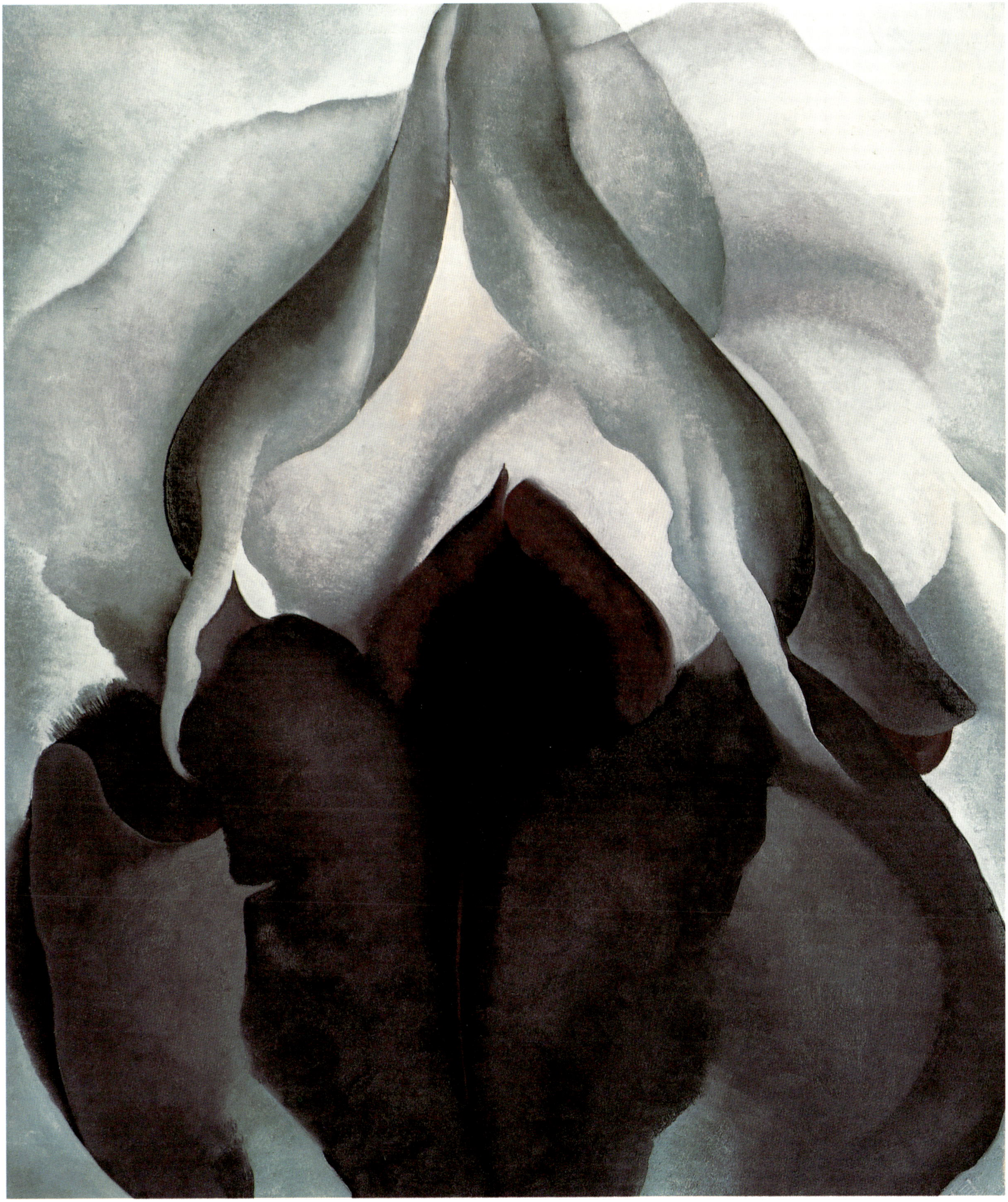

Der Verrat der Bilder, 1929

1898 am 21.11. wird René-François-Ghislain Magritte in Lessines (Belgien) geboren

1916–18 Studium an der Académie des Beaux-Arts in Brüssel

1922 erste surrealistische Ansätze

zusammen mit Victor Servranckx Veröffentlichung von ›L'Art pur, Défense de L'Esthetique‹

1926 *Le Jockey perdu*

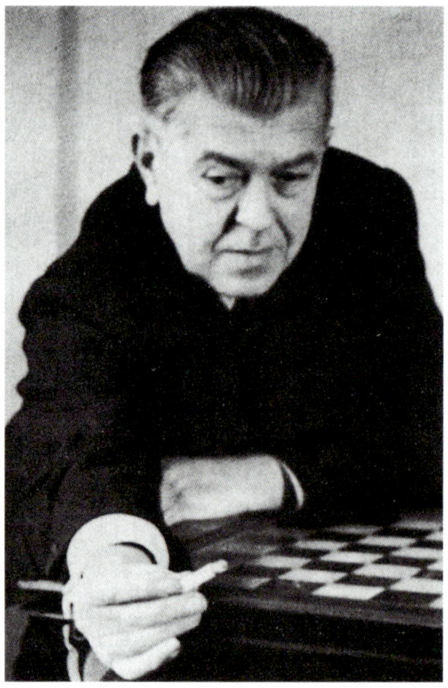

1927 erste Einzelausstellung in der Galerie Le Centaure

Übersiedlung nach Perreux-sur-Marne bei Paris

Bekanntschaft mit Breton, Miró, Arp, Dalí und Eluard

1929 mit den Eluards Aufenthalt in Cadaqués bei Dalí

1930 Rückkehr nach Brüssel

1930–40 Teilnahme an allen wichtigen internationalen Surrealismus-Ausstellungen

1937 Aufenthalt in London

1940 Aufenthalt in Carcassonne

1940–46 Experimente in impressionistischer Malweise

1946 Verbreitung von ›Le Surréalisme en plein soleil‹, Manifest der belgischen Surrealisten

1948 Auseinandersetzung mit der Malerei der ›Fauves‹

1953 Wandbildentwürfe für das Casino in Knokke-le-Zoute

1954 erste große Retrospektive im Palais des Beaux-Arts in Brüssel

1965/66 Retrospektive im Museum of Modern Art in New York

bis 1966 regelmäßiger Mitarbeiter der Zeitschrift ›Rhétorique‹

1967 am 15.8. stirbt Magritte in Brüssel

Es könnte das Aushängeschild eines Tabakwarenladens sein, so schlicht kommt das Bild einer Pfeife daher. Statt eines Händlernamens entdeckt man jedoch eine Zeile in Schreibschrift, die in lapidarer Weise mitteilt, daß dies gar keine Pfeife sei. René Magritte löste das Paradoxon selbst auf, indem er erklärte, daß es sich nur um das Gemälde einer Pfeife handle und nicht um eine wirkliche Pfeife. Diese Auflösung des Bildrätsels erscheint auf den ersten Blick trivial. Doch für den Künstler verband sich damit die sprachphilosophische Einsicht in die Konventionalität der Zeichen. Die Beziehungen zwischen den sprachlichen und ikonischen Zeichen einerseits und den bezeichneten Dingen andererseits beruhen lediglich auf Vereinbarungen, nicht auf natürlichen, unumstößlichen Gegebenheiten. **D**as kleinformatige Gemälde zählt zur Gruppe der Sprachbilder, mit denen sich Magritte vor allem in den späten 20er Jahren beschäftigte. Systematisch untersuchte er in der Zeit seines Paris-Aufenthaltes die Zusammenhänge zwischen den Wörtern, Bildern und Dingen. In seinem Text ›Die Wörter und die Bilder‹ zog er 1929 ein Fazit seiner Recherchen. Alles deute darauf hin, schrieb Magritte, daß es wenig Beziehung gebe zwischen einem Gegenstand und dem, was ihn darstellt. Magrittes berühmtes Pfeifenbild vermag diesen Gedanken zu illustrieren. Über die Dinge können weder Wörter noch Bilder etwas Wesentliches aussagen. Ihr Zugriff muß die Dinge verfehlen, die ein Geheimnis bleiben. In der Irritation des Betrachters durch die Bildunterschrift, so die Hoffnung des Künstlers, kann dieses Mysterium jedoch für einen kurzen Moment aufscheinen. Die Infragestellung aller Gewißheiten und Selbstverständlichkeiten unseres gewöhnlichen Denkens diente Magritte dazu, die mysteriöse Existenz der Dinge zu beschwören. So tritt die reale Pfeife als unsichtbares Drittes hinzu. In dem Gemälde *Die zwei Mysterien* von 1966 scheint sie anwesend zu sein. Doch der Schein trügt: Die frei im Raum schwebende Pfeife ist ebenso Bild wie das auf einer Staffelei stehende Gemälde. **M**agritte darf nur bedingt zum Lager der Surrealisten gerechnet werden. Daß er keine Träume male, hat er ebenso oft unterstrichen wie seine Abneigung gegen die Psychoanalyse. Statt mit Hilfe des Automatismus aus den Tiefen des Unbewußten zu schöpfen, wandte sich Magritte der Außenwelt zu. Er war kein Maler im traditionellen Sinne, eher ein Denker, der sich des Mediums der Malerei bediente, um seine Gedanken sichtbar werden zu lassen. **S**ein Einfluß auf nachfolgende Künstlergenerationen ist nicht zu unterschätzen: Die bekannte Frage, ob es sich bei der von Jasper Johns gemalten amerikanischen Flagge tatsächlich um eine Flagge oder um ein Bild handle, ist ohne Magrittes Pfeifengemälde nicht denkbar. Das freie Spiel der Zeichen, das der Philosoph Michel Foucault in Magrittes Sprachbildern erkannte, eröffnete für Künstler wie Magrittes Landsmann Marcel Broodthaers oder den amerikanischen Konzeptkünstler Joseph Kosuth neue Horizonte.

T. H.

Schmied, W.: René Magritte – Die Reize der Landschaft, München 1989
Sylvester, D. (Hrsg.): René Magritte. Catalogue raisonné, Bd. I-IV, Antwerpen und Basel 1992–1994
René Magritte – Die Kunst der Konversation, Kunstsammlung Nordrhein-Westfalen, Düsseldorf, München 1996

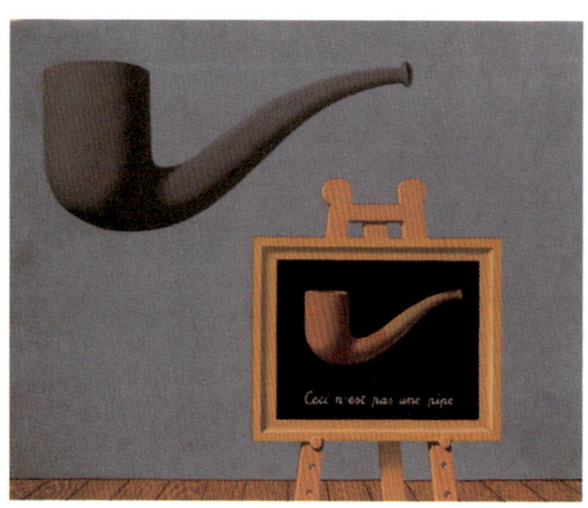

Die zwei Mysterien, 1966

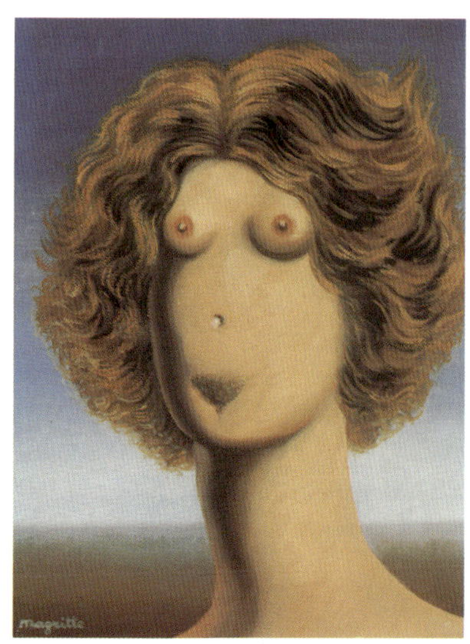

Die Vergewaltigung, 1934

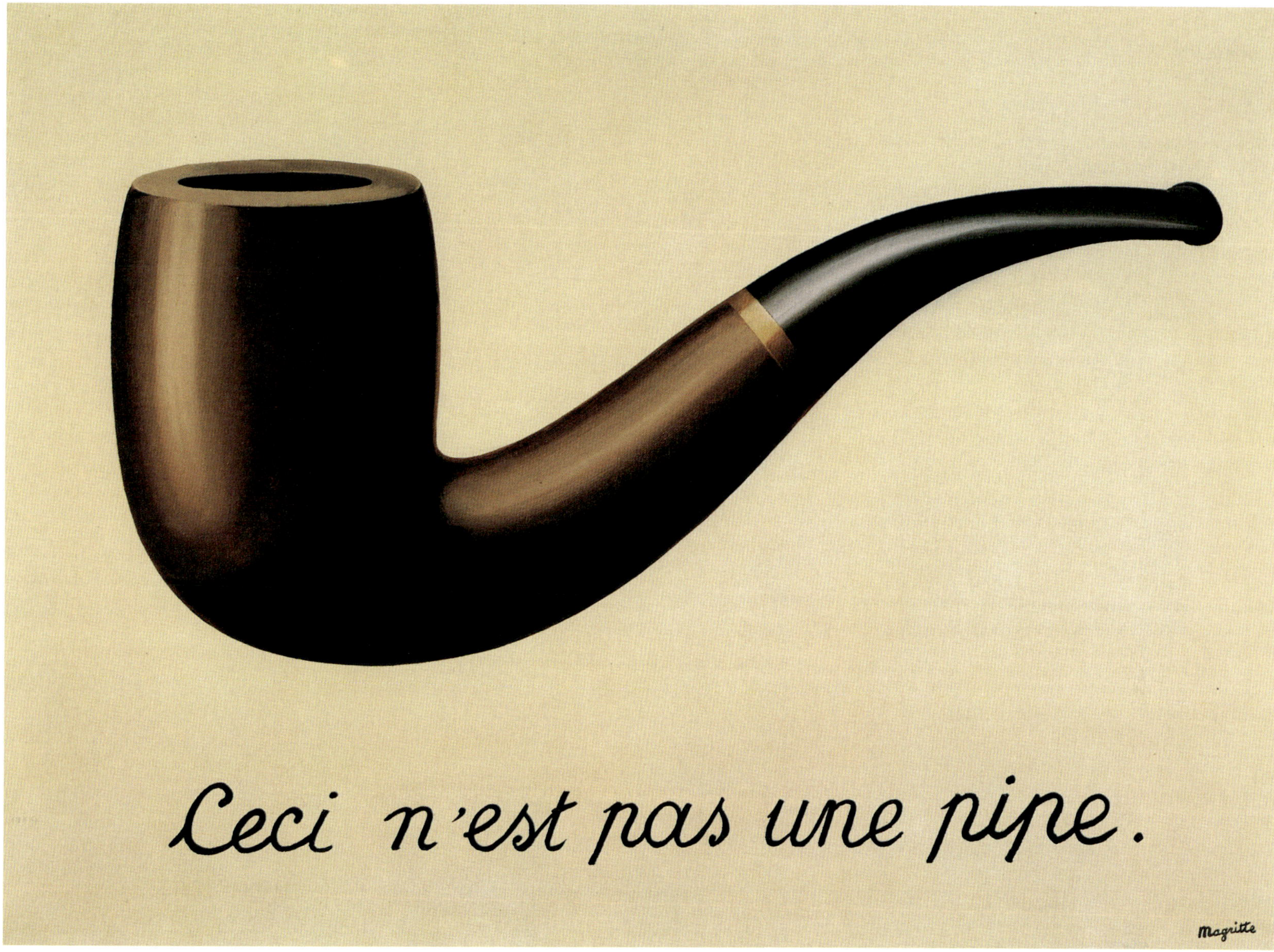
Ceci n'est pas une pipe.
Magritte

1878 am 23.2. wird Kasimir Malewitsch bei Kiew geboren
1895/96 Studium an der Kunstschule in Kiew
1898–1901 Studium in Kursk
seit 1902 Besuch der Schule für Malerei, Plastik und Architektur in Moskau
seit 1907 Teilnahme an Ausstellungen der Moskauer Künstlervereinigung ›Himmelblaue Rose‹
Bekanntschaft mit Michail Larionow

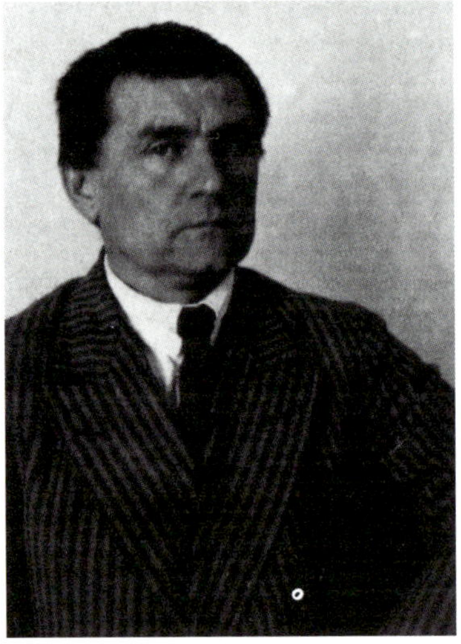

1910 Beteiligung an der Ausstellung der Gruppe ›Karo-Bube‹
1912 Beteiligung an der Ausstellung ›Eselschwanz‹ in Moskau
Reise nach Paris, Auseinandersetzung mit dem Kubismus
Einladung zur Teilnahme an der zweiten Ausstellung des ›Blauen Reiter‹
1913–15 alogische, kubo-futuristische und suprematistische Bilder
1915 erster Auftritt in der Öffentlichkeit mit suprematistischen Bildern auf den Petersburger Ausstellungen ›Tram W‹ und ›0.10‹
1916 Veröffentlichung der Schrift ›Vom Kubismus zum Suprematismus‹
1917 Berufung an die Staatliche Kunstschule in Moskau
Mitglied der Abteilung für bildende Kunst im Volkskommissariat für Volksbildung
1918 Professur an den WChUTEMAS
1919 Nachfolger Chagalls an der Akademie in Witebsk
seitdem vorwiegend Beschäftigung mit kunsttheoretischen Problemen
Zusammenarbeit mit El Lissitzky
Veröffentlichung von ›Über neue Systeme in der Kunst‹
1922–29 Leitung des INChUK in Leningrad
1927 Reisen nach Warschau und Berlin zu Ausstellungen seiner Werke
Besuch im Bauhaus Dessau
Veröffentlichung von ›Die gegenstandslose Welt‹
nach 1929 Arbeit an einer Soziologie der Farbe
1935 am 15.5. stirbt Malewitsch in Leningrad

Schwarzes Quadrat auf weißem Grund, um 1929

Das Gemälde *Schwarzes Quadrat auf weißem Grund*, aus dem letzten Bühnenbild Malewitschs zu der futuristischen Oper ›Sieg über die Sonne‹ (Aleksej Krutschonych/Michail Matjuschin, 1913) hervorgegangen, zeigt reine Flächen, Schwarz auf Weiß, und reine Form, Quadrat, wobei der »Kontrast des schwarzen Quadrats auf Weiß ... äußerstes an Ökonomie der Komposition« (Larisse A. Shadowa) bietet. Damit eliminierte Malewitsch jegliche Gegenständlichkeit, schuf mit Quadrat und zwei Nichtfarben einen absoluten Gegenpol zu jeglicher naturalistischen Assoziation (Sonne) und legte den Grundstein zum »Suprematismus – [der] gegenstandslose[n] Welt oder [dem] befreite[n] Nichts«, zu der »Suprematie der reinen Empfindung in der bildenden Kunst« (1922/1927). Diese Empfindung, die sich aus der reinen geistigen Konstruktion ergibt und losgelöst ist von konkreten Aussagezwängen, ist hier definierbar durch die scharfe geometrische Form des dominierenden Schwarz und durch das nicht leuchtende, sondern leicht vergraute Weiß. **D**as *Schwarze Quadrat auf weißem Grund* ist ein richtungweisendes Hauptwerk von Kasimir Malewitsch. Für ihn war es die »nackte ungerahmte Ikone seiner Zeit« als Widerspiegelung einer »neuen Realität« in der technisierten Welt. Die Bildstrukturen werden aus konsequenten Reduktionen von Zeichen-Konstruktionen aufgebaut, deren Grundelemente ›reine‹ Formen sind: Quadrat, Rechteck, Kreis, Ellipse, Diagonale usw. Gegenstandslosigkeit wird als Vollendung kosmischen Zusammenwirkens empfunden und Zweckfreiheit der Kunst als Pendant zur Zweckfreiheit der Natur. **D**er Suprematismus markiert die radikalste Konsequenz aus der mit Paul Cézanne begonnenen Befreiung des Bildes von jeglicher reproduktiven Funktion. Den Höhepunkt des Suprematismus und sogleich seiner Kunst erreichte Malewitsch mit den in Weiß komponierten Gemälden seiner sogenannten ›puristischen Phase‹ 1917/18, wie *Weißes Quadrat auf weißem Grund*. **M**it Malewitsch beginnt 1912/13 in Rußland die gegenstandslose Kunst, die großen Einfluß auf den europäischen Konstruktivismus genommen hat. Malewitschs suprematistische Bildtafeln wirkten gemeinsam mit seinen Schriften (›Manifestat über den Suprematismus‹ von 1922, veröffentlicht 1927) grundlegend auf die Theorie und Praxis der avantgardistischen Kunst, insbesondere auf die philosophische Ästhetik der abstrakten Malerei und die moderne Architektur ein. *L. L.*

Simmons, W. S.: Kazimir Malevich's Black Square and the Genesis of Suprematism 1907–1915, London 1981
Kazimir Malevich 1878-1935, National Gallery of Art, Washington D.C., 1990/91
Steinmüller, G.: Die suprematistischen Bilder von Kasimir Malewitsch, Malerei über Malerei, Köln 1991
Weiss, E. (Hrsg.): Kasimir Malewitsch – Werk und Wirkung, Museum Ludwig Köln, Köln 1995

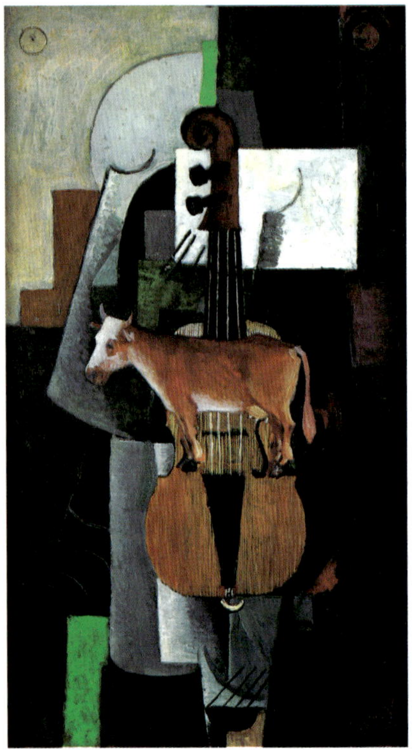

Kuh und Geige, 1913

Liegende Figur, 1929

1898 am 30.7. wird Henry Moore in Castleford, Yorkshire, geboren

1915 Pädagogik-Studium

arbeitet als Volksschullehrer in Castleford

1919–21 Studium an der Leeds School of Art

1921 Stipendium für das Londoner Royal College of Art

1923 erste Reise nach Paris

1924 Reisestipendium des Royal College

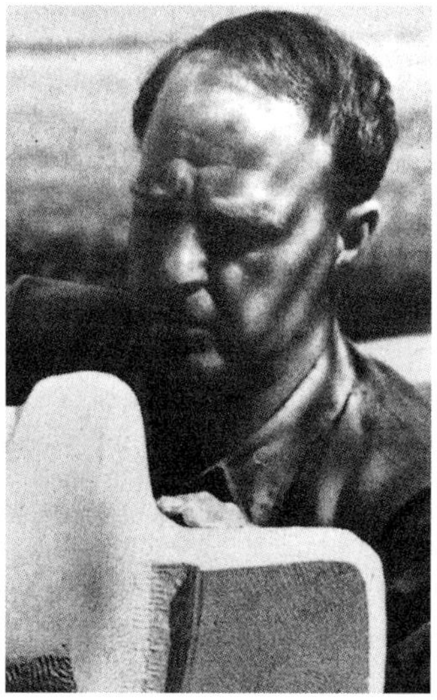

1925 Reise nach Frankreich und Italien

1926 Lehrtätigkeit am Royal College of Art

1928 erster öffentlicher Auftrag (Fassadenrelief eines U-Bahn-Gebäudes)

1930 Mitglied der Avantgarde-Gruppe ›Seven and Five Society‹

1932–39 Leitung der Abteilung Bildhauerei an der Chelsea School of Art

1933 Mitglied der Gruppe ›Unit One‹

1934 Reise nach Spanien

1936 Teilnahme an der Surrealistenausstellung in den New Burton Galleries, London

1938 Teilnahme an der Internationalen Ausstellung der Abstrakten Kunst im Stedelijk Museum, Amsterdam

1940 offizielle Aufträge des War Artists Committee (*Shelter Sketchbooks*)

nach Zerstörung seines Ateliers Umzug nach Much Hadham in Hertfordshire

1941 Mitglied des Kuratoriums der Tate Gallery

1943 erste Einzelausstellung in New York

1946 erste große Retrospektive im Museum of Modern Art in New York

1951 Reise nach Griechenland

1953 Reise nach Brasilien und Mexiko

1953–57 *Krieger*

1965 Besuch in New York, Ausstellung der *Liegenden* am Lincoln Center

1966 Publikation der Schrift ›On Sculpture‹

1972 Reise nach Italien

1977 Einweihung der Henry-Moore-Stiftung in Much Hadham

1982 Eröffnung der Henry-Moore-Skulpturengalerie in der City Art Gallery, London

1986 am 31.8. stirbt Moore in Much Hadham

1921 kam Henry Moore nach London, um mit Hilfe eines Stipendiums seine in Leeds begonnenen Studien fortzusetzen. Auf Anraten Jacob Epsteins besuchte er regelmäßig das British Museum, um dort Werke außereuropäischer Kulturen zu studieren. Besonders war er von der präkolumbischen mexikanischen Kunst beeindruckt. 1925 sah Henry Moore während eines Parisaufenthaltes im Palais Chaillot zum ersten Mal einen Gipsabguß des Chac Mool, eines Maya-Regengottes aus Chichén Itzá, dessen Original – das im 12. Jahrhundert entstanden ist – sich heute im Anthropologischen Museum in Mexico City befindet. Zuvor war er bereits durch eine Abbildung in einer deutschen Zeitschrift auf diese Figur aufmerksam geworden. Er war von ihr so fasziniert, daß sich ihre formale Struktur in vielen seiner ›liegenden Figuren‹, die ein zentrales Thema seines Schaffens darstellen, wiedererkennen läßt. In seinem Aufsatz ›Primitive Kunst‹ von 1941 schrieb er über die Bedeutung altmexikanischer Kunst für sein Werk: »Die mexikanische Skulptur erschien mir von dem Augenblick an, da ich sie kennenlernte, wahr und richtig ... In ihrem steinernen Charakter, womit ich ihre Materialgerechtigkeit meine, ihrer ungeheuren Kraft ohne jeden Verlust an Sensibilität, ihrer erstaunlichen Vielfalt, ihrem formalen Reichtum und ihrer Annäherung an eine volle dreidimensionale Auffassung der Form steht sie, meiner Meinung nach, bis heute unübertroffen da.« **D**ie aus Kalkstein gehauene Figur des Chac Mool liegt mit aufgestützten Armen und hochgezogenen Knien auf dem Rücken und hat den Kopf rechtwinkelig vom Körper abgewandt. 1929 schuf Henry Moore zwischen März und Mai eine liegende Figur aus braunem Hornton-Stein, in der sich erstmals die Faszination, die die formale Struktur der Figur des Maya-Regengottes ausübte, deutlich erkennen läßt. In ihr ist der mexikanische Einfluß erstmals in seinem Werk voll assimiliert, auch wenn grundlegende Unterschiede nicht zu verkennen sind. So verwandelt er die Vorlage in eine weibliche Figur und mildert ihre hieratische Strenge. Ein Arm ist erhoben und stützt den Kopf, aus dem Rumpf erheben sich weichgeformte Brüste, und die Beine sind seitlich eingebogen, um der Bewegung des Kopfes zu entsprechen und um eine natürliche Stellung zu gewinnen. Durch die Drehung und die Stellung der angewinkelten Beine gewinnt die Figur einen formalen Rhythmus, der etwas von »der Energie und Kraft großer Berge ausstrahlt«. **B**ereits 1926 entstanden einige liegende Figuren, in denen sich die formale Struktur der *Liegenden* von 1929 vorzubereiten scheint. Eine vorbereitende Zeichnung aus dem Jahr 1928 verdeutlicht, daß im Relief *West Wind*, das Henry Moore 1928 für das Verwaltungsgebäude der Londoner Untergrundbahn schuf, die formale Struktur der *Liegenden* von 1929 bereits voll ausgebildet ist. **I**m Anschluß an die *Liegende Figur* von 1929 entstehen innerhalb eines Jahres fünf weitere liegende Figuren, die wie Variationen wirken, die sich mehr und mehr vom Vorbild zu befreien scheinen. **O**bwohl Henry Moore nicht zu den großen Erneuerern der Bildhauerkunst in unserem Jahrhundert gehört, muß man sein Werk, in dem die Auseinandersetzung mit der menschlichen Figur das zentrale Thema war, zu einer der wichtigsten und großartigsten Leistungen der Bildhauerkunst des 20. Jahrhunderts rechnen. *M.F.*

Grohmann, W.: Henry Moore, Berlin 1960
Compton, S. (Hrsg.): Henry Moore, Royal Academy of Arts, London/New York 1988
Fath, M. (Hrsg.): Henry Moore. Ursprung und Vollendung, München 1996

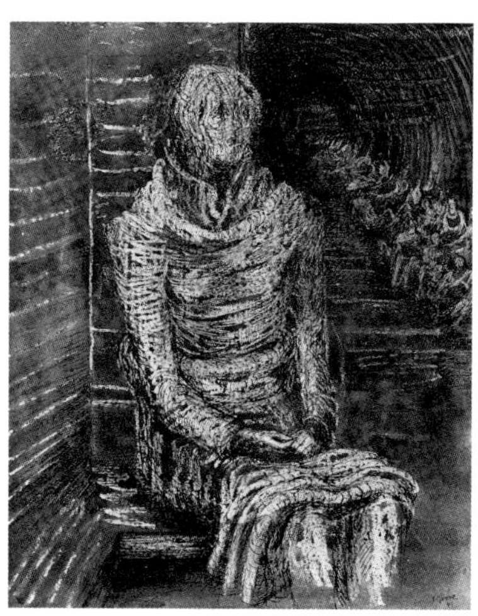

Sitzende Frau in einem Schutzbunker, 1941

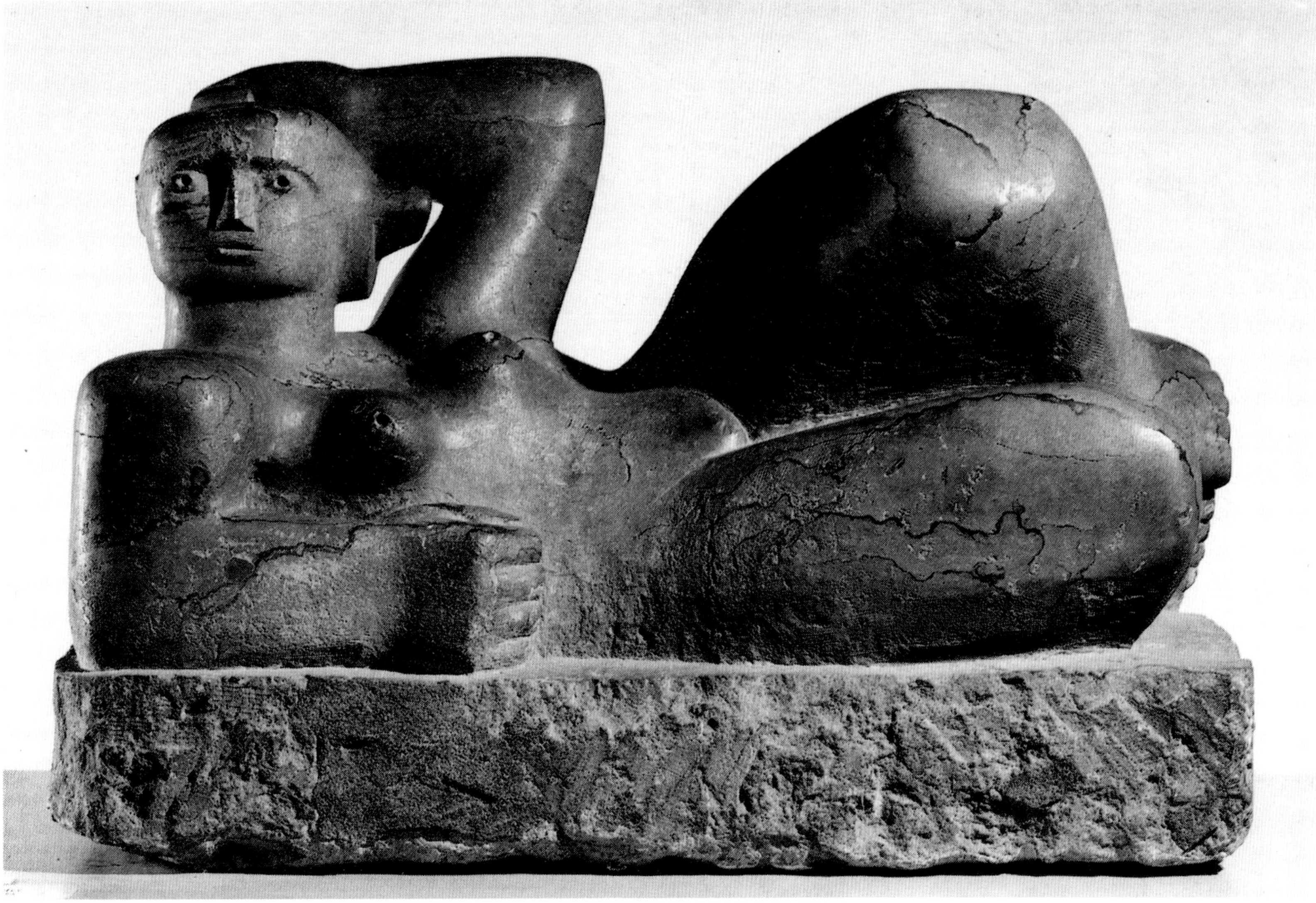

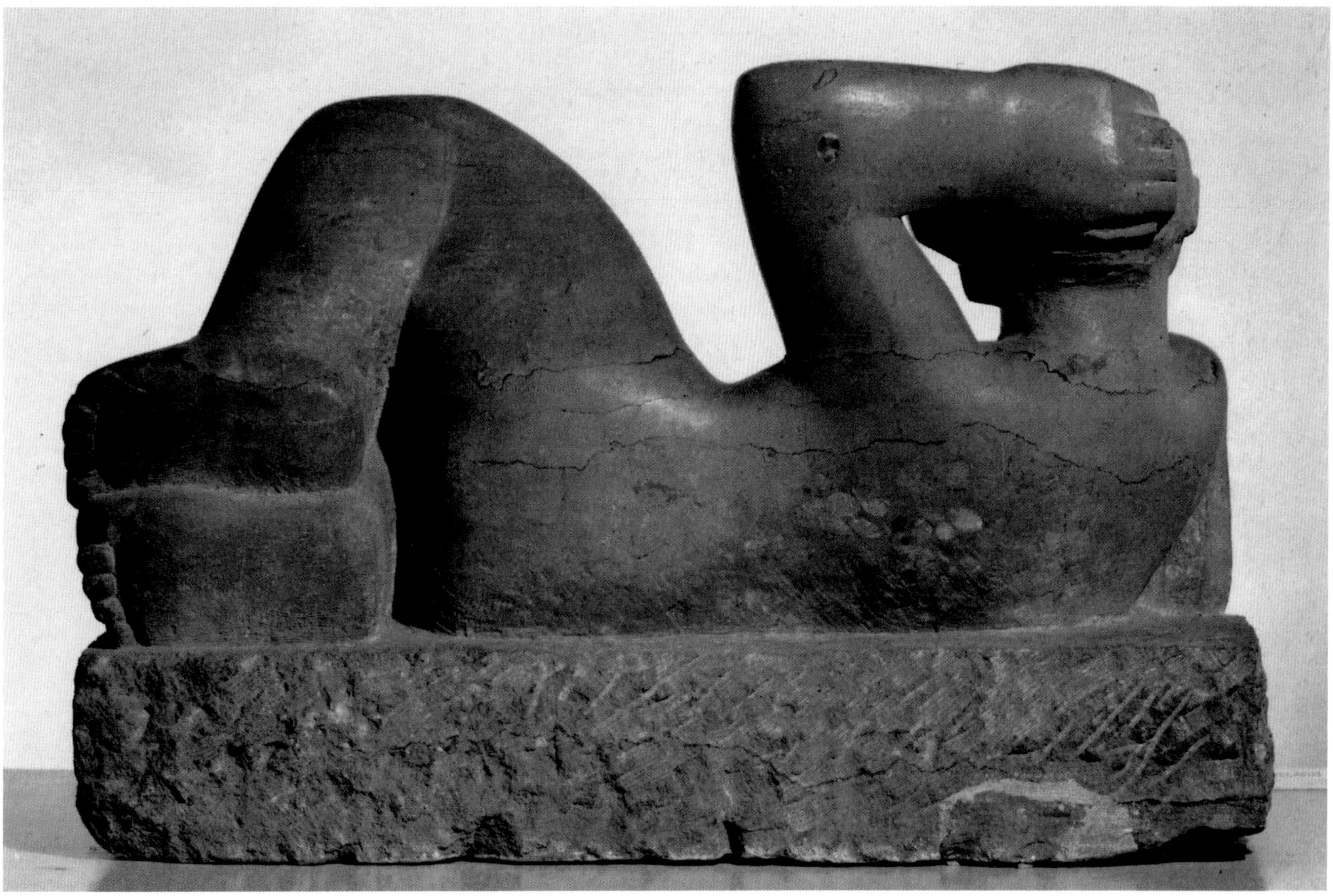

Marktkirche zur Abendstunde, 1930

1871 am 17.7. wird Léonell Charles Feininger in New York City geboren
1887 Besuch der Kunstgewerbeschule in Hamburg
1888 Aufnahme an der Berliner Akademie
1889 Entstehung der ersten Zeichnungen für die ›Humoristischen Blätter‹
1891 Beginn des Studiums im Atelier Schlabitz in Berlin, Fortsetzung in der Antikenklasse der Berliner Akademie bei Friedrich
1892 Aufenthalt in Paris, Arbeit an der Académie Colarossi

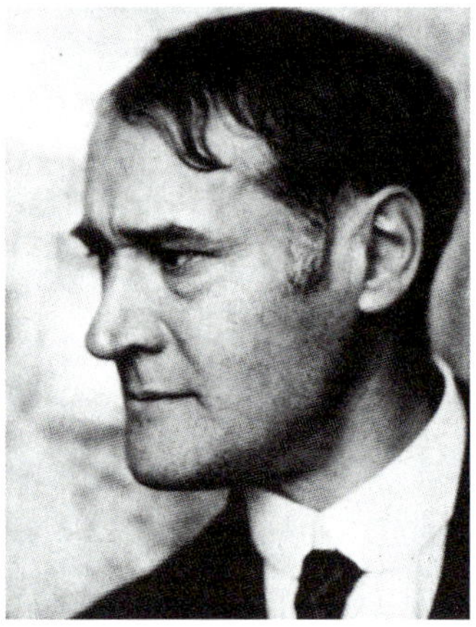

1893 Rückkehr nach Berlin
1904 Teilnahme an der Großen Kunstausstellung in Berlin mit Karikaturen und Zeichnungen
1906 Aufenthalt in Weimar
1906/07 Bildergeschichten für die Comic-Beilage der ›Chicago Tribune‹
1906–08 Aufenthalt in Paris, Begegnung mit Robert Delaunay
1908 Übersiedlung nach Berlin-Zehlendorf
1910 Teilnahme an der Ausstellung der Berliner Sezession
1912 Freundschaft mit Künstlern der ›Brücke‹
1913 erstes abstraktes Bild, Teilnahme an der Ausstellung des ›Blauen Reiter‹ in Herwarth Waldens Galerie ›Der Sturm‹
1917 erste Einzelausstellung in Waldens Galerie
1919 Titelholzschnitt *Kathedrale des Sozialismus* für das Bauhaus-Manifest
Berufung von Gropius als erster Bauhausmeister
1920–25 Aufenthalt in Weimar
1921–24 Entstehung der Bauhaus-Mappen ›Neue europäische Graphik‹ unter seiner Leitung
1926–33 Aufenthalt in Dessau, Feininger gehört dem Bauhaus nur noch als Meister ohne Lehrauftrag an
1926 zusammen mit Kandinsky, Klee und Jawlensky Gründung der ›Blauen Vier‹
1929–31 Entstehung der *Halle*-Bilder
1931 erste umfassende Retrospektive in der Nationalgalerie in Berlin
1933 von den Nationalsozialisten zum »entarteten« Künstler erklärt
1937 378 seiner Werke werden aus deutschen Museen entfernt
endgültige Rückkehr in die USA
1956 am 13.1. stirbt Feininger in New York

Der in New York geborene Deutschamerikaner kam im Alter von 17 Jahren nach Deutschland, um Kunst zu studieren, bereits wenige Jahre später zeichnete er Karikaturen und Illustrationen für deutsche und amerikanische Zeitungen und Magazine. Seit 1908 stellte er gemeinsam mit den Künstlern des ›Blauen Reiter‹ und der ›Brücke‹ aus, 1919 berief ihn Walter Gropius als Meister für Malerei und Grafik an das Bauhaus nach Weimar. **Z**u seinen bedeutendsten Werken zählt der *Halle*-Zyklus, eine Serie von 11 Gemälden, 29 Zeichnungen und einem Holzschnitt, die Feininger 1929/30 im Auftrag des dortigen Magistrats schuf. Die Stadt stellte dem Künstler im Turm der Moritzburg ein Atelier zur Verfügung und kaufte später den gesamten Zyklus an. **F**eininger näherte sich seinem Thema auf eine für einen Maler ungewöhnliche Weise, nämlich über das Medium der Fotografie. Dabei hatte er schon während seiner Streifzüge mit der Kamera die spätere malerische Umsetzung im Blick. »Es ist scharfe Sonne ... da bauen sich aus Schlagschatten und prall besonnten Flächen kolossale Motive auf – eine neue Flächigkeit des Raums entsteht.« Feininger ging es also nicht allein um das Festhalten eines bestimmten Motivs zum Zwecke der Erinnerung und des ständig möglichen Zugriffs, sondern er suchte bereits in den Fotos bildkünstlerische Wirkungen zu erzielen, die er dann in seinen Bildern aufgreifen und weiterentwickeln konnte. Zu diesem Zweck setzte er auch Gegenlichtaufnahmen und Mehrfachbelichtungen ein, Methoden, die damals nach Feiningers Worten »ein fotografischer Ehrenmann« nicht angewendet hätte. Auch wenn er selbst das Malen nach Fotografien wieder verwarf, da dieses Verfahren drohe, ihn von der Malerei zu stark wegzuführen, bildete es ein wichtiges Experiment ganz im Sinne der Bauhaus-Zielsetzung, die unterschiedlichen Sparten der Kunst intermedial zu nutzen. **F**ür das Gemälde *Marktkirche zur Abendstunde* existieren sowohl eine fotografische Vorarbeit als auch einige Zeichnungen, in denen Feininger die kristalline Auflösung des Motivs vorbereitet. Indem Feininger alle Elemente des Bildes malerisch gleich behandelte, ›entmaterialisierte‹ er die Architektur und die menschlichen Figuren und ›materialisierte‹ gleichzeitig die tiefblaue Fläche des Himmels. Feininger verwandelte das ›Postkartenmotiv‹ der Marktkirche aber nicht nur duch die Aufsplitterung und Geometrisierung der Formen in eine spannende Bildkomposition, sondern auch durch das leichte ›Aus-der-Achse-drehen‹ der Architektur und die Verlagerung des Bildmittelpunktes durch die rotbraune Farbfläche des Roten Turmes, der angeschnitten rechts im Bild sichtbar wird. **I**n ihrer transparent-farbigen, kristallinen Struktur bezeichnen Feiningers Architekturbilder eine wichtige Position auf dem Weg der klassischen Moderne von der Dominanz des Naturvorbildes hin zur Autonomie des Bildgegenstands. *E. H.*

Hess, H.: Lyonel Feininger, Stuttgart 1959
Luckhardt, U.: Lyonel Feininger, München 1989
Büche, W. u.a.: Lyonel Feininger – Die Halle-Bilder, München 1991
Lyonel Feininger, Städte und Küsten, Aquarelle, Zeichnungen und Druckgraphik, Kunsthalle Nürnberg 1992

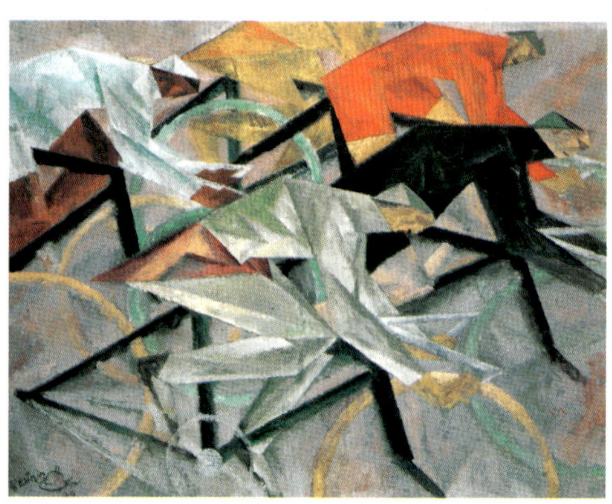

Radrennen, 1912

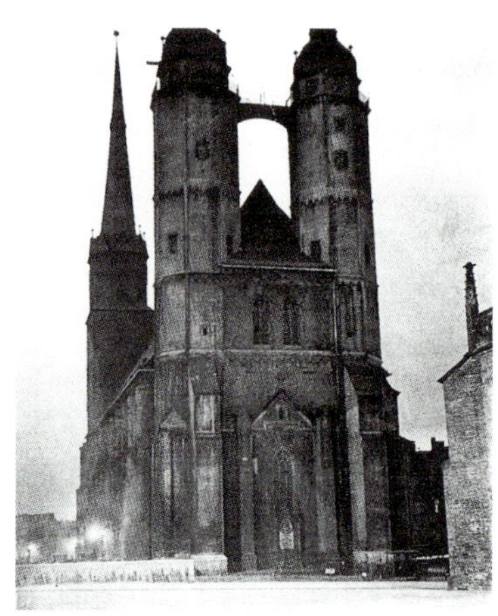

Fotografie der Marktkirche von Osten

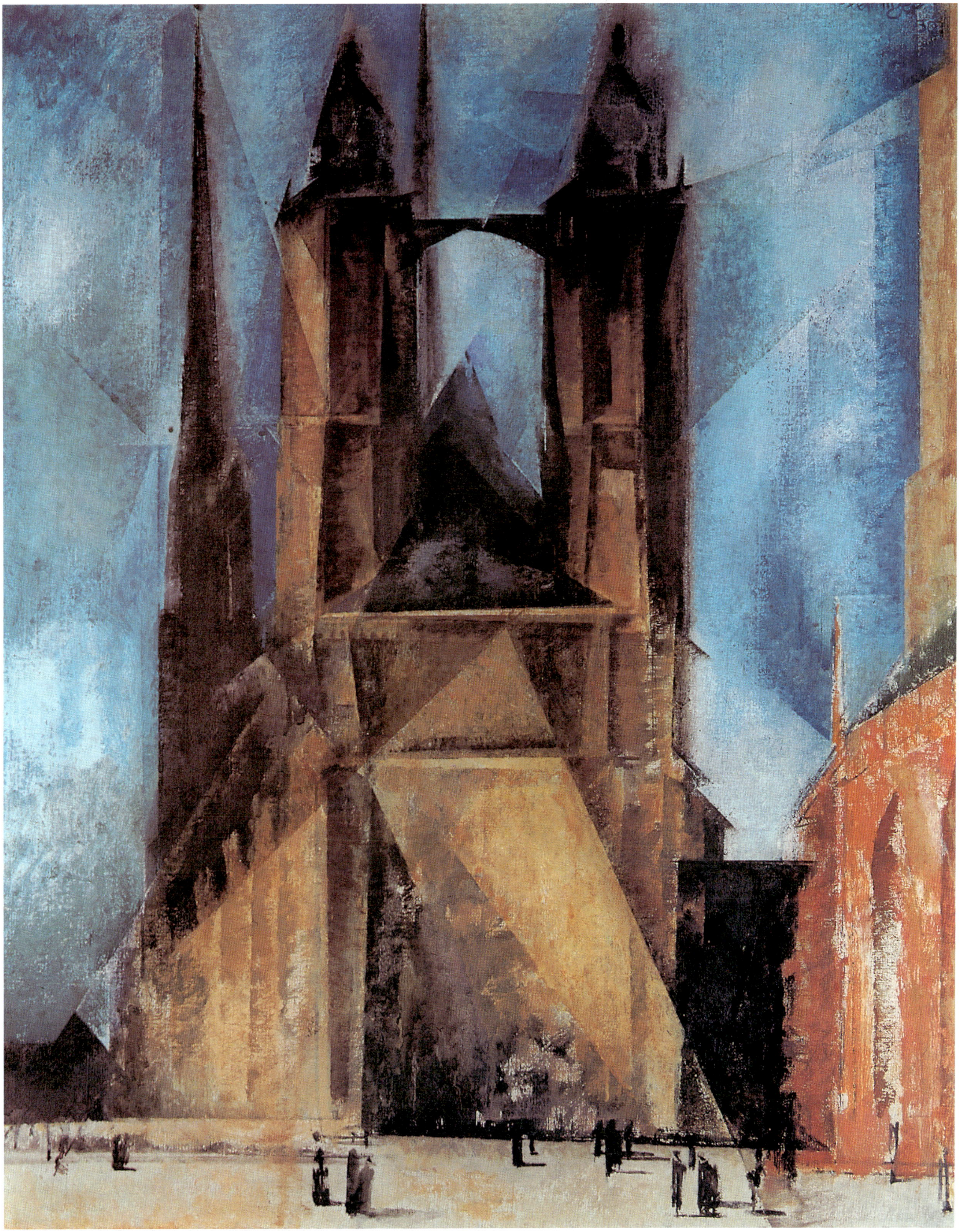

Bauhaustreppe, 1932

1888 am 4.9. wird Oskar Schlemmer in Stuttgart geboren
1905 Studium an der Stuttgarter Kunstgewerbeschule
1906–09 Akademie Stuttgart
1911/12 als freier Maler in Berlin
Jagdschloß im Grunewald
1912 Meisterschüler bei Adolf Hoelzel in Stuttgart

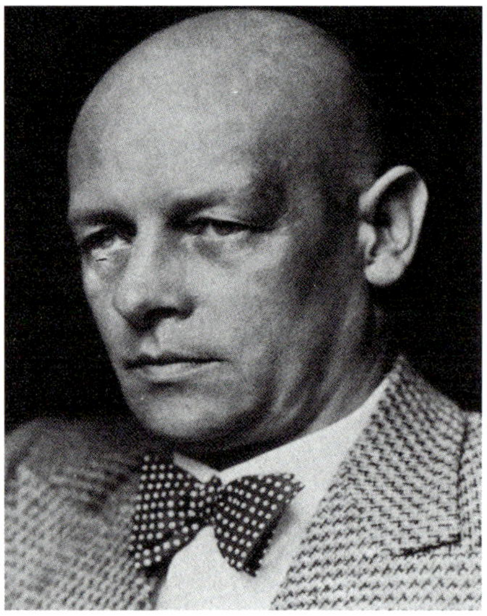

1914 zusammen mit Willi Baumeister und Hermann Stenner Ausführung der Wandbilder für die Haupthalle der Kölner ›Werkbund‹-Ausstellung
1914–18 Militärdienst
1919 Mitbegründer der ›Üecht‹-Gruppe in Stuttgart
1920 von Gropius an das Weimarer Bauhaus berufen
bis 1924 Formmeister für Wandmalerei, Holz- und Steinbildhauerei
seit 1923 Leitung der Bauhaus-Bühne
1923 Entwurf von Wandbildern und Reliefs für das Werkstattgebäude in Weimar
1925 Einrichtung und Leitung der ›Versuchsbühne‹ in Dessau, Unterricht ›Der Mensch‹
1928–30 Wandbilder für das Folkwang-Museum in Essen
1929-32 Professur an der Staatlichen Akademie für Kunst und Kunstgewerbe in Breslau
1932 Lehramt an den Vereinigten Staatsschulen für freie und angewandte Kunst in Berlin
Bauhaustreppe
1933 fristlose Entlassung
1934 Übersiedlung nach Eichberg im Schwarzwald
1937 Umzug nach Sehringen bei Badenweiler
von den Nationalsozialisten als »entartet« verfemt
1938–40 Arbeit in einer Stuttgarter Malerfirma
1940–43 Arbeit in einer Lackfabrik in Wuppertal
Zyklus der *Fensterbilder*
1943 am 13.4. stirbt Schlemmer in Baden-Baden

Mit seinem Gemälde *Bauhaustreppe* hat Oskar Schlemmer das Symbol der Hoffnung einer Jugend zwischen den Kriegen geschaffen. In dieser Komposition, die der frühere Bauhausmeister 1932 in Breslau malte, faßt er aus der Rückschau noch einmal seine von dem ›Neuen Baugedanken‹ geprägte Bildvision zusammen. Unmittelbarer Anlaß war die Nachricht von der Schließung des Dessauer Bauhauses unter dem Druck der Nationalsozialisten im Stadtrat. »Eine Schande, daß sich die Kulturwelt nicht erhebt und ein Veto einlegt«, schreibt er am 28. Juli 1932 an einen Freund. Nun wollte er auf seine Weise ein Veto einlegen und erinnerte sich dabei an eine Bildidee, die er am Ende seiner Dessauer Zeit (1928) auf die Rückseite eines Bauhausvordrucks skizziert hatte und die an eine Fotografie von Lux Feininger mit Studentinnen der Weberei auf der Treppe des Dessauer Werkstattgebäudes erinnert. Doch von der ersten Bleistiftskizze über eine Aquarellversion und den im großen Format angelegten »Bildplan« auf Transparentpapier bis zur endgültigen farbigen Ausführung vollzieht sich ein tiefgreifender Umwandlungsprozeß. Er läßt erkennen, wie sich die erste, nur locker notierte Treppenszene unter dem Eindruck der aktuellen Vorgänge, die das Ende der Bauhaus-Ära ankündigten, zunehmend klärt und zu monumentaler Endgültigkeit verdichtet. **A**us den Bausteinen der Erinnerung an die sachlich-kühne Treppenführung von Walter Gropius entwirft Schlemmer eine lichtdurchflutete Bildarchitektur, in der die Dominanten seiner Malerei der 20er Jahre zusammengeführt werden. In dem weiß-rot-schwarzen Farbakkord der triadischen Mittelgruppe (der wohl nicht zufällig an die Farben des Deutschen Reiches erinnert), umspielt von den nuancierten Blautönen der aufgefensterten Treppenhalle, wird noch einmal das Thema »Mensch als Maß und Mitte«, verbunden mit dem »Bau der Zukunft« fanfarenhaft angestimmt. Zu diesem Trio der im Aufsteigen verharrenden Rückenfiguren geleiten zwei Profilgestalten, die von beiden Seiten in den Bildraum kommen und eine dynamische Bewegungsvorstellung auslösen. Das Hinaufstreben der Treppensteigenden, das sich in der kleinen Figur rechts oben zu beschleunigen scheint, wird untermalt von der markanten Diagonalführung des Geländers. Sie läßt eine dreieckige Flächen-Raum-Verspannung entstehen, der die gestaffelte Zentralgruppe in leichter Kontrapostik antwortet. Zwei weitere Gestalten wirken dem Aufwärtstrend fast unmerklich entgegen: die rechts oben erscheinende Randfigur, die sich anschickt, hinunterzugehen, und die frontale Jünglingsgestalt am Fenster, von der man nicht genau zu sagen weiß, wo sie herkommt und wo sie auftreten wird, weil ihre Position tänzerisch-schwerelos in der Schwebe gehalten ist. Schließlich wird noch eine weitere Figur herangeführt, die schattenhaft hinter dem unteren Fenster des Treppenhauses erscheint und zu der die mittlere Rückengestalt durch ihre Blickrichtung Kontakt aufnimmt. Mit ihr öffnet sich die Architektur in einen imaginären Freiraum, ebenso wie der Bildraum selbst als Fortsetzung des Realraums konzipiert ist. **S**o wird der Alltagswirklichkeit ein geläutertes Leitbild entgegengehalten, als Symbol des Aufstrebens der Jugend in eine lichtere Zukunft – zumindest hat Schlemmer so der Grundidee des Bauhauses ihre utopische Fortdauer in der »Welt der Anschauung« verliehen. *K. v. M.*

Herzogenrath, W.: Oskar Schlemmer, Die Wandgestaltung der neuen Architektur, München 1973
Von Maur, K.: Oskar Schlemmer, Monographie und Œuvrekatalog, München 1979
Hüneke, A. (Hrsg.): Oskar Schlemmer, Idealist der Form, Briefe, Tagebücher, Schriften, Leipzig 1990
Von Maur, K.: Oskar Schlemmer, Der Folkwang-Zyklus, Malerei um 1920, Stuttgart 1993

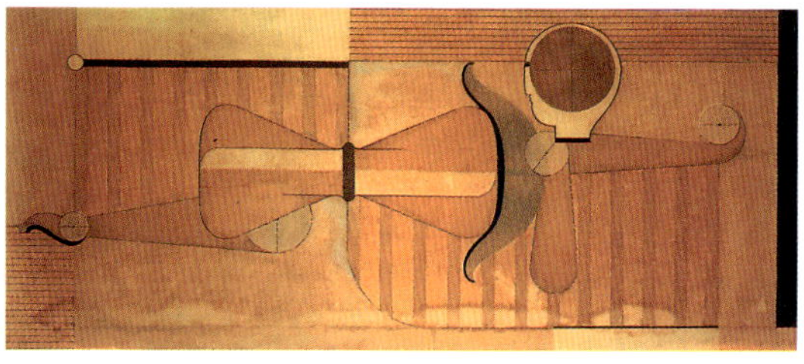

Mythische Figur, 1923

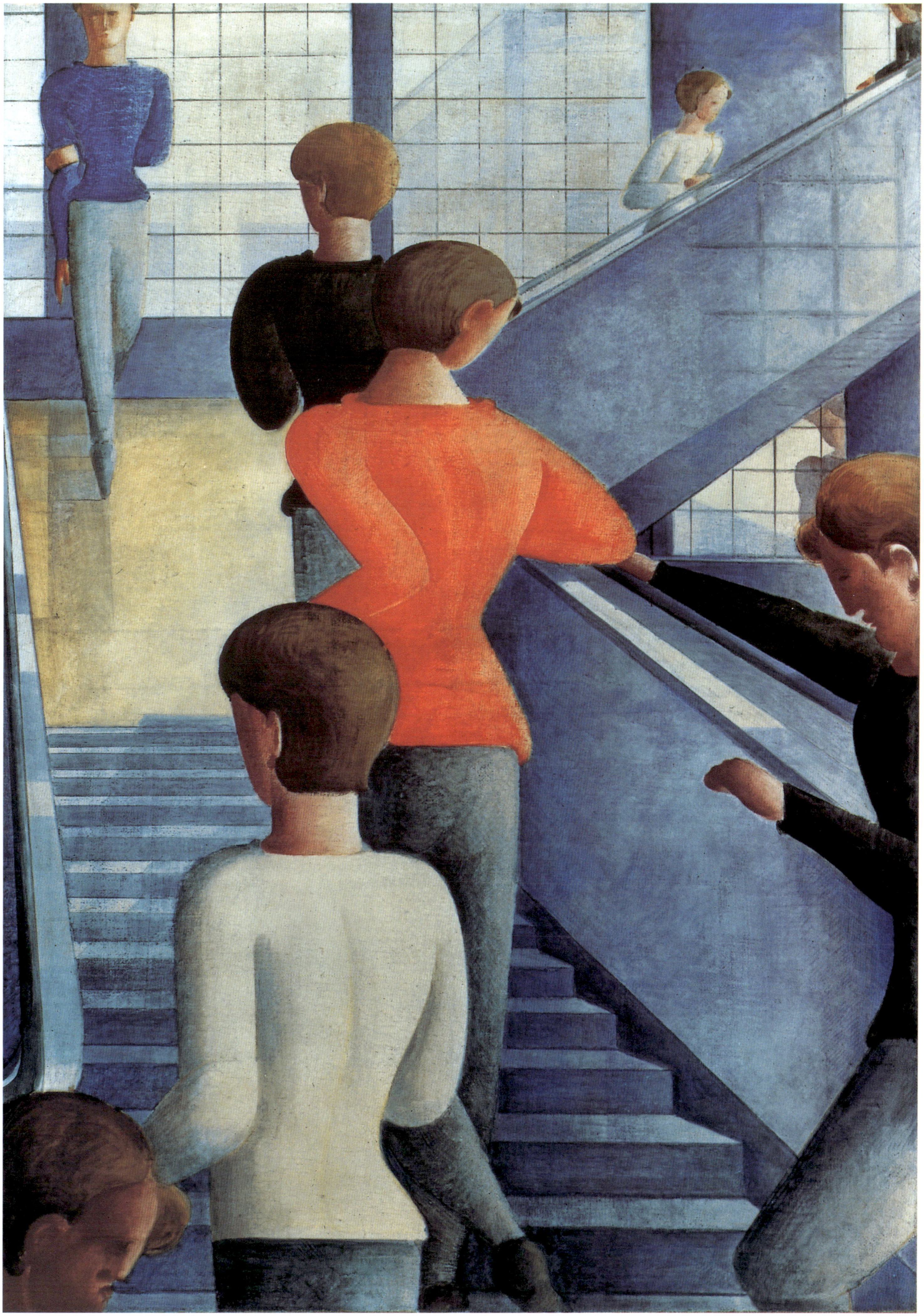

John Heartfield

1891 am 19.6. wird Helmut Franz Joseph Herzfeld in Berlin geboren

1908–11 Studium an der Kunstgewerbeschule in München

1913/14 Studium an der Kunst- und Handwerkerschule in Berlin-Charlottenburg

1914/15 Militärdienst

1915 erste Begegnung mit George Grosz

1916/17 nennt sich aus Protest gegen den Krieg John Heartfield

zusammen mit seinem Bruder Wieland Herzfelde Gründung der Zeitschrift ›Neue Jugend‹ und des Malik-Verlages

Beginn der engen Zusammenarbeit mit Grosz

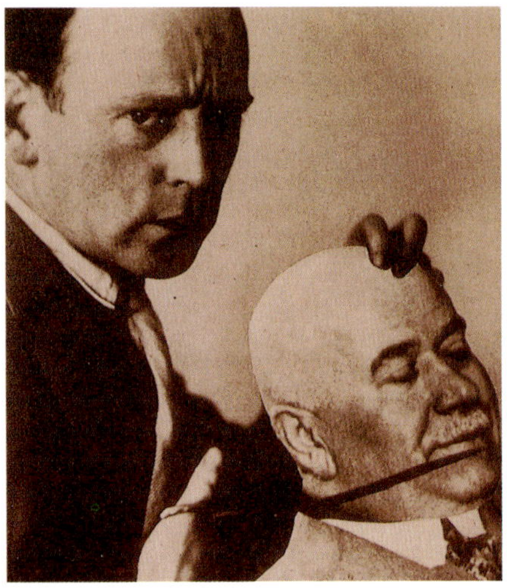

1918 Mitglied des Berliner ›Club Dada‹

Eintritt in die KPD

1919 Beteiligung an der ersten Dada-Ausstellung im Kunstkabinett Neumann in Berlin

mit Herzfelde und Grosz Gründung der satirischen Zeitschrift ›Die Pleite‹

Gestaltung dadaistischer Klebebilder (*Monteur Dada*)

1920 Dada-Auftritte u.a. mit Hausmann, Baader

Teilnahme an der Ersten Internationalen Dada-Messe in der Galerie Burchard in Berlin

seit 1920 Bühnenbilder für Piscators ›Proletarisches Theater‹

1922 Redakteur und Gestalter der satirischen Zeitschrift der KPD ›Der Knüppel‹

1924 Entstehung der Fotomontage *Nach 10 Jahren – Väter und Söhne*

seit 1927 Arbeit für das Grafische Atelier der KPD, Entwerfen von Plakaten

1929 Teilnahme an der Internationalen ›Werkbund‹-Ausstellung ›Film und Foto‹ in Stuttgart

zusammen mit Tucholsky Arbeit an dem Bild- und Textbuch ›Deutschland, Deutschland über alles‹

1930 Beginn der Mitarbeit an der Arbeiter-Illustrierten-Zeitschrift ›AIZ‹

1931/32 erster Aufenthalt in der Sowjetunion

1933 Emigration nach Prag

1935 Ausstellung in Paris

1938 Flucht nach England

1939 Mitglied im ›Freien Deutschen Kulturbund‹

1940 Internierung

1950 Rückkehr nach Deutschland

Arbeit als Buchgestalter und Bühnenbildner

1962 Erscheinen der Monografie Wieland Herzfeldes über ihn

1968 am 26.4. stirbt Heartfield in Berlin

Montagen für die ›AIZ‹, 1933–38

John Heartfield schuf 235 Fotomontagen, davon zwischen 1933 und 1938 im Prager Exil wöchentlich eine in Kupfertiefdruck ausgeführte für die ›AIZ‹, die ›Arbeiter-Illustrierten-Zeitung‹. Das Anliegen all dieser Arbeiten ist das Aufdecken und Anprangern der sozialen Demagogie des Faschismus. Das geschieht durch Verknüpfen von Teilen verschiedener Fotos miteinander, zuweilen unter Veränderung der Größenverhältnisse, unter Konfrontation von Vergangenheit und Gegenwart, Einbeziehung von Röntgenaufnahmen, Gemälden, Zeichnungen oder in seltenen Fällen auch von gestellten Fotos, die von Fotografen nach Heartfields genauen Bleistiftskizzen angefertigt wurden. Immer sind sie Reaktion auf aktuelle, politische Geschehnisse, wie den Reichstagsbrandprozeß oder den Spanischen Bürgerkrieg. **H**eartfields überraschende, unglaubliche Bildideen sind durch ihre feste Verbindung mit einem kurzen, meist direkt ins Bild komponierten Text sowie durch satirische Allegorie und antithetische Groteske auch heute noch ohne Erklärungen zur Historie verständlich. **H**eartfield hatte die avantgardistische Dada-Bewegung mitgeprägt und wie George Grosz, Raoul Hausmann und Hannah Höch mit Collage, Montage und Fotografie experimentiert. Gemeinsam mit George Grosz schuf er 1919 die ersten dadaistischen Klebebilder. Die ersten Fotomontagen zur Zeitgeschichte unter dem später formulierten Motto »Benütze Foto als Waffe!« (Franz C. Weiskopf, AIZ 37/1929) entwickelte Heartfield 1924. 1933/34 erreichte er den Höhepunkt seiner Kunst der politischen Fotomontage. **H**eartfield hob die Fotomontage in die Klassik der gedruckten Kunst des 20. Jahrhunderts. Nicht die handwerkliche Perfektion des Schneidens und Klebens, sondern das Ergebnis im Bilddruck entscheidet (wie bei den Collagen von Max Ernst) über den Originalcharakter der Arbeit. Nicht das elitäre Kunstwerk ist das Ziel, sondern die massenhafte Verbreitung in Zeitung und Buch, denn die Funktion dieser Kunst ist neu bestimmt: »An die Stelle ihrer Fundierung aufs Ritual tritt ihre Fundierung auf eine andere Praxis: nämlich ihre Fundierung auf Politik« (Walter Benjamin). Impulse empfingen insbesondere verschiedene Massenmedien (Zeitschriften, Plakatkunst) und die Buchkunst. *L. L.*

Heartfield, J. und K. Tucholsky: Deutschland, Deutschland über alles, Berlin 1929
Revolution und Realismus: Revolutionäre Kunst in Deutschland, 1917 bis 1933, Staatliche Museen zu Berlin, Berlin 1978
John Heartfield, Akademie der Künste zu Berlin, Altes Museum, Köln 1991
Evans, D.: John Heartfield, AIZ/VI 1930–38, New York 1992

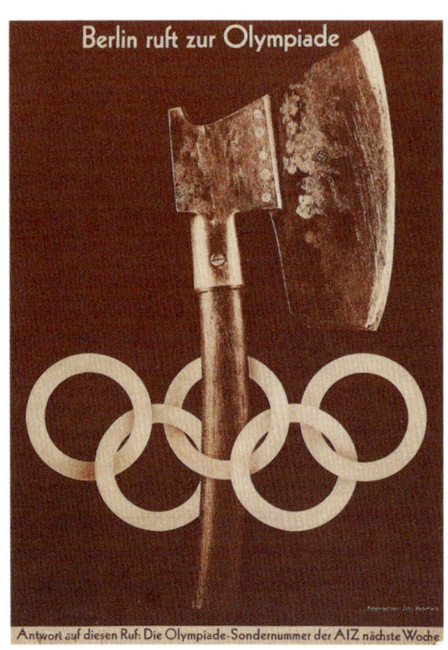
Berlin ruft zur Olympiade
Antwort auf diesen Ruf: Die Olympiade-Sondernummer der AIZ nächste Woche

Berlin ruft zur Olympiade, 1936

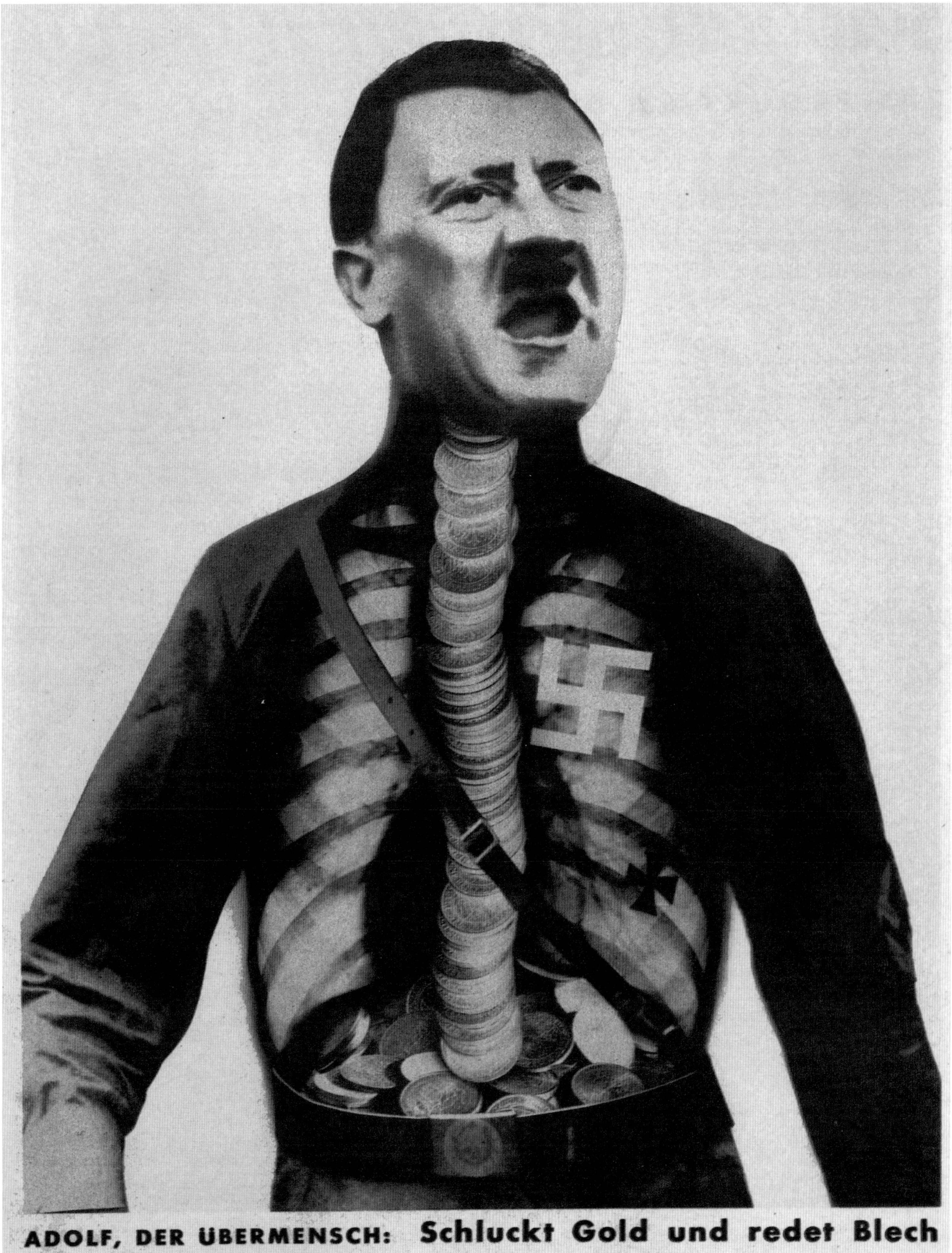

ADOLF, DER ÜBERMENSCH: **Schluckt Gold und redet Blech**

1908 Balthazar Klossowski de Rola, genannt Balthus, wird am 29. 2. in Paris als Sohn polnischer Eltern geboren

1914 Übersiedlung der Familie nach Berlin

1917 die Mutter Baladine zieht mit Balthasar und seinem Bruder Pierre nach Bern und später nach Genf

1924 Rainer Maria Rilke veröffentlicht die Katzenporträts des Zwölfjährigen: *Mitsou, Quarante images par Baltusz*

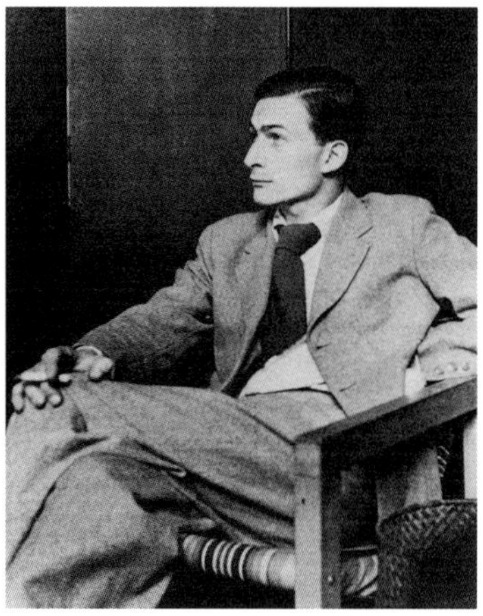

1924 Balthus geht nach Paris, kopiert die Alten Meister im Louvre und besucht Abendkurse der ›Grande Chaumière‹ in Paris

Unterricht bei Pierre Bonnard und Maurice Denis

1926 Aufenthalt in Arezzo, Beschäftigung mit Piero della Francescas Freskenzyklus

1927 Rückkehr nach Paris,

Le Pont Neuf und *Le Quai*

1930/32 Militärdienst in Marokko

1934 erste Einzelausstellung in der ›Galerie Pierre‹ in Paris, Freundschaft mit Alberto Giacometti und Paul Eluard

1940 Übersiedlung nach Champrovent/Savoyen

1941 Picasso erwirbt *Les Enfants Blanchard* (1937)

1943–46 Balthus verbringt die letzten Kriegsjahre in Bern und Fribourg

1946 Rückkehr nach Paris

1948 Gestaltung des Bühnenbildes für die Uraufführung von Camus' ›L'État de Siège‹

1950 Entwurf der Ausstattung für die Mozartoper ›Così fan tutte‹ auf dem 3. Musikfestival in Aix-en-Provence

1952–54 *Passage du Commerce Saint André*

La Chambre

1954–61 Aufenthalt auf seinem Gutshof ›Château de Chassy‹ im Morvan

1961 von André Malraux zum Direktor der Französischen Akademie in Rom berufen, lebt Balthus bis 1976 in der Villa Medici

1962 Reise nach Japan, lernt dort seine zweite Frau Setsuko Ideta kennen

1977 bezieht Balthus sein Altersrefugium, das Chalet Rossinière in der Schweiz

»Ich wollte immer schockieren, aber nun langweilt mich das.« Balthus, dem immer wieder »fanatisches Interesse an der Nymphomanie« vorgeworfen wurde, gelang die Provokation. Seine Darstellungen junger Frauen in lasziven Posen schockierten in der Tat die Besucher seiner ersten Ausstellung im Jahr 1934 in Paris. An *Die Straße*, erklärtes Meisterwerk des frühen Schaffens, traute sich über Jahre kein Käufer. Erst 1937 erstand der Kunsthändler James Thrall Soby das Bild, passierte unter Schweißausbrüchen den amerikanischen Zoll und sah sich später aus Furcht, die Spielkameraden seines neunjährigen Sohnes könnten ihren Eltern von dem Bild berichten, gezwungen, es von der Wand zu nehmen. Heute ist das Skandalöse der Szene – ein junger Mann greift einem jungen Mädchen auf offener Straße zwischen die Beine – die Balthus Zeitgenossen so empörte, nicht mehr ganz nachvollziehbar, da sie nachträglich von Balthus entschärft wurde, indem er die Hand des Mannes an eine weniger provokante Stelle verlegte. **W**orin aber liegt auch für uns heute noch das Beunruhigende dieses Meisterwerkes? Stellt es doch auf den ersten Blick nichts weiter dar als den »ruhigen Morgen eines ruhigen Quartiers, in dem ruhige Städter ihren Geschäften nachgehen« – die Rue Bourbon-le-Château im 5. Pariser Arrondissement, in dem Balthus sein Atelier hatte. Auf der Straße befinden sich zwei Frauen, eine mit einem Kind auf dem Arm, ein Federball spielendes Mädchen, ein Jüngling, ein hölzerner Koch, ein Maurer und besagtes Pärchen. Doch im Gegensatz zur ersten, noch ganz der impressionistischen Malweise verhafteten Fassung von *Die Straße* aus dem Jahre 1929, die tatsächlich Ruhe und Friedfertigkeit ausstrahlt, wirkt die Szenerie in dem Bild von 1933 merkwürdig erstarrt, die einzelnen Figuren scheinen isoliert und leblos, das Licht kalt, ja bleiern. Keiner begegnet seinem Gegenüber. Seltsam surreale Gesten und Minenspiele markieren den ganz außergewöhnlichen, normalerweise nie wahrnehmbaren Augenblick zwischen zwei Augenblicken – das Vexierbild aus einem Traum? Der große ›Voyeur‹ Balthus entzog sich immer einem voyeuristischen Interesse an seiner Person: »Balthus ist ein Maler, über den nichts bekannt ist. Wenden wir uns jetzt seinen Bildern zu. Grüße, Balthus.« *E. R.*

Als Balthus mit der Arbeit an *Die Straße* begann, stand er noch immer unter dem starken Eindruck der Malerei des Quattrocento, die ihn auf einer Reise in die Toskana 1927 beeindruckt hatte. **D**er gleiche kleine Mann mit dem runden Kopf und den weit aufgerissenen Augen, der in *Die Straße* in einer etwas automatenartigen Haltung auf uns zuschreitet, tritt auch aus dem Hintergrund des Freskos in der Florentiner Kirche Santa Maria del Carmine heraus, in dem Masaccio 1427 die Geschichte des Theophil dargestellt hat, – so wie an einem Sommernachmittag des Jahres 1933 aus dem Hintergrund der Rue de L'Échaudé. Diese Figur scheint ebenso zu einer Momentaufnahme der Atmosphäre im Paris der Vorkriegszeit zu gehören wie zu einer Zäsur in der Geschichte der Malerei. **D**as Mädchen mit den halb erhobenen Armen und den gespreizten Fingern ist in derselben spannungsreichen Geste dargestellt, die fünf Jahrhunderte früher die Figur mit den blonden Locken kennzeichnete, die Masolino in Castiglione d'Olona gemalt hatte. Das Mädchen versucht, dem Griff eines jungen Mannes zu entkommen, und ihr im Anblick des Liebhabers geneigtes Profil findet die Sicherheit und klassische Reinheit einer Dienerin der Königin von Saba wieder, wie sie Piero della Francesca in Arezzo gemalt hatte. *J. C.*

Klossowski de Rola, S.: Balthus. Gemälde, München 1983
Roy, C.: Balthus. Leben und Werk, München 1983
Spies, W.: ›Der Dandy. Balthus in Paris‹, in: Rosarot vor Miami, München 1989, S. 102–106
›Balthus. Ein Unbehagen in der Moderne‹, Special, in: du. Die Zeitschrift der Kultur, Nr. 9, September 1992
Leymarie, J.: Balthus, Leipzig 1993

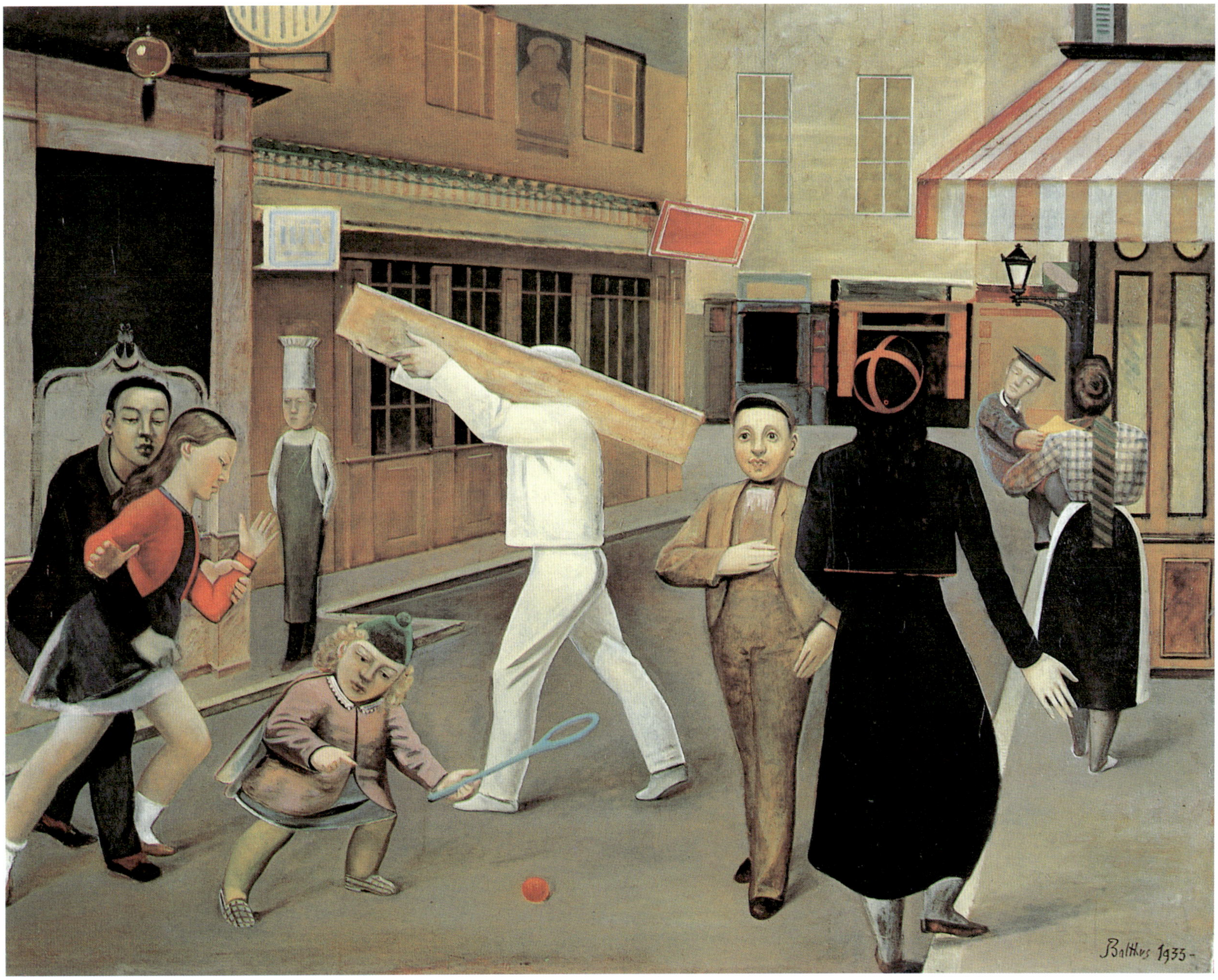
Balthus 1933

Fernand Léger

1881 am 4.2. wird Fernand Léger in Argentan, Normandie, geboren
1897–99 Lehre in einem Architektenbüro in Caen, Calvados
1900 Umzug nach Paris
Arbeit als Architekturzeichner und Retuscheur
1903 Aufnahme in die École des Arts Décoratifs und in die Académie Julian in Paris

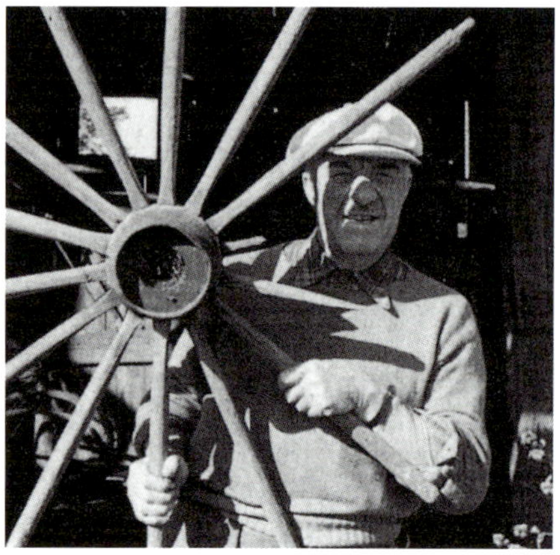

1906–09 Aufenthalte in Korsika
Begegnung mit Delaunay und Rousseau
1910 Kontakte zu Picasso und Braque
1911–12 Beteiligung an den Ausstellungen der Kubisten im Salon des Indépendants und im ersten Salon der Section d'Or
1913 Ausstellung im Ersten Deutschen Herbstsalon in Berlin
1914–16 Militärdienst
1920 Begegnung mit Le Corbusier
Gründung des ›L'Esprit Nouveau‹
Der Heizer
1923–24 Arbeit an dem Film ›Le Ballet Mécanique‹
1924 Reise nach Ravenna
seit 1925 Arbeit an dekorativen Wandgestaltungen
Kontakte zur ›De-Stijl‹-Gruppe
1929 mit Ozenfant Lehrer an der Académie Moderne
1930 *Drei Musikanten*
1935 erste Ausstellung im Museum of Modern Art, New York
1940–45 Aufenthalt in den USA
Professur an der Yale University
1945 Rückkehr nach Frankreich
Mosaik für die Kirche von Assy
1950 Entstehung erster Keramiken
1952 Umzug auf ein Gut nach Gif-sur-Yvette bei Paris
1955 Großer Preis der Biennale São Paulo
1955 am 17.8. stirbt Léger in Gif-sur-Yvette

Die zwei Schwestern, 1935

Wie festgemauert auf der Erde posiert Fernand Légers monumentales Frauenpaar und scheint mit seiner wuchtigen Körperlichkeit das Bildgefüge fast zu sprengen. Seinem Bild fehlt so ungefähr alles, was man von einem Doppelakt gemeinhin erwarten würde: keine Spur von weiblicher Anmut, Erotik oder gar dem zarten Schmelz des Inkarnats. **O**hne jegliche Individualität, mit blockhaft gedrungenem Körperbau und wulstig deformierten Extremitäten erscheinen die beiden Heroinen wie archaische Monumente einer längst vergessenen Zeit. In regungsloser Feierlichkeit, dem Betrachter zugewandt, harren sie vor einem flachen, sonnengelben Hintergrund, der ihre massigen, wie aus einem Baukasten zusammengesetzten Körperformen noch plastischer erscheinen läßt. Ohne irgendwelche Nuancen einer ästhetisierenden Peinture, mit einfachen, kräftigen Konturen bestimmen sie das Bild. Dabei wiederholen sich Formen, Farben und Linien, schlagen einen gemeinsamen Rhythmus an und schaffen so einen Ausdruck von Zusammengehörigkeit, Zuneigung und Solidarität. Ein Ausdruck, der durch das Überreichen einer Blume noch gesteigert wird. Diese Blume fungiert in Légers Bild nicht vorrangig als ikonografisch deutbares Symbol, sondern als ›Contrast des Formes‹, als Kontrast, der die plastischen Gegensätze spannungsvoll betont: Die spitzen Stacheln und kleinteiligen Formen der Zweige und Blüten wirken geradezu zerbrechlich, vergänglich – ja, nervös und aggressiv vor dem Hintergrund des gigantischen Frauenpaars. **L**éger, der ab 1910 ausgehend von Cézanne eine eigene Konzeption des Kubismus entwickelt hatte, indem er die Gegenstände in zylindrische Volumenteile, in ›tubes‹ zerlegte und die Kontraste der Formen zu betonen versuchte, war von einem unerschütterlichen Glauben an die Zukunft der sozialistischen Gesellschaft getragen. Gegenüber allem gefühlsmäßig Irrationalen hegte er ein tiefverwurzeltes Mißtrauen. Seine Menschen sind von jeglichen Emotionen befreite typisierte Repräsentanten eines Kollektivs. Das Gemälde *Die zwei Schwestern* ist in einer Zeit entstanden, als der Maler mit Aufträgen für Theaterdekorationen und Wandbilder beschäftigt war. Ihr Grundthema ist die Solidarität mit den namenlosen Menschen der Massengesellschaft. *W. Spr.*

Schmalenbach, W.: Fernand Léger, Köln 1977
Fernand Léger, Kunsthalle der Hypo-Kulturstiftung München, München 1988
Kosinski, D. (Hrsg.): Fernand Léger 1911–1924. Der Rhythmus des modernen Lebens, München 1994

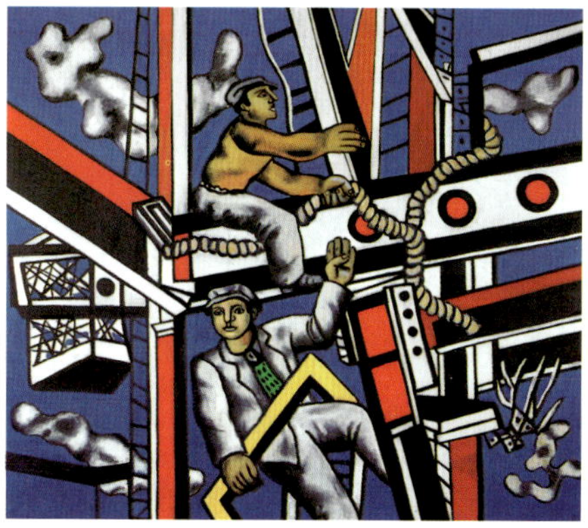

Die Bauarbeiter, 1950

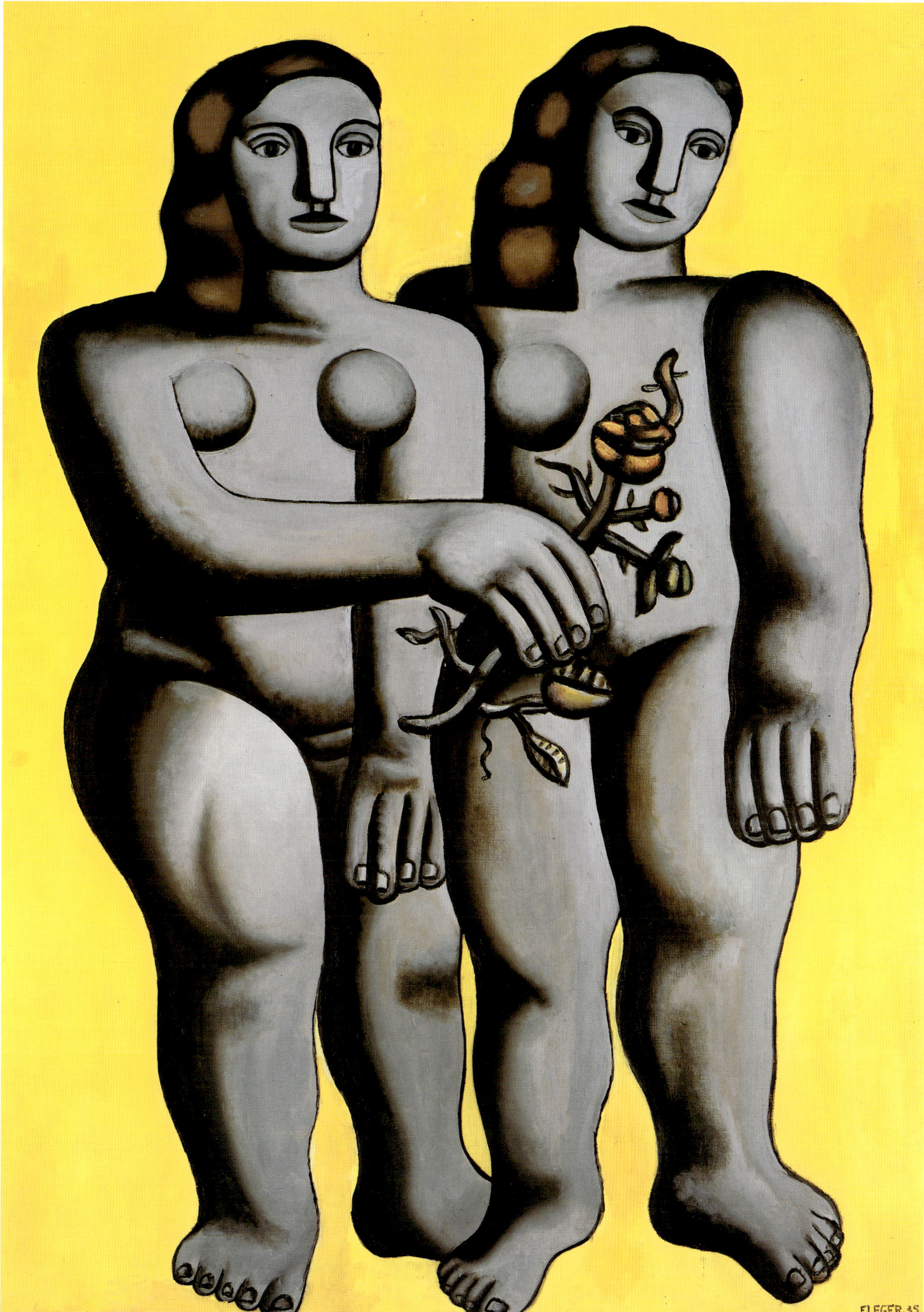
F.LEGER.35

1871 am 27.5. wird Georges Rouault in Paris geboren

1885–90 Lehre als Glasmaler

1890–95 Studium an der École des Beaux-Arts, u.a. bei Moreau

Zusammenarbeit mit Matisse, Marquet, Piot und Camoin

1895–1901 regelmäßige Ausstellungen im Salon des Artistes Français

1902 Kontakte zu den ›Fauves‹

1903 Konservator am Musée Moreau in Paris

zusammen mit Matisse Gründungsmitglied des Salon d'Automne

seit 1903 regelmäßige Teilnahme am Salon des Indépendants und Salon d'Automne

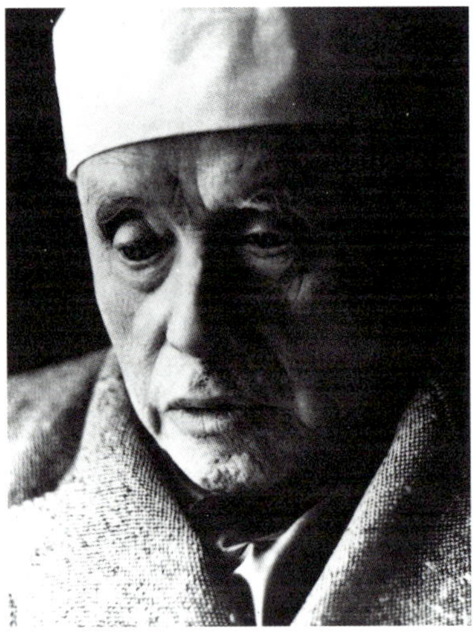

1906 Ausstellung bei Berthe Weill

Bekanntschaft mit Vollard

1910 erste Einzelausstellung in der Galerie Druet, Paris

1911 Umzug nach Versailles

1917–27 vorwiegend graphische Arbeiten, Buchillustrationen zu ›Les Fleurs du Mal‹

1926 Veröffentlichung von ›Souvenirs intimes‹

1930 Aufenthalt in der Schweiz

Ausstellungen in London, München, New York und Chicago

1945 Ausstellung im Museum of Modern Art, New York

Entwurf für die Glasfenster der Kirche von Plateau d'Assy

1948 Reise nach Italien

1958 am 13.2. stirbt Rouault in Paris

In Rouaults Frühwerk überwiegen das Erschrecken, die schonungslose Schilderung der Blößen und Schwächen des Menschen, auch der zuweilen unbarmherzigen Realität seiner Existenz. Rouault malt Prostituierte, Vorstadtganoven, Flüchtende, Vertriebene, das Elend, das Leben des fahrenden Volks, die er in düsterer Farbigkeit mit einem oft brutal verhäßlichenden und heftig hineingesetzten Pinselstrich schildert. Aber es geht ihm nicht um den Schock, nicht um die formale Revolte, sondern um den inneren Aufschrei – er muß so malen! Daher ist der Anspruch dieser Arbeiten ein absoluter und die Anklage unerbittlich. Doch in der Auflehnung gegen die Unordnung verbirgt sich die Suche nach der eigentlichen, allem zugrundeliegenden Ordnung, in der Abscheu vor dem Verschlagenen und Verlogenen der Wunsch nach unbedingter Wahrheit, in dem Erschrecken vor dem Entstellten und Versehrten die Sehnsucht nach einer unzerstörbaren Harmonie. Rouaults Kunst wirkt wie ein Beharrungsanspruch gegen den Zeitgeist, gegen soziale Ethik. Denn schon in diesen frühen Bildern wird deutlich: Er sucht den Typus, die exemplarische Einzelgestalt, und seine Fragen sind nicht soziologischer, sondern grundsätzlicher Natur. Es geht um den gefallenen Menschen, um die Last der Sünde, um eine tiefere Entstellung seines Wesens. **U**m 1911/12 kommt es zu einer Wende in der Sicht Rouaults; der bis dahin stilistisch wirksame Gegensatz von Farbe und Zeichnung wird überwunden. Eine stille, aber in zunehmend leuchtenden Farben sich ausprägende Harmonie greift Platz in seinem Werk, und er beginnt, der inneren Struktur der Schönheit nachzuspüren. Wie in einem langen Ausreifen, durch unablässiges Wiederholen, zuweilen auch mit an Sturheit grenzender Beharrlichkeit, versucht er nun gültiger zu werden, sozusagen nach innen zu wachsen, um die Allgemeinheit der Aussage noch zu steigern und den Ausdruck zu intensivieren. **I**nhaltlich gelingt Rouault die angestrebte Objektivierung angesichts der Inkarnation und der Passion des Menschensohnes, die zum Angelpunkt seines Denkens wird und in der das menschliche Dasein, auch in seiner leidvollen Seite, seine sinnstiftende Dimension, seine Würde erhält. Die formale Objektivierung geschieht durch die Komprimierung von Formen wie Linien, durch die Beschränkung auf wenige, groß gesehene Bildteile und aussagekräftige Gesten und Haltungen, durch das Abtun alles Erzählerischen, durch exemplarische Nacktheit der Figuren; ja schließlich immer mehr durch die Konzentrierung auf das Gesicht, gleichsam als Zusammenfassung einer Persönlichkeit, und in besonderer Weise auf das Gesicht Christi als die Zusammenfassung des Menschlichen überhaupt, als das wahre Bild des Menschen. So nimmt die ›Sainte Face‹ eine zentrale Stellung in seinem Spätwerk ein.

S. K.

Chapon, F. und I. Rouault: Georges Rouault, Œuvre Gravé, 2 Bde., Monte Carlo 1978
Koja, S.: Georges Rouault, Malerei und Graphik, München 1993
Georges Rouault, The Early Years 1903–1920, Royal Academy of Arts, London, 1993

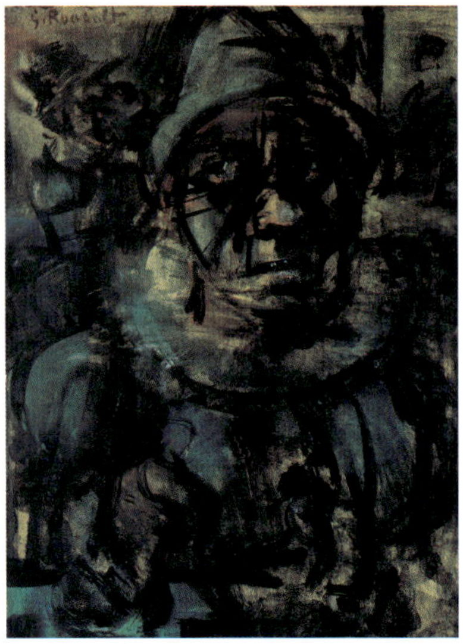

Kopf eines tragischen Clowns, 1904

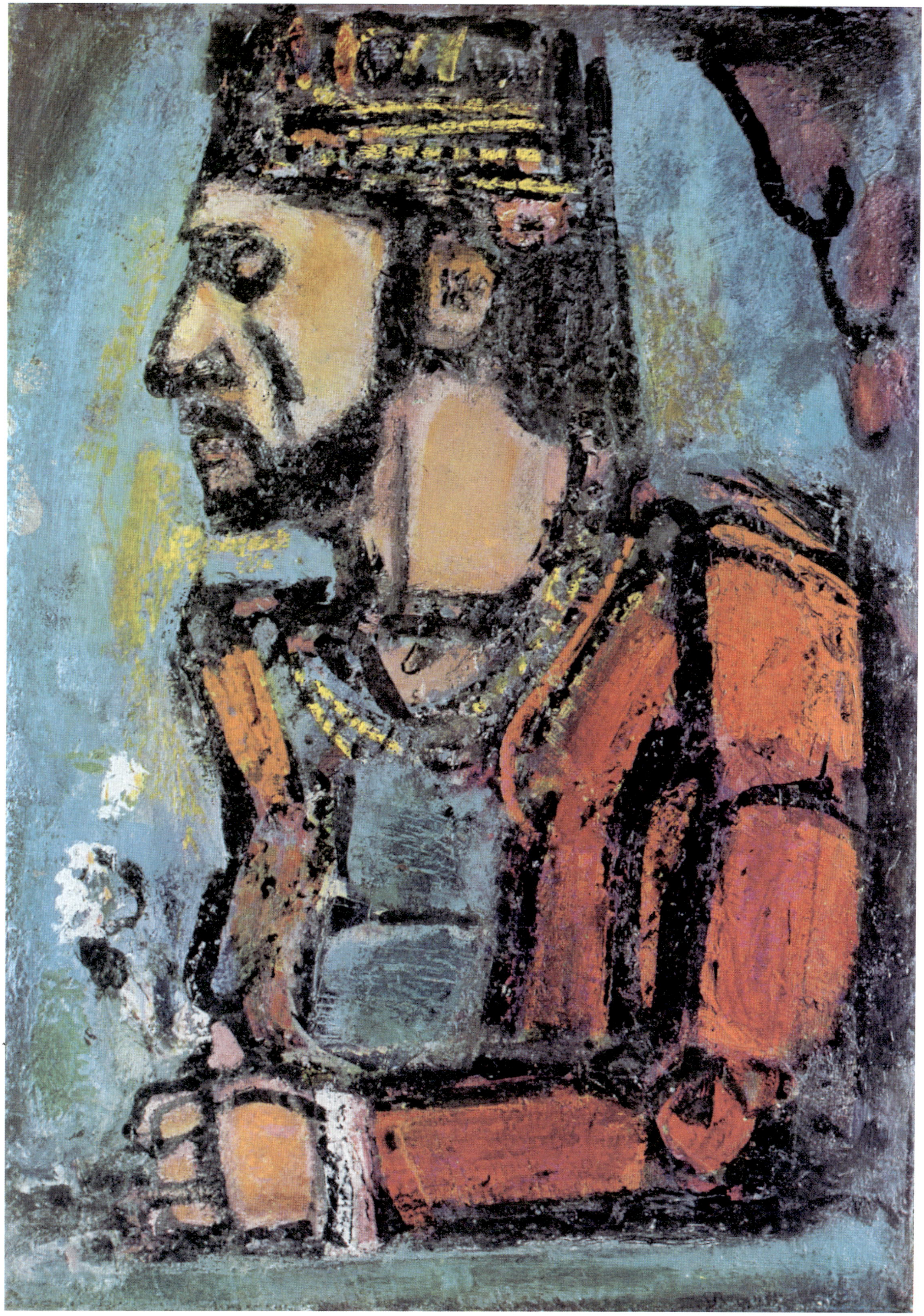

Das Frühstück im Pelz, 1936

1913 wird Meret Oppenheim in Berlin geboren
1930 Entstehung der Collage *Das Schulheft*
1931 beschließt sie, Malerin zu werden und verläßt die Schule
1932 Aufenthalt in Paris
1933 Begegnung mit den Surrealisten
1936 erste Einzelausstellung in der Basler Galerie Schulthess

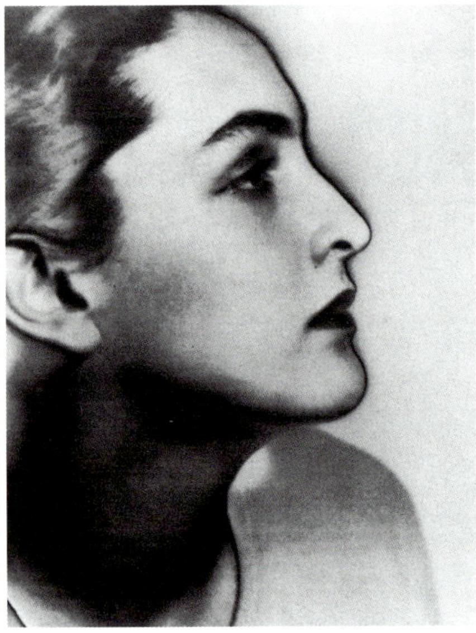

1937 Rückkehr nach Basel
Besuch einer Kunstgewerbeschule
1938 Reise durch Oberitalien
1939 Aufenthalt in Paris
1959 Organisation eines ›Frühlingsfestes‹, das auf dem Körper einer nackten Frau präsentiert wird
1967 Umzug nach Bern
seit 1972 zusätzliches Atelier in Paris
1985 am 15.11. stirbt Oppenheim in Basel

Meret Oppenheim hat immer wieder erzählt, wie ihre berühmte Pelztasse zustandekam: ein kapriziöses Geschichtchen, in dem sogar Zauberer Picasso ein »Simsalabim« flüsterte. Wiewohl durch Man Rays Aktfotos ihrer knabenhaften Schönheit skandalschnell im Paris der 30er Jahre bekannt geworden, mußte sich die junge Malerin mit Mode- und Schmuckarbeiten mühsam über Wasser halten. Für Elsa Schiaparelli ließ sie sich Armbänder aus pelzbesetztem Metall einfallen. Die Künstlerrunde im Café de Flore, zu der Dora Maar und Picasso gehörten, bewunderte diese Kreation, und Picasso begann sich vorzustellen, was man sonst noch alles mit Pelz überziehen könnte. »Auch diesen Teller und die Tasse…« konstatierte Meret Oppenheim angeregt, ging in ein Billigwarenhaus, kaufte Tasse, Teller und Löffel, umkleidete sie mit chinesischem Gazellenfell und zeigte sie 1936 in zwei Surrealisten-Ausstellungen. **D**as zum Untier denaturierte Utensil landete bald im Museum of Modern Art in New York, dessen Direktor, Alfred Barr jr., offenbar ahnte, daß es zu einer Preziose der Kunstgeschichte des 20. Jahrhunderts avancieren würde, zu einem Meilenstein in der Entwicklung der Ding-Darstellung von Dada bis Pop-Art, die Alltagsgegenstände aus der Geborgenheit ihres Zusammenhangs riß und durch Vereinzelung und Verfremdung ästhetisierte, dämonisierte, ironisierte, banalisierte. **D**ie Verwandlung eines mit behaglichen Empfindungen verbundenen Bedarfsgegenstands in ein haariges, animalisch anmutendes Objekt, das seiner bisherigen Benutzbarkeit spottete, überdies auf eine ›Funktion‹ anderer Art schielte, löste Erschrecken, Irritation und Provokation aus, auch wenn sie witzig und spielerisch daherkam. Denn natürlich drängten sich hier allerlei kitzlige erotische Assoziationen auf, die André Breton literarisch-subtil in den Titel *Déjeuner en fourrure (Frühstück im Pelz)* faßte, sowohl auf Manets frivoles Gemälde *Déjeuner sur l'herbe (Frühstück im Grünen)* als auch auf Sacher-Masochs Buch *Venus im Pelz* anspielend. **M**eret Oppenheims Werk gerade dieser Zeit ist voller – oft auf die Sexualpathologie zielender – kulturkritischer Hintergründigkeit, psychologischer Fallen, zwischen Esprit, Ironie, Poesie und Melancholie changierender Bedeutungen. Die wie Hühnerschenkel mit Papiermanschetten auf der Silberplatte servierten weißen Stöckelschuhe mit dem Titel *Mein Kindermädchen* oder die am Strand erstarrte *Steinfrau*, die sich im Wasser fleischlich fortsetzt, sind surrealistische Aphorismen von weiträumiger Auslegbarkeit. Auch später blieb Meret Oppenheim in ihrer Kunst eigensinnig, unabhängig, wandelbar. Um so schmerzhafter, daß gerade sie vom Publikum jahrzehntelang einzig auf die Pelztasse festgelegt wurde. Als ein Galerist sie 1970 aufforderte, diese als Multiple herauszugeben, machte sie ein Kitschsouvenir daraus – und schlug damit eine sarkastische Brücke vom Surrealismus zur Pop Art. *L. Sch.*

Curiger, B.: Meret Oppenheim. Defiance in the Face of Freedom, Zürich 1990
Meyer-Thoss, C.: Meret Oppenheim. Buch der Ideen, Frühe Zeichnungen, Skizzen und Entwürfe für Mode, Schmuck und Design, Bern 1996

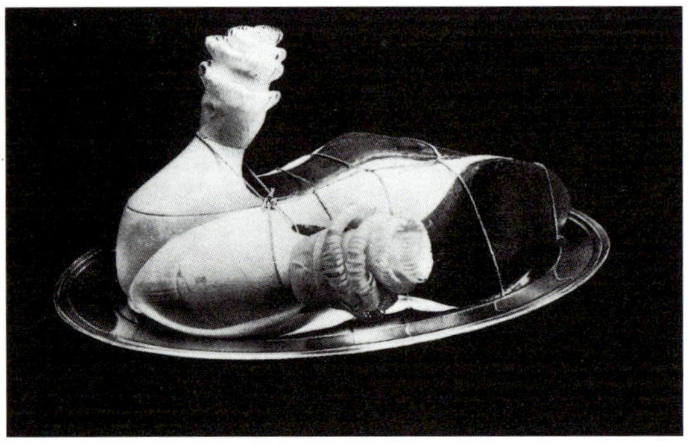

Mein Kindermädchen, 1936

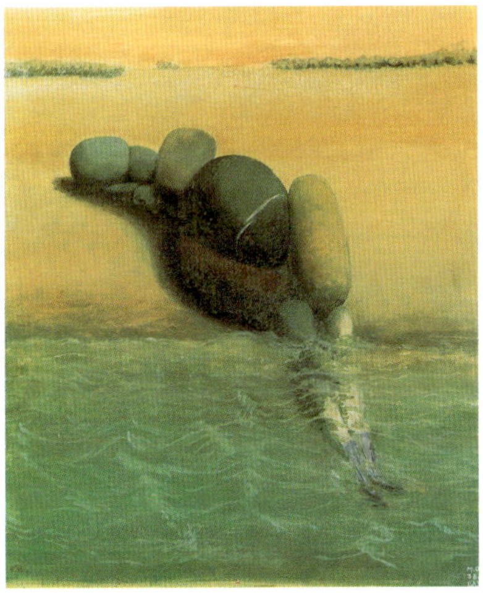

Steinfrau, 1938

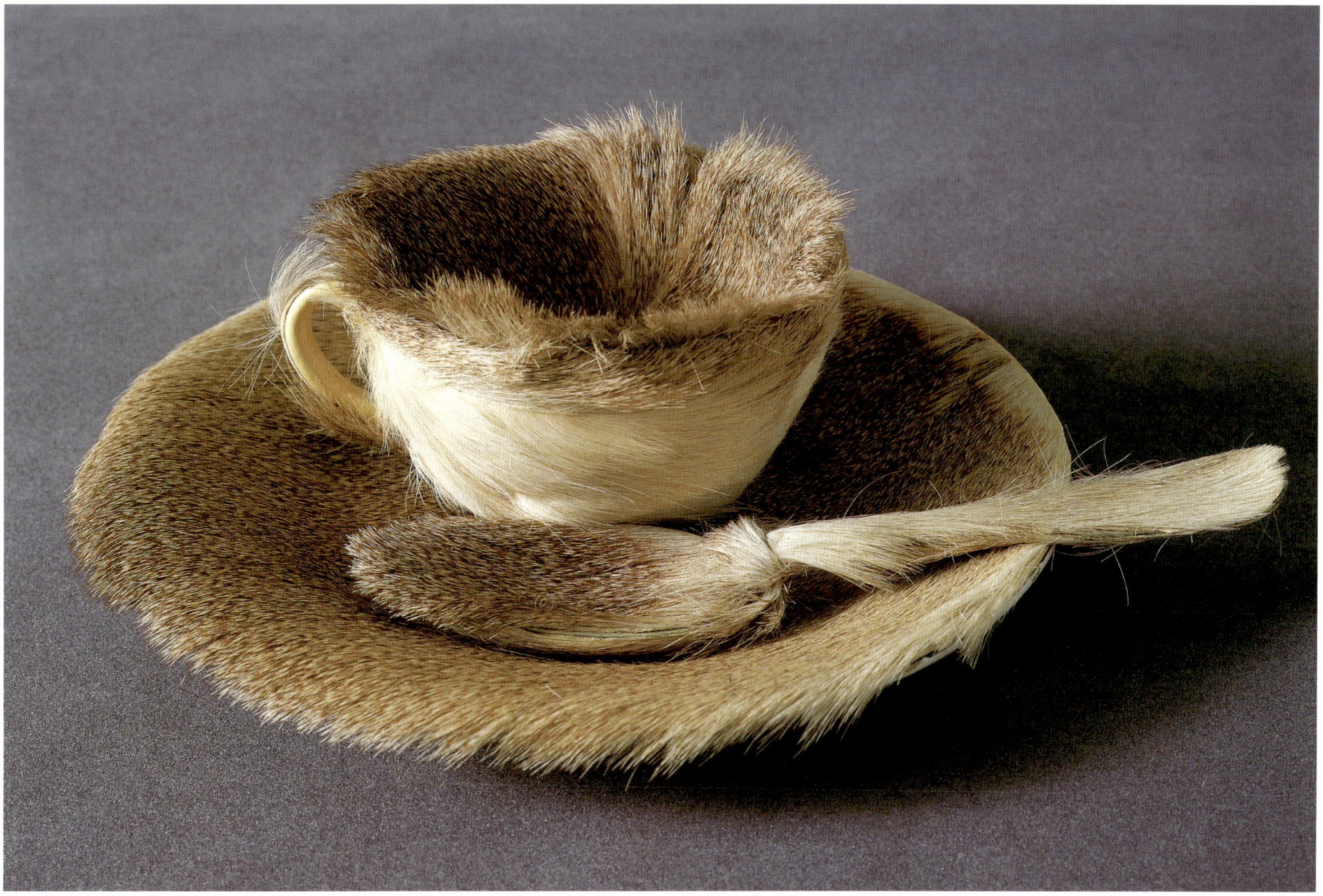

Weiche Konstruktion mit gekochten Bohnen, 1936

1904 am 11.5. wird Salvador Felipe Jacinto Dalí y Domenech in Figueras (Spanien) geboren
1921–26 Studium an der Akademie von San Fernando in Madrid
1925 erste Einzelausstellung in der Galerie Dalmau, Barcelona
1926 Ausschluß von der Akademie

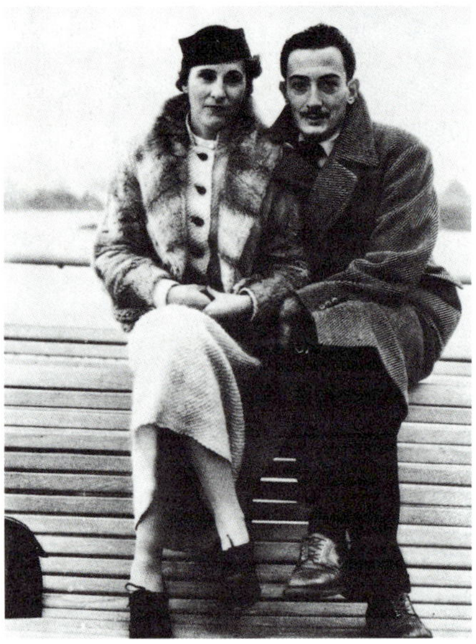

1927 erste Anklänge an surrealistische Malweise in *Honig ist süßer als Blut*
erste Reise nach Paris
1928 Bekanntschaft mit Pablo Picasso und André Breton
1929 Einführung in den Kreis der Surrealisten durch Miró
erste Bekanntschaft mit Gala (Elena Diakonova)
Arbeit mit Luis Buñuel an dem surrealistischen Film ›Un Chien Andalou‹
1930 Publikation des Essaybands ›La Femme Visible‹
1931 Mitarbeit an Filmen von Buñuel
1930–33 Beiträge für die Zeitschrift ›Der Surrealismus im Dienst der Revolution‹
1934 von Breton wegen faschistoider Neigungen von den Surrealisten ausgeschlossen
erster Aufenthalt in New York
1936 *Weiche Konstruktion mit gekochten Bohnen Vorahnung des Bürgerkrieges*
1937 *Metamorphose des Narziß*
1937–39 Reisen nach Italien
1940–48 Aufenthalt in den USA
1941/42 Retrospektive im Museum of Modern Art, New York
1942 Erscheinen der Autobiografie ›The Secret Life of Salvador Dalí‹
1948 Rückkehr nach Port Lligat, Spanien
Konversion zum Katholizismus
1949 *Die Madonna von Port Lligat*
1951–52 Illustrationen zu Dantes ›Divina Commedia‹
1960 Protest der Surrealisten gegen seine Teilnahme an der Surrealistenausstellung in New York
1965 *Der Bahnhof von Perpignan*
1972/73 erste holografische Collage (*Holos! Holos! Velázquez! Gabor!*)
1973 Eröffnung des Dalí-Museums in Figueras
1989 am 23.1. stirbt Dalí in Figueras

Die Epoche der Weltkriege und des europäischen Bürgerkriegs machte Spanien von 1936 bis 1939 zum Schauplatz einer ideologischen Zerreißprobe. Das Gemälde *Weiche Konstruktion mit gekochten Bohnen*, das schon bei seiner ersten Ausstellung im Dezember 1936 in New York den Titelzusatz *Vorahnung des Bürgerkriegs* trug, erfüllt ein Kriterium bedeutender Kunst: Eine persönliche Bildsprache erweist sich als prädestiniert, den Geist einer Zeit und eines Landes auszudrücken. Die individuelle Entwicklung des Künstlers – die Verschiebung seiner Fleischbesessenheit vom Eros zum Todestrieb – koinzidiert mit der kollektiven. **N**eben *Guernica* zählt Dalís Werk zu den wenigen Historienbildern des 20. Jahrhunderts. Während Picasso auf den 26. April 1937 reagierte, beansprucht die *Weiche Konstruktion mit gekochten Bohnen* eine Prophetie. Dalí diagnostiziert ein Frühsymptom. Die spanische Armee unter Führung des Generals Franco erhob sich am 17. Juli 1936 nicht aus heiterem Himmel gegen die Regierung der Volksfrontparteien. Anlaß war die Ermordung des anarchistischen Politikers Calvo Sotelo am 13. Juli, dem die Kommunistin Dolores Ibárruri zuvor im Parlament zugerufen hatte: »Das war Ihre letzte Rede!« Die Wahlen vom 16. Febrar 1936 hatten einen Antagonismus von Rechten und Linken bei aufgeriebener Mitte ergeben. In den folgenden Monaten eskalierte die revolutionäre Situation in Brandstiftungen und Attentaten. Am 25. Juli bewilligte Hitler in Bayreuth die Entsendung von Transportflugzeugen zu Francos Unterstützung. **D**alís Allegorie Spaniens zeigt einen extrem deformierten Volkskörper, der vom Verlust der Mitte gekennzeichnet ist. Links unten versucht ein Arzt eine – aussichtslose – Herzmassage. Eine anarchistische und eine monarchistische Seele in der eigenen Brust befähigen Dalí zur Einfühlung in den Krieg als Ringen opponierender, aber eigentlich zusammengehöriger Kräfte. Chaos kämpft gegen Ordnung, Hartes gegen Weiches, Rohes gegen Gekochtes, Biologie gegen Geologie, Landarbeiter gegen Großgrundbesitzer, Rot gegen Weiß, Republik gegen Nation. Weiße Bohnen und Exkrement karikieren Politik als blähungsintensiven Vorgang, fixiert auf Arbeitsessen und das, was hinten herauskommt. In schonungsloser Deutlichkeit prangert Dalí die wild-fanatische Grausamkeit, die menschenverschlingende, atavistische Barbarei des Bürgerkriegs an, der eine Selbstzerfleischung ist. *R. Sch.*

400 obres de Salvador Dalí, 1914–1983, Madrid, Barcelona 1983
Descharnes, R.: Salvado Dalí. Sein Werk – sein Leben, Köln 1984
Descharnes, R. und N.G.: Salvador Dalí. 1904–1989, Das malerische Werk, Köln 1993
Michler, R. und L. Löpsinger (Hrsg.): Salvador Dalí – Das druckgraphische Werk, Bd. I und II, München 1994
Schiebler, R.: Dalís Begierden, München 1996

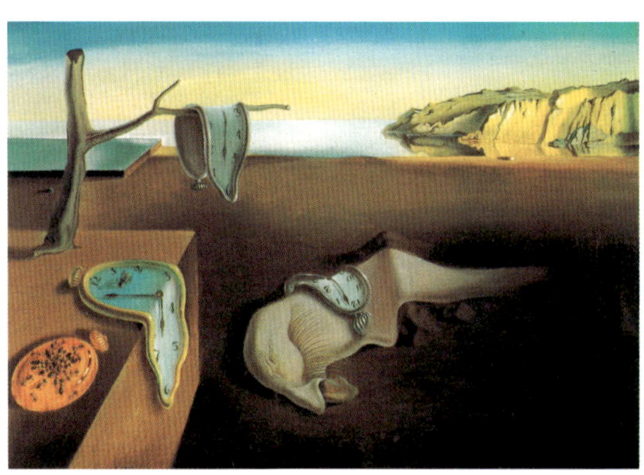

Die Beständigkeit der Erinnerung, 1931

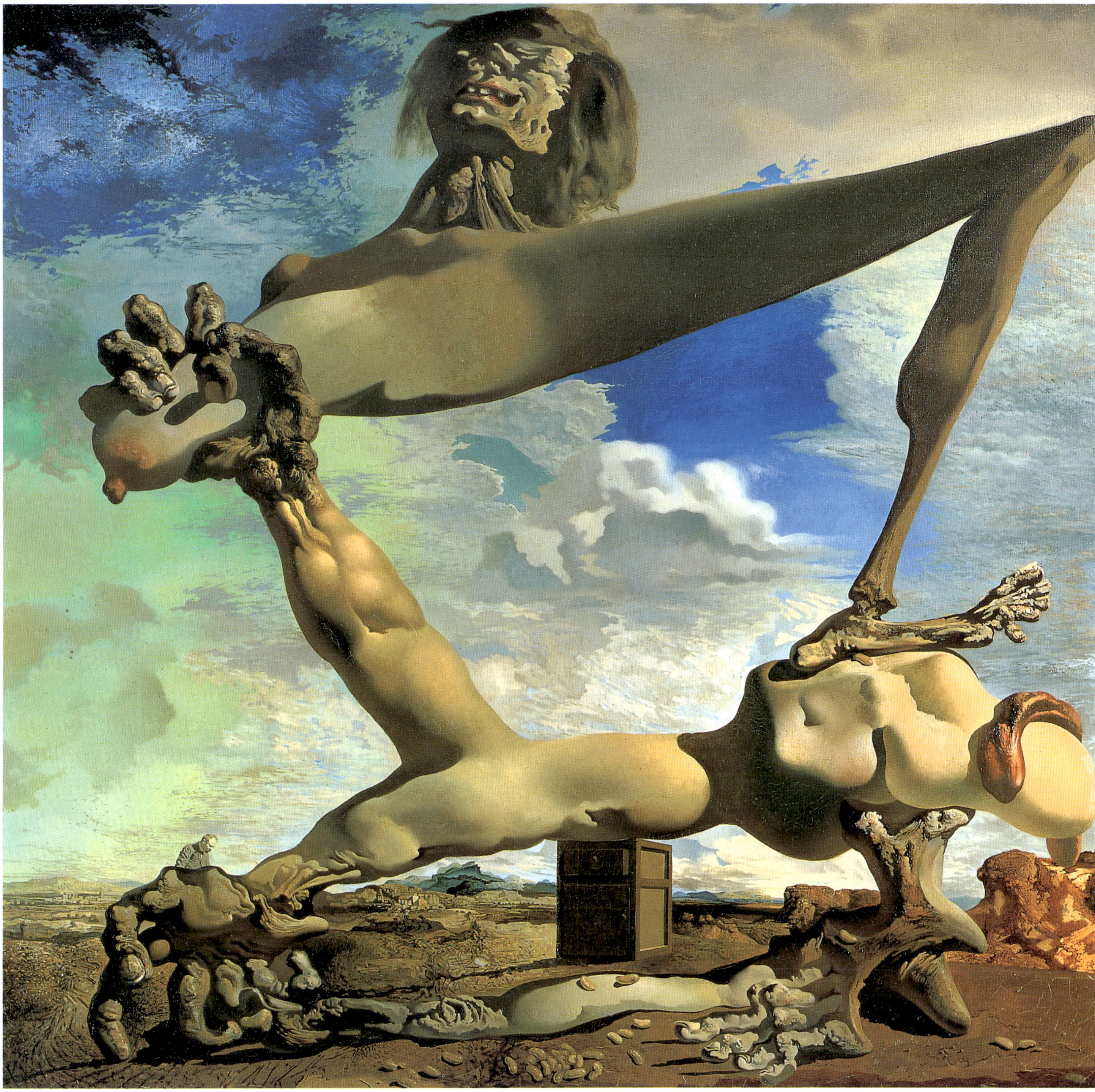

Max Beckmann

1884 am 12.2. wird Max Beckmann in Leipzig geboren
1897 erstes *Selbstbildnis*
1899 Ablehnung an der Akademie in Dresden
1900–03 Studium an der Kunstschule in Weimar bei Frithjof Smith
1903/04 Aufenthalt in Paris
1904 Übersiedlung nach Berlin
1905 *Junge Männer am Meer*

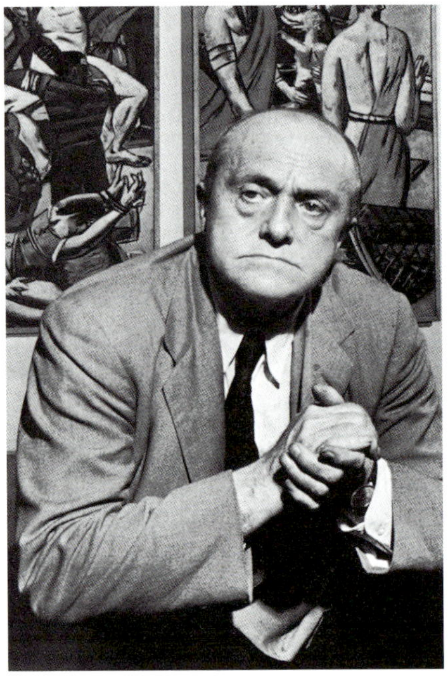

1906 Stipendiat in der Villa Romana in Florenz
Reise nach Paris und Florenz, Studium der klassischen Malerei
1909 Bekanntschaft mit dem Kunstkritiker Julius Meier-Graefe
Ausstellung im Salon d'Automne in Paris
Doppelbildnis Max Beckmann und Minna Beckmann-Tube
1911 Austritt aus der Berliner Sezession
1913 erste Retrospektive bei Paul Cassirer in Berlin
1914 Gründung der ›Freien Sezession‹
1915–33 Atelier in Frankfurt am Main
1918/19 *Die Nacht*
1919 Ablehnung der Berufung an die Weimarer Kunstschule
1925–33 Lehrauftrag an der Städelschen Kunstgewerbeschule in Frankfurt
1929–32 Aufenthalte während der Wintermonate in Paris
1932 Einrichtung eines Beckmann-Raumes in der Nationalgalerie Berlin
1932/33 *Die Abfahrt*
1933 Umzug nach Berlin
1937–46 als Emigrant in Amsterdam
1938 Veröffentlichung von ›On my painting‹
1944 *Selbstbildnis in Schwarz*
1947 Übersiedlung in die USA
Lehrer an der Washington University Art School in St. Louis
1948 Retrospektive im City Art Museum, St. Louis
1949–50 Lehrer an der Brooklyn Museum Art School, New York
1950 Ehrendoktor der Washington University, St. Louis
Selbstbildnis in blauer Jacke
am 27.12. stirbt Beckmann in New York

Abfahrt, 1932/33

Als Max Beckmann im Mai 1932 als 50jähriger sein erstes Triptychon beginnt, steht er im Zenit seines Erfolges: Große Retrospektiven und bedeutende Museumsankäufe haben ihn zu einem der prominentesten deutschen Künstler seiner Zeit gemacht. Neben seinem Frankfurter Domizil, wo er eine Professur an der renommierten Städelschule innehat, hält er sich eine Wohnung samt Atelier in Paris – nicht zuletzt, um damit seinen internationalen Anspruch gerade im Vergleich zu den französischen Kunstprotagonisten Picasso und Matisse zu demonstrieren. Die Wahl des monumentalen und geschichtsträchtigen Triptychonformats ist Ausdruck seines Selbstbewußtseins, sich nun programmatischen Hauptwerken gewachsen zu fühlen. **E**ineinhalb Jahre später, als er *Abfahrt* vollendet, hat sich seine Situation völlig verändert. Als Professor entlassen, von den Nationalsozialisten mit Ausstellungsverbot belegt, zwingt ihn die Bedrohung seiner gesellschaftlichen Existenz 1937 schließlich ins Exil; seine künstlerische Stellung freilich gerät nicht mehr ins Wanken. **M**it *Abfahrt* begründet Beckmann eine neue Gattung in seiner Kunst. Triptychen – insgesamt zehn an der Zahl, von denen eines unvollendet blieb – ziehen sich von nun an wie ein roter Faden durch sein Werk: Kristallisationspunkte und Ausrufezeichen seiner Kunst, Welt-Bilder mit höchstem formalen und inhaltlichen Anspruch. **A***bfahrt* zeigt eine Welt krasser Gegensätze, die Zeitgeschichte, Geschlechterproblematik und Mythos betreffen. Auf den Flügeln spielen sich in fensterlosen Innenräumen Szenen von Gewalt und Fesselung ab. Links scheint mit der Folterszene auf politisch-gesellschaftliche Aktualität Bezug genommen zu werden, rechts wird zwischenmenschliche Gewalt und Unfreiheit metaphorisch auf das Geschlechterverhältnis bezogen. **D**as Mittelbild setzt diesen Abgründen strahlendes Blau und endlose Weite in mythischer Zeitlosigkeit entgegen. Die ›Arche-Typen‹ der Bootsbesatzung verkörpern verschiedene Aspekte dieser Erlösungsvision und führen Grundelemente der menschlichen Psyche vor: der Krieger mit seinem kräftigen Rot und in seiner Anonymität das Archaisch-Triebhafte, der König in kühlem Blau ein zivilisiertes, rationales und souveränes Dasein. Zwischen diesen Polen vermittelt eine junge Mutter mit Kind, als Anspielung auf die christliche Madonna, ein religiöses Erlösungsideal, mit ihrer phrygischen Mütze aber zugleich ein profanes Freiheitssymbol aus der Französischen Revolution. Das Wasser schließlich ist Metapher der Reinwaschung, des Neuanfangs, wie es in den Sintflutmythen verschiedenster Kulturkreise überliefert ist. **A***bfahrt* ist nach den sozialkritischen Werken der unmittelbaren Nachkriegszeit (vgl. etwa *Die Nacht*) und der neusachlichen Phase der 20er Jahre eines der ersten mythologischen Bilder Beckmanns, die fortan immer mehr Bedeutung in seinem Œuvre erlangen. *R. S.*

Göpel, E., B: Max Beckmann – Katalog der Gemälde, Bern 1976
Gallwitz, K. (Hrsg.): Max Beckmann, Die Triptychen im Städel, Frankfurt 1981
Schulz-Hoffmann, C. und J.C. Weiss (Hrsg.): Max Beckmann Retrospektive, München 1984
Spieler, R.: Max Beckmann. Der Weg zum Mythos, Köln 1994
Beckett, W.: Max Beckmann – Die Suche nach dem Ich, München 1997

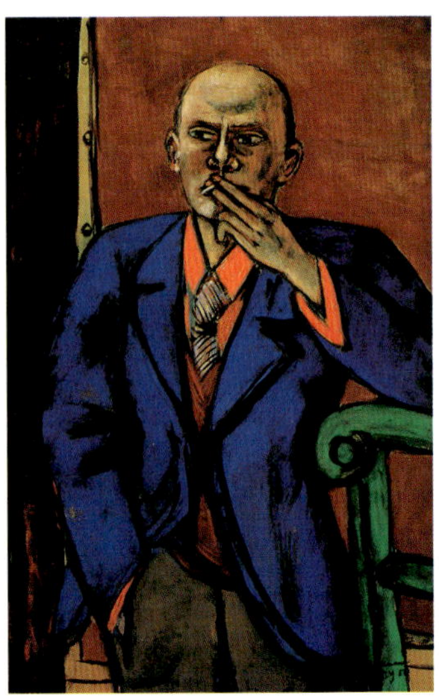

Selbstbildnis, 1950

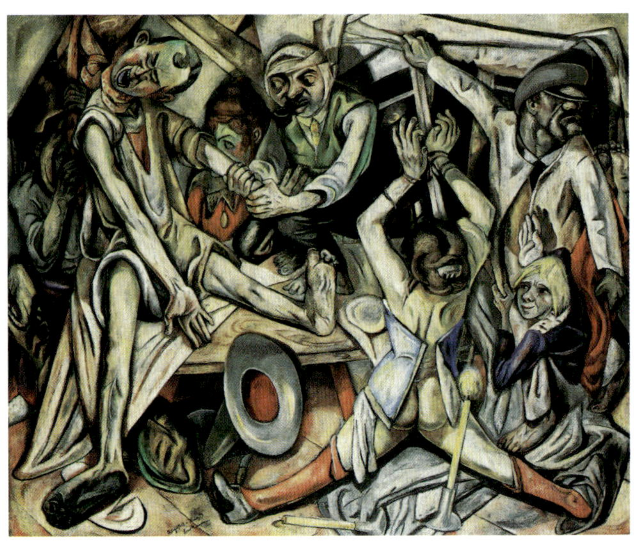

Die Nacht, 1918–19

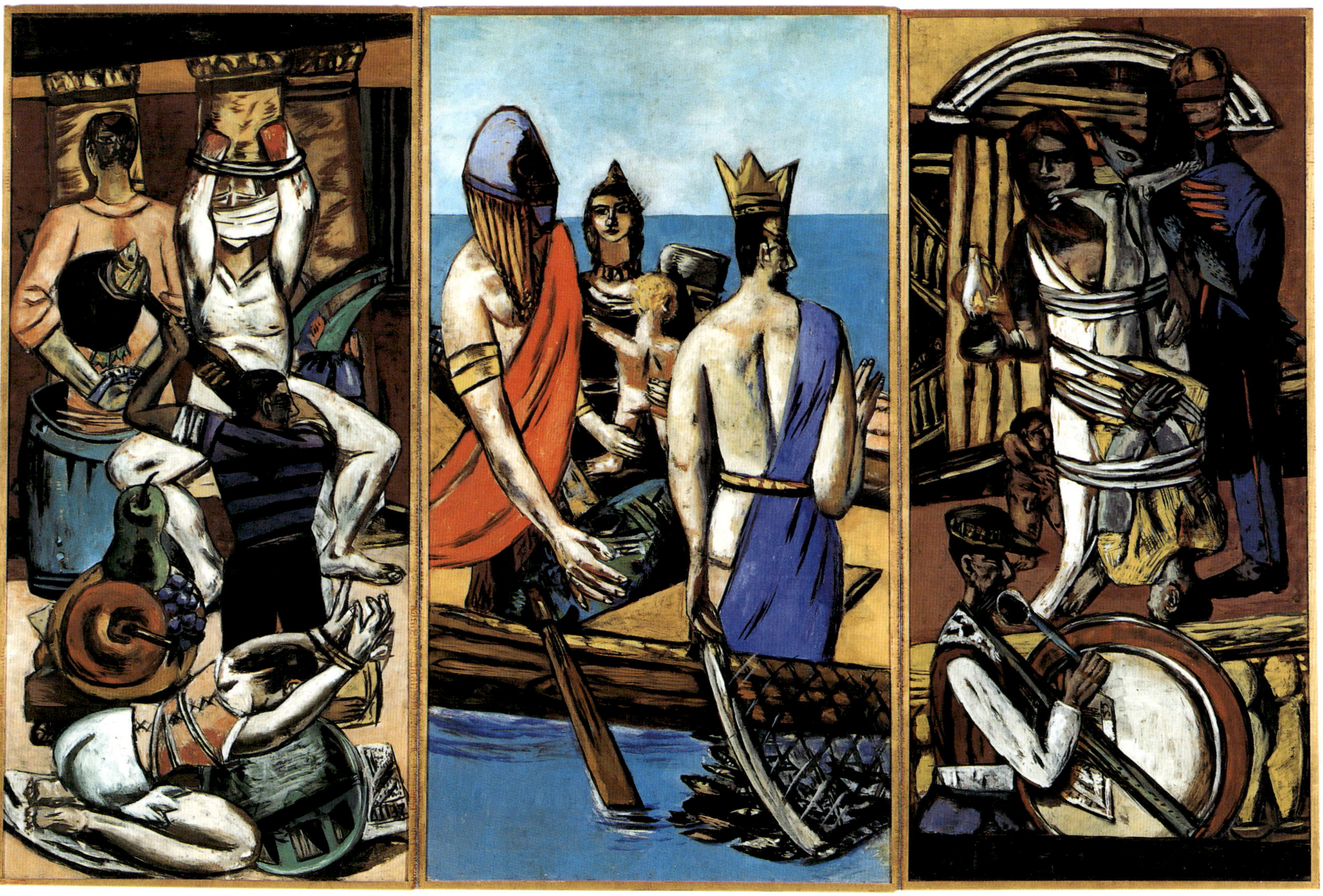

Pablo Picasso

Guernica, 1937

Biografie Seite 28

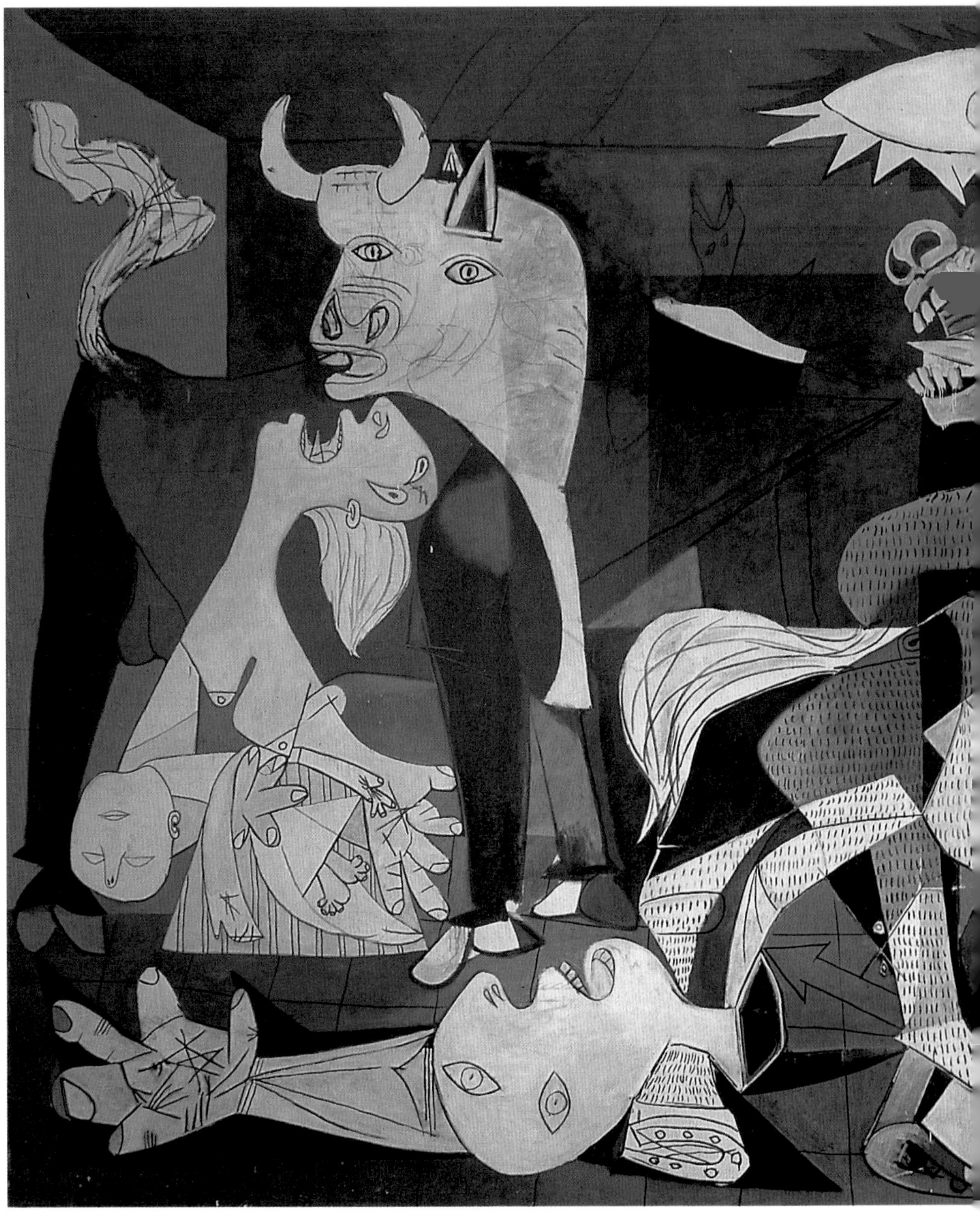

Guernica nimmt im Werk Picassos eine Sonderstellung ein. Dafür gibt es einen Hauptgrund: Hier scheint die Kunst unseres Jahrhunderts, die sich, nicht zuletzt dank Picasso, weitgehend von der Narration abgewandt hat, zu einer Gattung zurückgefunden zu haben, die politische Zustände darstellt. Es gibt nur wenige Bilder, die in der Kunst unseres Jahrhunderts derart vereinzelt dastehen. Ein ›Historienbild‹, ein ›Ereignisbild‹, durch seinen Titel mit einem Geschehen verbunden, das heute, ohne dieses Bild, in der Anonymität der Desaster unseres Jahrhunderts verschwunden wäre? Die Nachricht von der Bombardierung Guernicas 1937 forderte Picasso auf, ein Bild zu malen, das nun erkennbar sein Engagement für die republikanische Sache vorzutragen vermöge. Er wußte, daß er sich diesem zeitgeschichtlichen Auftrag nicht entziehen könne. **P**icasso bereitet das Bild in zahlreichen Skizzen vor. Für diejenigen, die die logische Entwicklung der Bildidee entdecken und nachzeichnen wollen, bringt der Blick auf das thematische Material, das hier zunächst erscheint, keine Hinweise, die mit dem Ereignis Guernica verbunden werden können. Pferd, Stier, Frau, die das Licht trägt, Pegasus, der der Flanke des tödlich getroffenen Pferdes entspringt: all dies sind Motive, die man aus dem Werk kennt und die vor allem in den mittleren 30er Jahren im zeichnerischen und grafischen Œuvre in den Vordergrund getreten sind. Doch entscheidend erscheint nun, wie Picasso diese Elemente auf neue Weise verwendet. Picasso greift auf den Kubismus zurück. Damit setzt er der inhaltlichen Aussage – der Individualisierung von Gesichtern, die in manchen Blättern der 30er Jahre nachweisbar war – das entgegen, was der Kubismus notwendigerweise an anti-

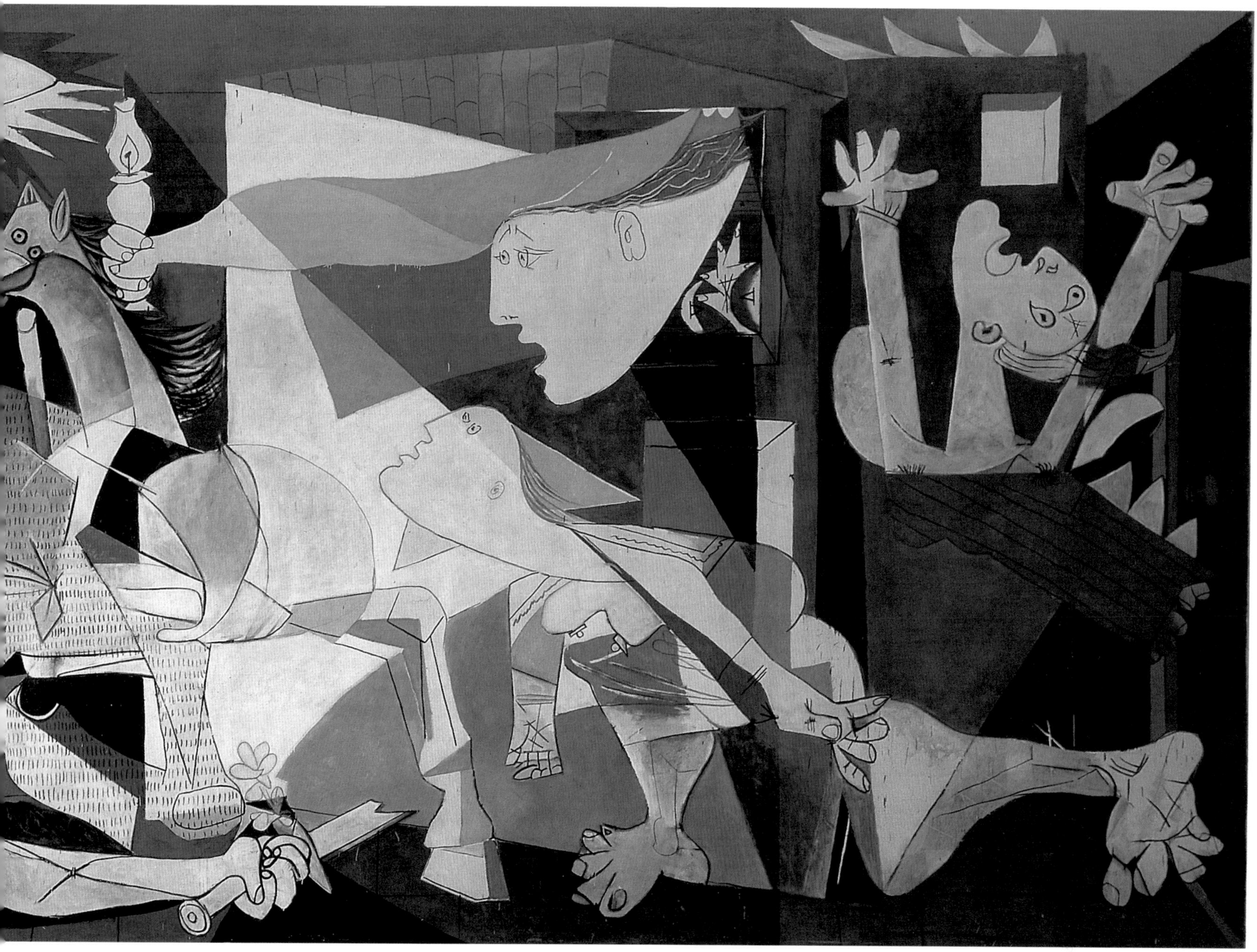

realistischer Umschrift von realen Formen leistete. Diese Rückkehr zum Kubismus war neu, das Ergebnis ungewohnt. **I**mmer wieder müssen wir daran erinnern, daß Picasso mit *Guernica* erstmals einen staatlichen Auftrag übernommen hatte und er sein Bild für einen Platz, den spanischen Pavillon der Pariser Weltausstellung, schuf, der ihm ein Höchstmaß an Öffentlichkeit sicherte. 1937 war das Jahr, in dem die baskische Stadt Guernica von den deutschen Interventionstruppen dem Erdboden gleichgemacht wurde und in dem die Schandausstellung ›Entartete Kunst‹ in München alle Strömungen, die sich auf Picasso und die Avantgarde bezogen, dem Todesurteil unterwarf. Aus den Reaktionen auf das Bild wird eines deutlich: Picasso malt als monumentales ›Hauptbild‹ für den spanischen Pavillon eine Darstellung, die man als Requiem, als Passionsbild bezeichnen kann, ein Bild, das in der Tradition der großen säkularisierten Leidensbilder steht, die mit Goyas *Tres de Mayo* einsetzen und über Géricault, Delacroix bis zu Dix und Grosz reichen. In all diesen Bildern werden die Opfer heroisiert. Siege, kriegerische Leistungen machen der Darstellung individuellen Leidens Platz. **D**ie Szene steht in einem Licht – in der entfärbten Grisaille –, das die Eruption des Grauens symbolisiert. Und je länger wir das Bild betrachten, desto spürbarer wird, daß vom gedrückten Breitformat selbst etwas Drückendes ausgeht. Fast alle Blicke führen nach oben, Bewegungen gehen nach oben, stoßen sich an der Kellerwelt. Hier findet kein Kampf Mann gegen Mann statt. Das Bild hält allein das Ergebnis einer Vernichtung fest. Die Ursache dieser Vernichtung liegt außerhalb des Bildes, und zwar – dies vermittelt der zusammengedrückte enge Bühnenraum – oberhalb des Bildes. Alle analogischen Motive und Strukturen der Darstellung treffen auf den Grund des Desasters: auf den Himmel, der sich hier in eine Sphäre verwandelt hat, aus der nicht Erlösung, sondern Zerstörung kommt. Damit gibt Picasso seine Antwort auf das historische Ereignis, das er darstellt. Von der Anonymität dieser technischen Vernichtung ging er aus – und die Technizität dieser Vernichtung stand geradezu als negativer Beitrag zum Thema der Weltausstellung, ›Technik im modernen Leben‹, vor aller Augen. Was hier überall gefeiert wurde, erfuhr in Picassos Bild seine Kritik. Diese Aussage ist so stark und so neu, daß *Guernica* wohl mit Recht als ein Historienbild einer neuen Gattung bezeichnet werden kann, als eines, das die Perversion des Fortschrittgedankens erkennt und am konkreten Erlebnis stigmatisiert.

W. S.

Der Hausengel, 1937

1891 am 2.4. wird Max Ernst in Brühl bei Köln geboren
1909–14 Studium der Philosophie, Psychologie und Kunstgeschichte in Bonn
1912 Beitritt zur Gruppe ›Das junge Rheinland‹
Teilnahme an der ›Sonderbund‹-Ausstellung in Köln
1913 Mitarbeit an Herwarth Waldens Zeitschrift ›Der Sturm‹
1914 Teilnahme am Ersten Deutschen Herbstsalon in Berlin
1914–17 Kriegsdienst

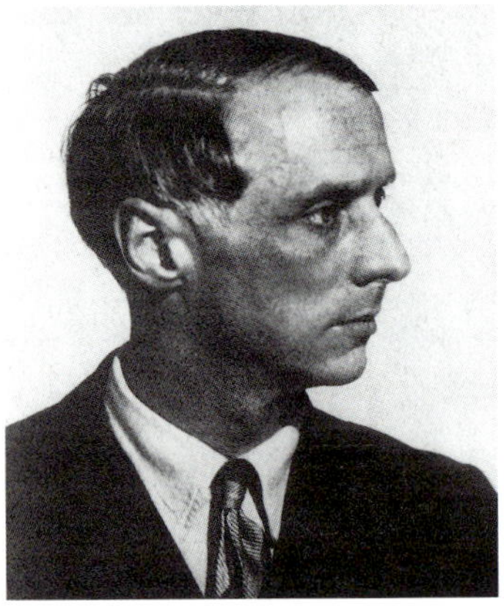

1919 mit Arp und Baargeld Gründung einer Dada-Gruppe, ›Zentrale W 3‹, in Köln
1920 Beteiligung an der Dada-Messe in Berlin
1921 erste Ausstellung seiner Collagen in Paris
1922 Übersiedlung nach Paris
mit Breton, Desnos, Eluard, Péret, Crevel und Picabia erste Versuche einer ›écriture automatique‹
1924 Mitbegründer der surrealistischen Bewegung
1925 Teilnahme an der ersten Surrealisten-Ausstellung in Paris
erste ›Frottagen‹
1926 Veröffentlichung der Serie *Histoire naturelle*
zusammen mit Miró Kostüme und Szenenbild für Diaghilews ›Ballets Russes‹
1929 Entstehung des ersten surrealistischen Collage-Romans ›La Femme 100 Têtes‹
1930 mit Buñuel und Dalí Arbeit an dem Film ›L'age d'or‹
1931 Einzelausstellung in New York
1938 Trennung von den Surrealisten
Übersiedlung nach Saint-Martin d'Ardèche
1939 Internierung als feindlicher Ausländer in der Nähe von Aix-en-Provence
1941 Flucht in die USA
1948 Verleihung der amerikanischen Staatsbürgerschaft
Veröffentlichung der Schrift ›Beyond painting‹
1951 Rückkehr nach Paris
1954 von Breton wegen der Annahme des Großen Preises der Biennale von Venedig aus der Surrealisten-Gruppe ausgeschlossen
1958 Erlangung der französischen Staatsbürgerschaft
1959–75 Retrospektiven in Paris, Köln, New York und Paris
1976 am 1.4. stirbt Ernst in Paris

Max Ernst malte *L'ange du foyer* im Jahre 1937 unter dem Schock des Spanischen Bürgerkrieges und der Bedrohung durch den Nationalsozialismus. Es war ein Schock, der ihn existentiell betraf. Er notierte in seinen autobiografischen Notizen: »Cette année 1933, Max Ernst est mis sur la liste des proscrits du régime nazi.« Die drohende Gefahr, die vom Hitlerterror ausging, spiegelt sich in einer Reihe von Bildern und Motiven wider, die in den 30er Jahren erscheinen. Das Jahr 1937 bedeutete eine zusätzliche Zäsur in eben und Werk, die Ausstellung ›Entartete Kunst‹ prangerte sein Hauptwerk *Schöne Gärtnerin* an. Es hatte auf dieser Schau die Rubrik »Verhöhnung des deutschen Weibes« zu illustrieren.

Einen Widerstand gegen die ästhetische Ausgrenzung bringt der Titel zum Ausdruck, unter dem *Der Hausengel* zunächst publiziert wurde: »Le triomphe du surréalisme«. Max Ernsts doppelte Reaktion, die auf die politischen Ereignisse in Spanien und die auf die Kulturpolitik der Nationalsozialisten, schlägt sich im Bild nieder. Er äußerte sich Jahre später dazu: »Ein Bild, das ich nach der Niederlage der Republikaner in Spanien gemalt habe, ist der *Hausengel*. Das ist natürlich ein ironischer Titel für eine Art Trampeltier, das alles, was ihm in den Weg kommt, zerstört und vernichtet. Das war mein damaliger Eindruck von dem, was in der Welt vor sich gehen würde, und ich habe damit recht gehabt.« Diese Auskunft, die den *Hausengel* eindeutig auf ein weltpolitisches Ereignis bezieht, ist wichtig. Wurde doch diese Möglichkeit, sich erkennbar zu engagieren, den Surrealisten von den Kommunisten abgesprochen.

Die Avantgarden unseres Jahrhunderts haben die Historienmalerei ebenso abgeschafft wie das komplexe allegorische oder narrative Programm. Auf diesem Hintergrund ist es faszinierend zu sehen, daß die einzigen nennenswerten Geschichtsbilder dieser Zeit nach einem Modus der Darstellung greifen, der ihr Thema nicht mit den Mitteln realistischer Wiedergabe, sondern mit denen des Symbolismus zu erfassen sucht. Picasso gab, nach den Bildmitteln *Guernicas* gefragt, zur Antwort: »J'ai utilisé le symbolisme.« Dieses ikonografische Vorgehen entsprach dem Programm surrealistischer Bildfindung. Nur diese gestattete es, ein Äquivalent für Schrecken und Panik zu finden. Das Werk von Max Ernst bietet dabei den direktesten Hinweis auf die Verbindung eines ekstatischen Elements in der Malerei mit antizivilisatorischen Vorstellungen. *La planète affolée* führt dies in den frühen 40er Jahren fort.

Der *Hausengel* schließt sich einer Reihe von Werken der mittleren 30er Jahre an. In ihnen geht der Anteil der indirekten Techniken, der ›Frottage‹ und ›Grattage‹ zurück. Mehr und mehr dominiert eine Malweise, die allgemein den veristischen Surrealismus dieser Jahre charakterisiert. Die Technik verstärkt die Penetranz des *Hausengels*, eines apokalyptischen Wesens, das sich auf den Betrachter stürzt. Er besitzt eine realere und eindeutigere Erscheinung als die Windsbräute und Horden der Grattagenbilder. Auf dem Hintergrund der Zeit korrigiert Max Ernst den nietzscheanischen Charakter der Hordenbilder, indem er den Mehrwert des Automatismus einkassiert. Der *Hausengel* gewinnt eine eindeutige Aussage. Er steht, so besehen, näher bei Böcklins Bild *Die Pest* oder bei Kubins *Der Krieg* als bei den rauschhaft-offenen frühen Arbeiten. *W. S.*

Spies, W. (Hrsg.): Max Ernst. Œuvrekatalog: Bd. 1–7, Houston/Köln 1975–1991
Schneede, U.M.: Max Ernst, Stuttgart 1972
Spies, W. (Hrsg.): Max Ernst. Retrospektive zum 100. Geburtstag, München 1991

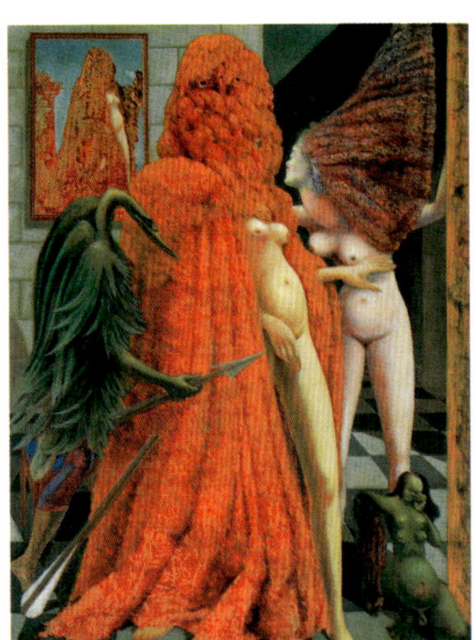

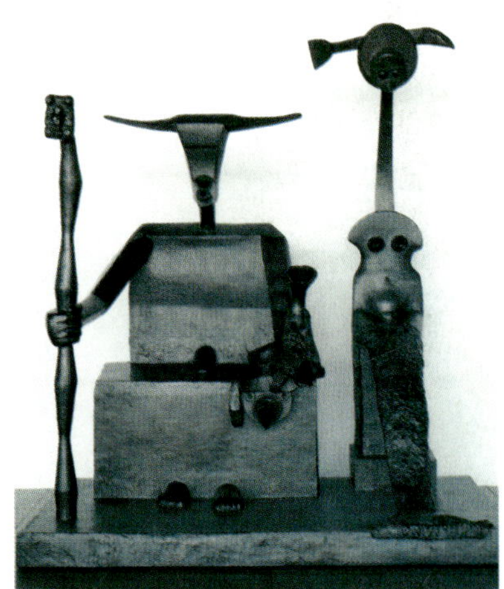

Die Einkleidung der Braut, 1940

Steinbock, 1948

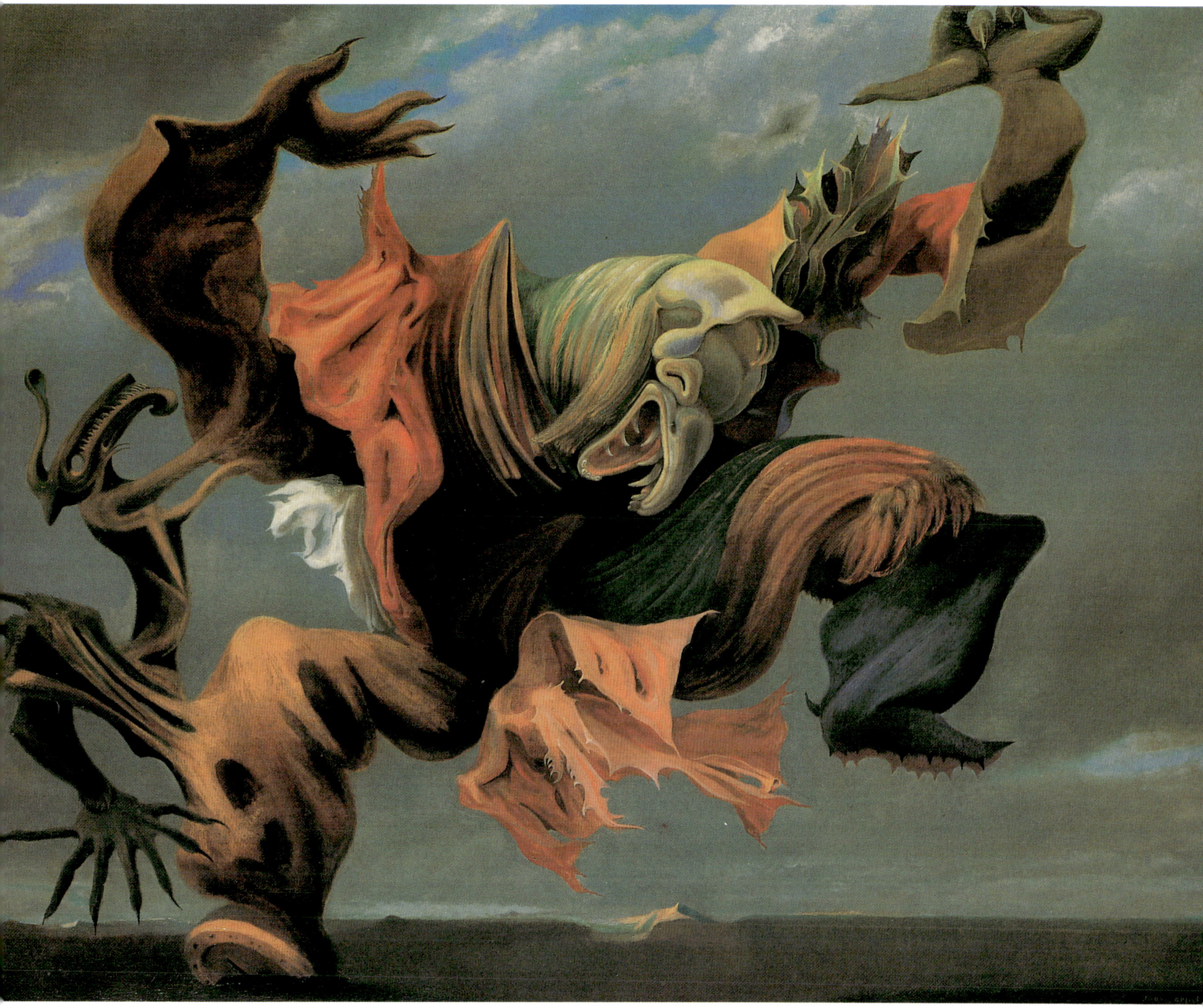

1893 am 20.4. wird Joan Miró in Barcelona geboren
1907–10 Besuch einer Handelsschule
Teilnahme an Kunstkursen an der Akademie La Lonja in Barcelona
1912–15 Studium an der Kunstakademie Francisco Galí
1917 Bekanntschaft mit Picabia in Barcelona
1918 erste Einzelausstellung in der Galerie Dalmau in Barcelona
1920 erste Reise nach Paris
Bekanntschaft mit Picasso
Auseinandersetzung mit dem Kubismus, kurzzeitige Verbindung mit der Dada-Bewegung

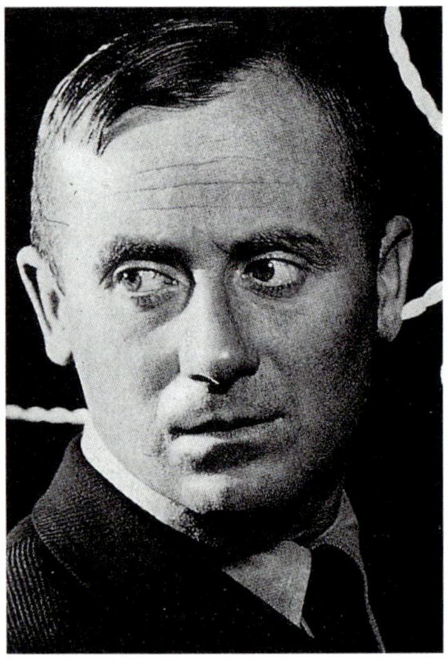

1924 Entstehung seiner ersten poetischen Bilder
Unterzeichnung des ›Manifests des Surrealismus‹
1925 Teilnahme an der ersten Ausstellung der surrealistischen Gruppe in der Galerie Pierre
1926 zusammen mit Max Ernst Kostümentwürfe für Diaghilews ›Ballets Russes‹
1927 Begegnung mit Magritte
1928 Reise nach Holland, Entstehung der ersten Collagen
1930 Arbeit an Plastiken
1937 Wanddekorationen für den spanischen Pavillon der Pariser Weltausstellung
1939 Beginn der Reihe *Constellations*
1940 Flucht nach Palma de Mallorca
1942 Rückkehr nach Barcelona
1947 Beteiligung an der internationalen Surrealismus-Ausstellung in New York
1948 Rückkehr nach Paris
1950 Wandmalerei für die Harvard University
1954 Großer Preis für Grafik der Biennale in Venedig
1956 läßt sich endgültig auf Mallorca nieder nach den Plänen von J. L. Sert entsteht dort sein großes Atelier
1957/58 Keramik-Reliefs für das UNESCO-Gebäude in Paris
1959 erste Retrospektive im Museum of Modern Art, New York
1975 Eröffnung der Fundació Miró in Barcelona
1983 am 25.12. stirbt Miró in Palma de Mallorca

Miró räumte seinem vieldiskutierten Bild *Der Bauernhof* eine Schlüsselposition ein. 1957, fünfunddreißig Jahre nach seiner Entstehung, schreibt er in einem Brief an Jacques Dupin, seinen Biografen und Freund, es sei sein »allerwichtigstes Gemälde aus dieser Periode«. Es habe alle anderen inspiriert. Diese stilisierte, rhythmisierte Genreszene auf dem Lande malte Miró 1922 in seinem Pariser Atelier zu Ende und schloß damit sein Frühwerk ab. Den Abschied von seiner detailistischen Phase eines magischen Realismus vollzog er mit einem Bekenntnisbild: Der Bauernhof ist eine Liebeserklärung an das einfache ländliche Leben, an Montroig, den kleinen Ort südlich von Tarragona an der Costa Daurada, der für ihn gleichbedeutend war mit dem Gut der Familie, der »Mas Miró«, dem Ort seiner Jugend, wo er die Natur, das bäuerliche Leben als das Elementare für seinen künstlerischen Schaffensprozeß entdeckte. **D**er fast spielzeughaft wirkende Bauernhof hat sein Vorbild in einem großzügigen Landsitz inmitten von Feldern an den Ausläufern des Gebirgsmassivs Montroig. Erworben hatte ihn die Mutter Mirós als Feriensitz für die in Barcelona ansässige Familie, vor allem für ihren damals an Typhusfieber erkrankten Sohn. Seit seinem achtzehnten Lebensjahr verbrachte Miró jeweils mehrere Monate im Jahr in Montroig. Hier begann er auch, seinen Musterhof mit größter Akribie, ja Pedanterie und Fleiß zu malen. Neun Monate, jeden Tag sieben bis acht Stunden, habe er daran gearbeitet und permanent Partien wieder korrigiert. Der Realismus im Bild ist ein formalisierter. Ihn zeichnet Leblosigkeit aus. Eine Natur wie aus dem Lehrbuch. Die Vermutung liegt nahe, daß Miró an einen Bilderbogen dachte. In Stil und Motivwahl stellt *Der Bauernhof* eine Modellfarm dar. Auf dem Bild ist alles dargestellt, was zu einem solchen Anwesen gehört, von den verschiedenen Tieren bis zum Brunnen und dem Waschtrog vor der Estanca, dem großen Regenwasser-Reservoir. Nichts habe er vergessen, schrieb Miró an seinen Freund Rafóls. Wer die Lupe nimmt, muß ihm recht geben. Selbst die kleine volkstümliche Figur des ›Caganer‹ fehlt nicht, dieses katalanischen Vetters des belgischen ›Manneken-Pis‹, der mit heruntergelassener Hose für die Fruchtbarkeit der Erde sorgt. **M**iró war ein Homo ludens und liebte Spielsachen. In seinem Atelier in Montroig hatte er derartige Ausschneidebögen, selbst ein kleines Papiertheater. Mit diesen Dingen war er aufgewachsen und ihnen gehörte bis ins hohe Alter sein nostalgisches Vergnügen. *Sitzende Frau* von 1938 ist ein Beispiel, wie sich aus diesen kleinteiligen Formen die später für Miró typische Bildsprache entwickelte.

B. C.

Dupin, J.: Joan Miró, Köln 1961
Gimferrer, P.: The Roots of Miró, New York 1993
Catoir, B.: Miró auf Mallorca, München 1995

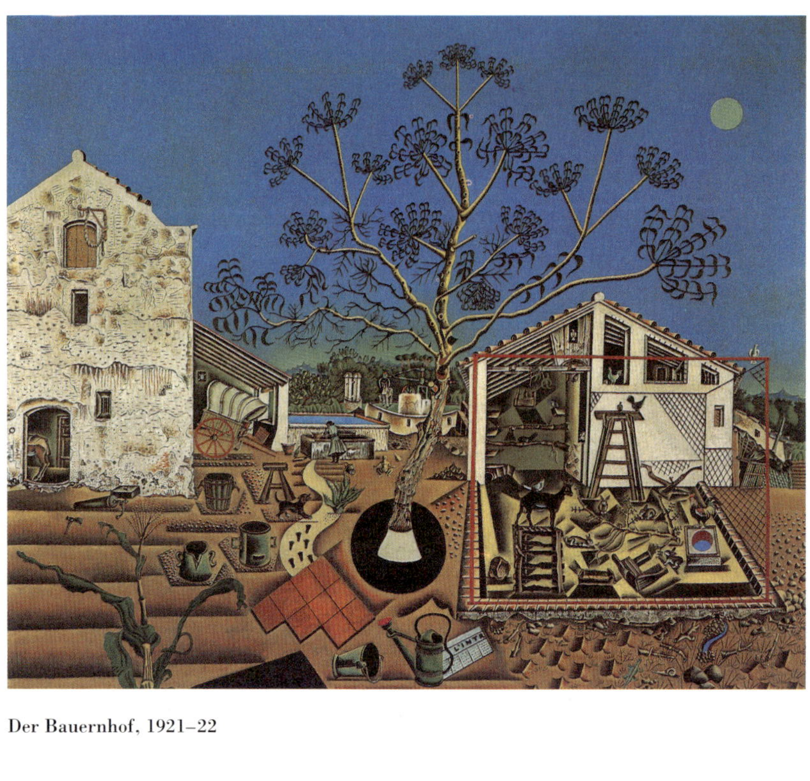

Der Bauernhof, 1921–22

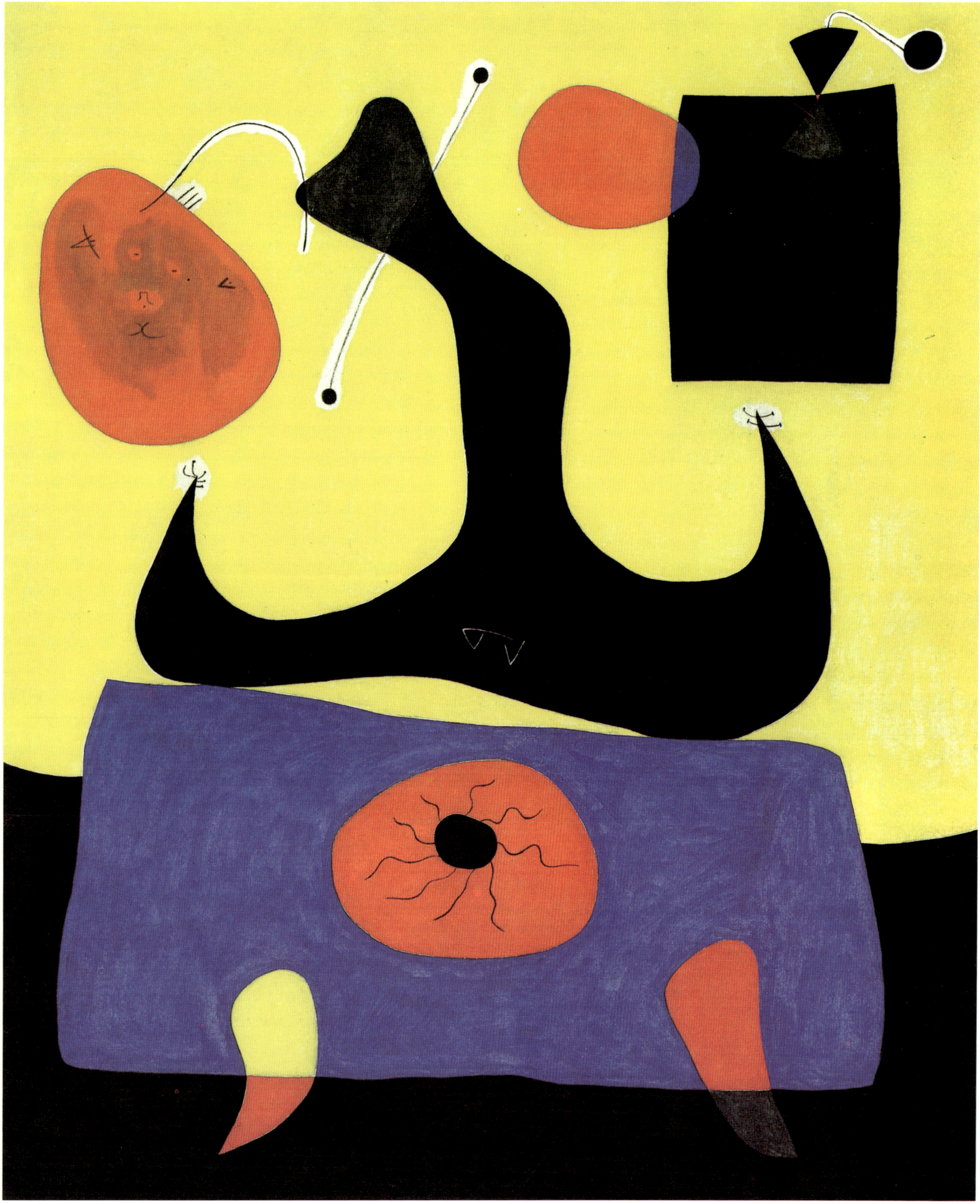

Vogel im Raum, um 1940–41

1876 am 21.2. wird Constantin Brancusi in Pestisani Gorj (Rumänien) geboren
1894–98 Ausbildung als Schreiner und Kunsttischler an der Kunstgewerbeschule Craiova
1898–1902 Besuch der Kunstakademie Bukarest
1904 nach kurzem Studium in München Übersiedlung nach Paris
1904–06 Studium an der École des Beaux-Arts bei Mercié

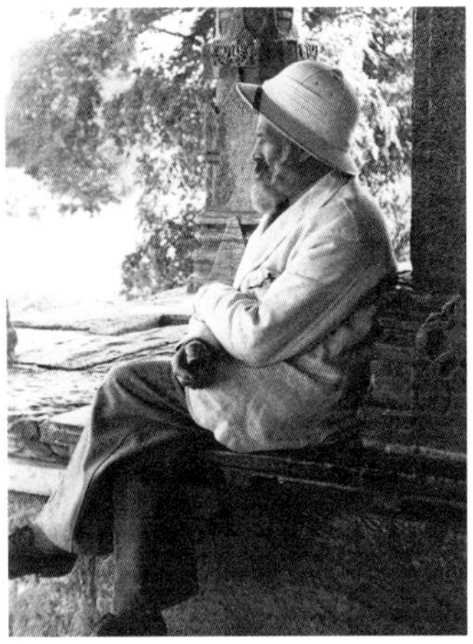

1907 kurzzeitige Arbeit im Atelier Rodins
Ausstellung im Salon d'Automne
seit 1908 engere Beziehungen zu Künstlern des Salon des Indépendants
1909 Besuch in Bukarest
mit Modigliani Aufenthalt in Livorno
1912 Ausstellung im Salon des Indépendants
1913 Beteiligung an der ›Armory Show‹ in New York
1914 erste Einzelausstellung in New York
1920 *Prinzessin X* löst in Paris einen Skandal aus
1926–28 Prozeß gegen die amerikanische Zollbehörde, die ein Werk Brancusis als ein in betrügerischer Absicht eingeschmuggeltes Stück Metall zu deklarieren versucht
1935–37 Entstehung des plastischen Ensembles im Park Tîrgu Jiu (*Endlose Säule, Das Tor des Kusses, Tisch des Schweigens*) zum Gedächtnis an die im Ersten Weltkrieg Gefallenen
1957 am 16.3. stirbt Brancusi in Paris

Im Jahr 1933 gab Brancusi seinem in der Brummer Gallery ausgestellten *Vogel im Raum* von 1925 den Untertitel »Projekt eines Vogels, der, vergrößert, den Himmel ausfüllen wird«. Lange Zeit hatte Brancusi den Wunsch, ein Exemplar seiner Skulpturenfolge *Vogel im Raum* in extrem großem Format zu realisieren. Angetan von der Erscheinung von Obelisken oder der amerikanischen Freiheitsstatue, wollte er eine Plastik schaffen, die aus weiter Entfernung zu sehen wäre. Eine erste Gelegenheit, diesen Wunsch in die Tat umzusetzen, war 1926 gegeben. Im Garten der Villa Noailles in Hyères an der Côte d'Azur – an deren Erstellung mehrere bekannte Künstler beteiligt waren – sollte eine Skulptur von etwa 3,50 Meter Höhe plaziert werden; in einem zweiten, noch größer angelegten Projekt regte Brancusi eine Höhe von sogar 50 Metern an. Doch offenbar verwarf er die Pläne aufgrund seiner kompromißlosen Anforderungen an Material und Oberflächenbeschaffenheit seiner Skulpturen, deren Realisierung er gefährdet sah. Eine Umsetzung vor dem UNESCO-Gebäude in Paris lehnte der fast Achtzigjährige ab, als er eine hochpolierte Stahlkugel als Materialprobe erhielt, auf der er eine winzige Schadstelle ausmachte. **Ü**ber vier Jahrzehnte war ein zentrales Thema in Brancusis Werk der Vogel, der Vogelflug als Aufstieg, als Symbol der Befreiung der Seele von der Materie. Insgesamt besteht die Reihe aus 29 Vogelskulpturen, Formen des *Maiastra*, des *Goldenen Vogels* und des *Vogels im Raum*. Es ist eine Folge auf der Suche nach einer endgültigen Form; wie Brancusi formulierte: »Der Flug hat mich mein ganzes Leben lang beschäftigt.« **S**o sucht er, wie auch andere zeitgenössische Künstler, im Bereich archetypisch-mythologischer Bilderwelten. Der Titel seiner *Maiastra*-Skulpturen verweist ebenfalls auf einen mythologischen Hintergrund: Der Vogel Pasarea Maiastra entstammt der rumänischen Volkslegende und schenkt Gesundheit und Jugend. **A**uf hohe Säulen, etwa 1913 in Voulangis in einem Garten und wiederholt in seinem Atelier postiert, stehen die Skulpturen in deutlichem Zusammenhang mit rumänischen Grabsäulen, auf denen ein Vogel die Auffahrt der Seele in den Himmel symbolisiert. Brancusis extrem schlanke und vertikal ausgerichtete Vögel unterstreichen diese Aufwärtsbewegung. Die *Maiastra*-Skulpturen sind noch als stolz aufrechtstehende Vögel körperlich dargestellt; die Skulpturen der Serien *Vogel im Raum* bzw. *Goldener Vogel* hingegen erscheinen körperlich gänzlich aufgelöst, nur mehr als eine Wiedergabe der Aufwärtsbewegung eines Vogels. **E**in weiterer Bezug ist zum mythologischen Phönix gegeben. Dieser symbolisiert in seinem Aufstieg aus dem Feuer eine ewige Wiedergeburt und die Loslösung vom Materiellen. Der Vogel im Raum spiegelt dies in seiner unkörperlichen Erscheinung; die hochpolierte, bei einigen Skulpturen golden schimmernde bronzene Oberfläche reflektiert das Licht der Sonne, das Ziel des aufsteigenden Phönix. *A. L.*

Zervos, C.: Constantin Brancusi sculptures, peintures, fresques, dessins, Paris 1957
Bach, F.T.: Constantin Brancusi. Metamorphosen plastischer Form, Köln 1987
Constantin Brancusi. 1876–1957, Centre Georges Pompidou, Paris 1995

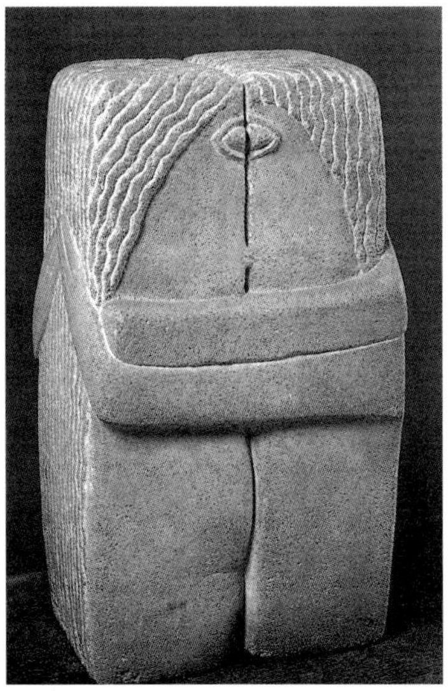

Der Kuß, 1912

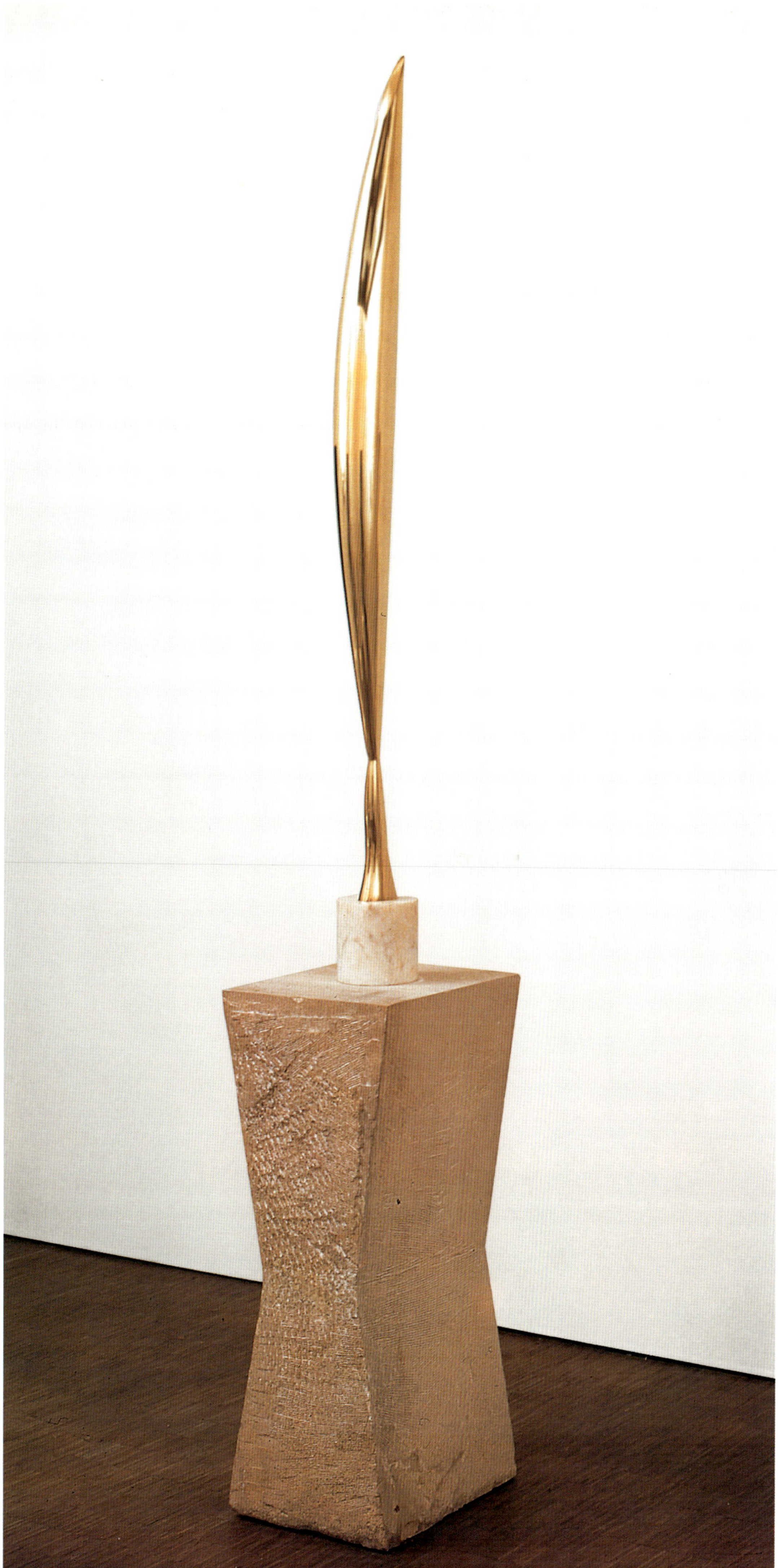

Nighthawks, 1942

1882 am 22.7. wird Edward Hopper in Nyack/New York geboren

1899–1900 Besuch der Correspondence School of Illustrating in New York

1900–06 Studium der Grafik und Illustration an der New York School of Art bei Robert Henri und Kenneth Hayes Miller

1906–10 Reisen nach Europa

1910 endgültige Rückkehr in die USA

Arbeit als Werbezeichner und Illustrator

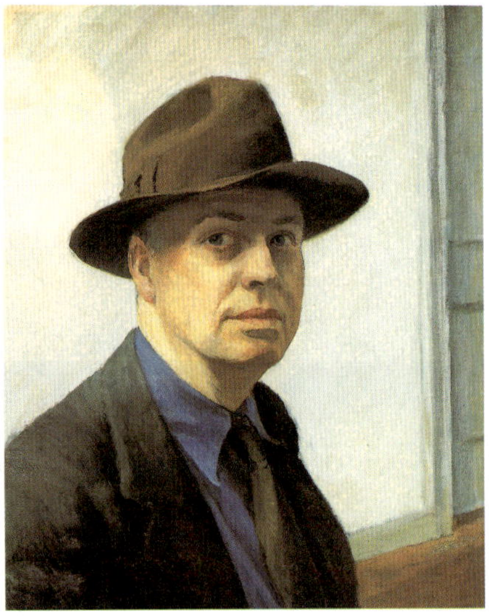

1913 Teilnahme an der ›Armory Show‹ in New York

1915 erste Radierungen

1919 Ausstellung im Whitney Club

1920 erste Einzelausstellung im Whitney Studio Club in New York

1929 Teilnahme an der Ausstellung ›Paintings of Nineteen Living Americans‹ im Museum of Modern Art

1930 Übersiedlung nach Cape Cod

1932 Hopper lehnt die Wahl zum Mitglied der National Academy of Design ab

1933 Retrospektive im Museum of Modern Art

1943 Reise nach Mexiko

1950 Verleihung des Ehrendoktortitels durch das Art Institute of Chicago

Retrospektive im Whitney Museum of American Art

1951/52 Reisen nach Mexiko

1953 Herausgabe der Zeitschrift ›Reality‹

1955 Mitglied der American Academy of Arts and Letters

1964 Retrospektive im Whitney Museum of American Art

1967 am 15.5. stirbt Hopper in New York

Nighthawks – zu deutsch etwa: Nachtschwärmer, Nachteulen, Nachtfalter – gehört zu den wenigen Bildern, zu denen der schweigsame Maler sich einmal geäußert hat: »*Nighthawks* zeigt, was ich mir unter einer Straße bei Nacht vorstelle; nicht unbedingt etwas sonderlich Einsames ... ein Restaurant in der Greenwich Avenue, wo sich zwei Straßen treffen. Ich habe die Szene vereinfacht und das Restaurant vergrößert. Unbewußt wahrscheinlich habe ich die Einsamkeit in einer großen Stadt gemalt ...« **K**ritiker haben die Atmosphäre von *Nighthawks* mit der mancher Short Stories von Ernest Hemingway verglichen, die Hopper liebte. Als Hopper im März 1927 in der Zeitschrift ›Schribner's Magazine‹, für die er damals noch gelegentlich als Illustrator tätig war, Hemingways Kurzgeschichte ›Die Killer‹ entdeckte, schrieb er: »Es ist erfrischend, in einer amerikanischen Zeitschrift auf eine so ehrliche Arbeit zu stoßen, nachdem man durch den endlosen Brei gewatet ist, aus dem unsere heutige Belletristik überwiegend besteht. In dieser Geschichte gibt es keinerlei Konzessionen an den Massengeschmack, kein Abweichen von der Wahrheit und keine Scheinlösungen am Ende.« **D**as Paar an der Theke hat sich wenig zu sagen. Der Mann mit dem Raubvogelgesicht – der ›Nachtfalke‹ könnte ein rechter Galgenvogel sein, wie er in die amerikanischen Kriminalfilme der ›Schwarzen Serie‹ paßt, aus der uns vor allem der wortkarge Humphrey Bogart in Erinnerung geblieben ist, der ja auch mit einem seltsamen Vogel, Hammetts ›Malteser Falken‹, zu tun hatte –, dieser Mann, den Hut stilecht tief in die Stirn gezogen, hält eine Zigarette in der rechten Hand, und fast wie unabsichtlich berührt sie die linke Hand der Frau, indes sie aufmerksam die Fingernägel ihrer rechten inspiziert – oder hält sie ein Stückchen Papier, einen Zettel mit einer Telefonnummer? Gleich mag sie ihn wegschnippen. **D**er Barkeeper – dürfen wir ihn so nennen? Oder ist es ein simpler Kellner, der zugleich den Abwasch besorgt? – scheint irgendeine belanglose Bemerkung gemacht zu haben, um die Gäste routinemäßig zu unterhalten, wie: »War ein langer Tag heute« oder »Es ist spät geworden heute abend, nicht?« Eine Bemerkung, die keine Antwort verlangt. Und dann ist da noch ein anderer Mann, ein Einzelgänger, der das Glas – Whisky? – bedächtig in der Hand wiegt, Hoppers ›stummer Zeuge‹. **W**ie es weitergeht? Das bleibt offen. Bei Hopper wie bei Hemingway gibt es am Ende kaum eine Lösung. Und Scheinlösungen schon gar nicht. **E**dward Hopper gehört zu den bedeutendsten Realisten des 20. Jahrhunderts, nicht nur in Amerika. Er hat das spezifisch Amerikanische nie suchen müssen. Es war ganz selbstverständlich in ihm. Was ihn bewegte, war die ›condition humaine‹, die Beschaffenheit des Menschen. In seinem Land und zu der Zeit, in der er lebte.

W. Sch.

Edward Hopper, 1882–1967, Schirn Kunsthalle Frankfurt, Stuttgart 1992
Kranzfelder, I.: Edward Hopper 1882–1967, Vision der Wirklichkeit, Köln 1994
Schmied, W.: Edward Hopper – Bilder aus Amerika, München 1995

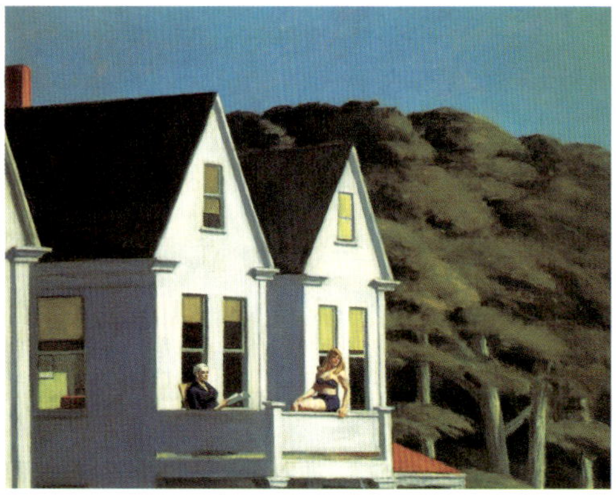

Second Story Sunlight, 1960

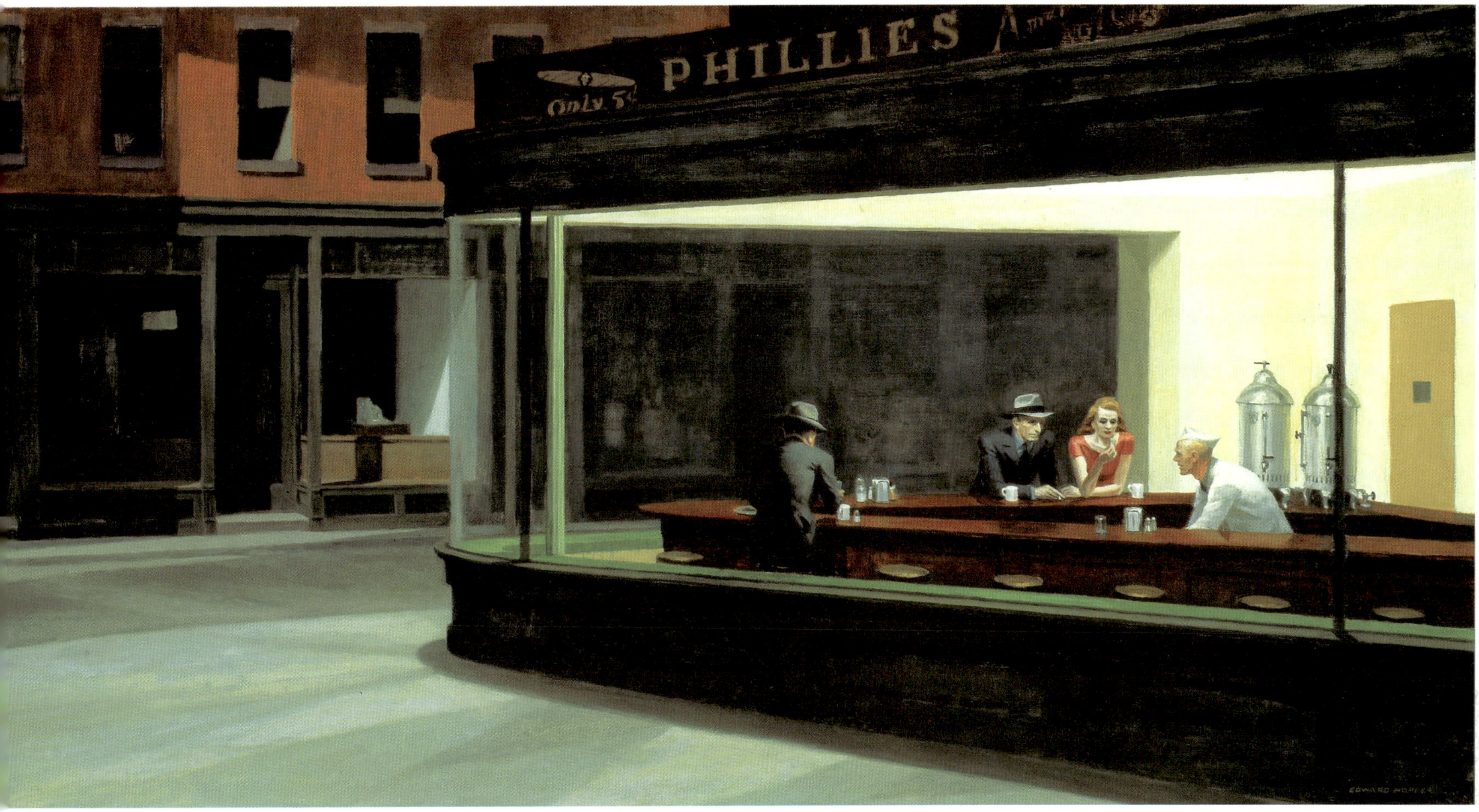
Only 5¢
PHILLIES

1910 am 6.7. wird Magdalena Carmen Frida Kahlo y Calderón in Coyoacán, einem Vorort von Mexico City, geboren

seit 1927 Körperbehinderung durch einen schweren Autounfall

ihre Beschäftigung mit Malerei beginnt zunächst autodidaktisch, später als Schülerin Diego Riveras

1928 Bekanntschaft mit der Fotografin Tina Modotti

Eintritt in die Kommunistische Partei Mexikos

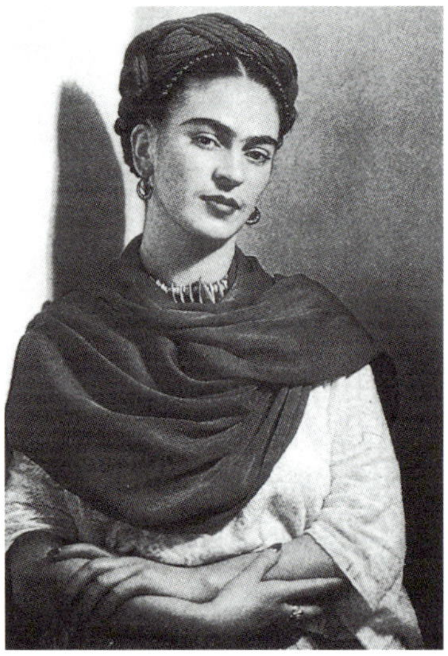

1929 Hochzeit mit Diego Rivera

1932–42 Lehrtätigkeit an der ›La Esmeralda‹, einer Schule für Malerei des Erziehungsministeriums

1938 erste Einzelausstellung in der Galerie Levy in New York

Trennung von Rivera

1940 erneute Hochzeit mit Rivera

seit 1943 Tätigkeit als Pädagogin an der Escuela de Pintura y Escultura in Mexico City

1953 Ausstellung in der Galería Arte Contemporáno in Mexico City

1954 am 13.7. stirbt Kahlo in Coyoacán

Diego in meinen Gedanken, 1943

Das Motiv des eigenen Leids, aus der langen Krankheit resultierend, sowie die problematische Beziehung zum Maler Diego Rivera treten besonders deutlich in den Selbstporträts Frida Kahlos zutage. In diesem Zusammenhang entsteht 1943 ihre Selbstdarstellung als Tehuana. Sie trägt den eindrucksvollen Kopfschmuck einer Tehuana-Indianerin als deutliches Zeichen, daß sie die Frau ist, die von Diego geliebt wird, obwohl es ihr nicht möglich ist, ihn zu besitzen. Aus diesem mächtigen, fast das ganze Bild beherrschenden Kopfputz verzweigen sich zarte weiße und schwarze Linien in verschiedene Richtungen. Die weißen ragen über den Bildrand hinaus und tragen positive Energien in die Welt, die schwarzen als Fortsetzung der Blattadern umrahmen entwurzelt und wirr Fridas Gesicht. Im Mittelpunkt dieses Netzes eingeschlossen ist ihr starres, tränenloses Gesicht, aus den starken schwarzen Augenbrauen erwächst das Bildnis Diegos. Er beherrscht ihre Gedanken, doch sein Blick schweift in die Ferne, er befreit sich aus ihrem Spinnennetz und läßt sie einsam und in Trauer zurück. Im Bewußtsein um diese Verlassenheit verwendet Kahlo die Farbe Gelb, die für sie Wahnsinn, Krankheit und Angst vor der Einsamkeit verkörpert. **M**itte der 40er Jahre verstärken sich ihre körperlichen Beschwerden, und sie muß mehrmals operiert werden. Daraufhin malt sie 1951 ein weltliches Retablo von sich und dem Chirurgen Dr. Farill. Sie ist in ihren Rollstuhl gefesselt in einem fensterlosen Raum wie in einem Gefängnis, in dem die Linien des Bodens und der Wand sie in das Zentrum des Bildes rücken. Frida hält in der einen Hand die von roter Farbe (Blut) tropfenden Pinsel, in der anderen die Palette, auf der sie ihr Herz präsentiert. Vor ihr auf der Staffelei steht das übergroße Bildnis des Arztes, der für sie die Funktion des Retters innehat. Sie nimmt hier ein wesentliches Merkmal des Votivbildes auf, die Kranke als Bittstellerin, die ihr Leben vertrauensvoll in die Hände des Arztes legt. **Z**wischen realer Welt und Fantasie existieren für Frida Kahlo keine Grenzen. Indem sie ihre eigene Bildsprache mittels Symbolen entwickelt, die zu dechiffrieren sind, gibt sie Aufschluß über die Entstehungsgeschichte der Bilder, die unmittelbar mit ihrem Leben zu tun haben. Die Elemente ihrer fantastischen Bildwelt entnimmt sie der Votivmalerei und der mexikanischen Volkskunst, die in der präkolumbischen Kultur wurzelt. Eine Zuordnung zum Surrealismus durch Breton 1938 findet kaum Unterstützung, denn Frida Kahlo löst sich nicht völlig von der Wirklichkeit, sondern formt ihre eigenen konkreten Lebenserfahrungen in Bildmetaphern um.

B. W.

Herrera, H.: Frida Kahlo – Malerin der Schmerzen, Rebellin gegen das Unabänderliche, Bern 1983
Billeter, E. (Hrsg.): Das Blaue Haus – Die Welt der Frida Kahlo, Schirn Kunsthalle Frankfurt, Frankfurt 1993
Herrera, H.: Frida Kahlo – Die Gemälde, München / London 1995

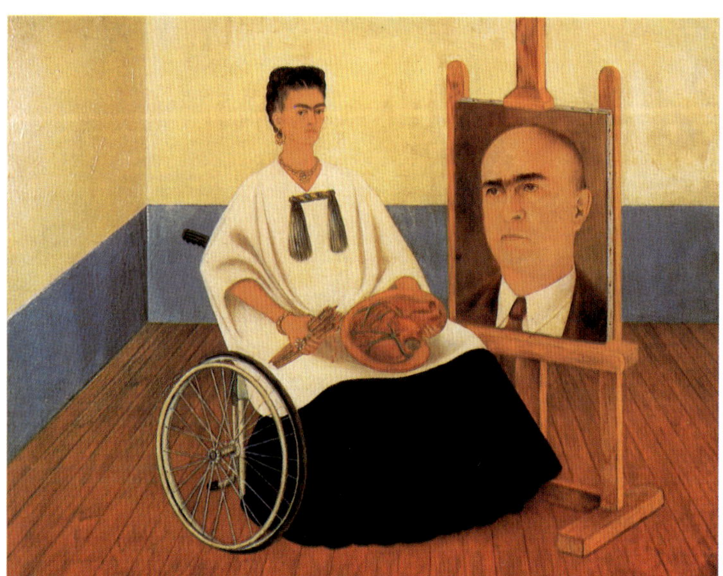

Selbstbildnis mit Dr. Farill, 1951

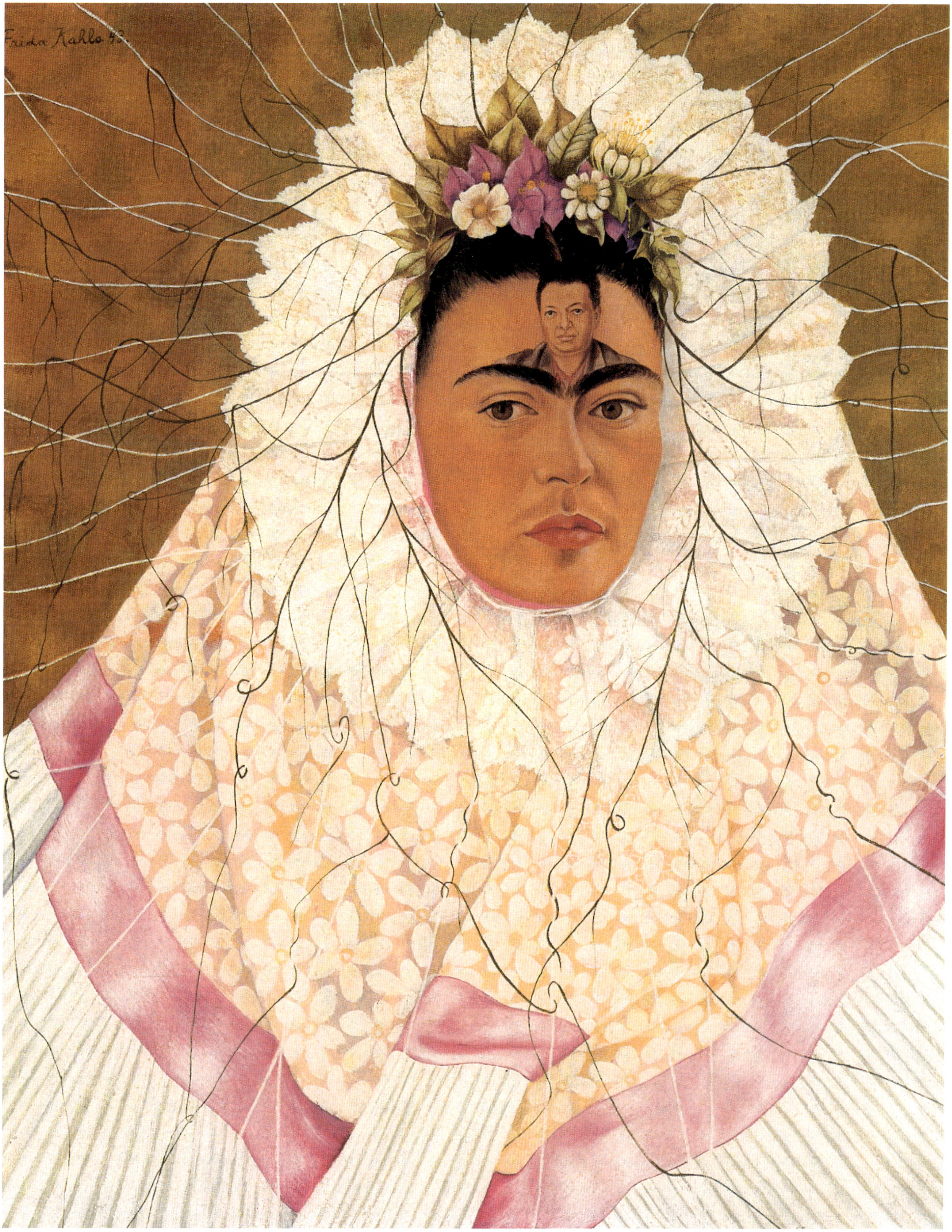
Frida Kahlo 43.

Die große Stadt Tenochtitlán, 1945

1886 am 8.12. wird Diego María Rivera in Guanajuato, Mexiko, geboren
1892 Umzug nach Mexico City
1896–1902 Schüler an der Akademie San Carlos in Mexico City
1906 erste Einzelausstellung
1908–09 Reise durch Frankreich, Belgien, die Niederlande und England
Ausstellung im Salon des Indépendants in Paris
1911 Aufenthalt in Paris
Bekanntschaft mit Picasso, Gris und Modigliani
1920–21 Italien-Reise
1921 Rückkehr nach Mexiko
1922 erstes Wandgemälde in der Escuela Nacional Preparatoria

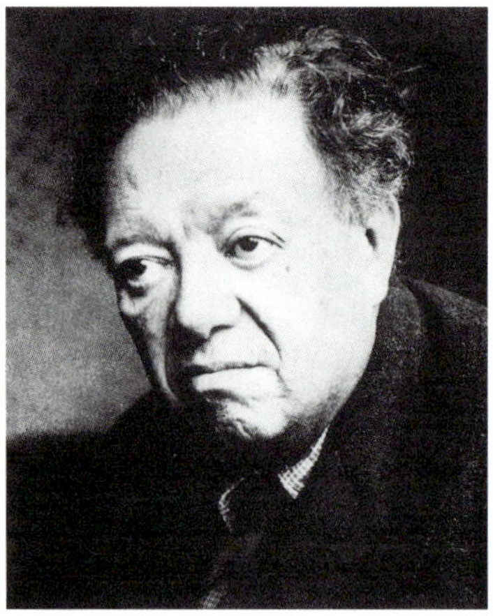

1927 Reise in die Sowjetunion
1929 Ernennung zum Direktor der Akademie San Carlos
Reise in die USA
Heirat mit Frida Kahlo
1929–38 Arbeit an den Fresken im Nationalpalast in Mexico City
1931–34 Wandgemälde in Mexiko und den USA
1949 Ausstellung im Nationalmuseum von Mexico City
1952 Fresko im Krankenhaus der Sozialversicherung
1957 am 25.11. stirbt Rivera in Mexico City

Diego Rivera wird wohl zu Recht als *der* Maler des mexikanischen Volkes bezeichnet. Wie kein anderer machte er Indios, Arbeiter und Soldaten zu den Helden seines Werkes, indem er ihnen in seinen monumentalen Wandgemälden die eigene stolze Vergangenheit und Gegenwart bildhaft und eindringlich vor Augen führte. **F**ünfzehn Jahre hielt sich Diego Rivera in Europa auf, bewegte sich in den Kreisen der bedeutendsten Künstler seiner Epoche und widmete sich vor allem dem Kubismus. Erst 1921 kehrte er nach Mexiko zurück, und es gelang ihm eine Verschmelzung seiner auf dem Alten Kontinent gesammelten Erfahrungen mit den künstlerischen Traditionen Mexikos zu einer neuen nationalen Kunst. **A**n der Stelle des ehemaligen Palastes Moctezuma steht heute Mexikos Nationalpalast, der auch das Fresko *Die große Stadt Tenochtitlán* beherbergt. Rivera vermittelt auf dieser großen Komposition, die sich meisterhaft mit der umgebenden Architektur verbindet, einen umfassenden Eindruck von der Geschichte seines Volkes. Auch die Fresken im Treppenaufgang des Gebäudes, *Epos des mexikanischen Volkes* (1929–35), zeigen wichtige Ereignisse der mexikanischen Geschichte von der vorspanischen Zeit bis zur Gegenwart. In der aktiven kämpferischen Rolle, die der Künstler den Volksmassen zuweist, und in den idealisierten Darstellungen ihrer Führer kommt die idealistisch-visionäre Haltung eines überzeugten Kommunisten zum Ausdruck. Im Arkadengang des Obergeschosses greift der Künstler das Thema des vorspanischen Mexiko noch einmal auf und schließt mit der Konquista (1941–51) ab. **D**ieser Zyklus besteht aus elf Fresken, wobei zwei einleitende Bilder in Grisaille gehalten sind, die neun Hauptfresken jeweils im unteren Teil von Grisaillebildern begleitet werden. Das erste und bedeutendste Wandbild ist *Die große Stadt Tenochtitlán*, in dem Rivera das Leben der Azteken auf idealisierte Weise in seinem ganzen Überfluß und Reichtum wiedergibt. Im Vordergrund sieht man den Markt von Tlatelolco, ihrer Zwillingsstadt, dahinter ist eine minuziöse Darstellung von Tenochtitlán zu erkennen. Den Abschluß bildet die Bergkette mit den Vulkanen Popocatepetl und Ixtlaccihuatl. Die statische Abbildung der Aztekenhauptstadt, verbunden mit der blassen, nahezu aquarellartigen Farbgebung, steht in starkem Kontrast zum regen Treiben und der expressiven Farbigkeit in der vorderen Bildhälfte. **B**esonders augenfällig ist ein in einer Sänfte sitzender Mann der Oberschicht mit türkisfarbener Krone und Federfächer. Sein Blick richtet sich auf eine schöne Dame. Aufwendige Tätowierungen an den Beinen sowie wertvoller Jadeschmuck zieren sie, eine Aureole aus Callas umgibt ihr Haupt. Fünf reliefartige Grisailletafeln unterhalb dieser Komposition bebildern Saat, Ernte, Tributzahlung, Textilherstellung und Weiterverarbeitung der wichtigsten Rohstoffe. **D**ie Tatsache, daß Rivera auch ein herausragender Kubist, Architekt und Historiker war, ist zweifelsohne von großer Bedeutung für sein spätes Schaffen. Doch nicht nur das machte ihn zum Maler des mexikanischen Volkes, sondern vor allem die Gabe, dem Volk seine Identität zurückzugeben und ein neues nationales Bewußtsein zu schaffen. *A. E.*

Rodriguez, A.: Der Mensch in Flammen. Wandmalerei in Mexiko von den Anfängen bis zur Gegenwart, Dresden 1967
Rochfort, D.: Mexican Muralists, London 1993
Kettenmann, A.: Diego Rivera 1886–1957. Ein revolutionärer Geist in der Kunst der Moderne, Köln 1997

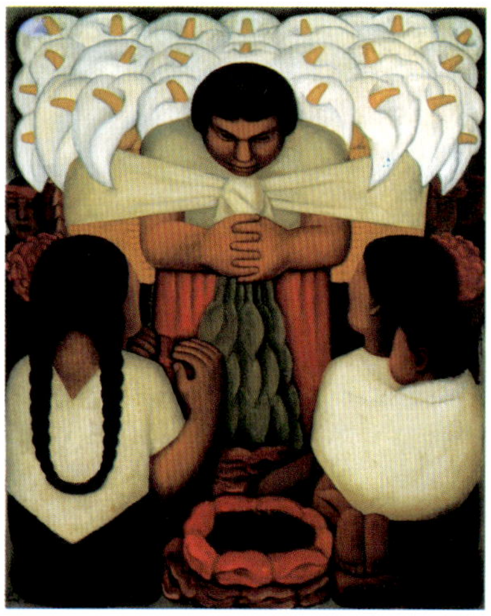

Der Tag der Blumen, 1925

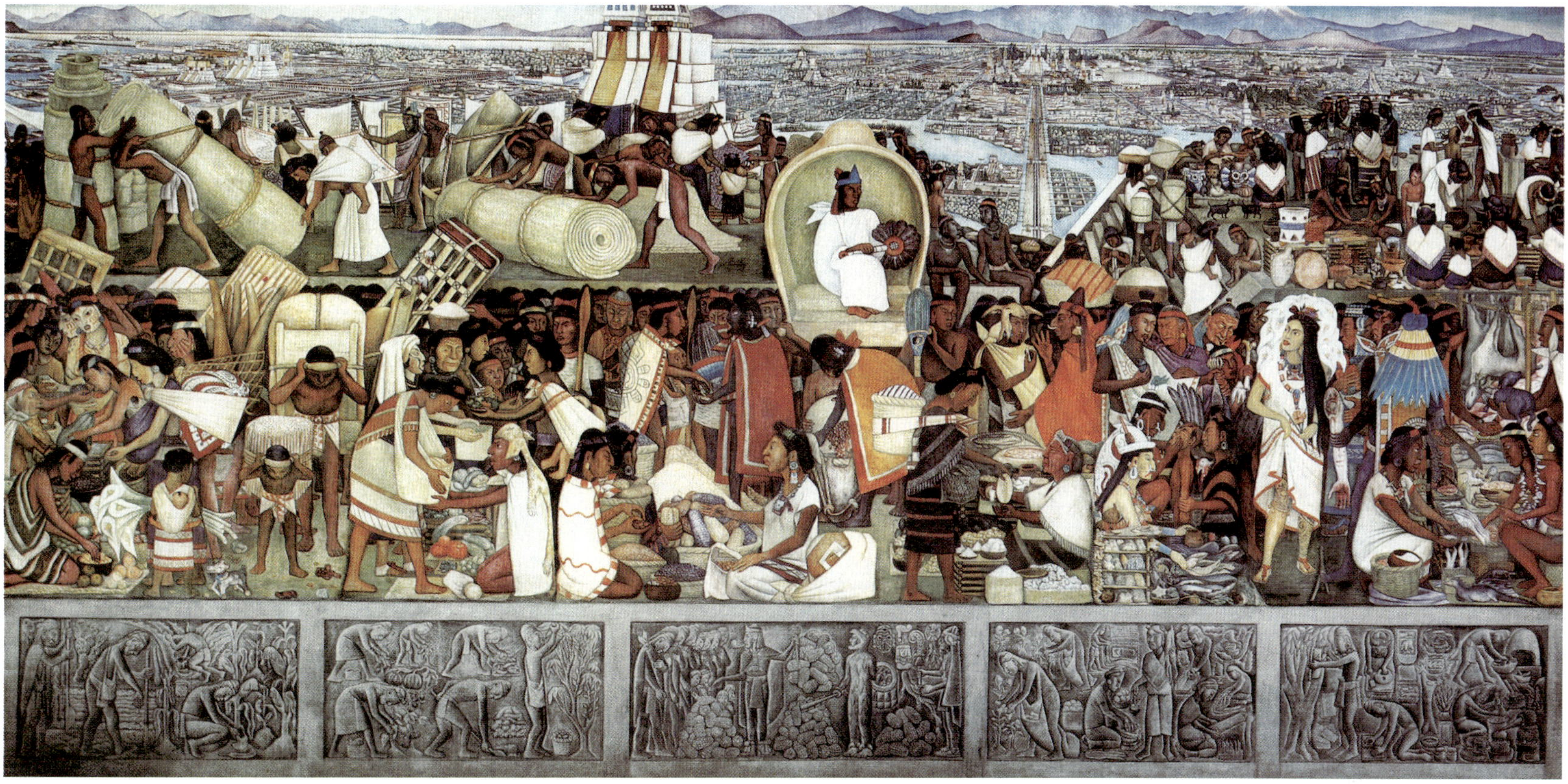

To Project, To Conjure, 1944

1904 am 15.4. wird Vosdanik Adoian in Khorkom-Vari (Russisch-Armenien) geboren
1920 Flucht vor den Türken nach Providence, Rhode Island
1922–24 Besuch der New School of Design in Boston

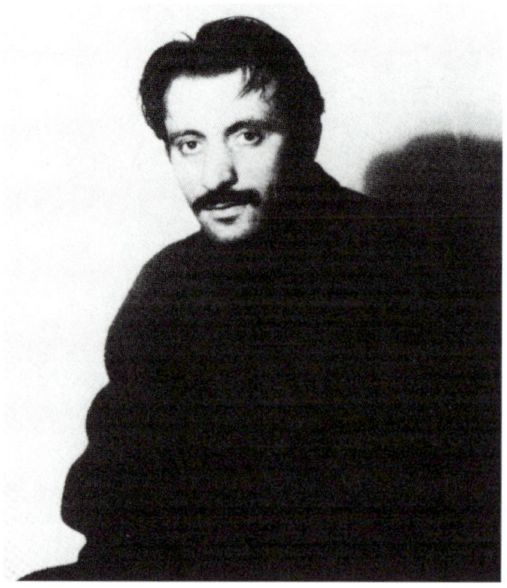

1926 Lehre der Malerei an der Grand Central School of Art in New York
1932 Annahme des Pseudonyms Arshile Gorky
1934 erste Einzelausstellung in den Mellon Galleries in Philadelphia
1936–37 *Painting 1936–37*
1941 Einzelausstellung im San Francisco Museum of Art
1948 am 21.7. nimmt sich Gorky in Sherman, Connecticut, das Leben

Als Gorky 1948 mit nur 44 Jahren starb, hinterließ sein Werk eine Menge Fragen, die noch immer nicht zur Genüge beantwortet werden konnten. Ist er noch ein Avantgardist im europäischen Sinne oder beginnt mit ihm schon die New York School? Gehört er zu den letzten Surrealisten oder ist er schon der erste Vertreter des amerikanischen abstrakten Surrealismus? Er war ein Mann der Gegensätze, auf der einen Seite leidenschaftlich seinem armenischen Erbe verpflichtet und verliebt in die Kunst der Vergangenheit, auf der anderen aber engagiert in einem gewaltigen Kampf, der Malerei der Gegenwart eine neue Richtung zu geben. **G**orkys Bilder der 20er Jahre sind dominiert von Cézanne, von ihm übernahm er Raumvorstellungen, lernte, die Natur in ihrer Form, Struktur und Licht zu analysieren. Gorkys Bedürfnis nach Wachstum, Veränderung und Experiment manifestierte sich in einer systematischen Aufnahme der modernen Malerei, die sich chronologisch von Cézanne bis zur Kunst seiner Zeit entwickelte. So wie er Cézanne bewunderte, wandte er sich auch Picasso zu, dem von ihm am meisten verehrten Künstler und sein Lehrer in dieser Schaffensperiode. »Ich folgte Cézanne für eine lange Zeit, und jetzt folge ich natürlich Picasso.« **D**er tiefgreifende kulturelle Wandel, dem Gorky durch seine Übersiedlung vom ländlichen Armenien in das urbane Amerika ausgesetzt war, scheint die Ursache für die schon fast manische Suche nach einer kulturellen Identität gewesen zu sein, aus der die Änderung seines Namens, die permanente Betonung der ethnischen Aspekte seiner Person und auch die ständige Erinnerung an seine armenische Herkunft in seinen Schriften resultierte. Eine Reihe von Briefen Gorkys an seine Schwester und seinen Schwager, die er zwischen 1937 und 1948 schrieb, dokumentieren die Widerspiegelung dieses Dramas einer Entwurzelung in seinem Werk. **D**ie 40er Jahre sind durch das Eintauchen des Künstlers in verschiedene Stilperioden geprägt. Die Bilder dieser Jahre zeigen den Einfluß der Schlüsselwerke der Moderne, die Vorbilder Gorkys in dieser Zeit waren Cézanne, Braque, Léger, Miró und vor allem das vielfältige Werk Picassos. Die Begegnung mit den Surrealisten, besonders mit den Künstlern Breton und Matta, brachte eine erneute Wende. In den Formen und der Kunst der Surrealisten glaubte Gorky, Erlösung zu finden. Die Hinwendung zu Traumbildern, eine Schaffung der Unendlichkeit innerhalb der Grenzen des Endlichen führten zu einer extremen Steigerung in seinem Kunstschaffen der letzten Lebensjahre. In seinen späten Ölbildern lassen sich die Merkmale des Surrealismus – Metamorphose, biomorphe Formen, unbewußte Assoziation und spontane Malerei – deutlich erkennen. **G**orkys Bilder sind in ihrer Offenbarung einer Freiheit und Gelöstheit zu Markenzeichen der Nachkriegszeit, des Informel, geworden. *S. P.*

Rosenberg, H.: Arshile Gorky: The Man, The Time, The Idea, New York 1962
Waldman, D.: Arshile Gorky 1904–1948, A Retrospective, Solomon R. Guggenheim Museum, New York 1981
Arshile Gorky 1904–1948, Whitechapel Art Gallery, London 1990

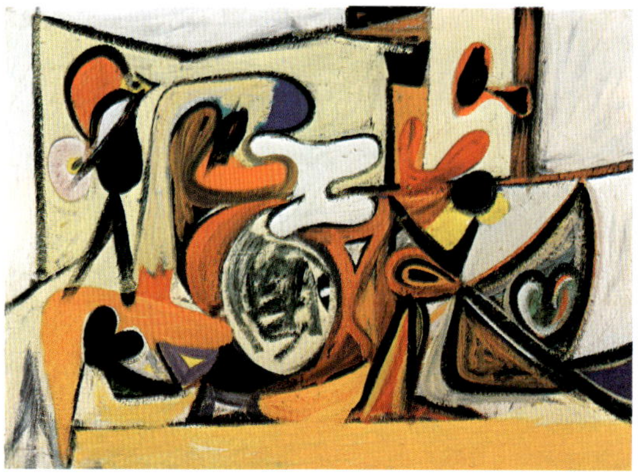

Szene in Khorkom, um 1936

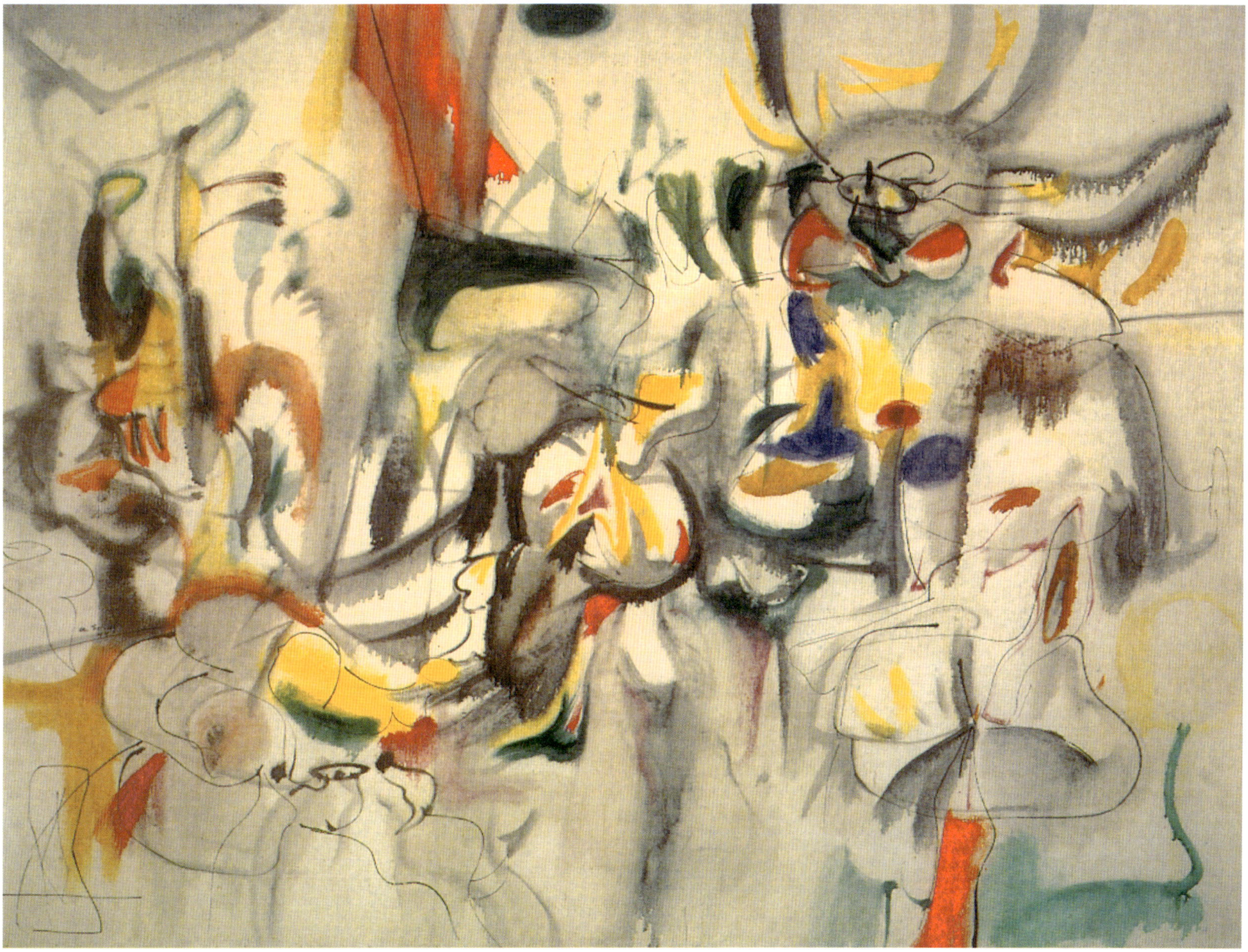

1911 am 11.11. wird Roberto Sebastián Antonio (gen. Matta Echaurren) in Santiago de Chile geboren

bis 1931 Studium der Architektur

1933–35 Arbeit im Pariser Büro von Le Corbusier

1937 Beitritt zur Gruppe der Surrealisten

1939 Übersiedlung nach New York

Beginn der Freundschaft mit Duchamp, Tanguy, Ernst und Breton

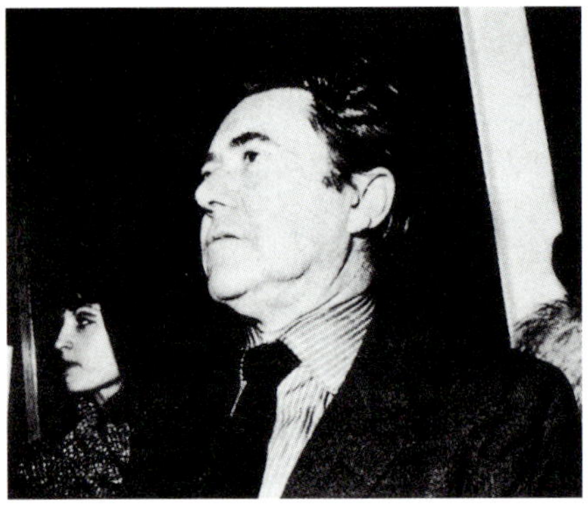

1941 Aufenthalt in Mexiko

1948 Ausschluß von der Gruppe der Surrealisten

1954 Rückkehr nach Paris

1957 erste große Retrospektive im Museum of Modern Art in New York

1959 erste große Retrospektive in Europa im Moderna Museet in Stockholm

1961 Aufenthalt in Chile

Wandgemälde für die Technische Universität in Santiago de Chile

1961 Retrospektive im Stedelijk Museum, Amsterdam

1970 Retrospektive in der Nationalgalerie, Berlin

1970 Aufenthalt in Rom

1983 Aufenthalt in London

1991 Retrospektive in der Kunsthalle der Hypo-Kulturstiftung, München

X-Raum und das Ego, 1945

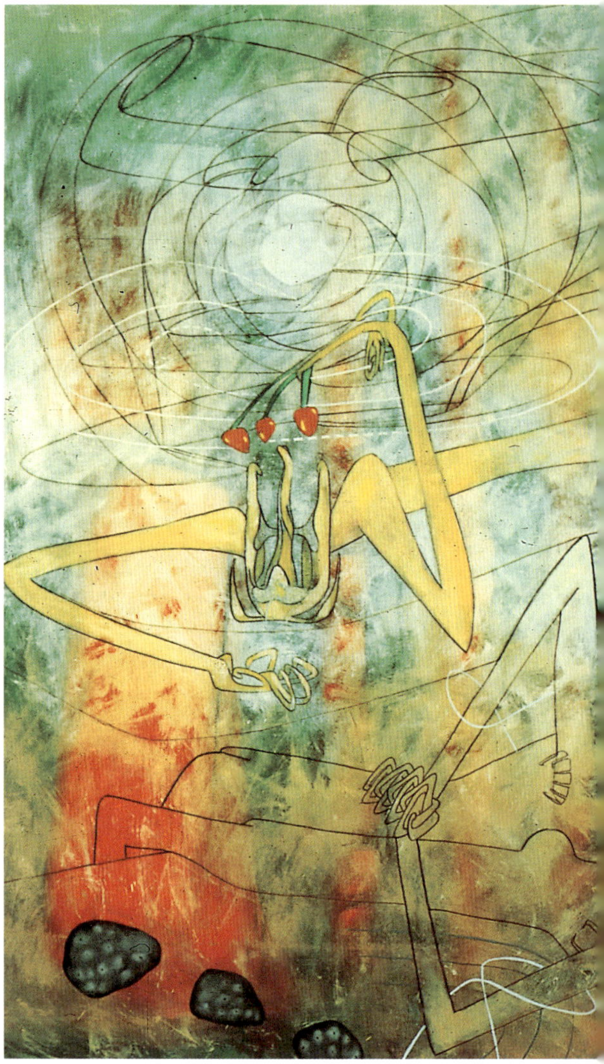

1933 von Santiago de Chile nach Paris übergesiedelt, bereiste Roberto Matta Echaurren in den folgenden Jahren weite Teile Europas. Zwei Jahre lang arbeitete er als Architekt im Atelier von Le Corbusier in Paris, bis er sich 1937 den Surrealisten anschloß. **D**ie Ideen Bretons und Duchamps, und analog dazu die Bilder Tanguys und Dalís, die Welten, die sie öffneten und die Fragen, die sie stellten, markieren den künstlerischen Ausgangspunkt Mattas. Als Mitarbeiter an der architektonischen Gestaltung des Spanischen Pavillons der Pariser Weltausstellung 1937 konnte Matta die Entstehung von *Guernica* in Picassos Atelier verfolgen und die einzelnen Phasen, die dieses Werk durchlief, immer wieder beobachten. Picasso vermittelte dem jungen Künstler die sichere Erkenntnis, die höchste Priorität in der Malerei sei, das Bewußtsein einer Epoche zu malen, was nicht folgenlos für die weitere künstlerische Entwicklung Mattas blieb. **D**er Krieg zwang ihn 1939 dazu, in die USA auszuwandern, die er erst 1949 wieder verließ. Dort lernte er die ältere Generation der Surrealisten und Dadaisten kennen. Neben Picasso faszinierte ihn Marcel Duchamp, der die Malerei bewußt aufgegeben hatte, weil sie seiner Ansicht nach nur ungenügend die an sie gestellten hohen Ansprüche erfüllen konnte und seine Zweifel an dieser Zeit nicht mehr mit Hilfe der Malerei zu beseitigen waren. Matta versuchte, diese beiden extremen Positionen im eigenen Werk zu verschmelzen, den Wunsch, ein engagierter Maler wie Picasso zu werden, mit den Zweifeln eines Marcel Duchamp zu verbinden. »Matta will das Denken malen, also die Bewegung, die Veränderung, nicht Gegenstände, sondern ihre Metamorphosen, ihre Prozesse, ihre Bewußtseinsströme … Daher kommt das Fließende seiner Bilder, alles scheint in Fluß zu sein, alles in Beziehung miteinander, im Übergang

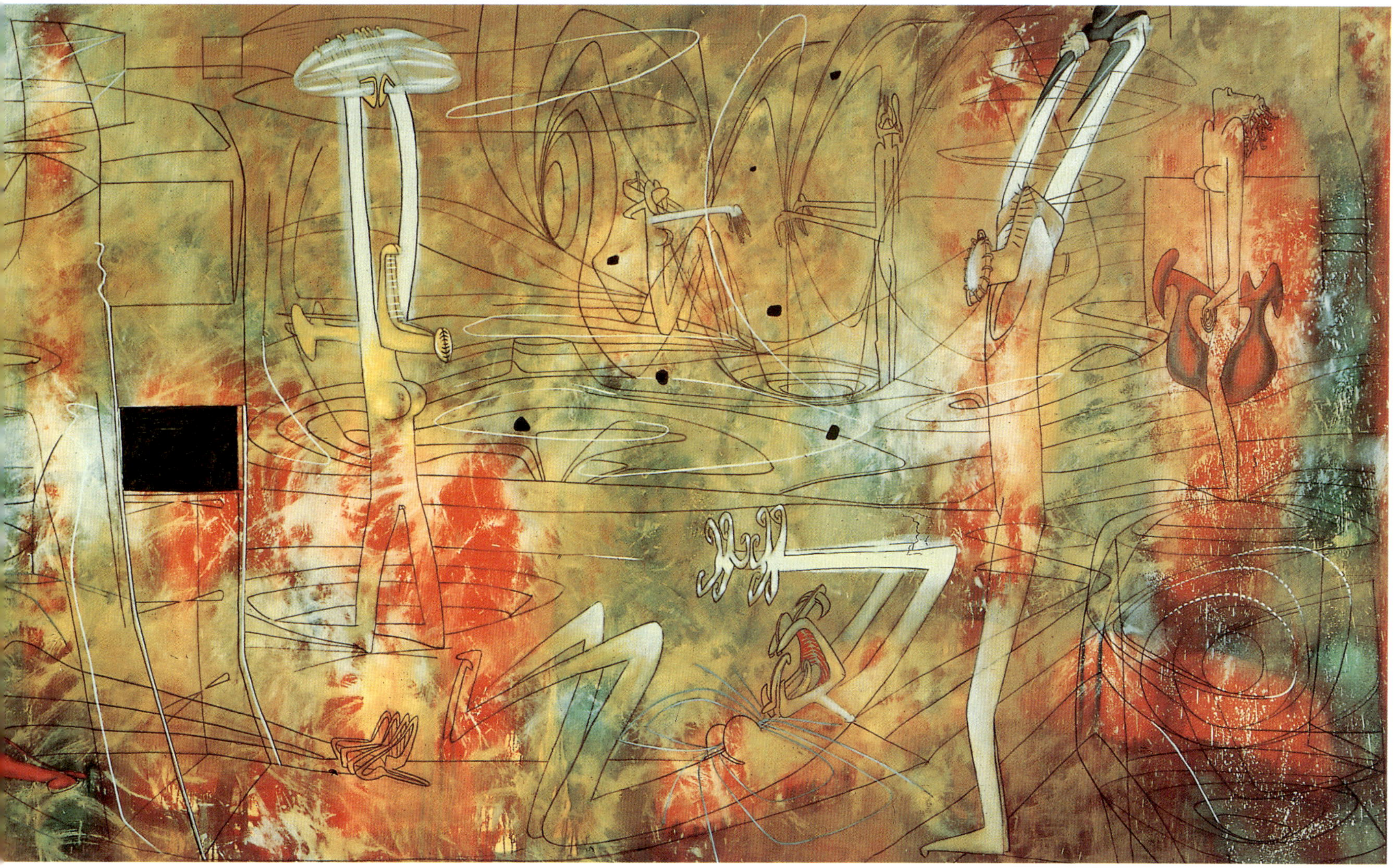

begriffen, der sich selbst reflektierende Mensch wird zum Homo flux, der sich nicht mehr zu fassen vermag.« (Wieland Schmied) Unablässig beschäftigt sich Matta mit der Vision der Einheit von Mensch und Welt, der Vorstellung von einer anthropomorphen Struktur des Kosmos und der Identität von Außen- und Innenwelt. Die von ihm benutzte Technik ist eine individuelle Weiterentwicklung der von Breton im ›Ersten Surrealistischen Manifest‹ geforderten »écriture automatique«. Matta entwickelte ein nahezu unendlich wandelbares und flexibles Formenvokabular, das sowohl zeichenhaften als auch raumgreifenden Charakter aufweist und schuf somit eine Art kontrollierter »écriture automatique«. **X**-*Raum und das Ego* ist bevölkert von kopflosen, in kreisende, schwindelerregende Bewegung geratene Paare, deren Liebesakt durch mit Zähnen und Widerhaken ausgerüstete Genitalien dem Zweikampf näher scheint als einem zärtlichen Liebesspiel. Das Bild, 1945 entstanden, demonstriert einmal mehr, daß für Matta die Geschichte weniger Ausdruck der wirtschaftlichen oder territorialen Konflikte ist als der Ausdruck einer Auseinandersetzung zwischen Kulturen. In dem Wunsch nach einer Darstellung des sozialen Raumes, wie dem politischen und historischen entsteht eine narrative Erzählweise, die zwischen blutrünstig und karikaturhaft changiert. **Z**usammen mit Max Ernst und André Masson nahmen die Werke Mattas entscheidenden Einfluß auf die Werke der damals entstehenden New York School in ihrer Entwicklung vom Surrealismus zu Action Painting und Abstraktem Expressionismus.

S. P.

Matta, Musée national d'Art moderne, Centre Georges Pompidou, Paris 1985
Schmied, W. (Hrsg.): Matta, Kunsthalle der Hypo-Kulturstiftung München, Tübingen 1991

Hommage an die indianische Rasse, 1952

1899 am 26.8. wird Rufino Tamayo in Oaxaca de Juárez (Mexiko) geboren
1915 Besuch der Escuela Nacional de Bellas Artes in Mexico City
1917–21 Studium an der Akademie von San Carlos in Mexico City
1921 Leiter der Abteilung für Ethnografische Zeichnungen am Anthropologischen Museum
Bekanntschaft mit Diego Rivera

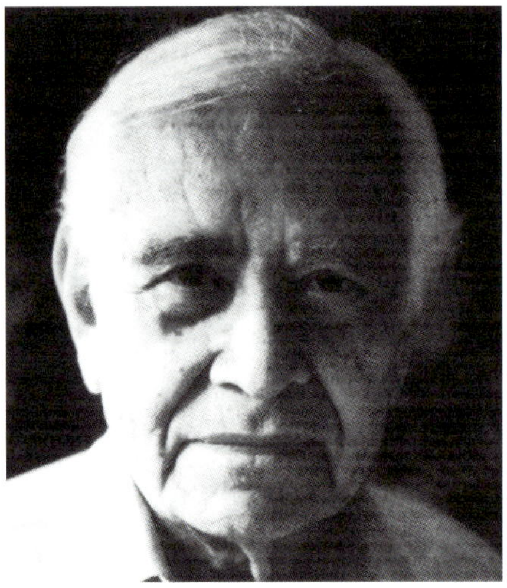

1926 erste Ausstellung in Mexico City und New York
1926–28 Aufenthalt in New York
1928–29 Dozent für Malerei an der Akademie von San Carlos in Mexico City
1929–34 gemeinsames Atelier mit María Izquierdo
1933 Wandbild für das Konservatorium in Mexico City: *Allegorien der Musik und des Gesangs*
1938 Übersiedlung nach New York
Lehrauftrag an der Dalton School in New York
1943 Wandbilder für das Smith College in Northampton
1946 Gründung des Taller Tamayo an der Kunstschule des Brooklyn Museum
1948 Retrospektive im Palacio de Bellas Artes in Mexico City
1949 Umzug nach Paris
1952–53 Wandbilder im Palacio de Bellas Artes in Mexico City
1959 Beteiligung an der documenta in Kassel
1964 Rückkehr nach Mexiko
1968 Retrospektive im Palacio de Bellas Artes in Mexico City
1980 Einweihung des Museo Rufino Tamayo in Mexico City
1991 am 24.6. stirbt Tamayo in Mexico City

Obwohl Tamayo seinen festen Ort innerhalb der westlichen Moderne hat – er lebte allein zwei Jahrzehnte in New York – gehört er zu denjenigen Künstlern Lateinamerikas, die sich immer wieder auf die alten Kulturen ihres Kontinents besonnen haben. Tamayo war ein leidenschaftlicher Sammler altmexikanischer Kunst, und dieser Faszination entsprach auch die Konsequenz, mit der er zeitlebens dem Figurativen den Vorzug gab. Seine Darstellungen von Frauen, Männern, Kindern – oder allgemeiner: Figuren, Gestalten, Köpfen – stehen gleichwohl jeder Folklore oder Archäologie fern und sind stark abstrahiert. Zwischen Gliederpuppe, Roboter und Maskengestalt führen sie eine schillernde Existenz. **T**amayos *Hommage an die indianische Rasse* ist ein mehrfach überlebensgroßes Wandgemälde für das Museo de Bellas Artes in Mexico City. In staatlichem Auftrag entstanden, wurde von dem Künstler ›Verständlichkeit‹ erwartet, und so ist Tamayo hier auch ungewöhnlich explizit. Eine Frau seiner Heimat ist hier benannt: eine Indio-Frau, wie sie etwa auf dem Wochenmarkt anzutreffen ist, mit der typischen dichten, pechschwarzen Frisur, knöchellangem Rock und ihrem Warenangebot. In einem Wirbel von Bewegung scheint sie in die Hände zu klatschen. Anders als seine Muralisten-Kollegen hat Tamayo die Person ins Halbabstrakte entrückt – auf nähere Charakterisierung oder narrative Details wurde verzichtet. Tamayo setzt ausschließlich auf die Wirkung des Malerischen. Er schwelgt in vibrierenden Rottönen – eine Farbglut, der man halluzinatorische Wirkungen zutraut und die man gerne für typisch ›mexikanisch‹ halten möchte. *Hommage an die indianische Rasse* gerät nicht zum ideologischen Lehrstück (wie bei Rivera oder Siqueiros), sondern zu einer Beschwörung von Stolz und Charisma der Indios durch suggestiven plastischen Rhythmus und Farbe, ohne dabei apolitisch zu bleiben. **T**amayo gehörte nie zu jenen Avantgardisten in unserem Jahrhundert, die durch spektakuläre formale Neuerungen Aufsehen erregt oder gesucht hätten. Der Strom seines Schaffens floß ruhig dahin, und er nahm manche Anregung in sich auf; Exaltiertheiten schraubte er dabei auf ein menschliches Maß zurück. Es sind diese Humanität und Integrität seiner Vision, die uns Bewunderung abverlangen.

P. S.

Rufino Tamayo: Myth and Magic, Solomon R. Guggenheim Museum, New York 1979
Paz, O., und J. Lassaigne: Rufino Tamayo, München 1985
Rufino Tamayo: Pinturas, Museo Nacional Centro de Arte Reina Sofia, Madrid 1988

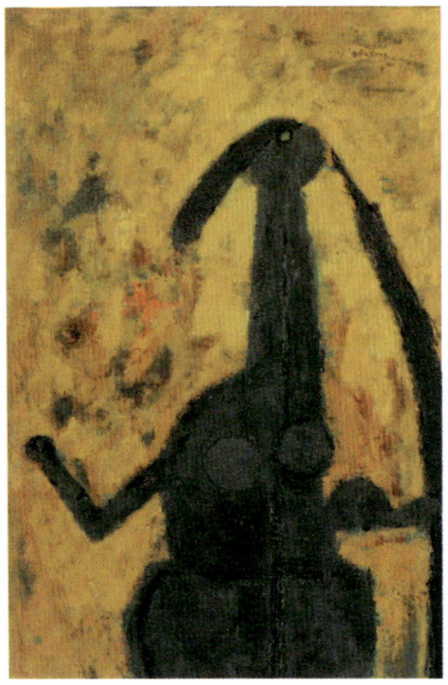

Frau im Grau, 1959

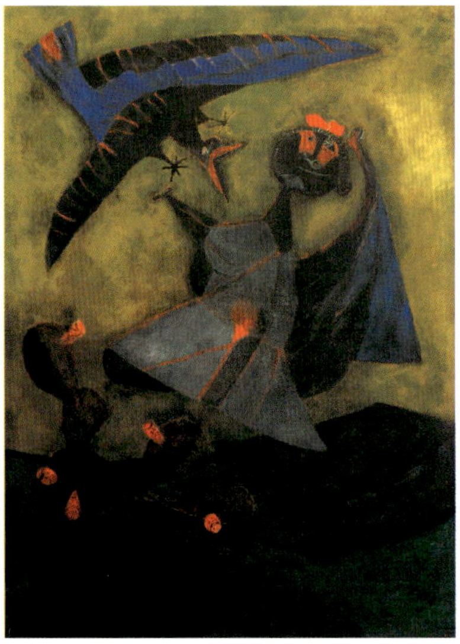

Mädchen, von einem seltsamen Vogel angegriffen, 1947

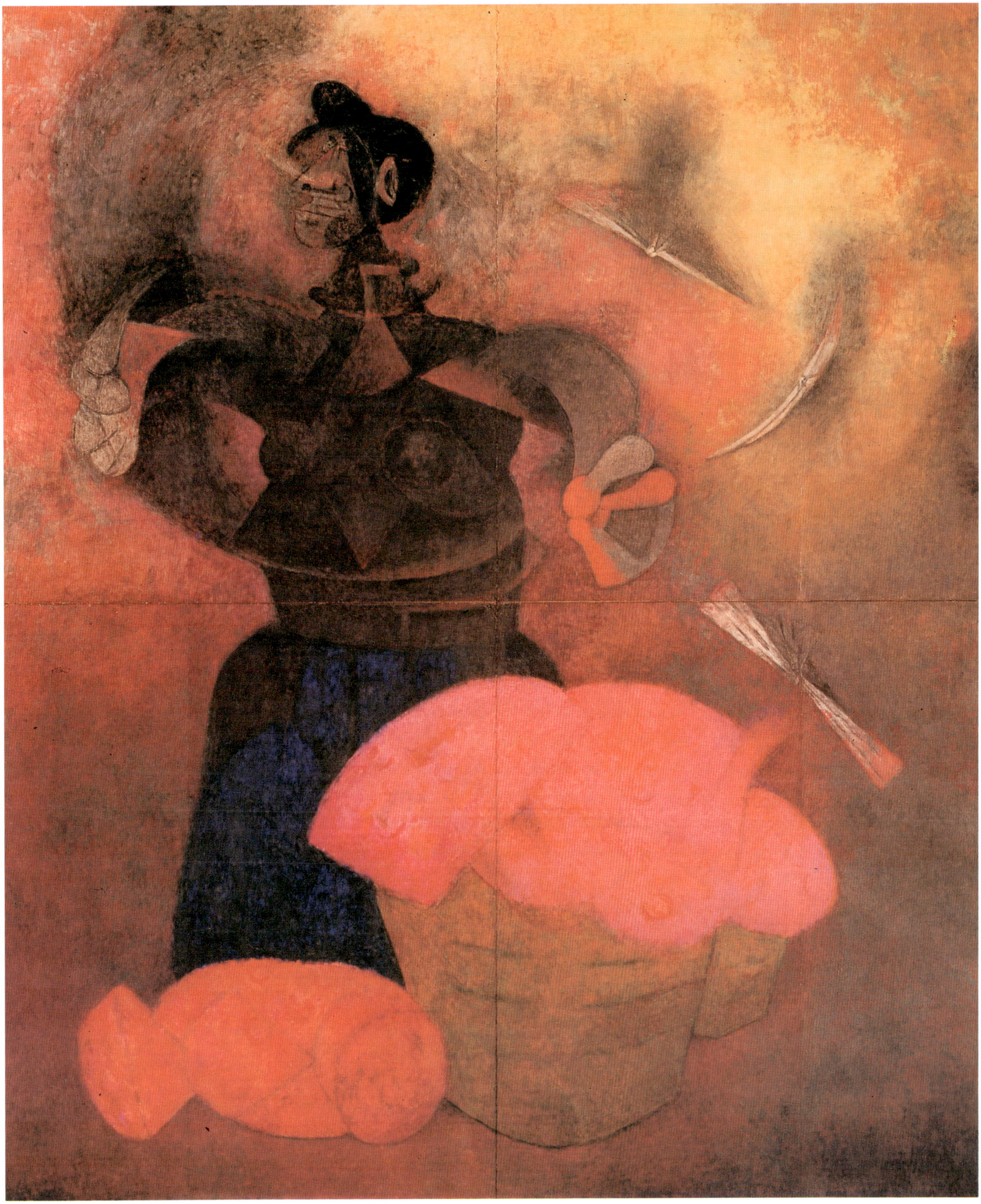

1912 am 28.1. wird Jackson Pollock in Cody, Wyoming, geboren

1925–29 Studium der Malerei an der Manual Arts High School in Los Angeles

1930 Eintritt in die Art Students League in New York

1933 Unterricht im Modellzeichnen bei John Sloan

1935–43 Mitarbeit am Federal Art Project der Works Progress Administration

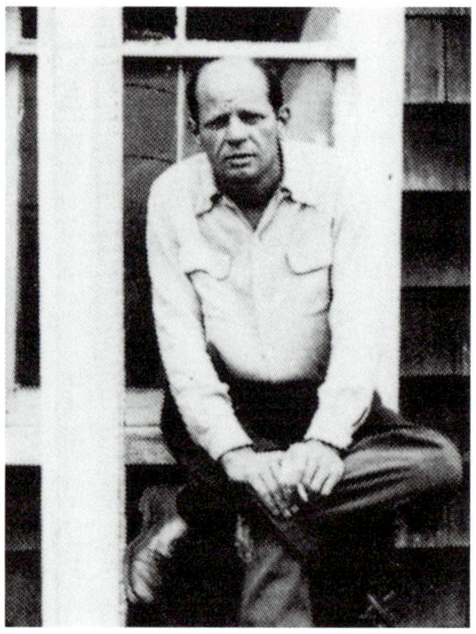

1936 Assistent bei David Alfaro Siqueiros' Workshop

1939 erste psychoanalytische Behandlung wegen Alkoholismus

1941 Beginn der Freundschaft mit Lee Krasner

1942 erste Begegnung mit Robert Motherwell

Beteiligung an der Internationalen Surrealisten-Ausstellung in New York

1943 Vertrag mit Peggy Guggenheim

1945 Kauf eines Farmhauses in Springs auf Long Island

Einzelausstellungen in New York, Chicago und San Francisco

1946 Entwurf eines Umschlags für Peggy Guggenheims Buch ›Out of this Century‹

Niederlassung in Springs, Long Island

1946/47 Entstehung der ersten ›Drip-Paintings‹

1948 Jahresstipendium vom Ebsen Demarest Trust Fund

1950 Ablehnung der Beteiligung an der Ausstellung ›American Painting Today‹

erste Einzelausstellung in Europa (Venedig und Mailand)

1951 wendet sich als Jurymitglied gegen die antiabstrakte Kunstpolitik des Art Institute of Chicago

1951/52 malt ausschließlich Schwarz-Weiß-Gemälde

1953 Einzelausstellung in Zürich

1956 am 11.8. stirbt Pollock bei einem Autounfall

Jackson Pollock durchlief zwar, wie andere Künstler auch, eine mehrstufige Entwicklung vom expressiven Realismus bis zur schematischen Figuration mythischer Vorstellungen. Doch ist der plötzlich eintretende Bruch mit allen Bildtraditionen durch herkömmliches Entwicklungsdenken nicht zu erklären. **I**m Winter 1946/47 legte Pollock seine Leinwand flach auf den Boden und schleuderte mit einem Stock Dispersionsfarbe in weiten Bögen über die Bildfläche. Aus dieser Arbeitsmethode, die keinerlei Vorläufer in der Kunstgeschichte besitzt, entstanden dann zwischen 1947 und 1950 seine ›Drip-Paintings‹: ausufernde Liniengespinste auf ungrundierter Leinwand, daneben Spritzer von Email- und Silberfarbe. **D**ie zwischen den Farbsträngen aufleuchtenden Email- und Silberspritzer erhöhen den Abstraktionsgrad des Bildes, lassen aber auch wie in einem Reflex die uralte Tradition der Malerei, die Ikone, als Erinnerungsfragment aufblitzen. **D**er Kritiker Harold Rosenberg bezeichnete diese Malerei als ›Action Painting‹ und zielte damit auf sichtbar gewordene Energie der gestischen Bewegungen. Malerei war nun das Aktionsfeld, in dem der Maler seine motorische Energie direkt und unmittelbar veräußerte. Diese Interpretation paßte in das Bild der damals rebellisch auftretenden ›Beat Generation‹, mit Jack Kerouac an der Spitze, fügte sich aber auch gut in die Philosophie des Existenzialismus ein, in dem der Mensch seine ganze Kraft aus dem ›Werden‹ beziehen muß. Pollocks rauschhaftes, kurzes Leben, sein tragischer Unfalltod wurden als Rahmenbedingungen dieser ekstatischen Bildproduktion gewertet. **B**efreit man Pollock von dieser romantischen Denkweise, so hatte er nicht nur die abstrakte Malerei als Verbindung von Prozeß und Material völlig neu definiert, sondern auch einen neuen Bildraum geschaffen, der seine Dynamik aus dem Oszillieren zwischen Linie und Farbe, Figur und Grund, Materie und Licht bezieht. Pollock wollte kein Bild von Energie geben, sondern den Prozeß von Energie in einem offen kreisenden Bildmodell sichtbar machen, eine Entscheidung, die bis in die Kunst der 60er Jahre, bis zu Spurensicherung und Arte Povera folgenreich war.

H. D.

O'Connor, F. V. und E.V. Thaw (Hrsg.): Jackson Pollock, A Catalogue Raisonné of Paintings, Drawings and Other Works, Bd. I–IV, New Haven/London 1978

Jackson Pollock, Musée national d'Art Moderne Centre Georges Pompidou, Paris 1982

Frascina, F.: Pollock and After. The Critical Debate, New York 1985

Landau, E. G.: Jackson Pollock, New York 1989

Clark, T. J.: Jackson Pollock, Abstraktion und Figuration, Hamburg 1994

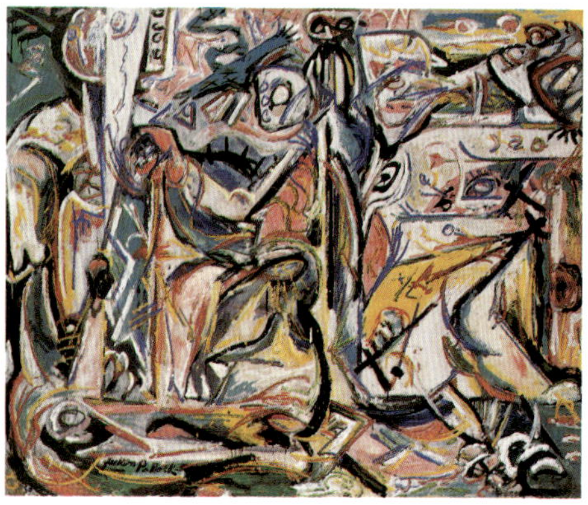

Circumcision, 1946

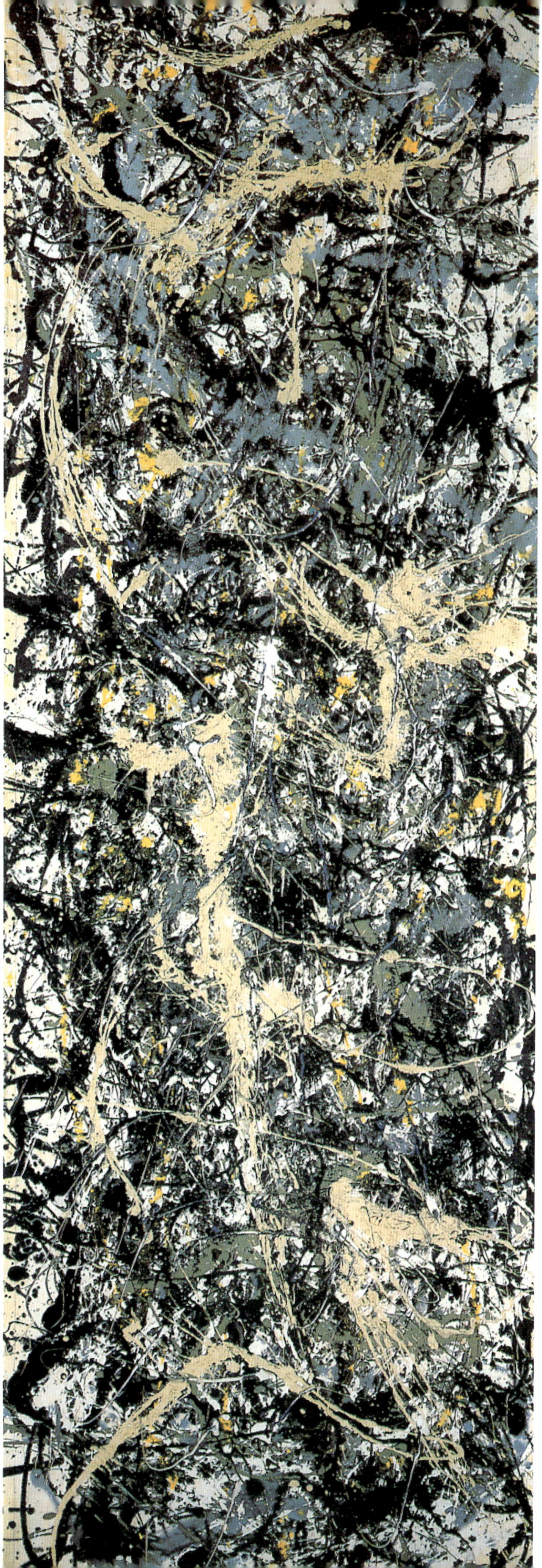

1904 am 24.4. wird Willem de Kooning in Rotterdam geboren
1916–24 Abendkurse an der Academie voor Beeldende Kunsten en Technische Wetenschappen in Rotterdam
1924 Studium an der Académie Royale des Beaux-Arts in Brüssel und an der Van-Schelling-Schule für Design in Antwerpen
1926 illegale Einwanderung in die USA
1927–35 Arbeit als Gebrauchsgrafiker in New York

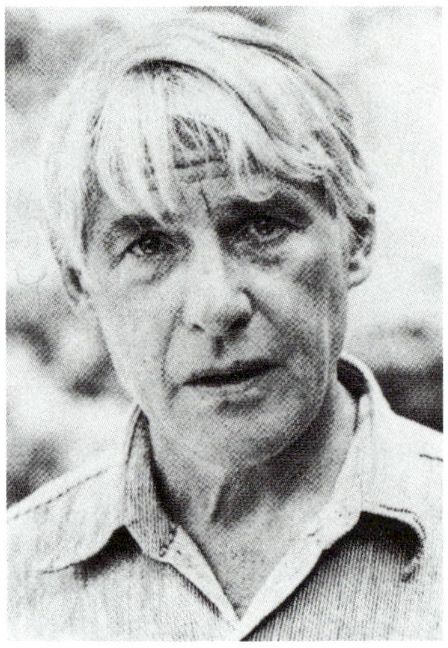

1929/30 Begegnung mit John Graham, David Smith und Arshile Gorky
1934 Mitglied der Artists' Union
1935 im Rahmen des Federal Art Project Arbeit an einem Wandbild in Brooklyn
1937 erste Begegnung mit Barnett Newman
1938 Entstehung der ersten *Frauen*-Bilder
1942 Bekanntschaft mit Jackson Pollock
seit 1942 gemeinsame Ausstellungen mit Pollock
1948 Lehrtätigkeit am Black Mountain College in North Carolina
1950 Lehre an der School of Fine Arts, Yale University, New Haven
1951–55 Serie *Women*
1957 erste Druckgrafik
1958/59 Aufenthalt in Italien
1960 *Door to the River*
1961 Erlangung der amerikanischen Staatsbürgerschaft
1968 Reise nach Paris und London
Begegnung mit Francis Bacon
1969 Reisen nach Japan und Italien
erste plastische Arbeiten
1975 Gründung der Rainbow Foundation zur Förderung junger Künstler
1997 am 19.3. stirbt de Kooning in seinem Atelier in East Hampton

Als Zweiundzwanzigjähriger war de Kooning 1926 aus Holland nach New York gekommen, als Maschinenputzer auf einem Frachtschiff, ohne gültige Papiere. Zwar hatte er schon mit zwölf Jahren Abendkurse für Zeichnen belegt und etliche Semester an niederländischen und belgischen Kunstschulen Malerei und Design studiert, aber der Traum von Amerika war stärker als der Traum, Künstler zu werden. Aus der Designer-Laufbahn wurde dann nichts, aber als Anstreicher und Schaufensterdekorateur konnte er sich durchschlagen. Zu Hause fühlte er sich freilich nur in Künstlerkreisen, und es war ein anderer junger Immigrant, Arshile Gorky, durch den er erkannte, wo seine Berufung lag. **B**erühmt wurde de Kooning durch die Serie seiner *Woman*-Bilder Anfang der 50er Jahre. Unversehens fand sich der bescheidene Mann als Wortführer einer neuen Generation von Malern, die man – vor allem im Hinblick auf de Kooning – ›Action Painters‹ nannte. Zwar hat er immer darauf bestanden, daß es eigentlich Jackson Pollock war, »der das Eis brach«, aber von den entfesselten Frauenfiguren, mit denen er uns konfrontierte, ging ein Sog aus, dem sich niemand in der internationalen Kunstszene entziehen konnte. **D**e Kooning malt den Akt nicht als Beobachter, er sieht ihn nicht ›von außen‹, sondern er malt, wie Turner den Schneesturm oder das kenternde Schiff im Spiel der Wogen malte, als einer, der mittendrin steckt und dessen Blickpunkt mit den Elementen ständig herumgewirbelt wird. De Kooning gibt hier keine Porträts, sondern er malt die Empfindung, die ein anderes Wesen in ihm auslöst. Darum verschmilzt ihm die Figur der Frau mit dem sie umgebenden Raum, und alle Einzelheiten verschwinden. Der Liebesakt geht in den Malakt über, beide trägt die gleiche Leidenschaft. **W**enn dies erotische Bilder sind, dann sind es solche voller Unschuld – von kaum einem Künstler ist die Erfahrung des Eros je in so unschuldiger Direktheit buchstabiert worden wie von de Kooning. So verstehen wir auch sein Wort, die Ölmalerei sei erfunden worden, um Fleisch wiedergeben zu können. **D**e Koonings Kunst war: die Kräfte zu malen, die ihn zum Malen trieben. Er meinte, keines seiner Bilder sei wirklich fertig. In ihnen pulsiert eine Unruhe, die ihn immer weitertrieb. Schon während der Arbeit an einer Leinwand spürte er das nächste Bild heraufdrängen. Aber war es wirklich ein Bild? War es nicht eher eine Woge von Energien, von Kräften, die im Malprozeß zum Ausdruck drängten, ohne im Bild zu erstarren? So malte er Landschaften ohne Erde, so malte er den Tanz ohne Tänzer. Nichts ist abgeschlossen, alles ließ sich weiterführen, überall konnte er neu ansetzen. Das gab ihm die Fähigkeit zur Selbsterneuerung bis ins hohe Alter. **D**as Ende kam als Ermatten. Die Bilder der späten 80er Jahre, mit dem Pinsel gezeichnete labyrinthische Ornamente, zeigen ein langsames Abschiednehmen. Die Hand malte noch, aber das Bewußtsein sank allmählich zurück ins Dunkel der Alzheimerschen Krankheit. Bilder zu schaffen war das letzte, das ihm geblieben war, bis auch diese Gabe erlosch.

W. Sch.

Waldman, D.: Willem de Kooning, New York/Washington 1988
Willem de Kooning – Paintings, National Gallery of Art Washington, Washington 1994
Cateforis, D.: Willem de Kooning, New York o. J.

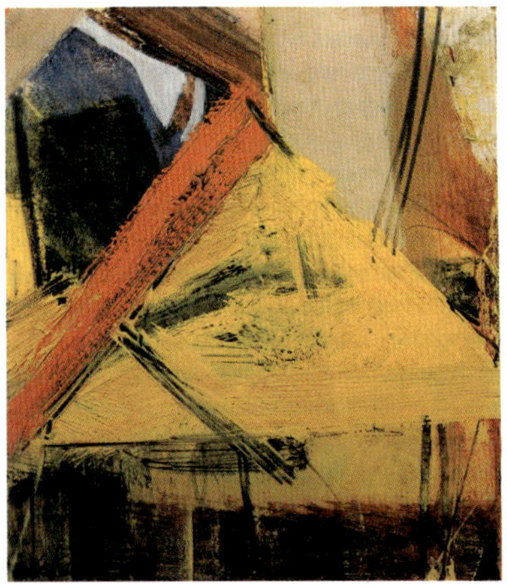

Untitled, 1957

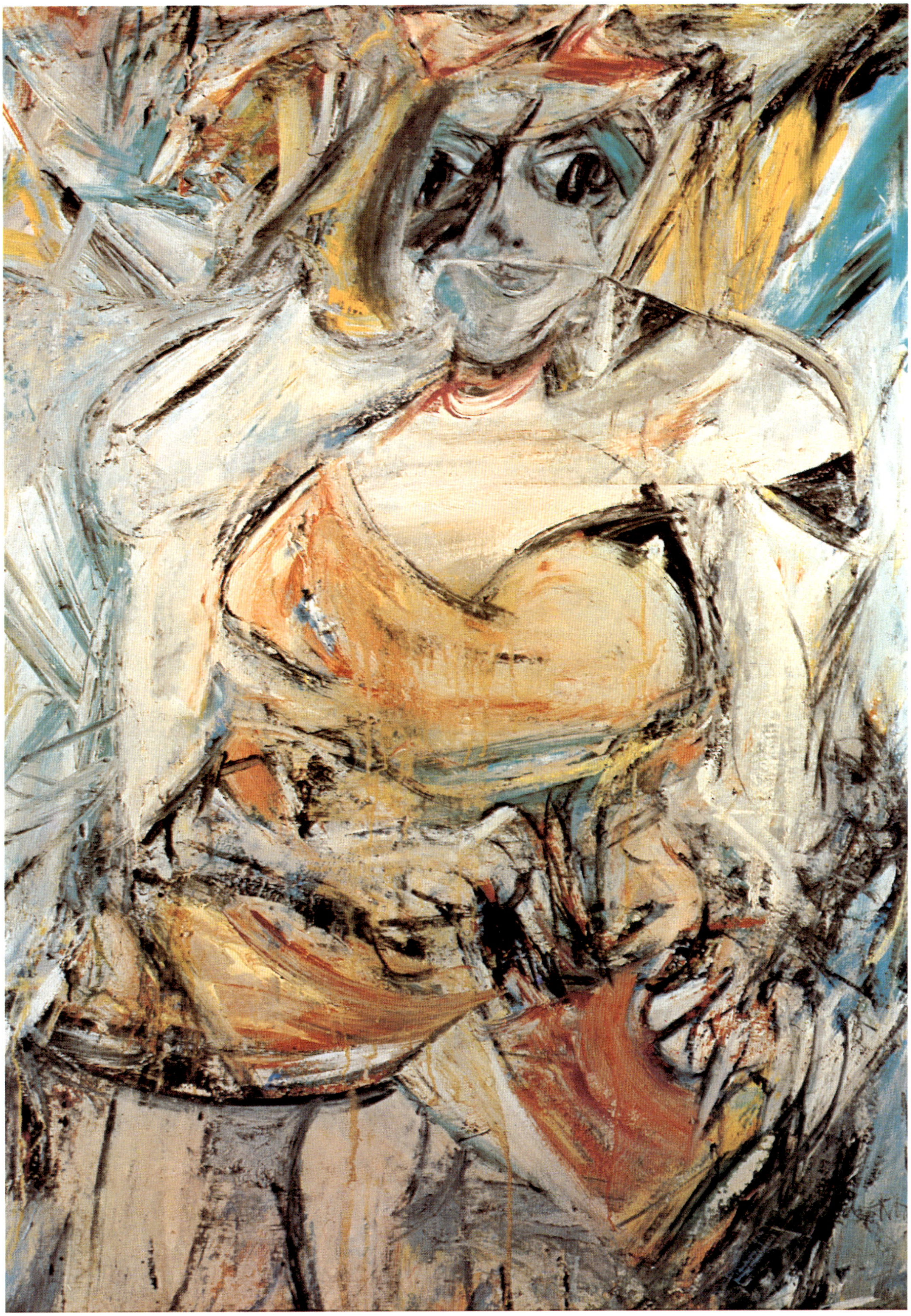

Nr. 12 (Gelb, Orange, Rot auf Orange), 1954

1903 am 25.9. wird Marcus Rothkowitz in Dvinsk, Rußland, geboren
1913 Übersiedlung in die USA
1921–23 Studium an der Yale University, New Haven
1925–29 Studium an der Art Students League in New York
1929–52 Lehre an der Center Academy in Brooklyn
1935 Mitbegründer der Gruppe ›The Ten‹

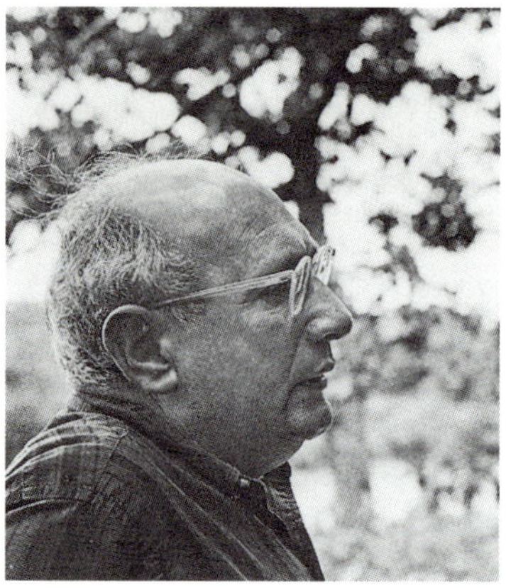

1936/37 Mitarbeit an Projekten der Works Progress Administration
1938 Annahme der amerikanischen Staatsbürgerschaft
seit 1940 nennt er sich Mark Rothko
1945 Ausstellung bei Peggy Guggenheim
1947 Unterricht an der California School of Fine Arts in San Francisco
1948 Mitbegründer der Kunstschule ›Subjects of the Artist‹
Zusammenarbeit mit Robert Motherwell und Barnett Newman
1950 Reise nach Europa
1951–54 Lehre am Hunter College in New York
1958 Auftrag für Wandgemälde im Seagram Building in New York
1961 Retrospektive im Museum of Modern Art
Auftrag für Wandgemälde an der Harvard University, Cambridge
1964 Auftrag für Wandgemälde einer Kapelle in Houston, Texas (1971 geweiht)
1970 am 25.2. begeht Rothko Selbstmord in seinem New Yorker Atelier

Mit seinen großen, hypnotischen Farbfeldern verkörpert das Gemälde *Nr. 12* nachgerade paradigmatisch den reifen Stil Mark Rothkos. Rothko, einer der führenden Vertreter des amerikanischen Abstrakten Expressionismus, fand zu dem ihm eigentümlichen Bildvokabular aus rechteckigen Farbgebilden, die in oder über einem unbestimmbaren Grund schweben, nach einer langen künstlerischen Odyssee. Ab Mitte der 20er Jahre experimentierte Rothko mit verschiedenen künstlerischen Tendenzen, darunter dem Realismus, dem Expressionismus und dem Surrealismus. Gegen 1950 jedoch erschienen ihm sogar diese Optionen allzu einengend auf seiner Suche nach einer Kunst, die den Betrachter einbeziehen sollte, um elementare menschliche Emotionen zu vermitteln. Deshalb »pulversisierte« Rothko nach eigenen Worten schließlich »die vertraute Identität der Dinge«, um zum »einfachen Ausdruck für den komplexen Gedanken« zu gelangen. Die daraus resultierenden Bilder mögen zwar ganz und gar abstrakt anmuten, bewahren aber vage Reminiszenzen an die frühere intensive Auseinandersetzung des Künstlers mit der Figur und deren Umgebung. **D**em Betrachter in jener Art aufrechter, direkter und symmetrischer Positur zugewandt, die man mit dem menschlichen Körper selbst assoziiert, scheinen die leuchtenden Schleier von *Nr. 12* zu schweben und sich von selbst auszudehnen, während wir sie betrachten. Diese Bewegung wird jedoch wiederum aufgehoben durch die Strenge des Bildentwurfs: eine vielfach auf zwei, drei Ebenen reduzierte Anlage, die gleichzeitig an ein geheimnisvoll blindes Fenster oder eine blinde Fassade erinnert und eine elementare, in Himmel und Erde oder Meer aufgeteilte Landschaft beschwört. **R**othkos Gemälde entfalten sich mit der Zeit in einer kontrapunktischen Wechselspannung von Flachheit und Tiefe, Bewegung und Ruhe. Und wie in einem Echo dieses Dramas schwingen die beiden gegeneinandergesetzten zentralen Partien der Komposition – ein schleieriges Gold über einem dichteren Rot – gleich Tönen in einem musikalischen Akkord. Rothkos Maltechnik unterstreicht dieses Wechselspiel entgegengesetzter Kräfte zusätzlich. Ob seine Palette nun leuchtend oder eher dunkel ist, fast immer durchtränken die Farbmittel die Leinwand, so daß dem Bild die schwerelose Intensität einer Fata Morgana innewohnt. Erfüllt von Licht, einem der ältesten Symbole des Geistigen, flicht *Nr. 12* subtile Spannungen in die kühnen Formen der abstrakten Kunst des 20. Jahrhunderts ein. *D. A.*

Mark Rothko, 1903–1970: A Retrospective, Solomon R. Guggenheim Museum, New York 1978
Chave, A. C.: Mark Rothko. Subjects in Abstraction, New Haven/London 1991
Glimcher, M. (Hrsg.): The Art of Mark Rothko. Into an Unknown World, New York 1991

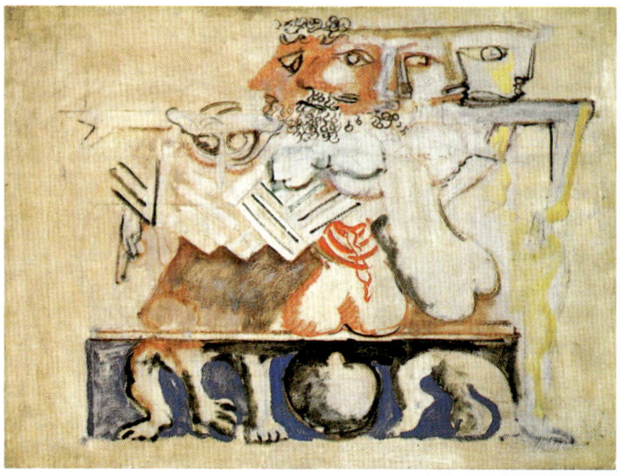

Antigone, um 1941

Canyon, 1959

1925 am 22.10. wird Milton Rauschenberg in Port Arthur, Texas, geboren
um 1948 Annahme des Vornamens ›Bob‹, woraus später ›Robert‹ wird
1946/47 Studium am Kansas City Art Institute
1948 Studium an der Académie Julian in Paris
1949 studiert am Black Mountain College in North Carolina, u.a. bei Josef Albers
Begegnung mit Merce Cunningham, John Cage und Cy Twombly

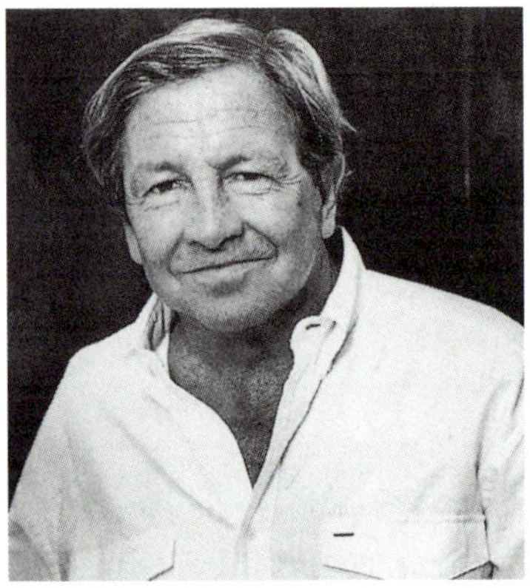

1949–52 Studium an der Art Students League in New York
1951 gemeinsame Arbeit mit John Cage: *Automobile Tire Print*
erste Einzelausstellung bei Betty Parsons
1953–65 Bühnendekoration und Kostüme für Cunninghams Dance Company
›Combine-Paintings‹
1958 Ausstellung in der Leo Castelli Gallery in New York
1958–60 Illustrationen zu Dantes ›Divina Commedia‹
1963 Retrospektive im Jewish Museum in New York
1964/65 Tournee durch Europa und Asien
1965 *Spring Training*
1966 Film ›Canoe‹
mit dem Wissenschaftler Willy Klüver Gründung von ›Experiments in Art and Technology‹
1968–71 *Mud Muse*
1971 zusammen mit Petersen Gründung der ›Untitled Press., Inc.‹
1974–76 Zusammenarbeit mit Robbe-Grillet an dem Buch ›Traces Suspectes en Surface‹
1982 Aufenthalt in China
Entwicklung des Projektes ›ROCI‹ (Rauschenberg Overseas Culture Interchange)
1991 Retrospektive in der National Gallery of Art in Washington D.C.
Rauschenberg lebt in Island of Captiva, Florida

Not macht erfinderisch: Als Robert Rauschenberg im Jahr 1955 keine Leinwand mehr besaß, um ein neues Werk zu beginnen, setzte er kurzerhand sein Bettlaken ein. Aus der einfachen, pragmatischen Idee wurde ein großes konzeptuelles Werk und ein Skandalstück der 50er Jahre. Denn indem Rauschenberg das Bettlaken nicht nur in freiem Gestus bemalte, sondern auch ein Kissen und eine typisch amerikanische Steppdecke, einen sogenannten ›Quilt‹, hinzufügte und ebenfalls bearbeitete, hatte er den hehren Anspruch von gemalten Bildern radikal in Frage gestellt. Das (ursprünglich ungerahmte) *Bed* läßt sich zwar noch aufhängen wie ein Gemälde, und das lebendige Formenspiel aus Ölfarben und Stoffmuster erinnert deutlich an die Sprache der abstrakten Kunst, aber das gesamte Werk bleibt derselbe Gebrauchsgegenstand, der er einmal war: ein Bett. **R**auschenberg hatte dieser Zwitterform von Kunst im Jahr zuvor den Titel ›Combine-Painting‹ gegeben. Gemeint war damit, daß es sich hier weder um Skulptur noch um Malerei, sondern um eine Kombination aus beidem handelt. Dieser Idee vorausgegangen waren unzählige Materialstudien und Collagen, die ähnlich wie bei Kurt Schwitters zu einer Huldigung an einfache, verbrauchte Dinge führten, zu einer Poesie der Alltagsgegenstände. Aber erst mit den großformatigen ›Combine-Paintings‹, die ab 1954 entstanden, war es dem Künstler gelungen, das transzendente Pathos der zeitgenössischen New Yorker Malerei zu überwinden und dem existentiellen Charakter der ›Drip-Paintings‹ von Jackson Pollock etwa eine Begeisterung für das alltägliche Leben gegenüberzustellen. Farbkleckse, Striche und Spritzer waren plötzlich nicht mehr Ausdruck einer individuellen Erfahrung, sondern Zeichen einer von anonymen Menschen benutzten und verunreinigten Welt. **I**n diesem Sinne lassen sich Rauschenbergs ›Combines‹ als Zivilisationsbilder verstehen, die über die einzelnen Malpartien und Materialgeschichten hinaus auf Grundphänomene der westlichen Kultur hinweisen. Dieses Thema wurde ab 1960 noch unmittelbarer erfahrbar: Denn in Arbeiten wie *Pilgrim* gerät das ehemals in sich abgeschlossene Werk zum offenen Kunstraum, den man als Betrachter betreten und (scheinbar) auch benutzen darf. **D**er auffällige Einsatz von simplen, realen Dingen wie Bett und Stuhl verkündet daneben demonstrativ die Aufhebung der Grenzen von ›High‹ und ›Low‹, von Hochkunst und Alltagskultur, weshalb Robert Rauschenberg als Vater der amerikanischen Pop-Art und allgemein als Pionier der postmodernen Objektkunst gelten kann. *J. J.*

Kotz, M. L.: Rauschenberg. Art and Life, New York 1990
Cowart, J. (Hrsg.): ROCI – Rauschenberg Overseas Culture Interchange, National Gallery of Art Washington D.C., München 1991
Robert Rauschenberg: The Early 1950s, The Menil Collection, Houston 1991
Zweite, A. (Hrsg.): Robert Rauschenberg, Düsseldorf 1994

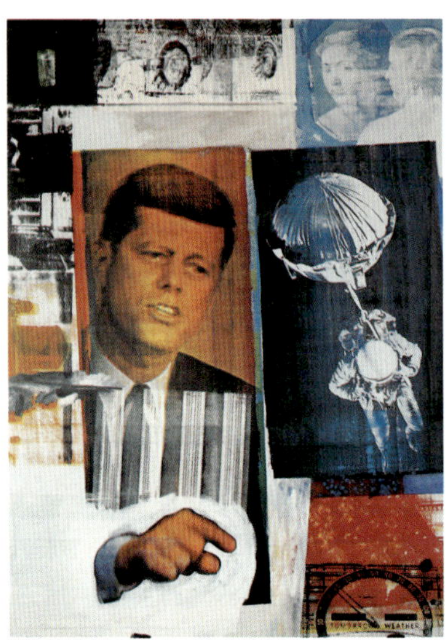

Retroactive II, 1964

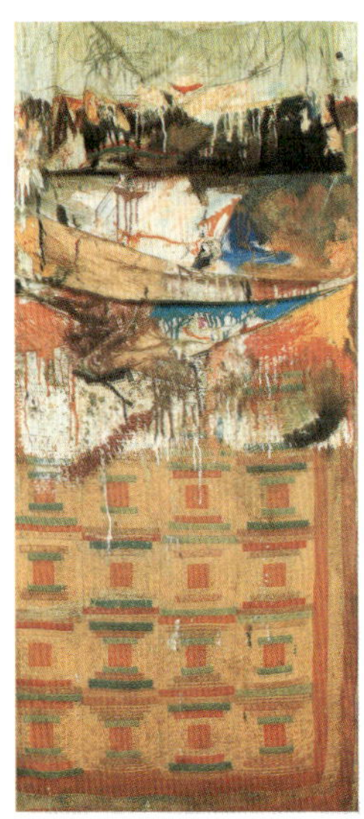

Bed, 1955

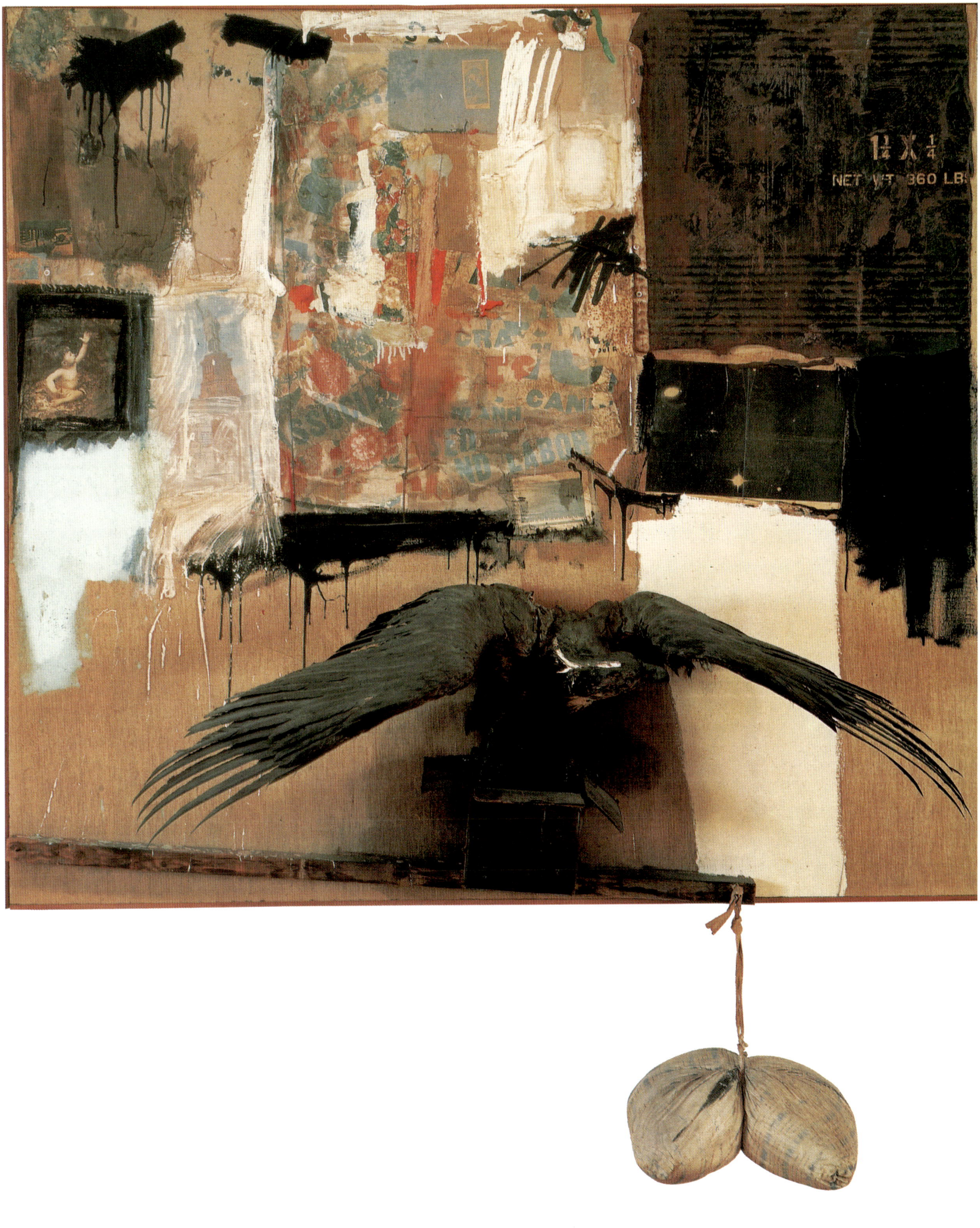
1¼ X ¼
NET WT 360 LB

1929 am 8.12. wird Arnulf Rainer in Baden bei Wien geboren
1940–44 Besuch der Nationalpolitischen Erziehungsanstalt in Traiskirchen, Niederösterreich
1947 Entstehung erster Porträts und gegenständlich-surrealer Zeichnungen
1947–49 Besuch der Staatsgewerbeschule in Villach
1948 Beschäftigung mit den Theorien des Surrealismus

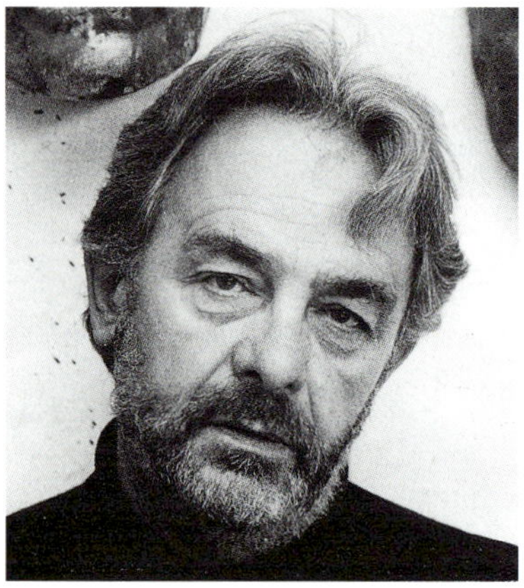

1951 Besuch bei André Breton in Paris
Edition der Fotomappe *Perspektiven der Vernichtung*
1953–59 Beschäftigung mit Proportionsstudien
1953/54 erste monochrome Schwarzbilder
1953–65 Entstehung der Werkgruppe *Übermalungen*
1963 Sammlung der Malerei von Geisteskranken
1964 Experimente mit halluzinogenen Drogen
1965 figurativ-halluzinative Zeichnungen
1968 erste Grimassen-Fotos
1970 Serie von übermalten Fotos
1973 gestische Hand- und Fingermalereien
Beginn der Zusammenarbeit mit Dieter Roth
1976 Übermalungen von Fotos nach Kunstwerken (u.a. Leonardo da Vinci)
1977 Überzeichnungen von Totenmasken, Mumien, Leichengesichtern
1981 Professur an der Akademie der Bildenden Künste in Wien
1982 ›Hiroshima‹-Zyklus
1985 botanische und zoologische Überarbeitungen
1987 ›Piranesi‹-Zyklus
1988 ›Shakespeare‹-Zyklus
1985 Ausstellung im Solomon R. Guggenheim Museum, New York
1993 Eröffnung des Arnulf-Rainer Museums in New York
1995 Ausstellung im Museum für moderne Kunst, Bozen
Rainer lebt in Wien und Enzenkirchen

Kreuz, Schwarz auf Gelb, 1957

Ein Leitmotiv durchzieht die Arbeit Arnulf Rainers: Blindheit, Auslöschen, Tod. In den frühen 50er Jahren ist er mit der Blindmalerei hervorgetreten, am Ende der 50er Jahre hat er zu den Übermalungen gefunden, später zur Kunst der Irren, im letzten Jahrzehnt beschäftigen ihn Totendarstellungen, Totenmasken, Totengesichter, und es drängt ihn danach, auch noch den letzten Ausdruck, den Ausdruck des Todes, in Frage zu stellen, zu umspielen – um ihn zu verbergen, auszulöschen, abzutun. **R**ainer sagt in seinem Werk unentwegt: Alles ist eitel, sein Werk ist ein einziger Monolog über den Tod, über dieses alles bestimmende Grundfaktum unserer Existenz. Der Tod ist für ihn kein rituell harmonisierter, kein zeremonieller, gleichsam geweihter Tod auf Goldgrund – sondern eine ekelhafte, alles verwandelnde, alles verwesende, kotige Erscheinung. Diesem Tod nahe zu sein, sein Leben in seiner Nähe zu verbringen, ihn zu imaginieren, gilt schon seine früheste Anstrengung, ihn zu inszenieren, um ihn vorauszuerleben, vorwegzunehmen, zu antizipieren … Dieser mit sich selbst unzufriedene Mensch, der das Scheitern nicht fürchtet, der noch im Scheitern über sich hinausgeht – Rainer ist trotz Soutter, trotz Bacon wohl der radikalste Aufwühler und der radikalste Aufgewühlte seit van Gogh, wie ihn Antonin Artaud gesehen hat, als Erleidender, Preisgegebener, schließlich Zerstörer. Sein Werk erhielt in den 60er Jahren einen neuen Impuls durch die intensive Auseinandersetzung mit der Bildnerei der Geisteskranken, den Welten des Wahnsinns, die ihn seit je angezogen hatten. Er begann, Zeugnisse ihrer Kunst zu sammeln, beschäftigte sich mit ihren Gedichten, ihren Grimassen, experimentierte mit Drogen. Wiederum überschwemmten »Fremdwesen und Irrwelten« seine Bildflächen, seine Blätter. Neue Abgründe taten sich auf, ließen ihn schaudern, faszinierten ihn, verlangten die »Zuschüttung«. **E**r begann, eigene Grimassen zu probieren, übte Einstellungen seines Gesichts, übermalte die Fotos oder ließ sie unberührt, kritzelte grausame »Face Corrections« hinein. Wie früher die vielzelligen Blätter automatischer Fantastik versucht Rainer jetzt das Grimassieren seiner neuen Arbeiten – der gezeichneten, der gemalten wie der fotografierten – so zu steigern, ins Unerträgliche zu steigern, daß als Ausweg wieder nur das Auslöschen, das Übermalen, bleibt. So bleibt das Werk Arnulf Rainers in der dialektischen Spannung zwischen Chaos und Leere, Häßlichkeit und Verhüllung, Schrei und Schweigen. **D**urch ein tief verwurzeltes Ungenügen an sich selbst, durch sein Leiden am Werk, ist er mit der Epoche verbunden, in der er hervorgetreten ist und die er mitgeprägt hat. Wenn einmal der österreichische Beitrag zu dieser Epoche der Kunst definiert werden soll, dann wird man ihn vielleicht vor allem in dieser Leistung Arnulf Rainers sehen – in dieser Leistung, einen ästhetischen Prozeß existentiell gedeutet und aus dieser Lebensdeutung den aktuellen Tendenzen geantwortet zu haben, wie es in vergleichbarer Weise wohl nur wenige getan haben, vielleicht noch Antoni Tàpies in Spanien, Joseph Beuys in Deutschland – dem, was geschieht, nicht nur zu widersprechen, sondern es substantiell zu vertiefen, und sei es, indem man ihm den Boden entzieht.

W. Sch.

Hofmann, W.: Masken, in: Arnulf Rainer. Totenmasken, Salzburg 1985
Catoir, B.: Arnulf Rainer. Übermalte Bücher, München 1989
Arnulf Rainer – Retrospective 1989, Solomon R. Guggenheim Museum, New York, München 1989
Arnulf Rainer, Malerei 1980–1990, Saarland Museum Saarbrücken u.a., Stuttgart 1990

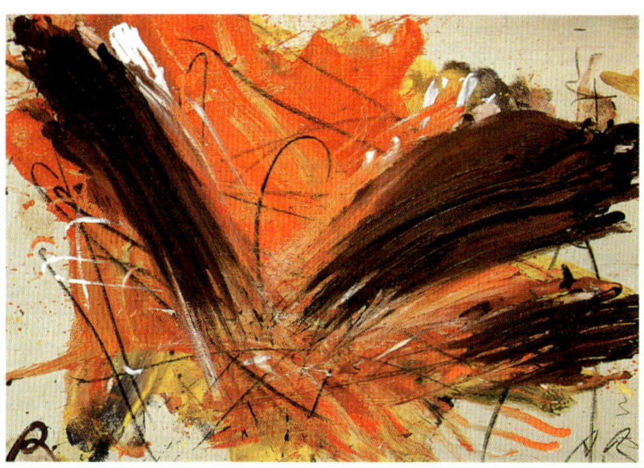

Das Hin oder Her des Mutes, 1982

Metalltür mit Violine, 1956

1923 am 13.12. wird Antoni Tàpies in Barcelona geboren
1940 schwere Krankheit, beginnt zu malen
1944–46 Studium der Rechtswissenschaften an der Universität Barcelona
1948 Mitbegründer der Gruppe ›Dau al Set‹
Begegnung mit Joan Miró

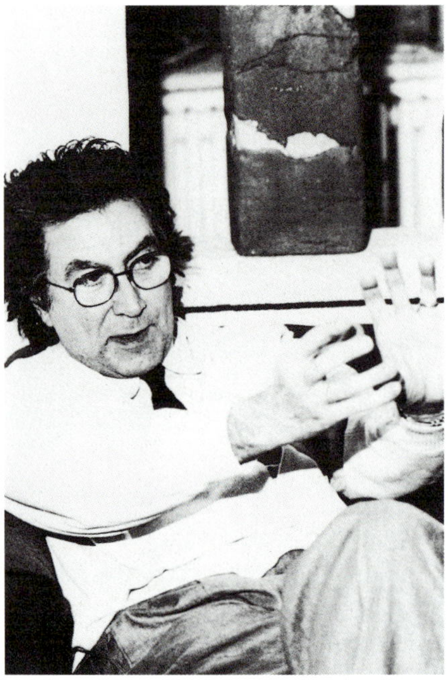

1950–51 erste Einzelausstellung in Barcelona, erhält Stipendium für einjährigen Parisaufenthalt
Besuch bei Picasso
1953 erste Einzelausstellungen in den USA
1958 Beteiligung an der Biennale in Venedig
1959 erste Lithografien
1962 erste Retrospektiven: Kestner-Gesellschaft, Hannover; Guggenheim Museum, New York; Kunsthaus Zürich
1967 Vertrag mit der Galerie Maeght in Paris
1970 Wandbild für das Theater St. Gallen
Erscheinen von ›La practica del arte‹
1973 Rerospektive im Musée d'Art Moderne de la Ville de Paris
1975 Teilnahme an Kampagnen für eine Amnestie politischer Gegner in Spanien
1976 Retrospektive in der Fundació Joan Miró, Barcelona
1981 Auftrag der Stadt Barcelona für ein Monument für Picasso
erste keramische Werke
1987 Eröffnung der ›Fundació Antoni Tàpies‹ in Barcelona
Tàpies lebt und arbeitet in Barcelona

Mit *Porta metal.lica i violi* (*Metalltür mit Violine*) schuf Antoni Tàpies 1956, drei Jahre nach seinem ersten New York-Aufenthalt, seine erste Objekt-Assemblage. Zur gleichen Zeit entstanden seine ersten reliefartigen Materialbilder, als eines der ersten das *Graue Relief Nr. V*. Mit ihm nahmTàpies das Motiv und die Reliefstruktur des Metallrolladens in der Malerei bereits vorweg und zwar mit solcher Genauigkeit, daß Bild und Objekt das gleiche Format aufweisen. Bild und Objektassemblage stellen keine Verfremdung von etwas dar, noch ist die *Metalltür mit Violine* ein ins Absurde verändertes Objet trouvé. Sie bleibt auch unter dem Gesichtspunkt der Ästhetik noch ein reales, auf sich zurückverweisendes Objekt im Sinne des Nouveau Réalisme: ein alter, leicht verrosteter und verbeulter Metallrolladen, wie er noch heute nahezu alle Schaufenster der alteingesessenen kleinen Geschäfte in der Altstadt Barcelonas nach Geschäftsschluß verschließt. Ihn hat Antoni Tàpies nicht zufällig gefunden. Er suchte ihn mit der Idee für ein bestimmtes Werk, ein Auftragswerk, witzigerweise für eine Schaufensterdekoration eines eleganten Modegeschäftes am Passeig de Gràcia. Dieses hatte damals auf Anregung eines Kunstkritikers den Versuch unternommen, mit avantgardistischer Kunst zu werben. **O**ptisch verfremdet die *Metalltür* ein akustisches Zitat: die Violine, hier ein nur noch mit zwei Saiten bestücktes Instrument, dessen Griffbrett aus dem Hochformat des Metalladens seitlich herausragt. Durch sie bekommt das Kunstobjekt zugleich eine Klangbedeutung. Klang im Sinne von Geräusch, einem metallischen Geräusch wie das verstimmter Saiten, das wir assoziativ mit solchen Rolläden verbinden, ein schrilles Quietschen, das diese beim Herunterlassen und Aufziehen erzeugen. **A**ntoni Tàpies war damals von der ›Musique concrète‹ angeregt, wie sie in jenen Jahren durch Pierre Schaeffer und Pierre Henry in Paris ins Leben gerufen wurde und dort auch vor allem unter den bildenden und darstellenden Künstlern, den Schriftstellern und Dichtern ihr Echo fand. Es waren jene ›Stücke‹ oder ›Etüden‹ aus Geräuschen, die keine Instrumente, sondern die realen Dinge im Leben erzeugen, zum Beispiel quietschende Türen – für die ›Musique concrète‹ ein häufig verwendetes Geräuschzitat. Pierre Henry komponierte sogar speziell ein Stück für eine Tür, ›Variations pour une porte et un soupir‹, das 1963 uraufgeführt wurde. Er widmete die Komposition Arman. Hätte er damals schon Tàpies' *Metalltür* gekannt, die Dedikation wäre möglicherweise anders ausgefallen. Das Werk wurde erst zehn Jahre später zum ersten Mal in einer Ausstellung gezeigt. Anlaß war die große Tàpies-Retrospektive im Musée d'Art Moderne de la Ville de Paris 1973, durch die es auch zum ersten Mal Eingang in die Kunstliteratur fand. *B. C.*

Catoir, B.: Gespräche mit Tàpies, München 1987
Franzke, A.: Tàpies, München 1992
Moure, G.: Tàpies. Objects of Time, Köln 1995

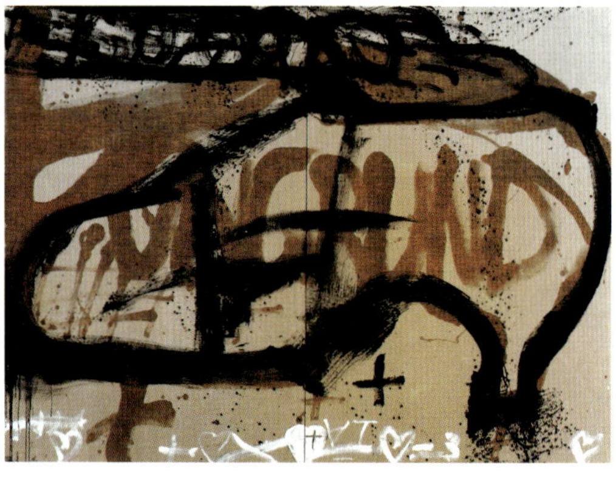

Großer Schuh, 1990

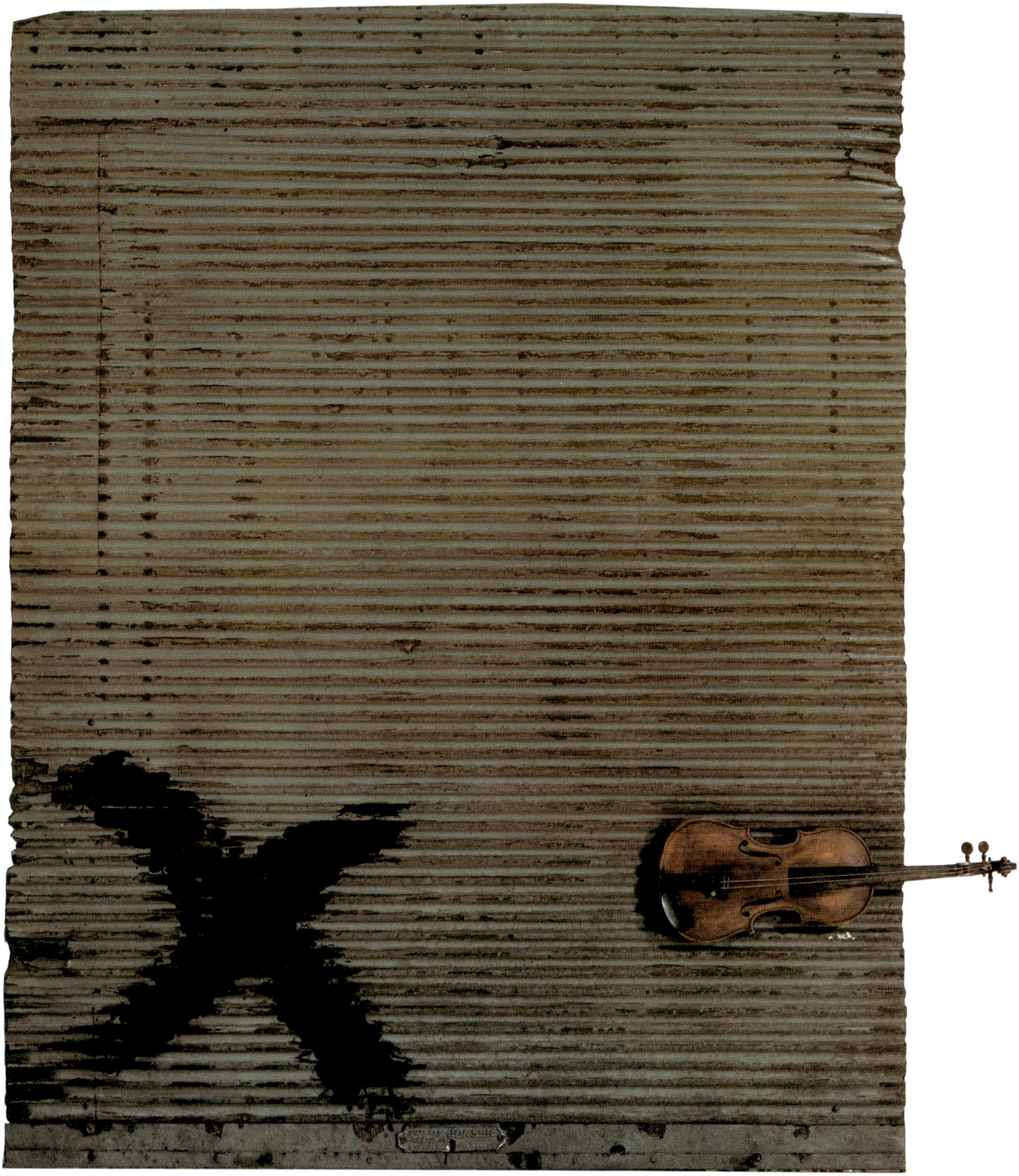

Flag on Orange Field II, 1958

1930 am 15.5. wird Jasper Johns in Augusta, Georgia, geboren

1947–48 University of South Carolina

1949 Besuch einer kommerziellen Kunstschule in New York

1950–52 Militärdienst

1954 Begegnung mit Robert Rauschenberg, John Cage und Morton Feldman

er zerstört sein gesamtes Werk bis auf vier Arbeiten

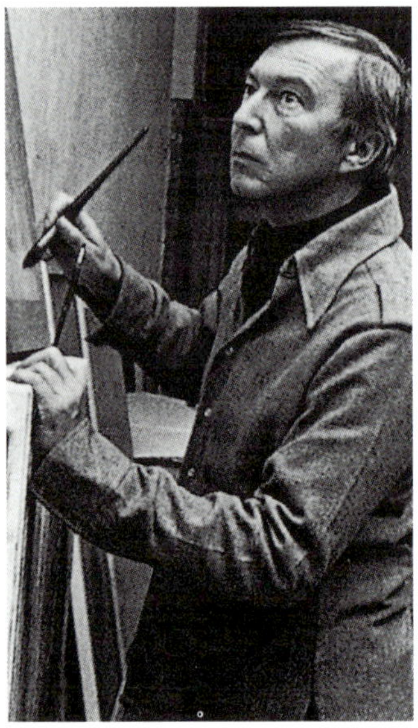

1955 Besuch der Konzerte von John Cage

Entstehung der ersten *Flag*

1958 Ausstellung in der Leo Castelli Gallery in New York

Alfred Barr, Direktor des Museum of Modern Art, kauft einige seiner Werke

1959 Beteiligung an einem Happening von Alan Kaprow

Begegnung mit Marcel Duchamp

1961 mit Niki de Saint Phalle, Tinguely und Rauschenberg Teilnahme an John Cages ›Variations II‹ in Paris

1963 Gründung einer Stiftung für zeitgenössische Performance-Kunst

1964 *According to What*

Reise nach Hawaii und Japan

erster Preis der Biennale von Venedig

1967 künstlerischer Berater der Merce Cunningham Dance Company

1973 Begegnung mit Samuel Beckett in Paris

1980 wird als ausländisches Mitglied in die Stockholmer Académie Royale des Beaux-Arts gewählt

1988 Beteiligung an der Biennale von Venedig

1989 Reise nach Basel, um die Ausstellung ›Paul Cézanne: Die Badende‹ zu sehen

1994 erwirbt ein Haus in Sharon, Connecticut

1995 erwirbt Cézannes gezeichnetes *Selbstbildnis* von 1880

Johns lebt und arbeitet in New York und Saint-Martin

1954 zerstört der vierundzwanzigjährige, seit zwei Jahren in New York lebende Künstler Jasper Johns alle seine bisherigen Werke und malt kurz darauf das Bild *Flag*, mit dem er der künstlerischen Entwicklung der Moderne einen neuen Weg weist. In diesem Werk stellt Johns keine ›reale‹, an einem Mast hängende oder gar im Wind flatternde Fahne dar; statt dessen überträgt er das flächige Muster der ›Stars and Stripes‹ unter sorgfältiger Wahrung ihrer Farben und Proportionen direkt auf die Leinwand, und zwar so, daß das Flaggenmuster mit dem Bildformat zusammenfällt, mit diesem zur Deckung kommt. Er bildet die Flagge nicht ab, sondern macht aus ihr ein Gemälde. Damit entleert er die vertraute Erscheinung ihrer bisherigen Bedeutungen und stellt sie scheinbar um ihrer selbst willen dar. In ähnlicher Weise verfährt er in seinen nächsten Bildern mit Zielscheiben, Zahlen und Alphabeten – alles vorgegebene Gestalten, die man schon kennt und die er nicht mehr zu entwerfen braucht. »Dies gab mir die Möglichkeit«, erklärt Johns, »auf anderen Ebenen zu arbeiten.« **D**er erste Hinweis auf diese anderen Ebenen, d.h. auf das eigentliche Anliegen des Künstlers, findet sich in seiner besonderen malerischen Technik. Johns arbeitet mit Enkaustik, einem Verfahren, bei dem Wachs als Bindemittel verwendet, und, mit Farbpigment und Collageelementen (z. B. Zeitungsschnitzeln) vermischt, heiß auf den Malgrund aufgetragen wird. Das erkaltete Wachs hebt sich dabei als dünne Schicht von seiner jeweiligen Unterlage ab und vermittelt durch seine greifbaren Unebenheiten den suggestiven Eindruck des Gemachten. Die sinnliche Qualität dieses Farbauftrags zerstört die gewohnte, stereotype Perfektion der jeweiligen Vorlagen, verändert deren Erscheinungsbild und hebt sie auf eine neue Bedeutungsebene. **D**as Muster der amerikanischen Flagge oder die Form einer Zahl sind uns so vertraut, daß wir sie üblicherweise sehen, ohne sie wahrzunehmen, d.h. ohne uns ihrer Gestalt als solcher bewußt zu werden. Wir erleben sie lediglich als abstrakte Zeichen. In Johns' Bildern werden diese abstrakten Zeichen zu einer konkreten Wirklichkeit. Doch hören sie deshalb nicht auf, unabhängig davon auch weiterhin als abstrakte Vorstellungen, als Klischee zu existieren. So können wir uns bei der Betrachtung seiner Flagge dem Eindruck des Gemachten, den der Pinselduktus in uns erzeugt, nicht entziehen; doch ebensowenig können wir den Eindruck des Bekannten, des Vorgegebenen, des ›Déjà vu‹ abwehren. **J**ohns' Kunst bewegt sich an der Grenze zwischen Wirklichkeit und Vorstellung. Seine Flaggen, Zahlen, Targets und Alphabete sind immer sowohl als auch: sowohl allgemein als auch einmalig, sowohl kollektiv als auch individuell, sowohl vertraut als auch überraschend, sowohl alltäglich als auch exklusiv. Als Bilder von Bildern vermitteln sie Einsicht in die Bedingungen jeder Sprache, in das Wesen der künstlerischen Wahrnehmung. Die Wirklichkeit, der Johns Gestalt und Ausdruck verleiht, ist die der Grenze zwischen Bild und Abbild. In diesem Sinn bildet *Flag* den Ausgangspunkt für die spektakulärste künstlerische Wandlung der Nachkriegszeit: die Revolution der Pop-Art. *S.B.*

Rosenthal, N. und R.E. Fine: The Drawings of Jasper Johns, National Gallery of Art Washington, Washington 1990
Boudaille, G.: Jasper Johns, Recklinghausen 1991
Jasper Johns – The sculptures, The Menil Collection Houston, 1996
Varnedoe, K. (Hrsg.): Jasper Johns, München 1997

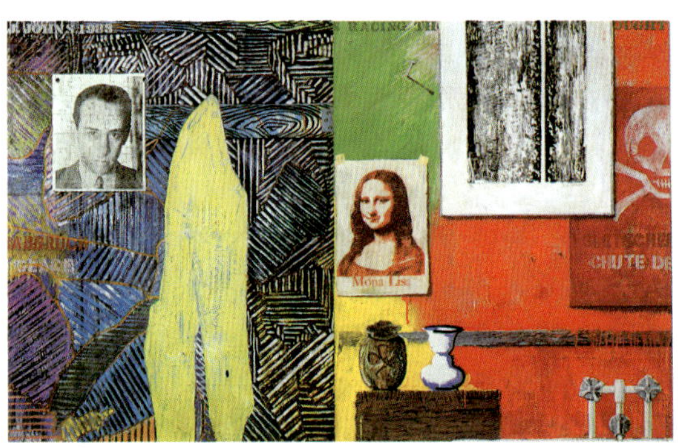

Racing Thoughts, 1983

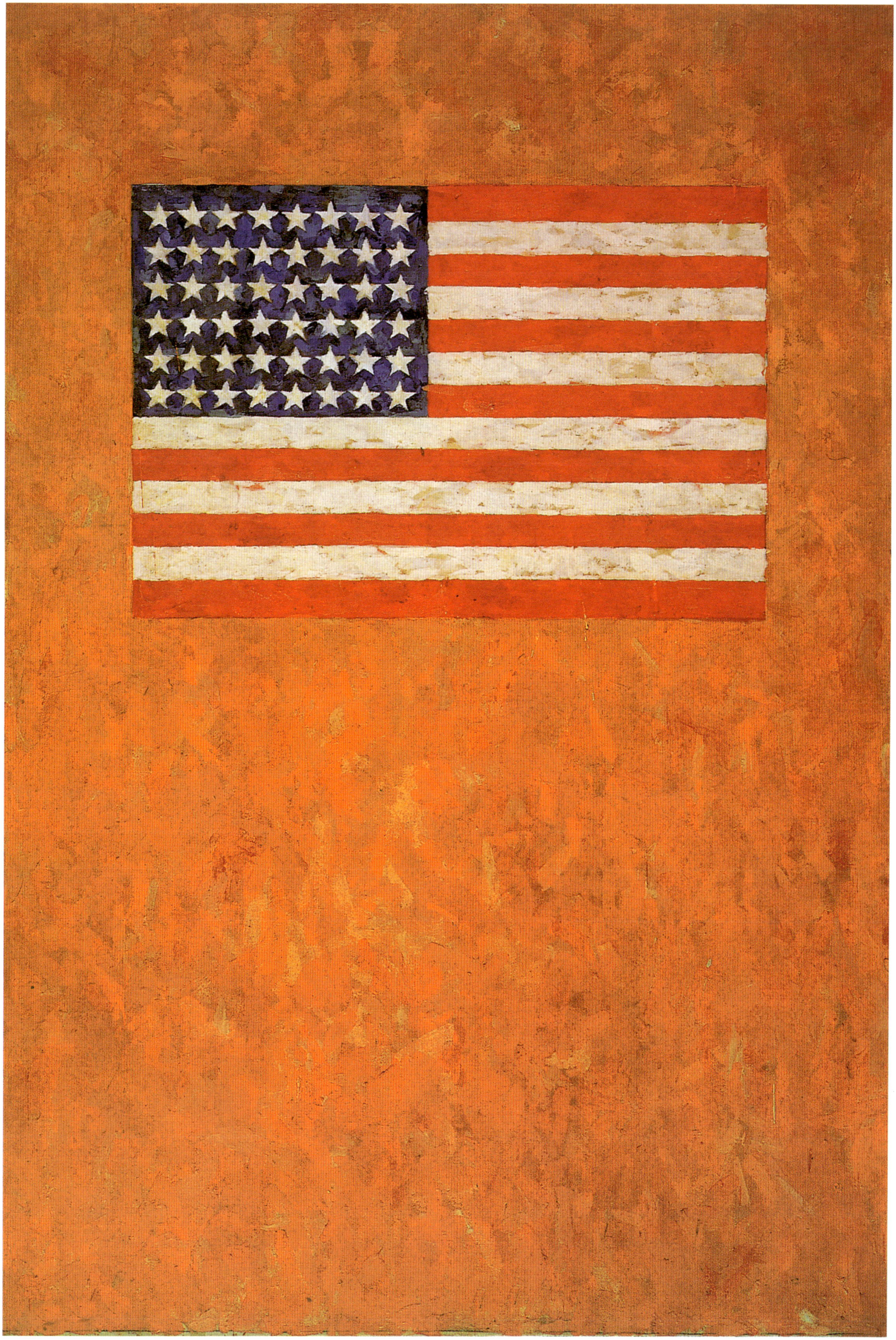

Richard Hamilton

1922 am 24.2. wird Richard Hamilton in London geboren

1934 Abendkurse in der Kunstklasse der Volkshochschule in Pimlico

1936 Abendkurse der Kunstklasse am Westminster Technical College und der St. Martin's School of Art

1938–40 Studium der Malerei an der Royal Academy School

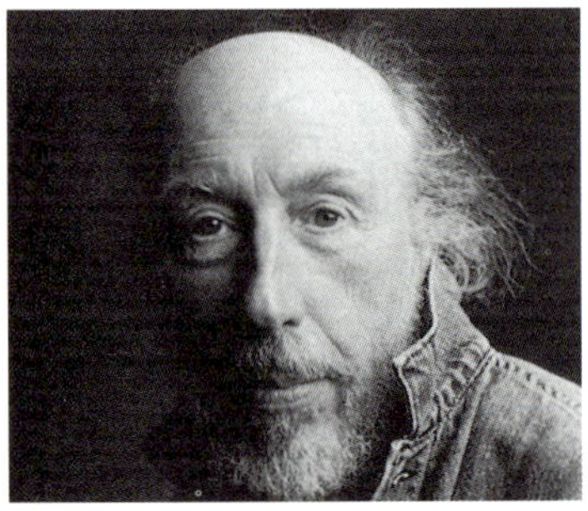

1940 Besuch von Kursen als technischer Zeichner

1941–45 Arbeit als Industriedesigner

1946 Wiederaufnahme des Studiums für Malerei an der Royal Academy School

1948–51 Studium der Malerei an der Slade School of Art, London

1950 erste Einzelausstellung bei Gimpel Fils, London

1952 Lehrtätigkeit an der Central School of Arts and Crafts in London

Mitglied der ›Independent Group‹ am Institute of Contemporary Arts

1955 Organisation der Ausstellung ›Man, Machine and Motion‹, Hatton Gallery, Newcastle, und ICA, London

1956 Zusammenarbeit mit John McHale und John Voelcker für die Ausstellung ›This is Tomorrow‹, Whitechapel Gallery, London

1957–61 Dozent für Innenarchitektur am Royal College of Art, London

1957 *Hommage à Chrysler Corporation*

1963 Reise in die USA

1966 Organisation der Ausstellung ›The Almost Complete Works of Marcel Duchamp‹ in der Tate Gallery

1967/68 *Dreaming of a White Christmas*

Hamilton lebt und arbeitet in Northend Farm, Hanley on Thames

Just what is it that makes today's homes so different, so appealing?, 1956

Zusammen mit Eduardo Paolozzi war Richard Hamilton Begründer der ›Independent Group‹ am ICA (Institute of Contemporary Art) in London, die sich zum Ziel gesetzt hatte, kulturelle Veränderungen im technologischen Zeitalter künstlerisch zu reflektieren. Erstes Ergebnis war 1955 die Ausstellung ›Man, Machine and Motion‹, die die Wechselbeziehung zwischen Mensch, Maschine und Massenmedien (Fotografie) zum Thema hatte. **M**it seiner Pop-Collage *Just what is it that makes today's homes so different, so appealing?*, die 1956 als Plakatentwurf für die von der Whitechapel Gallery veranstaltete legendäre Ausstellung ›This is tomorrow‹ diente, schuf Hamilton eine Inkunabel der europäischen Pop-Art. Die aus populären Zeitschriften ausgeschnittene Collage versammelt alle Ingredienzen des ›modern way of life‹: Medienwirklichkeit, Körperkultur, Schönheitsideal, neue Technologie inmitten des modern gestylten Wohnzimmers. Im Zusammenhang mit dem einem Werbeslogan entnommenen Titel entlarvt die Collage die Amerikanisierung und Fetischisierung der Lebenswelt, ohne bei aller Kritik eine gewisse Sympathie für die Trivialkultur zu verhehlen, der sich die Pop-Art als Motivlieferant zu bedienen beginnt. **H**amilton verschmilzt in späteren Arbeiten fotografische und malerische Elemente zu einer neuen Synthese, wobei die eigenwillige Farbgebung die codehafte Verschlüsselung des Motivs verstärkt. Bekannt wurde der englische Pop-Künstler auch durch seine Ausstellungsgestaltungen.

H. D.

Richard Hamilton, The Solomon R. Guggenheim Museum, New York 1973
Richard Hamilton, Collected Words 1953–1982, Stuttgart 1982
Richard Hamilton, Tate Gallery, London, London 1992

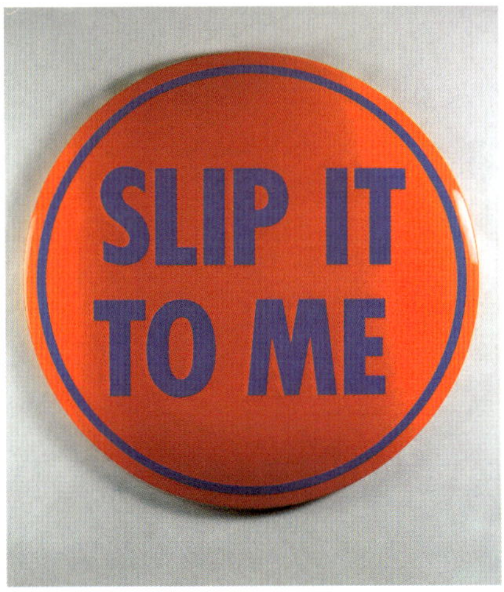

Epiphany, 1964

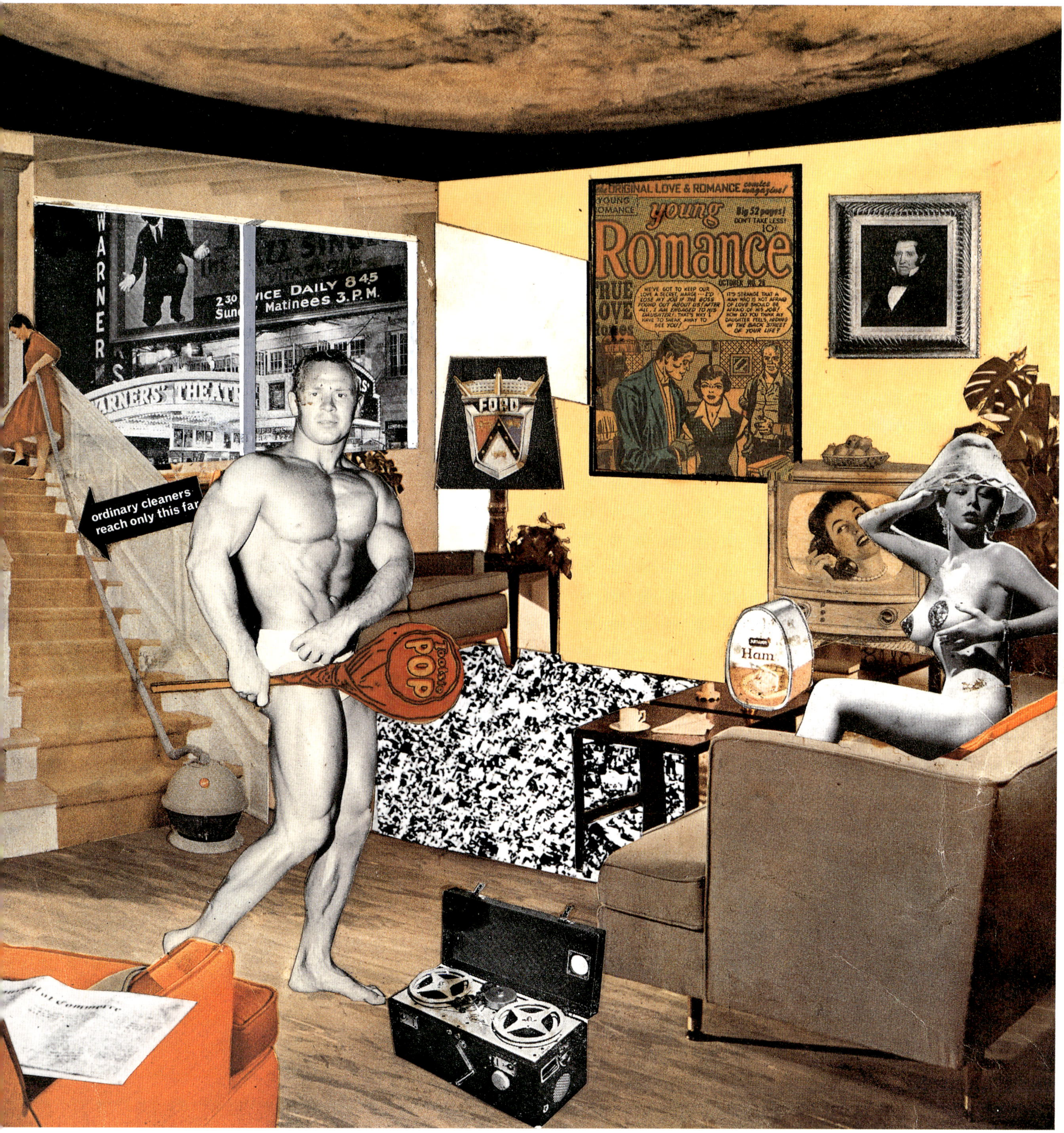

WARNER
Matinees 3.P.M.
ordinary cleaners
reach only this far
young
Romance
Big 52 pages!
DON'T TAKE LESS!
10¢
FORD
Tootsie
POP
Ham

Studie für ›Homage to the Square‹, 1957

1888 am 19.3. wird Josef Albers in Bottrop geboren
1905–13 Ausbildung und Tätigkeit als Lehrer in Büren, Westfalen
1908 erste Reise nach München, Besuch des Museum Folkwang in Hagen
1913–15 Studien an der Königlichen Kunstschule in Berlin
1916–19 Volksschullehrer in Bottrop
Besuch der Kunstgewerbeschule Essen
Entstehung der ersten Druckgrafik

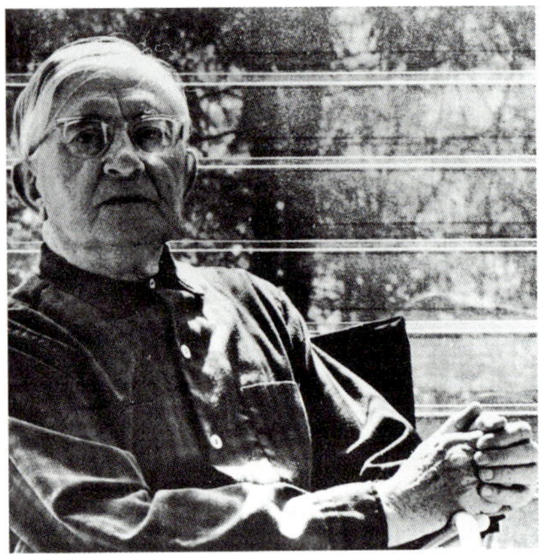

1919 Eintritt in die Kunstgewerbeschule Franz von Stucks an der Akademie in München
1920–23 Arbeit am Bauhaus in Weimar
1925 *Fuge*
Ernennung zum Jungmeister am Bauhaus
1928 *City*
1933 nach Schließung des Bauhauses durch die Nationalsozialisten folgt Albers einer Berufung in die USA
1933–36 Mitglied der Künstlergruppe ›Abstraction – Création‹
1935 erste Reise nach Mexiko
bis 1949 Leiter der Kunstabteilung des Black Mountain Colleges, North Carolina
1938 Mitglied der ›American Abstract Artists‹
seit 1949 Variationen zu *Homage to the Square*
1949/50 dekorative Wandgestaltung für die Harvard University
1950–59 Direktor des Department of Design an der Yale University
1961 Veröffentlichung der Schrift ›Trotz der Geraden‹
Retrospektive im Stedelijk Museum, Amsterdam
1963 Veröffentlichung von ›Interaction of Color‹
1969 Übersiedlung nach Orange bei New Haven
1972 Veröffentlichung von ›Formulation – Articulation‹
1976 am 25.3. stirbt Albers in New Haven, Connecticut

Bereits zwei Jahre vor seinem Bauhaus-Studium wandte sich Albers von einer gegenständlich-expressiven Kunst ab. Nach der Lehre, während der er eine Wende zu Funktionalismus und einem konsequenten Konstruktivismus vollzog, unterrichtete er am Bauhaus bis zur Schließung. Albers eliminierte alles Expressive als Gestaltungsmittel. Er blieb einem strengen Elementarismus verhaftet – ausgelöst durch Malewitsch und van Doesburg. In seinen Glasbildern faßte er zusammen, was er später in zwei Werkgruppen teilte: die Erscheinung der Linie und der Farbe in der Fläche. 1928 formulierte er, ihm gehe es um »Sparsamkeit in bezug auf den Aufwand und bestmögliche Ausnutzung in Hinsicht auf die Wirkung«. **A**m Black Mountain College in North Carolina, USA, wohin Albers 1933 emigrierte, war er als entschiedener Verfechter der geometrischen Abstraktion ein wichtiger Wegbereiter für viele amerikanische Künstler auf ihrem Weg zu experimentellen Kunstformen. **I**m Jahr 1949 beginnt Albers seinen Zyklus *Homage to the Square* (*Huldigung an das Quadrat*). Inhalt ist die Wechselwirkung der Farbe und die Auseinandersetzung mit der räumlichen Wirkung von Farbe auf der Fläche – eine Untersuchung universeller Phänomene des Sehens. Dabei schaltet Albers alle bildfremden Elemente aus. Er setzt die Farben ohne Pastosität und jegliche Handschrift homogen auf die Leinwand. In Absetzung von der Hard-Edge-Malerei treffen die Farbflächen ohne lineare Begrenzungen aufeinander. Farb- und Formgrenzen sind identisch – ein weiteres Merkmal von Albers' extremer Sparsamkeit. Die unvermischt aus der Tube aufgetragenen Farben vermerkt er auf der Bildrückseite: »Ich habe allein achtzig Sorten Gelb und vierzig Grautöne …« **S**chon kleine Eingriffe in das Gesamtsystem führen zu grundlegenden Veränderungen hinsichtlich der räumlichen Wirkung seiner Farbquadrate, wie Albers selbst betont: »Es ist wie mit der Köchin: Mal gibt sie mehr, mal weniger Salz. Das macht den großen Unterschied.« Die Bilder der Reihe *Homage to the Square* sind drei- oder vierfarbig, jeweils zu drei oder vier Quadraten zusammengesetzt; sie sind nach einem genauen geometrischen System angelegt, das in keinem Werk verletzt wird. Die Farbigkeit suggeriert ein Vor- oder Hintereinander, wobei allein schon wechselnde Lichtverhältnisse diese räumlichen Anordnungen verstärken oder gar umkehren können. Die unteren schmalen Farbstreifen scheinen aktiver als die oberen breiten, wobei die imaginierte Tiefenstaffelung diese eher als Stufen erscheinen lassen. »Meine Malerei ist meditativ, ist ruhig … Ich suche keine schnellen Effekte … Sehen Sie, das ist es, was ich will: Meditationsbilder des 20. Jahrhunderts schaffen.« **D**urch seine reduzierende Arbeitsweise und das Experimentieren mit optischer Wahrnehmung kann Albers als Vorläufer von Minimal-Art und Op-Art gesehen werden. *A. L.*

Albers, J.: Interaction of Color, Grundlegung einer Didaktik des Sehens, Köln 1970
Spies, W.: Josef Albers, Stuttgart 1971
Herzogenrath, W.: Josef Albers und der Vorkurs am Bauhaus 1919-33, Köln 1979/80
Josef Albers. Eine Retrospektive, Solomon R. Guggenheim Museum, New York, Köln 1988
Albers – Glass, Color and Light, The Solomon R. Guggenheim Foundation, New York 1994

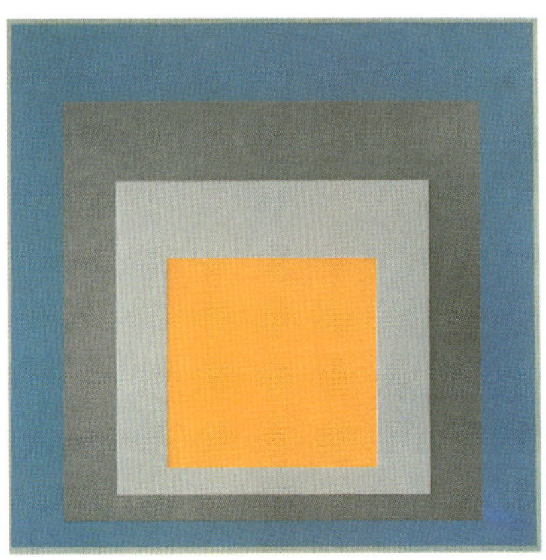

Huldigung an das Quadrat: ›Aufsteigend‹, 1953

Markab-Neg, 1957

1908 am 9.4. wird Victor Vasarely (Vásárhelyi) in Pécs (Ungarn) geboren
1927–29 Studium am sogenannten Budapester Bauhaus bei Bortnyik
1930 Übersiedlung nach Paris
bis 1944 Arbeit als Gebrauchsgrafiker
1959 Entwicklung des Systems der ›Unités plastiques‹
1961 Übersiedlung nach Anne-sur-Marne

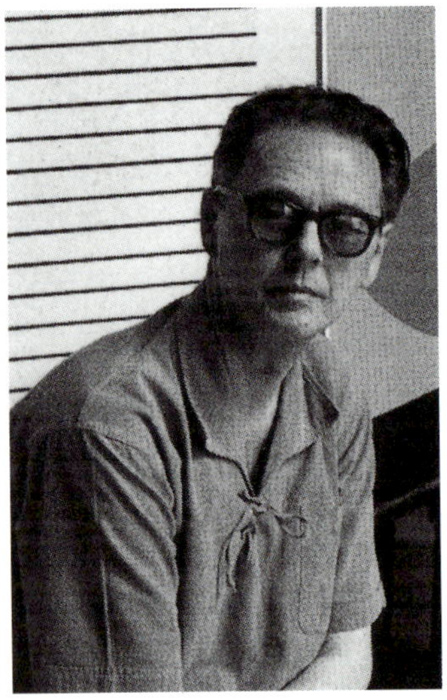

1970 Errichtung der ›Fondation Vasarely‹ in Gordes
1984 Vasarely-Week in New York
1997 am 15.3. stirbt Vasarely in Paris

Wer versuchte, Vasarelys Markab-Neg mit vertrauten kunsthistorischen Grundbegriffen wie Raum oder Volumen zu beschreiben, verstrickte sich unweigerlich in die optischen Widersprüche des Bildes. So läßt sich nicht eindeutig beantworten, was Figur und was Grund ist. Handelt es sich um schwarze Linien auf weißem Grund oder stehen weiße auf einem schwarzen Fond? Auch die verschiedenen Figuren, die die vertikalen Linien durch Brechungen, Zäsuren, Dehnungen, Überkreuzungen und Verzerrungen bilden, egründen die mehrdeutige Figur-Grund-Beziehung des auf den größtmöglichen Kontrast von Schwarz und Weiß gesteigerten Bildes. **D**ie optische Instabilität regt den Betrachter zu visueller Aktivität an. Die aggressive Beweglichkeit der Bildoberfläche ist jedoch nicht Selbstzweck: Sie ist für Vasarely die der Beschleunigung des Lebens angemessene Kunstform. Darin erweist er sich als Zeitgenosse des in den 50er und 60er Jahren charakteristischen Glaubens an den technischen, wissenschaftlichen und wirtschaftlichen Fortschritt: »Idee und Technik der Kunst können sich von jetzt an nur noch Hand in Hand mit dem Denken und den fortgeschrittensten Techniken der Zeit weiterentwickeln ... Wir ergeben uns nicht mehr einer langen Kontemplation. Die erhöhte Geschwindigkeit in allen Bereichen unserer Existenz zwingt uns zur Ungeduld. Wir suchen den unmittelbaren, starken Schock des Augenblicks.« Dieser utopische Anspruch erklärt den heute kaum mehr vorstellbaren Ruhm, die überwältigende Wirkung und jene beinahe globale Gegenwärtigkeit des Vaters der Op-Art. **G**elangte Vasarely in seinen ersten Nachkriegsphasen über die Naturbeobachtung zu seinen Abstraktionen, so begründete er seine kinetischen Arbeiten der ›Schwarz-Weiß-Periode‹ mit den allgemeinen perzeptuellen Wahrnehmungsbedingungen des Menschen. **V**asarelys wissenschaftstheoretische Lektüre bestärkte ihn darin, daß Gewißheit und Ungewißheit vertauscht waren. Man verkennt daher die inhaltliche Dimension der Vasarelyschen Bildsprache, wenn man sie nicht als Antwort auf die durch die Physik rätselhaft gewordene Welt versteht. Vasarelys Bilder sind Reflexionen über den Verlust der Gewißheit, was Raum, was Körper, was Zeit und was Bewegung ist. **D**as ästhetische Äquivalent dafür ist die mehrfache Kodierung der im Bild angebotenen Informationen: seine Vorliebe für Umspringbilder und optische Interferenzen. Vasarelys Bilder lassen sich nicht logisch aufbauen, weil er Figuren bevorzugt, die die Konsolidierung zur eindeutigen Form verunmöglichen. **D**ie sich permanent verändernden Bilder, die uns vor Augen stehen, sind die immateriellen Bilder, die unser Sehapparat produziert, nicht die realen, die Vasarely gemalt hat. Damit verdankt sich erstmals das Ästhetische des Werks nicht diesem selbst, sondern der Relation zwischen Werk und Betrachter: Objektiver Bildbestand und subjektive Bildwirkung haben sich radikal entzweit. Die Imaginationskraft des Künstlers schafft nur den Bild-Leib, die reizauslösenden Motive, nicht die Erscheinung des ›Bildes‹.

K. A. S.

Spies, W.: Victor Vasarely, Köln 1971
Schröder, K. A.: Vasarely, München 1992

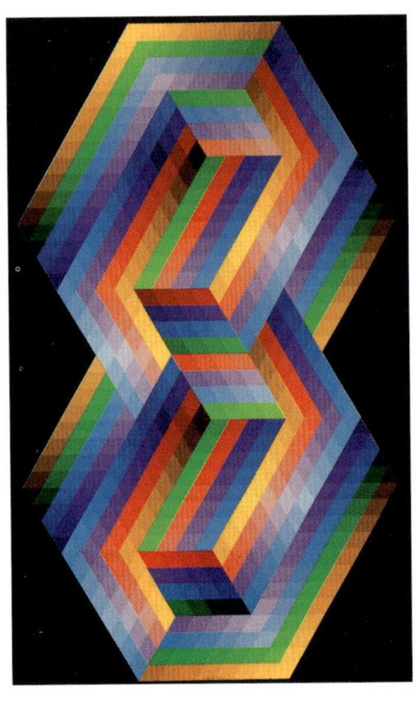

Gestalt – Rugó, 1978

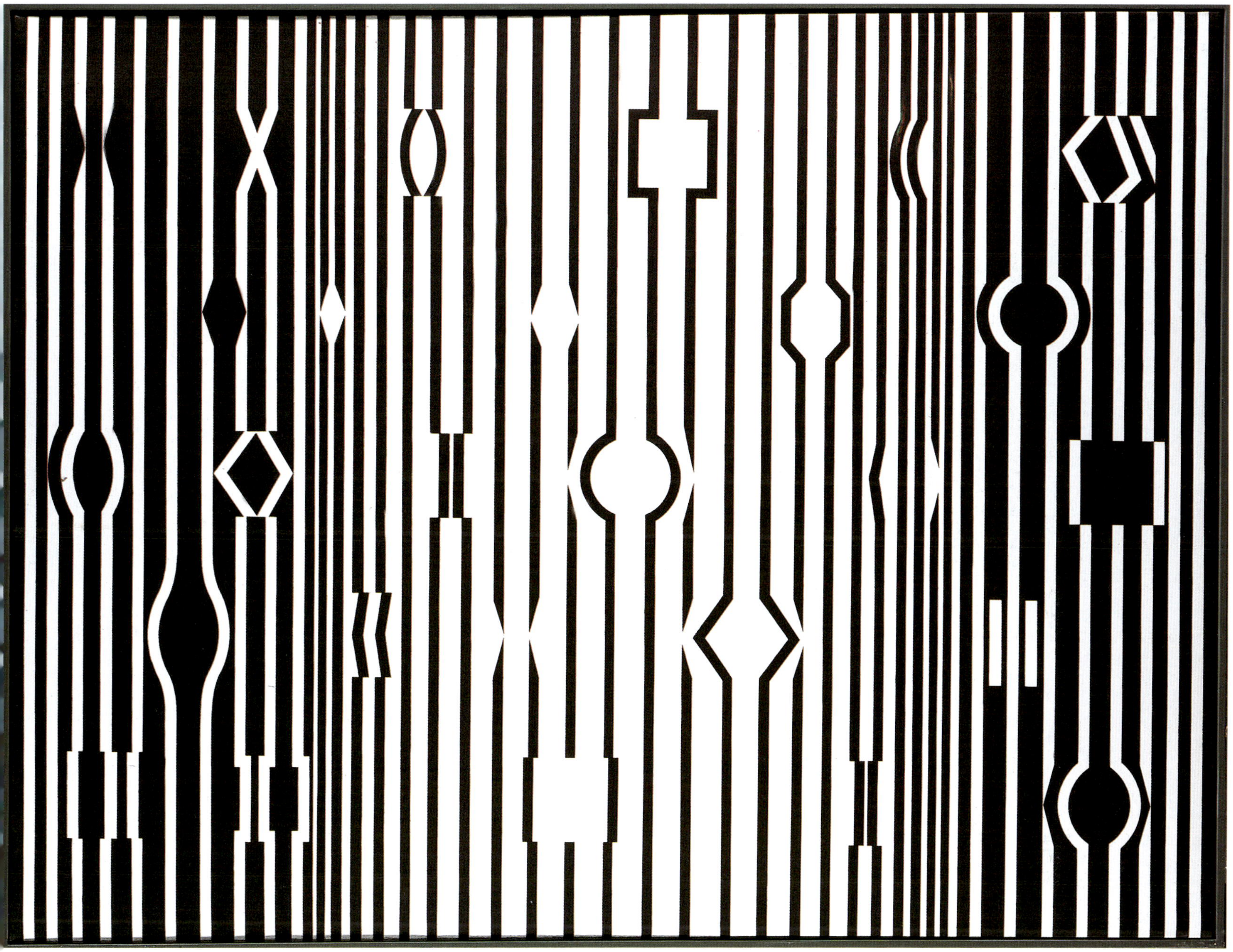

1928 am 28.4. wird Yves Klein in Nizza geboren
nach 1945 arbeitet zunächst als Jazzpianist
1946/47 wendet sich der Malerei zu
1949 Aufführung der ›Symphonie Monotone‹
1948–52 Aufenthalt in London und Irland
1952–53 Aufenthalt in Japan
1955 Rückkehr nach Paris
1957 Beginn der bevorzugten Verwendung der Farbe Blau

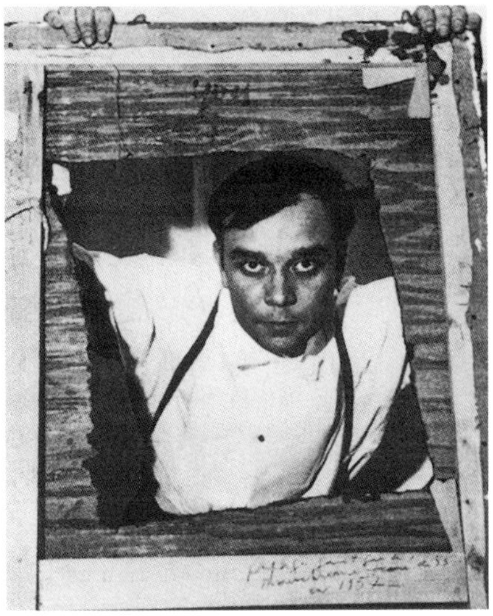

1958 Malerei mit ›femmes-pinceaux‹
1957–59 Wandbilder für das neue Theater in Gelsenkirchen
1959 Vorlesungen an der Sorbonne
1960 Gründung der Gruppe ›Nouveaux Réalistes‹
1961 Aufenthalt in New York
Feuerbilder
1962 am 6.6. stirbt Klein in Paris

Kaum ein Künstler der 50er und beginnenden 60er Jahre hat den Begriff der künstlerischen Avantgarde entschiedener weitergeführt als Yves Klein. In seiner auf nur sieben Jahre begrenzten Schaffenszeit, die 1962 durch seinen frühen Tod im Alter von 34 Jahren abrupt beendet wurde, entwickelte Klein ein Werk von außerordentlicher Intensität und Strahlkraft. Darin sind einige der entscheidenden Entwicklungen vorbereitet, bevor sie in der Folgezeit als Konzept- und Prozeßkunst, Fluxus und Happening begrifflich gefaßt wurden. Er war Mitbegründer der ›Nouveaux Réalistes‹ und entscheidender Anreger der ZERO-Gruppe. **K**lein selbst sah sich in der Tradition der Klassischen Moderne, deren Gegensatz von Abstraktion und Figuration er in einer realistischen Darstellung des Raumes aufheben wollte. Seine Zielvorstellung war das Sichtbarmachen von dessen »malerischer oder kosmischer Sensibilität« und »reiner Energie«. Dabei bediente er sich der monchromen Malerei zur Aufhebung des traditionellen Bildbegriffs zugunsten einer Immaterialität des Werks, das seine Trennung vom (Lebens-)Raum überwindet. **B**ereits in den unmittelbaren Nachkriegsjahren hatte Klein seine Ideen über eine monochrome Malerei entwickelt. Es folgte eine Periode der Umtriebig- und Rastlosigkeit, die ihn zunächst nach London führte, wo er die Grundlagen der Maltechnik erlernte. Während eines mehrjährigen Aufenthalts in Japan manifestierte Klein die Monochromie als konzeptuelle Grundlage seiner Malerei, wobei er mit vielfältigen Farbanwendungen experimentierte. Er rollt oder spritzt die Farbe auf den Bildträger, verreibt sie mit Schwämmen, macht Abdrücke von bemalten Körpern, bearbeitet Farbflächen mit Feuer, setzt sie Regen und Wind aus. Gleichzeitig ersinnt er vielschichtige Strategien zur spielerischen Inszenierung seiner Kunst. **I**m Jahr 1955 kehrte Klein nach Paris zurück. Auf der Suche nach der seinen bildnerischen Vorstellungen entsprechenden Farbe, entwickelt er im darauffolgenden Jahr zusammen mit einem Chemiker jenes Blau, das er sich als ›Internationales Klein Blau‹ (IKB) patentieren läßt. Daran schloß sich die ›Blaue Epoche‹ an, die bis 1961 das Zentrum seiner künstlerischen Arbeit bildete. An ihrem Anfang stand eine Ausstellung in Mailand, bei der Klein elf in Form und Größe gleiche Bilder zeigte, die zu unterschiedlichen Preisen angeboten wurden, um so »die jeweils individuelle Erfahrung der Sensibilität« des Käufers miteinzubeziehen. In diesen Werkkomplex gehört auch *RE 16, Do-Do-Do* aus dem Jahre 1960. Darin erscheinen die farbgetränkten Schwämme als inhaltlich determinierte Elemente auf bzw. in der monochromen Farbfläche. Darin wird der Schwamm von Klein in Anlehnung an die esoterischen Schriften des Rosenkreuzers Max Heindel zum Sinnbild der Durchdringung von Materie und Geist, Außenwelt und Mensch erhoben. Absoluter Höhepunkt in Kleins Auseinandersetzung mit den Schwammreliefs war 1958 die Ausgestaltung des Foyers des von Werner Ruhnau gebauten Musiktheaters in Gelsenkirchen. *U. W.*

Wember, P.: Yves Klein. Catalogue raisonné, Köln 1969
Restany, P.: Yves Klein, München 1982
Yves Klein, Musée national d'art moderne, Centre Georges Pompidou Paris, Paris 1983
Stich, S.: Yves Klein, Museum Ludwig Köln, Stuttgart 1994

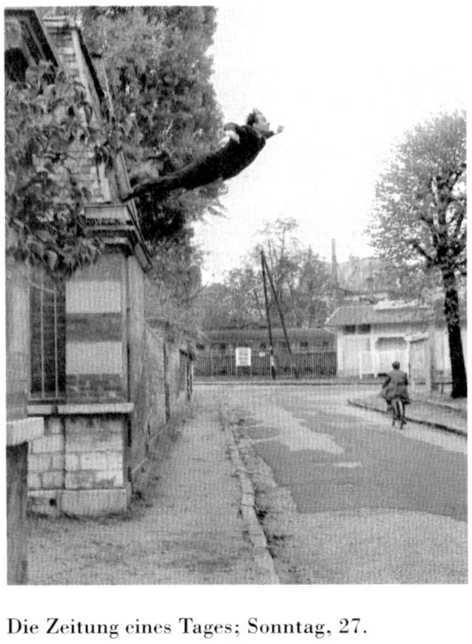

Die Zeitung eines Tages; Sonntag, 27. November 1960

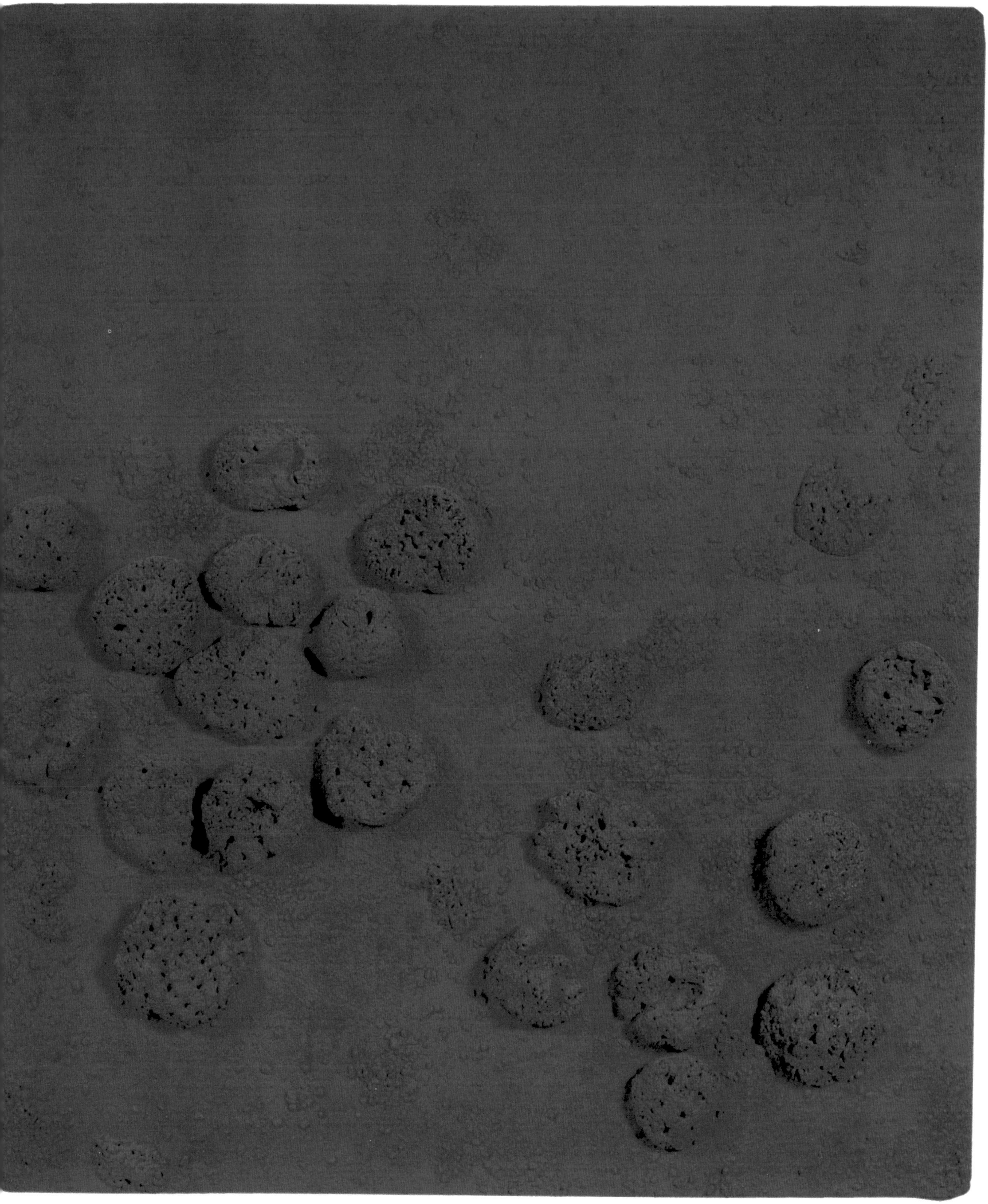

Robert Motherwell

Elegie für die Spanische Republik LXX, 1961

1915 am 24.1. wird Robert Motherwell in Aberdeen, Washington, geboren

1932 Studium der Malerei an der California School of Fine Arts, San Francisco

1932–37 Studium der Philosophie am Stanford Institute, Kalifornien

1937/38 Studium der Ästhetik an der philosophischen Fakultät der Graduate School of Arts and Sciences der Harvard University, Massachusetts

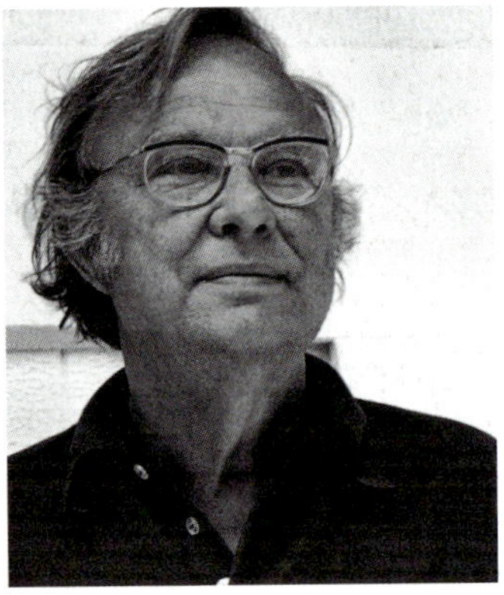

1938 Studienaufenthalt in Grenoble und Paris

1939 erste Collagen und Gemälde

1940/41 Studium der Kunstgeschichte und Archäologie an der Columbia University in New York bei Meyer Shapiro

1941 Begegnung mit Duchamp, Ernst, Chagall, Léger, Mondrian

zusammen mit Matta Reise nach Mexiko

1942 Mitherausgeber und Redakteur der Zeitschrift ›VVV‹

1944 Herausgeber der Reihe ›The Documents of Modern Art‹

erste Einzelausstellung in New York

1946 Freundschaft zu Barnett Newman und Mark Rothko

1947 Gründung der Zeitschrift ›Possibilities‹ mit Cage, Chareau und Rosenberg

mit Baziotes, Rothko und Hare Gründung der Kunstschule ›The Subjects of the Artists‹ (ab 1949 ›The Club‹)

1949 Gründung der ›Robert Motherwell School of Fine Art: Painting, Drawing, Theory‹

Beginn der Werkreihe *Elegien für die Spanische Republik*

1951–58 Lehrtätigkeit am Hunter College der City University of New York

1959 erste Retrospektive am Bennington College in Vermont

1965 *Lyric Suite*

1967 *Open Series*

1970/71 Radierungen und Lithografien

1971/72 Professur am Hunter College der City University of New York

1975 *The Spanish Death*

1991 am 16.7. stirbt Motherwell in Provincetown, Massachusetts

Abstrakte Malerei als Möglichkeit einer spontanen Niederschrift psychischer Regungen, die Idee der ›psychischen Improvisation‹ wurde von Klee und Kandinsky bereits vor dem Ersten Weltkrieg entwickelt und geriet in den Mittelpunkt des bildnerischen Denkens einer Gruppe New Yorker Maler um Baziotes, Gorky, de Kooning und Pollock – unter ihnen Robert Motherwell. In den 40er Jahren ließ er sich vom Surrealismus beeinflussen, suchte in New York Kontakt zu den aus Europa emigrierten Surrealisten Breton, Duchamp, Ernst, Masson und Tanguy. Die von ihnen angewendete Malmethode des Automatismus, die das Unbewußte als Quelle der Inspiration zu erschließen sucht, machte Motherwell sich zu eigen.

Durch Matta, den Motherwell in Paris besuchte, angeregt, begann er um 1940 im Automatismus zu malen. Zunächst bediente er sich der Collage, um seine spontanen Selbstäußerungen zu verbildlichen. 1948 beginnt er einen Zyklus, der unaufhörlich einen Hauptkern seines Œuvres bildet: die *Elegien für die Spanische Republik*. Sie sind durch ein gemeinsames formales Grundmodell von Ovalen und durchlaufenden vertikalen Balken gekennzeichnet. Die spontan gesetzten schwarzen Elemente bilden einen extremen Kontrast zum Weiß oder hellen Ocker der Leinwand. Farbe ist weitgehend vermieden. Die Bildformate steigern sich zu Dimensionen bis zu 6 Meter; wie Motherwell äußert: »Kleine Bilder sind für Zwerge oder Touristensouvenirs.« Auf diese gewaltigen Leinwände setzt er mit kräftigen Pinselzügen seine Formen. Das frontal im Bild erscheinende Schwarz erzeugt Spannung und Distanz; in einigen Bildern scheint es das Weiß des Grundes gänzlich verdrängen zu wollen. »Ich denke, daß Schwarz und Weiß, die ich am meisten benutze, dazu neigen, die Protagonisten zu sein.« Es sind unkorrigierte Spiegelungen einer bewegten bildnerischen Handlung, mit denen Motherwell dem Informel seinen Weg bereitet.

Das Motiv seiner ovalen Schwarzflächen auf weißem Grund erscheint zunächst bei einer Illustration eines Gedichts von Harold Rosenberg; ein Jahr später begegnet es in *At five in the Afternoon*. Der Bildtitel resultiert aus einem Gedicht von Federico García Lorca, das den Tod eines Freundes beim Stierkampf schildert. »Ich nehme eine Elegie als Totenklage oder Begräbnislied für etwas, an dem man hing. Die *Spanischen Elegien* sind nicht ›politisch‹, sondern mein eigener beharrlicher Hinweis auf einen schrecklichen Tod ... auch allgemeine Metaphern des Gegensatzes zwischen Leben und Tod und deren Wechselbeziehung.« Dem Thema Leben und Tod nähert er sich dabei immer wieder von verschiedenen Seiten, stets jedoch unter Beibehaltung seiner Motivik und dem Prinzip des Gegensatzes zwischen leerer Fläche und Bildzeichen. Im Malprozeß entwickelt Motherwell die endgültige Bildaussage unvorhersehbar zu einer Harmonie oder zu einem Konflikt. *A. L.*

Pleynet, M.: Robert Motherwell, Paris 1989
Terenzio, S. (Hrsg.): The Collected Writings of Robert Motherwell, New York 1992

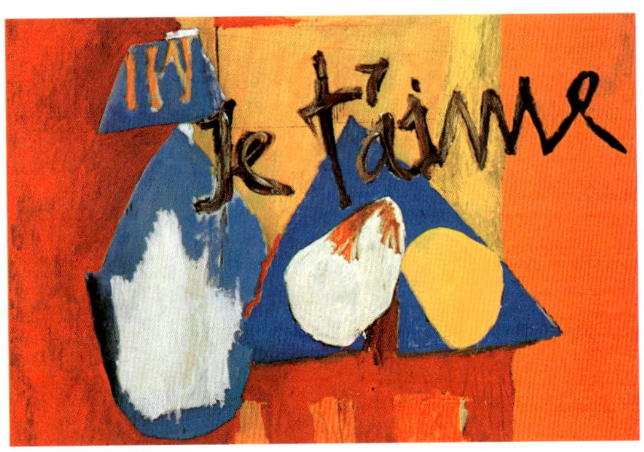

Je t'aime, IV, 1955–57

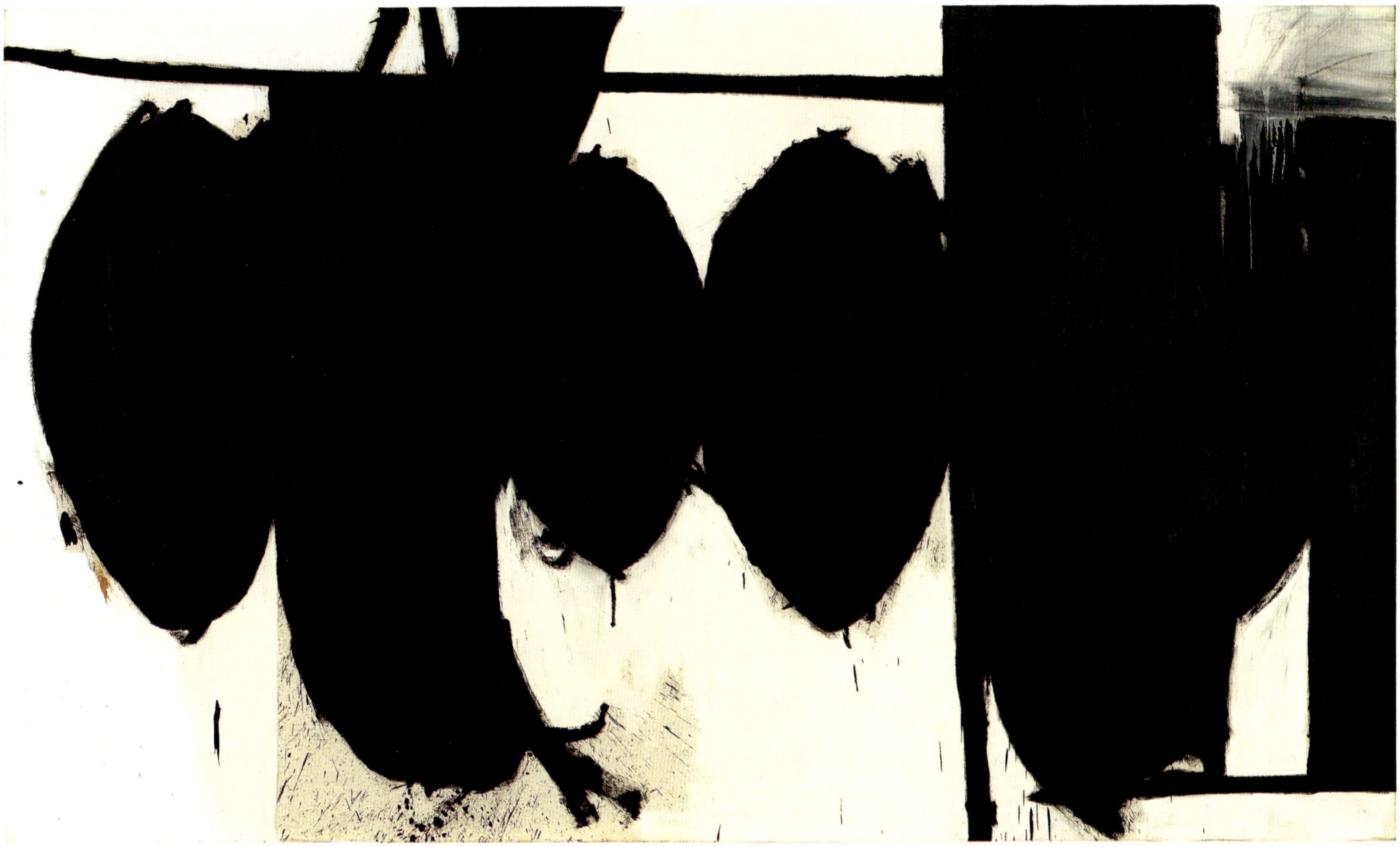

Frank Stella

1936 am 12.5. wird Frank Stella in Malden, Massachusetts, geboren
1950–54 Studium an der Phillips University in Andover, Massachusetts
Begegnung mit Carl André
1954–58 Studium der Geschichte an der Princeton University, New Jersey
Begegnung mit Jasper Johns
1958 Übersiedlung nach New York

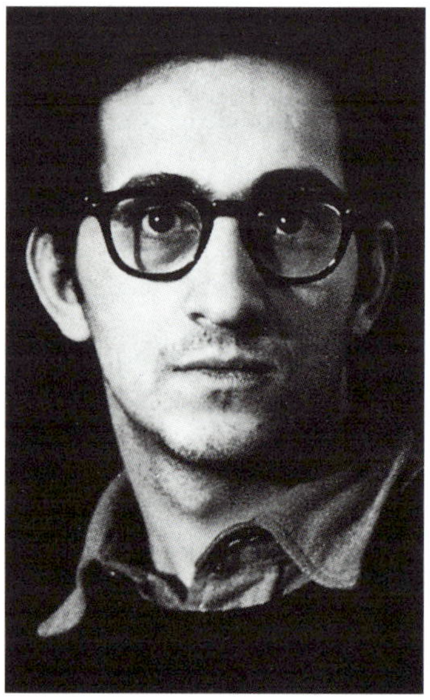

1958/59 Entstehung der ersten ›Black Paintings‹
1959 Beteiligung an der Ausstellung ›Sixteen Americans‹ im Museum of Modern Art
1960 erste ›Shaped Canvases‹
1960/61 ›Aluminum‹- und ›Copper‹-Serien
1961 erste Reise nach Europa
1965 Lehrauftrag an der Yale University in New Haven
Reise nach Südamerika
1968 Lehrauftrag an der Brandeis University in Waltham, Massachusetts
1970 Entstehung der ersten Karton- und Metallreliefs
1971–73 Serie *Polish Village*
1977 Reise nach Indien
1982 Aufenthalt in Rom
1983/84 Vorlesungen an der Harvard University
Stella lebt in New York

Tuxedo Junction, 1960

Tuxedo Junction von 1960 zählt zu den frühen Arbeiten Frank Stellas und damit zu der ersten, zwischen 1958 und 1960 entstandenen Werkgruppe des Künstlers, den sogenannten ›Black Paintings‹. Ebenso wie alle übrigen der insgesamt 23 Bilder dieser Serie zeichnet auch *Tuxedo Junction* ein strenger Formalismus in der künstlerischen Gestaltung aus. In diagonal angeordneten und zugleich parallel zueinander verlaufenden, etwa 6 cm breiten Streifen aus schwarzer Emailfarbe entwickelt Stella zwei übereinander stehende Rautenmuster, deren Spitzen in der Bildmitte zusammentreffen, die sich aber zugleich auch über den Bildrand hinaus in gleicher Symmetrie unbegrenzt fortzusetzen scheinen. Die hier von Stella vorgestellte Gestaltungsidee parallel verlaufender schwarzer Streifen eröffnet eine Vielzahl von Variationsmöglichkeiten auch anderer geometrischer Formen, die in der Serie der ›Black Paintings‹ ihren unterschiedlichen und doch auch immer wieder gleichartigen Ausdruck finden und von denen *Tuxedo Junction* nur eine darstellt. Stella hat auch in seinem späteren Werk immer wieder in Serien gearbeitet mit der Intention, einen neuen Bildgedanken ganz auszuschöpfen. **I**m Einklang mit den damals neuen Ideen und Zielen der Minimal Art vertrat Stella bereits am Beginn seiner künstlerischen Entwicklung die Auffassung des gegenstandslosen Kunstwerks, wobei er im Gegensatz zu anderen Vertretern der Minimal Art wie Donald Judd oder Dan Flavin dem traditionellen Bildmittel der Malerei noch verbunden blieb. Mit den stereometrischen, die Flächigkeit und den Objektcharakter eines Bildes betonenden ›Black Paintings‹, die auch jede persönliche Handschrift des Künstlers auszuschließen suchen, bezieht er ausdrücklich Stellung gegen eine illusionistische und subjektiv geprägte Malerei. **Z**ugleich besitzt diese erste Werkgruppe wegweisenden Charakter für Stellas weitere Entwicklung, indem er aus der Grundintention seiner ›Black Paintings‹ folgerichtig und konsequent weitere Werkgruppen wie die sogenannten ›Shaped Canvases‹ bis hin zu den plastischen Aluminium-Reliefs der ›Cones and Pillars‹ entwickelt. Das Bild bleibt eigenständiges Objekt, doch der selbst auferlegte strenge Formalismus der parallelen Farbstreifen löst sich schrittweise auf, ebenso wie die Reduzierung auf die Farbe Schwarz. Bis in die Gegenwart arbeitet Stella wie kaum ein anderer Künstler an immer neuen Erfindungen, die er wie bei den ›Black Paintings‹ in allen möglichen Variationen in Serien auszuschöpfen sucht. *I. N.*

Rubin, L.: Frank Stella: Paintings 1958 to 1965, A Catalogue Raisonné, New York 1986
Frank Stella 1970–1987, The Museum of Modern Art, New York 1987
Frank Stella, Haus der Kunst München, 1996

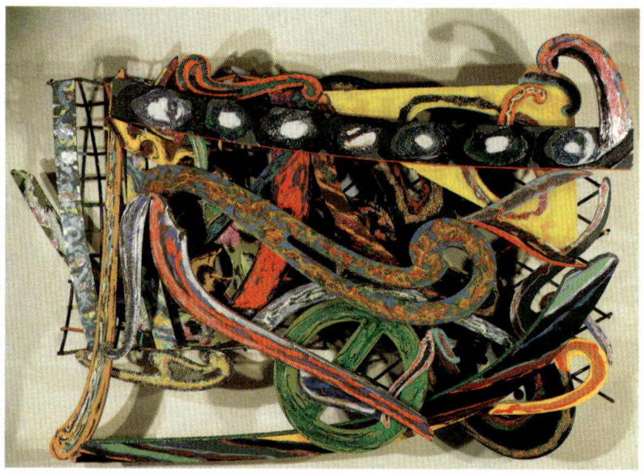

Harewa, 1978

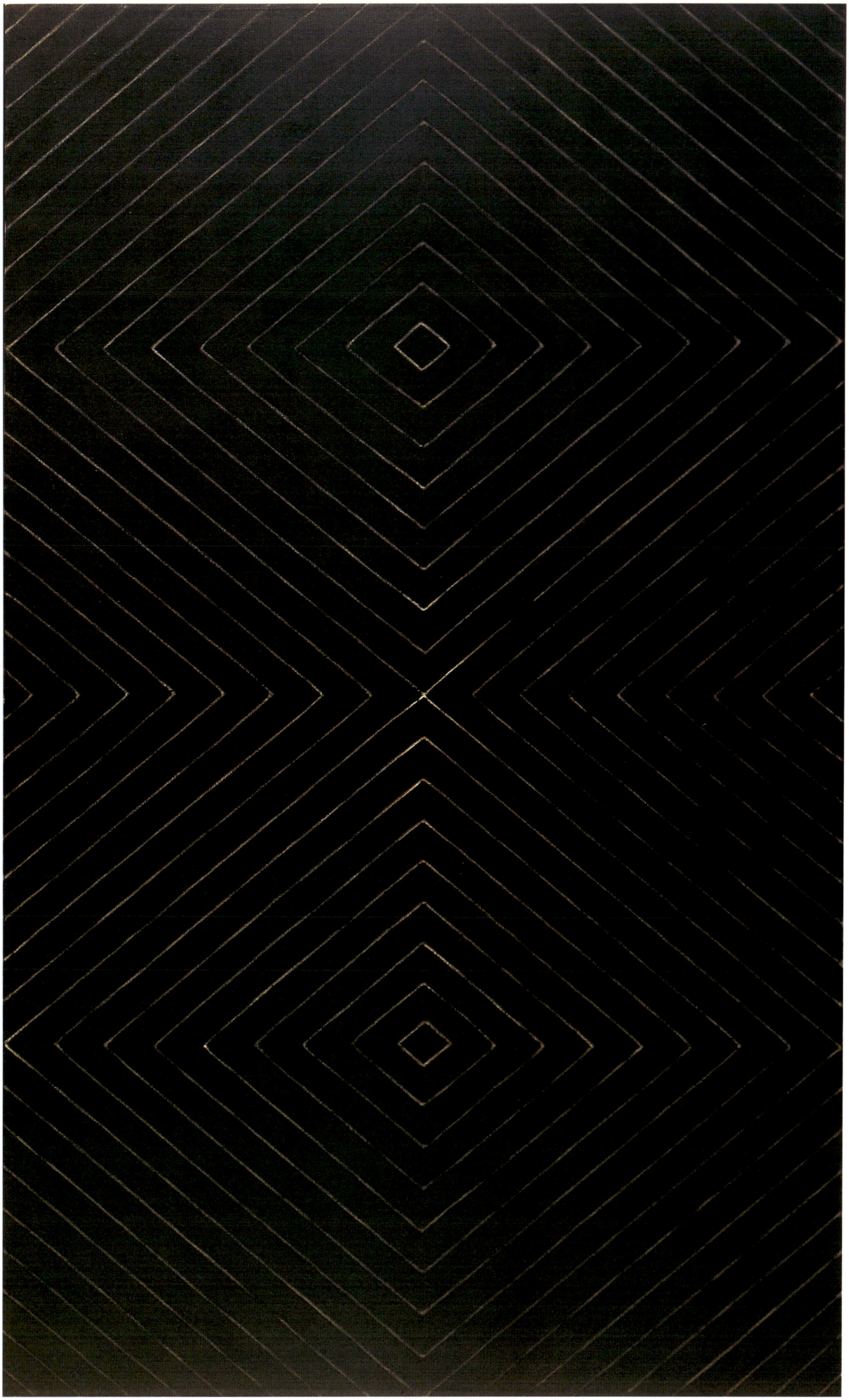

Schreitender Mann I, 1960

1901 am 10.10. wird Alberto Giacometti in Stampa (Schweiz) geboren
1914 erste plastische Arbeiten
1919–20 Studium der Bildhauerei an der École des Arts et Métiers in Genf
1920/21 Reise nach Italien
1922 Übersiedlung nach Paris
1922–25 Besuch der Kurse von Bourdelle an der Académie de la Grande-Chaumière in Paris

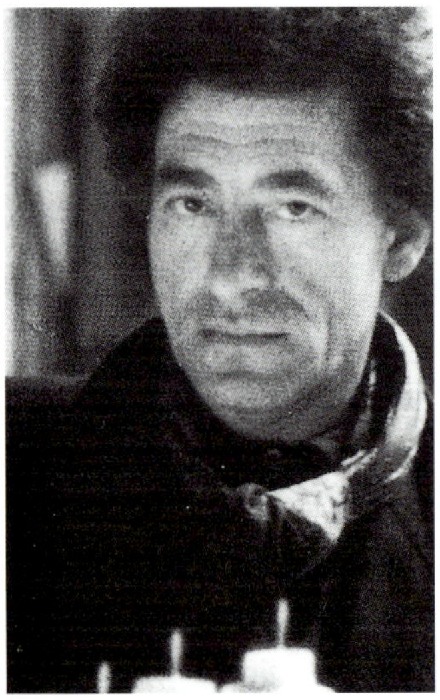

1925 zusammen mit Bruder Diego Bezug eines eigenen Ateliers
1925/26 erste Beteiligung am Salon des Tuileries
um 1930 Begegnung mit den Surrealisten
1930 *Schwebende Kugel* (*Boule suspendue*)
1932 erste Einzelausstellung in der Galerie Pierre Colle in Paris
Frau mit durchschnittener Kehle (*La femme égorgée*)
1934 Einzelausstellung in New York
1934/35 Abkehr von den Surrealisten
Begegnung mit Picasso
um 1940 gibt Giacometti das Arbeiten nach dem Modell auf
Entstehung der ersten kleinen und dünnen Statuen
1941 Freundschaft mit Sartre und Simone de Beauvoir
1942–44 Aufenthalt in Genf
1945 Rückkehr nach Paris
1958–66 Lithografien-Folge *Paris ohne Ende* (*Paris sans fin*)
1966 am 11.1. stirbt Giacometti in Chur

Jeder Versuch des Betrachters, die Körperhaltung von Giacomettis *Schreitendem Mann* nachzuahmen, endet mit Muskelverkrampfungen und der Einsicht, daß der Künstler etwas anderes geschaffen hat, als die realistische Darstellung eines schreitenden Mannes. Beide Arme und Hände hängen steif neben den Hüften, beide Knie sind gerade durchgedrückt, beide Füße sind wie Erdklumpen mit dem Sockel verhaftet, wenn es unter der angehobenen rechten Ferse auch eine Füllung ist, die das Bein auf der Sockelplatte festhält. Prekär wird der Stand des nachahmenden Betrachters aber vor allem durch das weite Vorbeugen des Oberkörpers. So steht und geht kein Mensch. Giacometti hat aber gar nicht nach dem Naturvorbild gearbeitet, sondern die Kompositionsidee *Homme qui marche* (1878) des großen französischen Bildhauers Auguste Rodin aufgenommen und in eine eigene komplexe Werkidee eingearbeitet. Während Rodins Figur (ein predigender Johannes der Täufer) auch bei flach aufgesetzten Füßen das Muskelspiel der realen Fortbewegung in unserer diesseitigen Welt nachempfinden läßt, führt Giacomettis *Schreitender Mann* in eine metaphorische, ja jenseitige Welt: ins Totenreich der Altägyptischen Kunst. Die Skulptur ist wie eine Hieroglyphe zu verstehen. (Seltsamerweise gleicht das chinesische Schriftzeichen für Mensch oder Mann Giacomettis *Schreitendem Mann*.) **D**er Künstler verwendete das Motiv denn auch erstmals 1946 in einem Denkmalentwurf für einen als Geisel erschossenen französischen Politiker, um damit dessen Nachleben und Fortwirken zu symbolisieren. Damals erhielt es noch eine weitere Bedeutung. Mit anderen schreitenden Männern auf einer (als öffentlichen Platz gemeinten) gemeinsamen Plattform gruppiert oder mit einer *Stehenden Frau* kontrastiert, verkörpert er den tätigen Alltagsmenschen, der in der angestrebten Begegnung mit der Frau Erfüllung und Weiterleben sucht. Diese Kompositionsidee sah Giacometti 1958 für die Chase Manhattan Plaza im New Yorker Bankenviertel vor. Von diesem nicht ausgeführten Projekt stammt die Figurengruppe von vier weit überlebensgroßen *Stehenden Frauen I–IV*, von zwei lebengroßen *Schreitenden Männern I* und *II* und einem monumentalen *Großen Kopf* auf Sockel. Giacomettis Werkidee erfüllt sich nicht in einem Museumsraum, sondern auf einem städtischen Platz unter Passanten; dann wird verständlich, daß der *Schreitende Mann* eine stilisierte Symbolfigur ist und nicht eine realistische Naturdarstellung werden durfte. *R. Ho.*

Hohl, R.: Alberto Giacometti, Stuttgart 1971
Bonnefoy, Y.: Alberto Giacometti, Eine Biographie seines Werkes, Bern 1992
Leiris, M. und J. Dupin (Hrsg.): Alberto Giacometti, Ecrits, Paris 1990
Schneider, A. (Hrsg.): Alberto Giacometti, Skulpturen – Gemälde – Zeichnungen, München, 1994
Alberto Giacometti 1901–1966, Kunsthalle Wien 1996, Stuttgart 1996

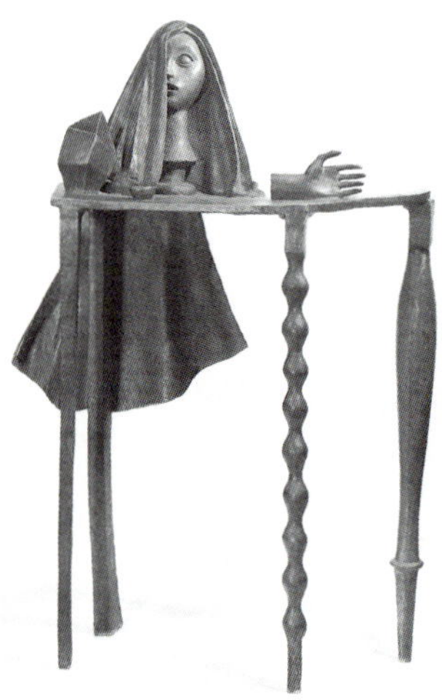

Der surrealistische Tisch, 1933

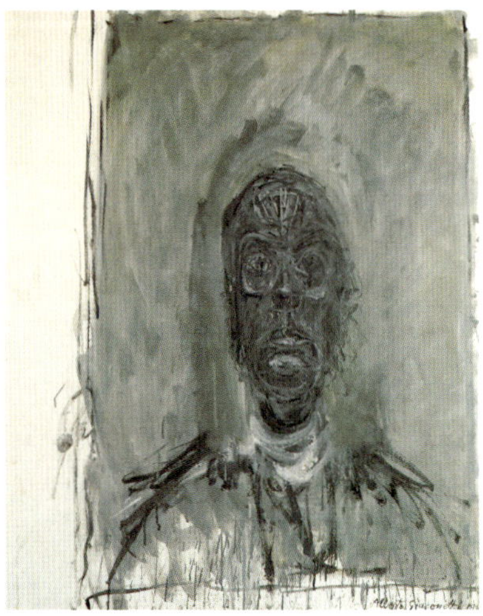

Großer Schwarzer Kopf, 1961

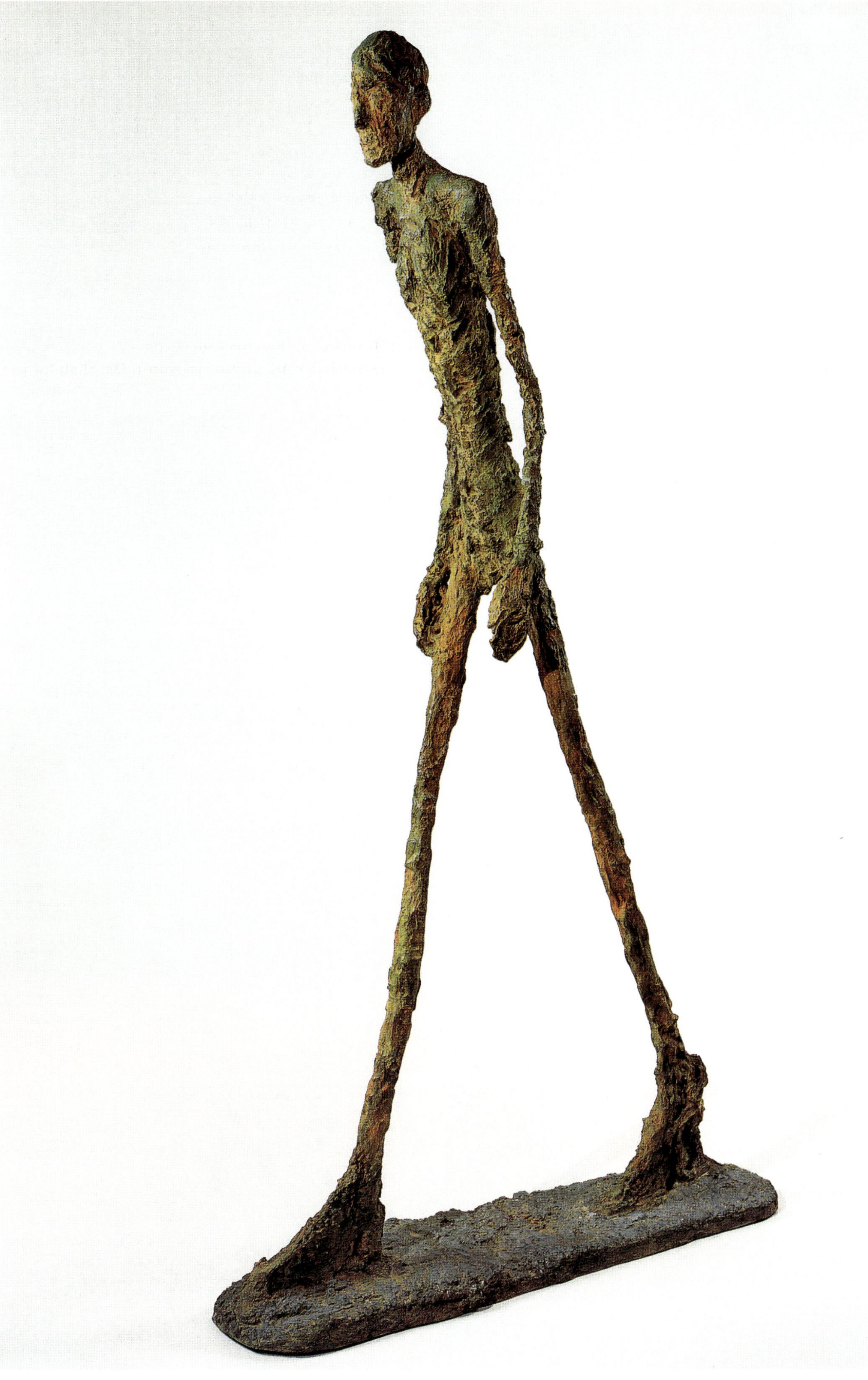

Die Rache des Achill, 1962

1929 am 25.4. wird Cy Twombly in Lexington, Virginia, geboren

1948–49 Studium an der Lee University in Lexington und an der Museum School of Fine Art in Boston

1950–51 Studium an der Art Students League in New York

1951 erste Ausstellung in der Kootz Gallery in New York

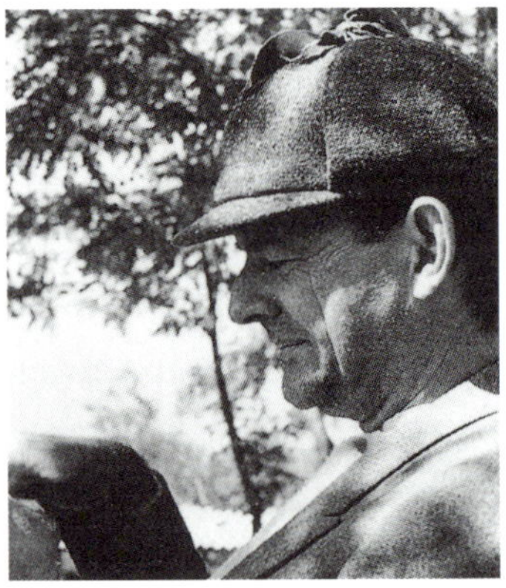

1951–52 auf Einladung von Robert Rauschenberg zusammen mit Franz Kline, Robert Motherwell Studium am Black Mountain College in North Carolina

mit Rauschenberg Reise nach Italien, Spanien und Nordafrika

1955–56 Lehrauftrag am Art Department des Southern Seminary Junior College, Buena Vista

1957 Übersiedlung nach Rom

1960 zusammen mit Rauschenberg erste Ausstellung in Deutschland in der Galerie 22 in Düsseldorf

1966 erste *Blackboard*-Bilder

1976 erste Skulpturen

1978 *50 Days at Iliam*

Twombly lebt in Rom

Das hochformatige Bild ist Achilles, dem Held der ›Ilias‹ des Homer, gewidmet. Die Rache des Achill übersetzt Twombly in ein bildnerisches Geschehen: Innerhalb der Form eines übergroßen ›A‹ schaffen lockere gestische Linien im unteren Teil ein vibrierendes Feld. Die hier ›entstehende‹ Energie konzentriert sich in der Spitze, wo mit Pinsel und Fingern rote Ölfarbe in unruhigen Bewegungen aufgetragen ist. In dieser reduzierten Form kommen Inhalt und Emotionalität der Handlung gleichermaßen zum Ausdruck: Das ›A‹ steht für Achilles, der die treibende Kraft im Krieg zwischen Troern und Griechen darstellt. Zunächst will er nicht am Kampf teilnehmen, ändert jedoch seinen Entschluß, als sein Freund Patroklos von Hektor, dem Heerführer der Troer, getötet wird. Nun nimmt Achilles doch am Kampf teil und führt die Griechen zum Sieg. Hektor wird vom Speer des Achill durchbohrt. Das Bild spielt auf die blutige Speerspitze ebenso an wie auf die Aggressivität der Handlung. Somit wird das Epos aus der Vergangenheit auf subjektive Weise vergegenwärtigt und für uns neu erlebbar gemacht. **A**uch in anderen Bildern beschäftigt sich Twombly mit den Themen Gewalt, Heldentum und Tod. Der ›Ilias‹ widmet er 1978 einen zehnteiligen Zyklus. Immer wieder stellt die europäische und insbesondere die antike Kultur in Mythen, Werken der bildenden Kunst und Literatur ein Anspielungsfeld für den in Rom lebenden Amerikaner dar. Das subjektive Wiedererleben antiker Mythen war besonders in Italien auf die jüngere Malergeneration der Transavantguardia einflußreich. **D**er gestische, häufig emotionsgeladene Ausdruck steht in der Tradition des Abstrakten Expressionismus Amerikas. Jedoch distanziert sich Twombly bereits Mitte der 50er Jahre davon, als die gezeichnete Linie auch im Medium des Ölbildes für ihn zum wichtigsten Ausdrucksmittel wird. Auch die Verbindung von Schrift und Bild, die das individuelle und codierte Ausdruckssystem relativiert, unterscheidet ihn von seinen amerikanischen Lehrern. **D**as hier abgebildete Gemälde stammt aus den 60er Jahren, als Twomblys Malerei vor allem in Europa Berühmtheit erlangte. In der darauffolgenden Werkphase zwischen 1966 und 1972 setzt er sich mit den Themen Bewegung und Zeit, die für sein gesamtes Werk kennzeichnend sind, in eher analytischer Weise und in farblich reduzierten Arbeiten auseinander. In den späteren Bildern, die von den Themen des Zeitflusses und der Vergänglichkeit geprägt sind, überwiegt die malerische Haltung. *R. L.*

Barthes, R.: Cy Twombly, Berlin 1986
Bastian, H.: Cy Twombly. Catalogue Raisonné of the Paintings (4 Bde.), München 1992–95
Göricke, J.: Cy Twombly – Spurensuche, München 1995
Cy Twombly, Retrospektive, Berlin, Neue Nationalgalerie, 1995

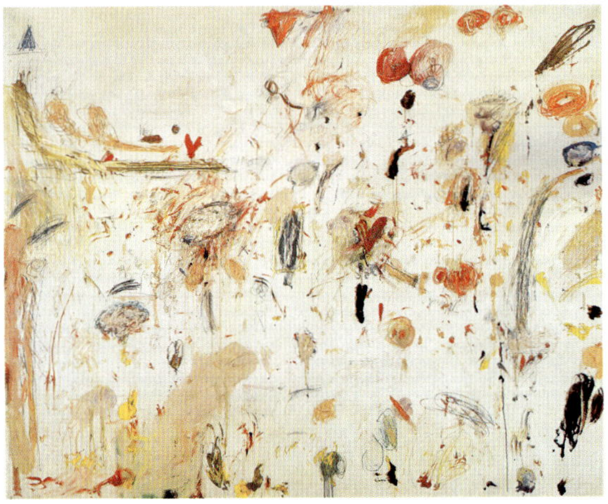

o. T., 1961 (Roma)

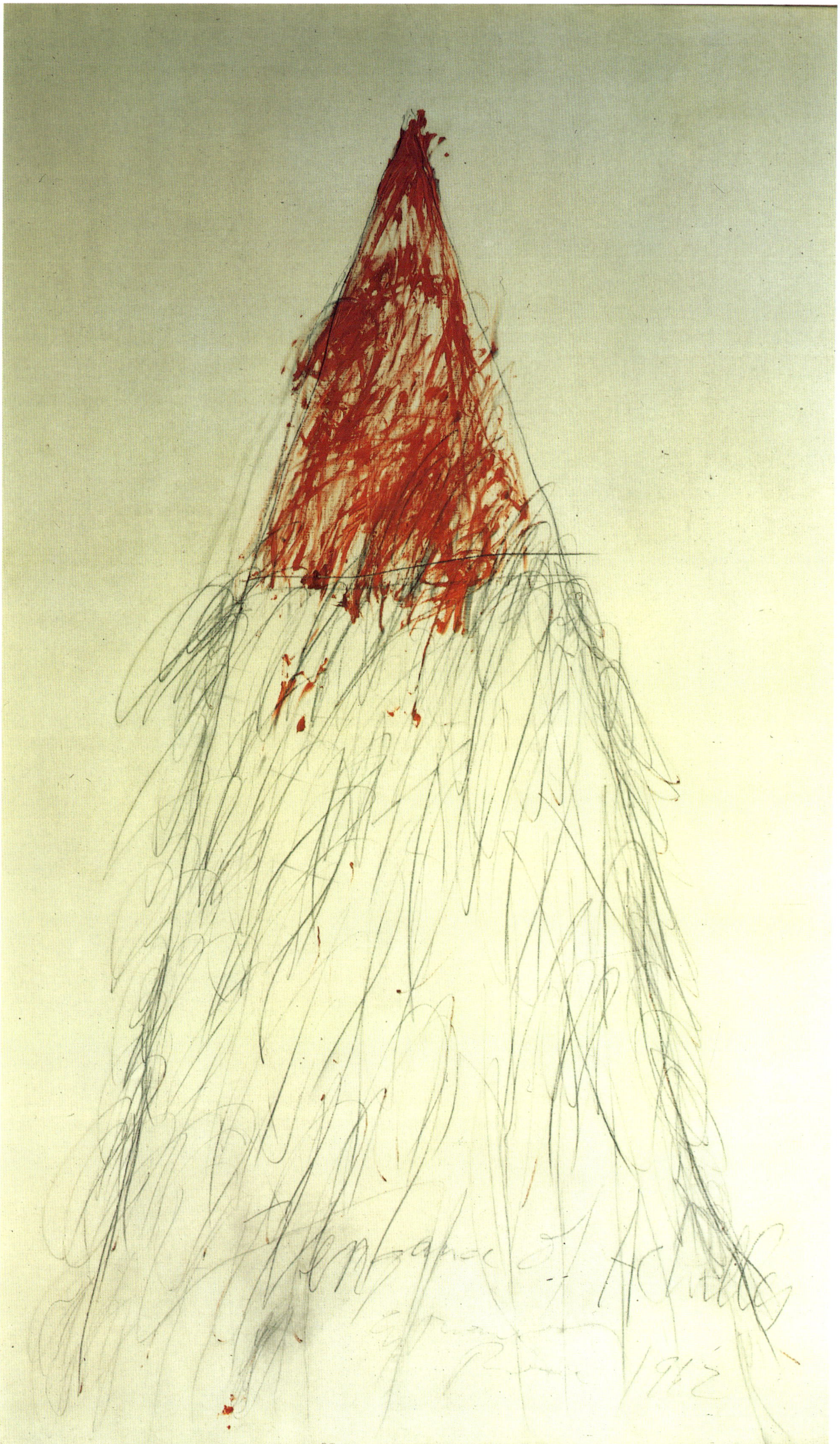

Hong-Kong, 1963

1925 am 22.5. wird Jean Tinguely in Bern geboren
1940 Beginn einer Lehre als Dekorateur
1941–45 Studium in Basel an der Kunstgewerbeschule
1948 Reise nach Paris
Tinguely wird Trotzkist, später Anarchist
erste kinetische Versuche
seit 1953 Orientierung seiner Skulpturen auf Bewegung
1953 zusammen mit seiner ersten Frau Eva Aeppli Übersiedlung nach Paris
Mitbegründer des ›Nouveau Réalisme‹
1955 Begegnung mit Yves Klein und Niki de Saint Phalle
1959 Begegnung mit Marcel Duchamp, Robert Rauschenberg, Jasper Johns und John Cage

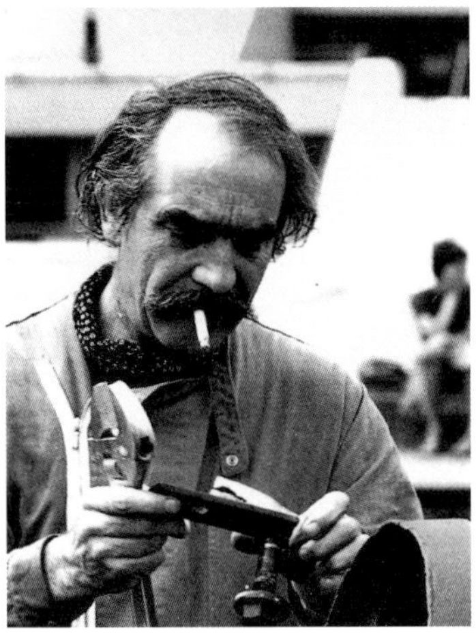

um 1960 Beginn der Konstruktion seiner Maschinen aus Industrieabfällen
1960 Reise nach New York
Hommage à New York
1961 Zusammentreffen mit Salvador Dalí in Figueras
1962–65 *Pop, Hop und Op & Co.*
1963 Reise nach Japan, Aufenthalt in Los Angeles
1983 zusammen mit seiner zweiten Frau Niki de Saint Phalle Gestaltung des *Strawinsky-Brunnens*
1987 Einrichtung eines Cafés in dem Geschäftshaus Nomura in Kyoto, Japan
1991 am 30.8. stirbt Tinguely in Bern

Jean Tinguely erlangte mit seinen aus Schrotteilen zusammengebauten kinetischen Objekten und sinn- und funktionslosen Maschinen, die seit der Mitte der 50er Jahre entstanden sind, Weltruhm. Die frühen Arbeiten, in denen er alltägliche Fundstücke unverändert verarbeitete, sind durch Vergänglichkeit und Improvisation, aber auch durch Immaterialität und Sensibilität charakterisiert. **D**as Jahr 1963, in dem er das Werk *Hong-Kong* schuf, markiert einen wichtigen Wendepunkt im Schaffen des Künstlers. Waren zuvor vor allem kleinere Objekte aus leichten, unverändert verarbeiteten Fundgegenständen entstanden, die von gebrauchten und überholten Motoren angetrieben wurden, wandte er sich nun großformatigen Objekten zu, in denen die skulpturale Form als Gesamtaussage mehr und mehr in den Vordergrund trat. Betont wird der skulpturale Charakter dieser nach wie vor aus Schrotteilen bestehenden Arbeiten vor allem durch einen strengeren formalen Aufbau und durch eine einheitliche mattschwarze Farbigkeit, mit der Tinguely alle seine in den 60er Jahren entstandenen Werke überzog. Dadurch traten die Umrisse und die formale Struktur der Skulpturen deutlicher hervor. Ausschlaggebend für diese neue Entwicklung war, daß er im Zusammenhang mit einer Ausstellung in der Dwan Gallery in Los Angeles durch die Vermittlung von Virginia Dwan kleinere und leistungsstärkere Motoren fand, die ihn in die Lage versetzten, großformatige Skulpturen von »erhabener Eleganz und Formintegrität« wie *Hong-Kong* zu schaffen. Sie bringen zugleich mit großer Eindringlichkeit die Absurdität zielloser mechanischer Bewegungen zum Ausdruck. **D**ie Skulptur *Hong-Kong* nimmt unter Tinguelys Arbeiten der 60er Jahre eine Sonderstellung ein. Sie ist neben dem gleichzeitig entstandenen *Hannibal I* eine der ersten Arbeiten, in der der skulpturale Charakter den des Objet trouvé ablöste, der in den Werken der frühen 60er Jahre so klar zutage trat, als der Künstler den ›Nouveaux Réalistes‹ nahestand. Zugleich unterscheidet sie sich von den übrigen Arbeiten dieser Zeit durch ihre betonte Vertikalität. Aus einer kleinen sockelartigen Basis auf drei Rädern mit einer von einem Motor angetriebenen Autofelge ragen zwei vertikale Stäbe, die in einem eisernen Wok und in einer kleineren Autofelge enden, an die eine Spindel angeschweißt ist. Angetrieben werden die einzelnen Teile der Skulptur durch zwei Elektromotoren, die über ein System von Keilriemen miteinander verbunden sind und deren kontinuierliche Bewegungsabläufe in Verbindung mit den mechanischen Geräuschen dem Objekt eine Wirkung von einprägsamer Poesie verleihen. **M**it seinen kinetischen Objekten und Maschinen hat Jean Tinguely einen wichtigen und eigenständigen Beitrag zur Kunst der Gegenwart geleistet. Seine Werke sind zu Synonymen für nutzlose Maschinen geworden, die für die Demaskierung von Nicht-Entwicklung und Nicht-Produktivität stehen, die zugleich aber auch Ausdruck seines intensiven Interesses an der Situation des Menschen in unserer Zeit sind. *M. F.*

Restany, P.: Une vie dans l'art, Neuchâtel 1983
Hulten, P.: Jean Tinguely. A Magic Stronger than Death, Mailand 1987
Hahnloser-Ingolf, I.: Pandämonium – Jean Tinguely, Bern 1988
Violand-Hobi, H. E.: Jean Tinguely. Biographie und Werk, München 1995

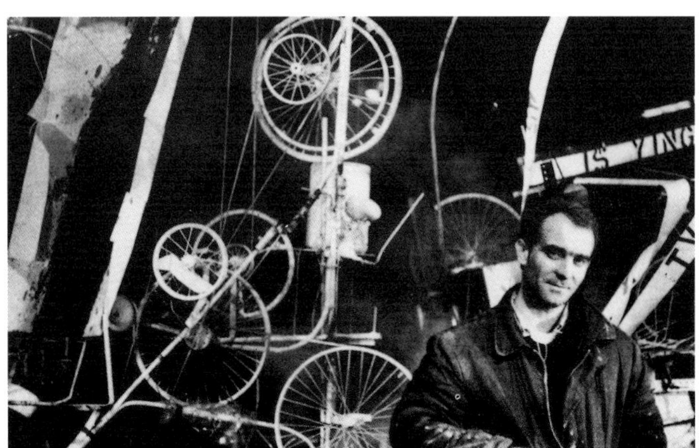

Hommage à New York, 1960

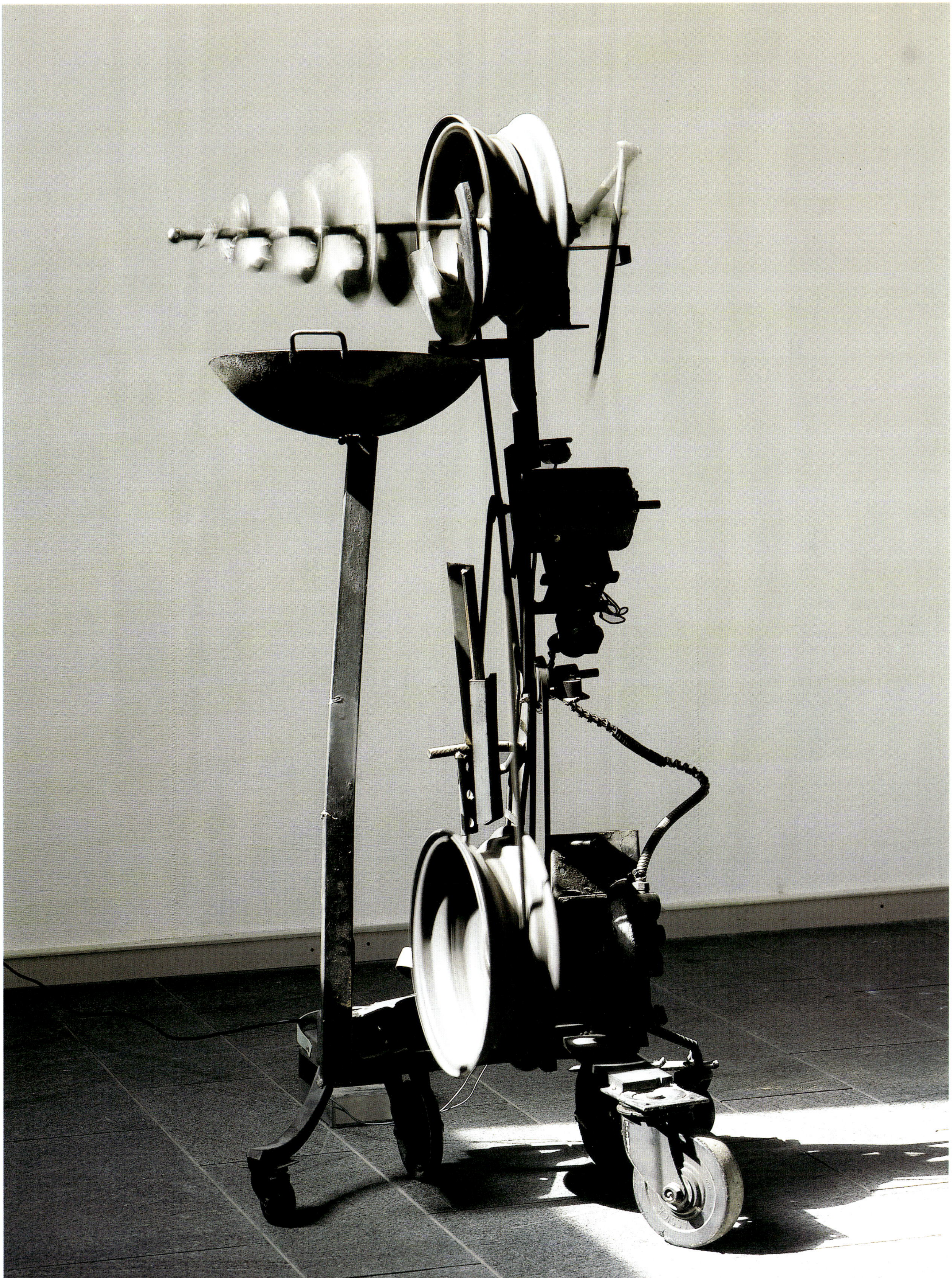

Marilyn, 1964

1928 am 6.8. wird Andrew Warhola in Pittsburgh, Pennsylvania, geboren
1945–49 Studium des Pictorial Design am Carnegie Institute of Technology in Pittsburgh
Studium der Kunstgeschichte, Soziologie und Psychologie
1949 ändert seinen Namen in Andy Warhol
1949–60 Arbeit als Werbegrafiker, u.a. für Modemagazine in New York

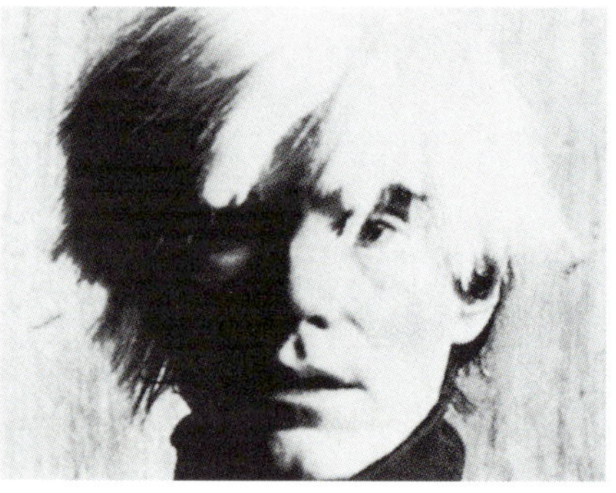

1952 erste Einzelausstellung in der Hugo Gallery in New York
1956 Weltreise
1957 Illustrationen für das Magazin ›Life‹
1960 erste Gemälde mit Pop-Motiven: Coca-Cola-Flaschen und Comic-strip-Figuren
seit 1962 Arbeit mit Siebdruck
1963 erste Filmproduktionen
Begegnung mit Marcel Duchamp in Pasadena
Umzug in das Loft in der 47th Street, später ›Factory‹ genannt
1964 die Steckbriefbilder, eine Auftragsarbeit des Staates New York für die Weltausstellung in Flushing Meadow, werden aus politischen Gründen übermalt
erste Ausstellung in der Leo Castelli Gallery
1967 Reise nach Cannes
1968 Valerie Solanas verübt ein Attentat auf Warhol
1969 erste Ausgabe der Zeitschrift ›Inter/VIEW‹
1972 erste Porträts
1975 Veröffentlichung seines Buches ›Philosophy of Andy Warhol‹
1979 erste Begegnung mit Joseph Beuys
1987 am 22.2. stirbt Warhol in New York

Für jedes Jahrhundert sind bestimmte Bilder charakteristisch. Eine dieser Darstellungen wird für das 20. Jahrhundert das Gesicht von Marilyn Monroe sein, wie es Andy Warhol zwischen 1962 und 1965 in unzähligen Fassungen gemalt hat. Wie aus einer Ikone schaut uns in stereotyper Form das Gesicht dieser »schönsten« Frau des 20. Jahrhunderts an, dieses Idols der Massen, dieser Traumfrau, die es eigentlich nie gegeben hat. Die Marilyn Monroe, die durch die Klatschspalten sämtlicher internationaler Zeitungen ging, die im Blitzlichtgewitter der Fotografen ihr unnachahmliches Lächeln aufsetzte, war eine Kunstfigur, ein Produkt der Traumfabrik Hollywood. Die ›andere‹ Marilyn, die hochintelligente, sensible junge Frau, die sich sehr früh im Teufelskreis eines sich immer schneller drehenden Karussells befand, diese Frau durfte es nicht geben. Bis heute vermischen sich in den zahlreichen Monografien Fantasie und Realität. Dichtung und Wahrheit sind nicht zu trennen. An dieser Diskrepanz, an dieser Spannung zwischen den eigenen Gefühlen, der eigenen Identität und dem verkörperten Mythos zerbrach schließlich Marilyn Monroe und vollzog auf makabre Weise mit ihrem nie geklärten Tod den letzten Schritt, der notwendig war, sie endgültig als Kultfigur zu etablieren. Tod einerseits und ewige Schönheit, ewige Jugend andererseits. So wollten sie die Massen sehen, nicht als alternder Mensch mit Schicksalsschlägen und Gebrechen, sondern als ewig lächelnde Schönheit, als säkularisierte Heilige des 20. Jahrhunderts. Zu ihr konnte man zwar nicht beten, aber zumindest von ihr träumen. Andy Warhol schuf die Vorlage, die Ikone für diesen Kult. **D**er Künstler selber ist der Eigenwilligste unter den Pop-Art-Protagonisten der 60er Jahre in New York gewesen. Indem er die Trivialikonen der Massenkonsumgesellschaft von Coca Cola bis Mickey Mouse verewigte, und mit dem gleichen, scheinbar unpersönlichen Stil die Serie der Katastrophenbilder, der elektrischen Stühle und Selbstmorde malte, schuf er ein unverwechselbares Panorama unserer Zeit zwischen Konsum und Vergänglichkeit. **W**arhol stammte aus ärmlichsten Verhältnissen und wuchs als Sohn tschechischer Emigranten in den USA auf. Mit 20 Jahren war er bereits ein erfolgreicher Werbegrafiker und Werbegestalter. In kürzester Zeit brachte er es zu einem beträchtlichen Wohlstand, er wurde als Filmproduzent und -regisseur berühmt und betrieb eine Bilderfabrik, die ›Factory‹. Er wurde auch der begehrte Porträtkünstler der Schönen und Reichen. **A**ndy Warhol starb unerwartet am 22. Februar 1987 an den Folgen einer Gallenoperation, vier Wochen nach dem Tod seines Freundes Joseph Beuys.

E. W.

McShine, K. (Hrsg.): Andy Warhol. Retrospektive, München 1989
Feldman, F. und J. Schellmann (Hrsg.): Andy Warhol. Prints: A Catalogue Raisonné, New York 1989
Ammann, T. (Hrsg.): Andy Warhol. Werkverzeichnis I. Gemalte Bilder und erste Siebdrucke 1960–62, München 1992

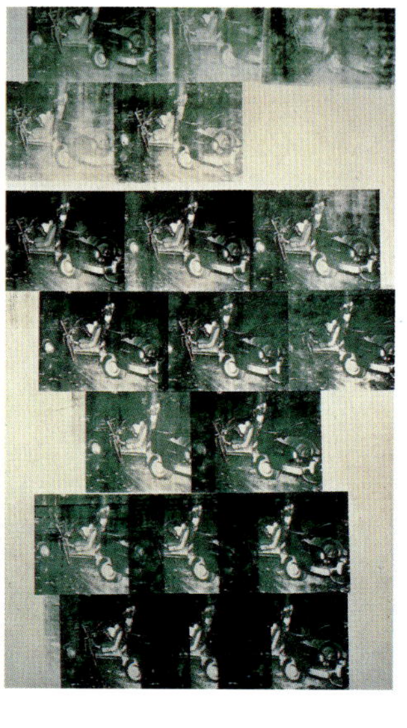

White Car Crash 19 Times, 1963

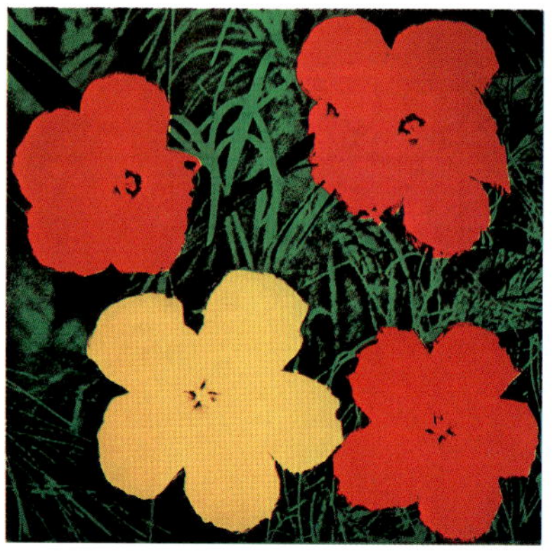

Flowers, 1964

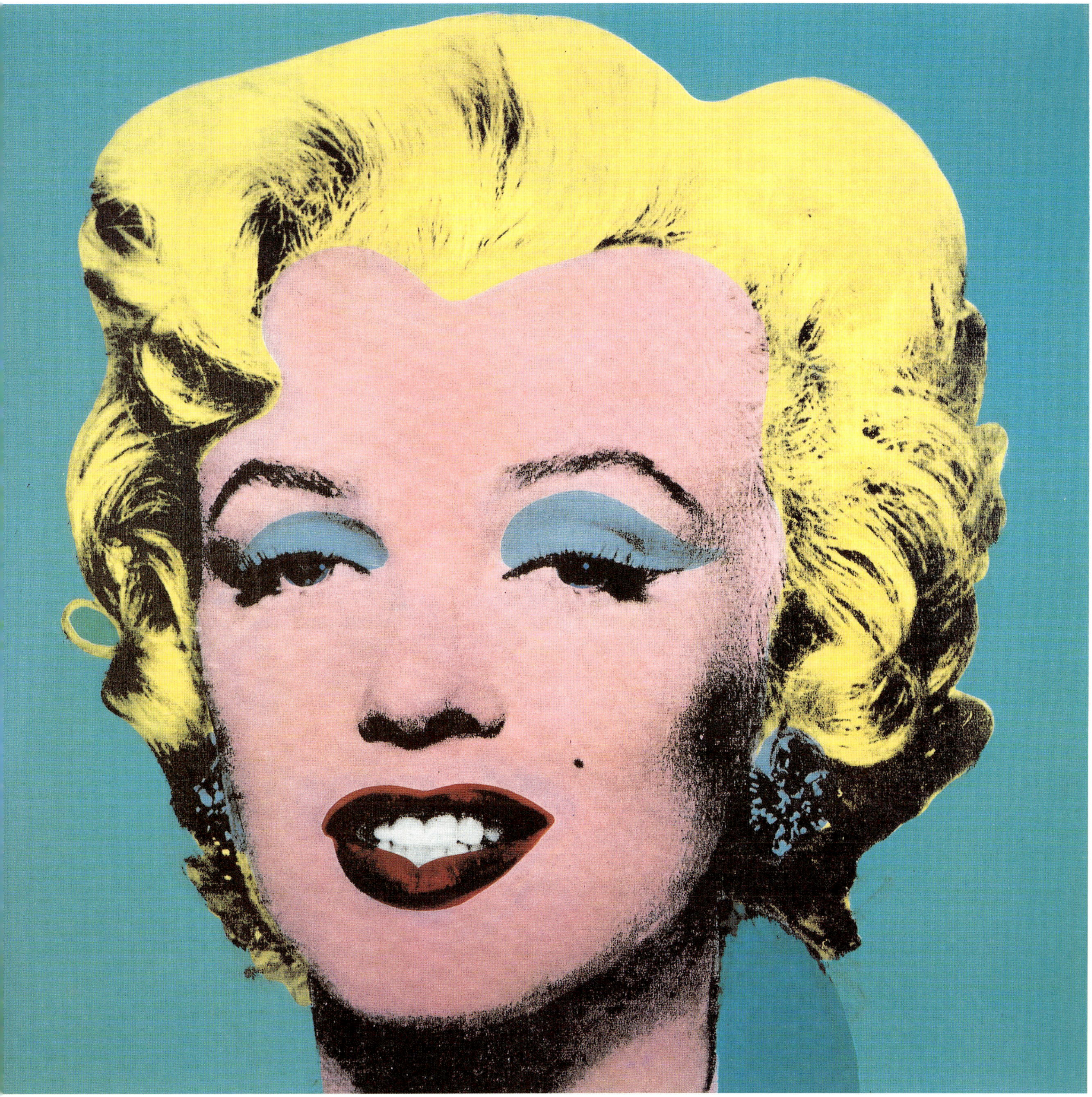

Weiches Waschbecken, 1965

1929 am 28.1. wird Claes Thure Oldenburg in Stockholm geboren
1936 Übersiedlung nach Chicago
1946–50 Studium an der Yale University in New Haven
1951–54 Studium am Art Institute of Chicago
1956 Umzug nach New York
1960 *The Street*
Veröffentlichung seiner ›Ray Gun Poems‹

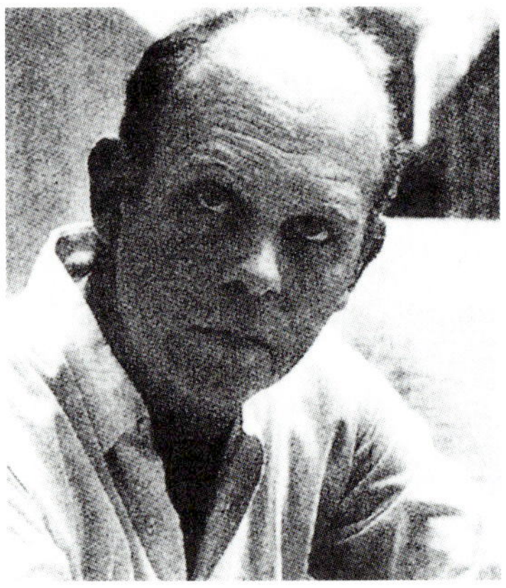

1961 *The Store*
1962 Ausstellung von *Soft Sculptures* in der Green Gallery
seit 1967 Zusammenarbeit mit seiner Frau Coosje van Bruggen
1968/69 Aufenthalt in Los Angeles
1969 Entwicklung des ›System of Iconography‹
1977 Ausstellung im Stedelijk Museum, Amsterdam
1986 Ausstellung im Solomon R. Guggenheim Museum, New York
1994 Ausstellung in der National Gallery of Art, Washington
Oldenburg lebt und arbeitet in New York

»Ich bin für die Kunst der Risse im Asphalt, von Schmierereien auf den Wänden, für die Kunst des Biegens und Brechens von Metall und Glas, für das Ziehen an Gegenständen, die herunterfallen sollen ... Ich bin für die Kunst von Dingen, die verloren oder weggeworfen werden, wenn man aus der Schule nach Hause kommt ... Ich bin für die Kunst der roten und weißen Benzinpumpen ... Ich bin für eine, die etwas anderes tut als im Museum auf dem Hintern zu sitzen ...« **D**iese Zitate stammen aus einem längeren, berühmten Statement von Claes Oldenburg, das er 1961 verfaßte und das zu den wenigen schriftlichen Äußerungen von Künstlern zur Pop-Art gehört. Oldenburgs Welt der Dinge ist eine bizarre Zusammenführung trivialer Objekte, die uns umgeben, die wir täglich benutzen, und die wir kaum mehr wahrnehmen. **D**ie Objekte werden durch den Künstler so verändert, so ihrer Funktion beraubt, daß wir sie zunächst nicht mehr wiedererkennen, daß wir sie als etwas Fremdes empfinden und so entdecken wir sie neu. Oldenburg verwandelt die kalte Kantigkeit und die serielle Perfektion von Schreibmaschinen, Waschbecken und Lichtschaltern, indem er sie in weichen Plastikstoffen nachbildet – sie erscheinen auf einmal linkisch oder müde, gutmütig oder traurig; menschliche Züge kehren in die vertrauten Objekte ein. Ein Lichtschalter, den wir hundert Male an- und ausknipsen, den wir gar nicht mehr zur Kenntnis nehmen, wird von ihm als riesige plastische Form wiederentdeckt. Ein Waschbecken ist ein ungeschickter weicher Apparat geworden, der nichts von seiner Funktionalität beibehalten hat, die Hähne sind hilflos baumelnde Klötze. »Jeder, der geliebt sein möchte, wünscht sich eine biegsame Welt«, sagt der Künstler. **I**n den 60er Jahren schafft Oldenburg oft mehrere Visionen eines Werkes, indem er mal Stoff, mal Vinyl benutzt. Letzteres wird im allgemeinen als unangenehmer, unkünstlerischer Plastikstoff angesehen; mit großer Virtuosität geht Oldenburg mit dem Material um, schneidet es, verformt es und zwingt ihm die von ihm gewollte Form auf. Gegenüber den Stoffversionen erscheinen die Vinylobjekte wie das hiesige Waschbecken frecher, lauter, ja von einer fröhlichen Komik. Wenn Oldenburg durch das Einfügen eines blauen Vinylstückes das Vorhandensein des Wassers im Becken vorgaukelt, ist das ironische Augenzwinkern des Künstlers unübersehbar. **D**ie erste wichtige Gruppe von Arbeiten stellte Oldenburg 1960 mit dem Environment *Die Straße* vor, das aus mehreren Nachbildungen von Figuren und Gegenständen aus Karton, Zeitungspapier, Sackleinen u.a. bestand. Bekannt als wichtiger Protagonist der Pop-Art wurde Oldenburg vor allem mit der Figurengruppe *The Store* (*Der Laden*). Seit 1963 entstanden dann die häuslichen Gegenstände, zu denen auch das Waschbecken gehört und die oft in drei Fassungen und verschiedenen Größen wiedergegeben wurden: ›Hard Model‹ (Fassung aus Pappe), ›Soft Version‹ (Fassung in Vinyl), ›Ghost Version‹ (Fassung in Stoff). **S**eit den 70er Jahren galt Oldenburgs Interesse vermehrt den Monumentalskulpturen, die inzwischen in vielen Städten und Plätzen der Welt unverwechselbare Akzente setzen. Oldenburg hat das triviale Objekt nicht nur rehabilitiert und zu einer neuen Wahrnehmung geführt, sondern auch monumentalisiert und in eine Bildwelt ohne hierarchische Ordnungen einbezogen. *E. W.*

Celant, G. und C. van Bruggen: Claes Oldenburg: Eine Flasche voller Aufzeichnungen und einige Reisen, Basel 1989
Claes Oldenburg. Multiples 1964–1990, Ausstellungskatalog Portikus, Frankfurt am Main 1992
Oldenburg, C. und C. van Bruggen: Large-Scale Projects, London 1995

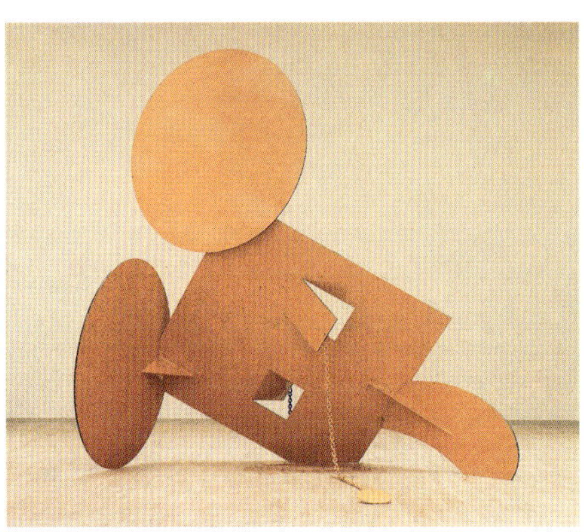

Geometric Mouse – scale A, 1973

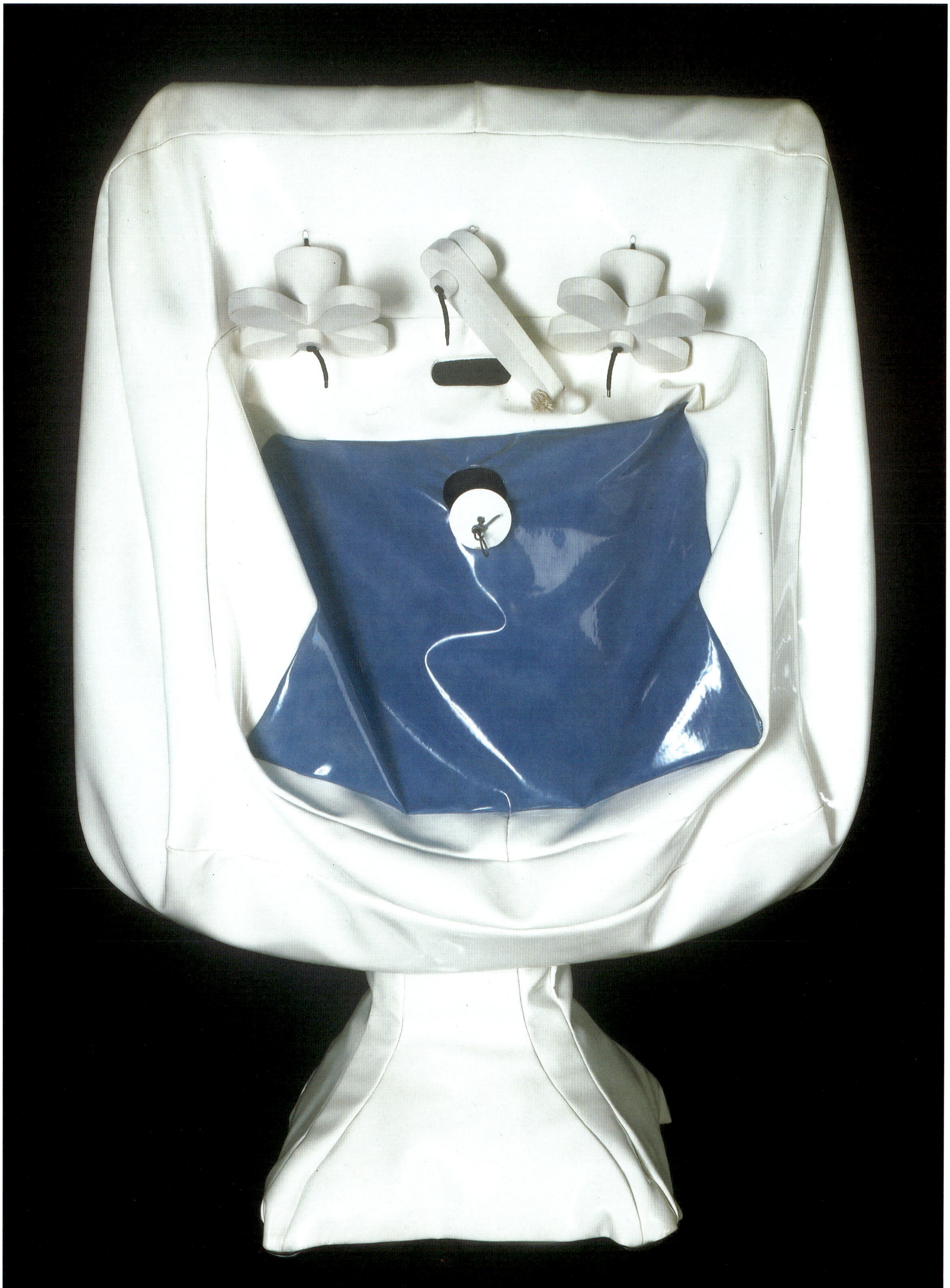

Roy Lichtenstein

1923 am 27.10. wird Roy Lichtenstein in New York geboren
1939 Studium an der Art Students League in New York bei Reginald Marsh
1940–43 Studium am Ohio State College
1943–46 Stationierung in Europa
1949–51 Lehrtätigkeit am Ohio State College
1951 erste Einzelausstellung in der Carlebach Gallery in New York

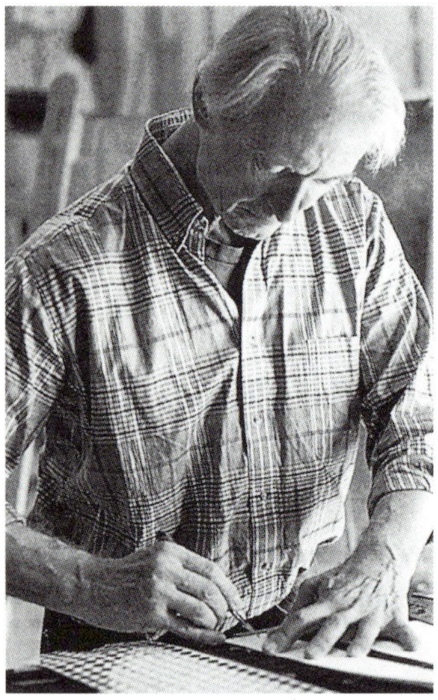

1951–57 Lehrtätigkeit in Cleveland
1957–63 Lehre an der New York State University
1962 Ausstellung in der Leo Castelli Gallery in New York
1964 *As 3 opened fire*
1965/66 ›Brushstroke‹-Serie
1969 Retrospektive im Solomon R. Guggenheim Museum
1981 Wanderausstellung seiner in den 70er Jahren entstandenen Werke
Lichtenstein lebt in Manhattan und Southampton, Long Island

M-Maybe (A Girl's Picture), 1965

Hohe Kunst und Massenkultur – dieser Gegensatz wurde Anfang der 60er Jahre von einer neuen Kunstrichtung aufgebrochen: der Pop-Art. Mit kühler Distanz und scheinbarer Unpersönlichkeit werden alltägliche Ereignisse mit den Gestaltungsmitteln des Design kommentiert. Einer ihrer Hauptvertreter neben Andy Warhol und Claes Oldenburg ist Roy Lichtenstein. »Ist er Amerikas schlechtester Maler?« fragte 1964 das Magazin ›Life‹. **I**n seinen frühen figurativen Bildern, die vom Kubismus beeinflußt waren, setzt er sich mit der amerikanischen Geschichte und Folklore auseinander. In den 50er Jahren wendet er sich dem Abstrakten Expressionismus zu, erkennt aber einen Mangel an unbefangener, hemmungsloser Selbstentäußerung. Seit 1960 – besonders durch Einflüsse von Allan Kaprow und Claes Oldenburg – interessieren ihn Verflechtungen mit kommerzieller Grafik und Werbung, die er in seine Kunst einfließen läßt. Die Abwendung vom Gestisch-Expressiven verbildlicht er u.a. in seinen ›Pinselstrich‹-Gemälden. Im emotionalen ›Action Painting‹ waren die Pinselzüge in ein eruptives Geflecht eingebunden, Lichtenstein löst sie heraus und stellt sie als eine kontrollierte, autonome Form dar – ohne persönliche Handschrift. Seinen extrem überdimensionierten Pinselzügen ist jeglicher Duktus genommen. **S**eine Kinder bitten ihn 1961, er möge ihre Comic-Figuren auf ein Riesenformat vergrößern. »Da konnte ich nicht mehr zurück. Das neue Bild war so viel kraftvoller und brach mit allem, was ich bisher kannte.« Lichtenstein fügt beschnittene Vorlagen aus Anzeigen und Werbekatalogen zu neuen Bildern zusammen. Auf großformatige Leinwände überträgt er imitierend ihr einfaches Druckverfahren, indem durch überdimensionierte farbige Rasterpunkte auf weißem Grund auf Fernsicht angelegte Motive erscheinen. Inklusive Sprechblasen transformiert er Einzelbilder oder gar nur Details einzelner Comic strips manuell auf extrem großformatige Leinwände, zu deren Vereinfachung er sich ab 1963 des Episkops bedient. **C**artoon und Comic strip liefern ihm Vorlagen unterschiedlichen Inhalts – von banalen Liebes- bis hin zu Kriegsszenen. Dabei entsteht eine reine Flächenmalerei. Klare, unvermischte Farben, konturiert von dicken schwarzen Linien, kennzeichnen seine Gegenstände. Zwischentöne werden durch Punktraster oder Schraffuren erzeugt. Lichtenstein bleibt nah am Vorbild, ändert lediglich den Bildausschnitt, ergänzt oder entfernt Kleinigkeiten, macht aus einem schwarzhaarigen Comic-girl eine Blondine. Aus dem Kontext gerissen, wird der Inhalt der Sprechblase von *M-Maybe (A Girl's Picture)* bedeutungslos. Zwischen 1961 und 1965 sind es immer wieder Blondinen, die ihn beschäftigen. Einige Freunde vermuten darin eine Auseinandersetzung mit dem problematischen Zusammenleben mit seiner ersten Frau, Isabel, ihrer zwischenzeitlichen Trennung, schließlich der Scheidung bis hin zu ihrer Unterbringung in einem Heim.

A. L.

Hendrickson, J.: Roy Lichtenstein, Köln 1988
Roy Lichtenstein, Musée d'Art Contemporain, Lausanne 1992
Corlett, M. L.: The Prints of Roy Lichtenstein, A Catalogue Raisonné, 1948–1993, New York 1994
Waldman, D.: Roy Lichtenstein, Solomon R. Guggenheim Museum New York, Stuttgart 1994

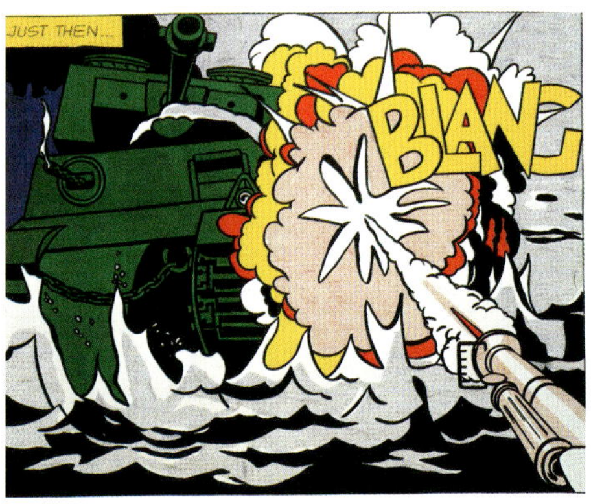

Blang, 1962

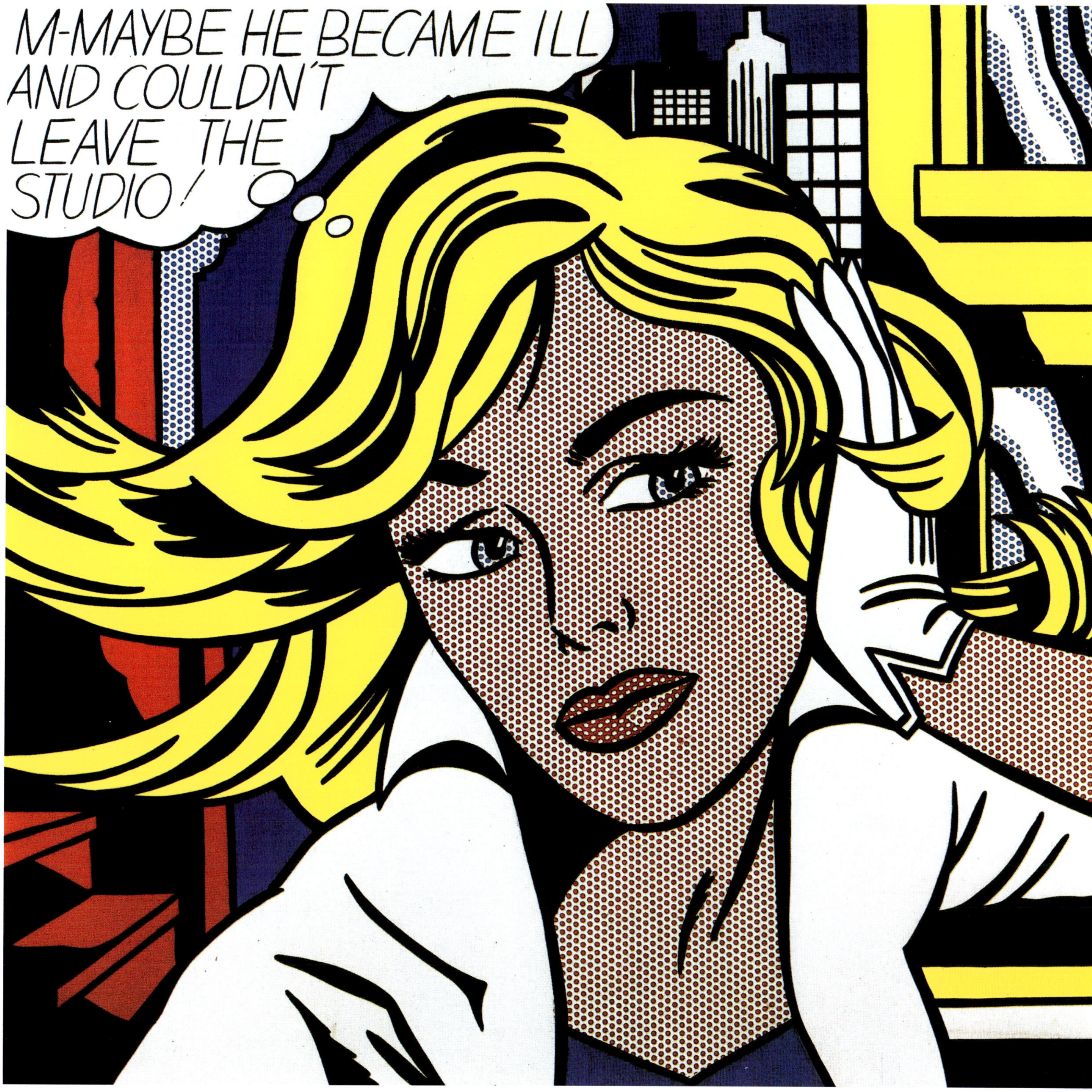
M-MAYBE HE BECAME ILL AND COULDN'T LEAVE THE STUDIO!

Eurasia – 32. Satz der Sibirischen Symphonie, 1966

1921 Joseph Beuys wird am 12.5. in Krefeld geboren
1941–45 Kriegsdienst als Sturzkampfflieger
1943 Abschuß seines Flugzeuges in Rußland
1947–52 Studium an der Staatlichen Kunstakademie in Düsseldorf bei Josef Enseling und Ewald Mataré
1952–54 Meisterschüler bei Mataré
1953 erste Einzelausstellung im Haus van der Grinten und im Wuppertaler Von-der-Heydt-Museum

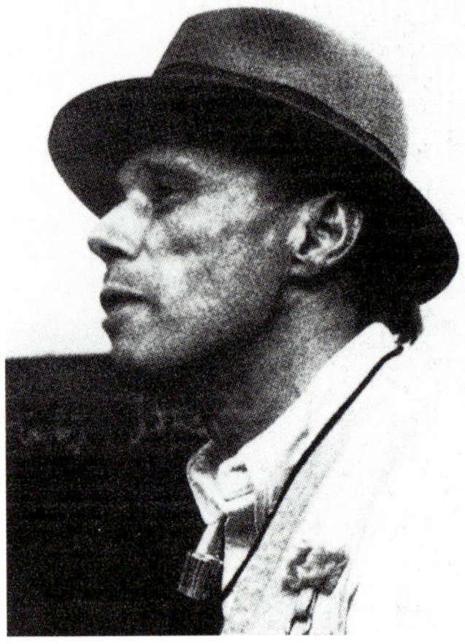

1961 Berufung an die Staatliche Kunstakademie Düsseldorf, Bildhauerklasse
1962 erste Kontakte zur Fluxus-Bewegung
1967 erste umfassende Werkschau in Mönchengladbach
Gründung der ›Deutschen Studentenpartei‹
1971 Gründung der ›Organisation für direkte Demokratie durch Volksabstimmung (freie Volksinitiative e.V.), Düsseldorf‹
1972 nach Besetzung des Sekretariats der Kunstakademie Düsseldorf fristlose Kündigung des Lehrstuhls
1973 Einrichtung der ›Freien internationalen Hochschule für Kreativität und interdisziplinäre Forschung e.V.‹
1974 mit Heinrich Böll Gründung der ›Freien Hochschule‹ in Düsseldorf
1978 Gastlehrtätigkeit an der Hochschule für angewandte Kunst in Wien
1979 erste Begegnung mit Andy Warhol in Düsseldorf
Kandidat der Grünen für das Europaparlament
1982 Aktion ›7000 Eichen. Stadt-Verwaldung anstelle von Stadt-Verwaltung‹ in Kassel
Gespräch mit dem Dalai Lama in Bonn
1984 Aufenthalt in Japan
1986 am 23.1. stirbt Beuys in Düsseldorf

Joseph Beuys, den seine Anhänger als den bedeutendsten Künstler der Nachkriegszeit betrachten, verdankt seinen frühen Ruhm den spektakulären Aktionen der 60er Jahre, in denen er vor einem staunenden Publikum komplizierte und unverständliche Rituale zelebrierte, mit denen er eine Art Opfer zu erbringen schien. Aus den Relikten dieser Aktionen schuf er auch einen großen Teil seiner ›Objekte‹, die er im Sinn von Fetischen oder Reliquien als Träger geheimnisvoller Kräfte und Bedeutungen präsentierte. **D**as nebenstehende Werk geht auf die Aktion *Eurasia – 32. Satz der Sibirischen Symphonie* zurück, die am 14. und 15. Oktober 1966 in Kopenhagen in der Galerie 10 aufgeführt wurde. In deren Verlauf zeichnete der Künstler auf eine Schiefertafel eine Kreuzteilung (als Hinweis auf die Trennung zwischen Ost und West, die in der Aktion demonstrativ überwunden werden sollte). Später band er sich eine Eisenplatte an den Fuß und manövrierte einen toten Hasen, dessen Beine mit langen, dünnen Holzstäben verlängert waren, durch den Raum Richtung Osten, wohin der Hase unterwegs sei. Nach der Aktion kombinierte Beuys die Wandtafel und das Hasengestell zu einem Objekt, das er mit Filz- und Fettwinkel vervollständigte. **A**ngesichts der Objekte und Aktionen von Joseph Beuys fühlt sich der Betrachter ebenso ratlos wie vor dem *Flaschentrockner* Marcel Duchamps. Ihr Sinn ist jedoch ein anderer. Sie suggerieren rätselhafte, dunkle Bedeutungszusammenhänge und setzen zu ihrem Verständnis ein »geheimes Wissen« voraus, über das der uneingeweihte Betrachter nicht verfügt. Letztlich konfrontieren sie ihn mit der Unzulänglichkeit seines Erfahrungshorizonts und fordern ihn damit auf, sich der Beuysschen Heilsbotschaft zu öffnen, d.h. die eigenen Kriterien und die eigene Sehweise zu revidieren. **D**enn Beuys will heilen. Sein eigentlicher Werkstoff ist der Mensch. Diesen gilt es zu formen, denn so, wie er sich jetzt, in unserer westlichen Kultur präsentiert, ist er krank. »Der Mensch muß wieder nach unten mit den Tieren, den Pflanzen, der Natur und nach oben mit den Engeln und Geistern in Beziehung treten«, erklärt Beuys seinem Biografen Heiner Stachelhaus. Er transzendiert die Rolle des Künstlers und stilisiert sich mit seiner »Uniform« (Anglerweste, Jeanshose und Filzhut) und seinen Auftritten ganz bewußt zum Schamanen. Nach ihm sind seine Objekte bloß »autobiografische Dokumente ... . Wer ihren Sinn erfaßt, wendet sich davon ab und meinen Ideen zu. Als Kunstwerk dient vielen bereits meine Unterschrift.« **B**euys versteht sich als ein »Seher«. Das messianische Sendungsbewußtsein des »Erleuchteten« wird zum Motor seiner Auftritte und seines Erfolgs; es sichert den Bestand seines grandios überhöhten Selbstbildes und verführt die gläubige Gemeinde seiner Anhänger und Exegeten, identifikatorisch an diesem teilzuhaben.

S. B.

Romain, L. und R. Wedewer: Über Beuys, Düsseldorf 1972
Götz, A., Konnertz, W. und K. Thomas: Joseph Beuys. Leben und Werk, Köln 1981
Zweite, A. (Hrsg.): Beuys zu Ehren, Städtische Galerie im Lenbachhaus, München 1986
Schirmer, L.: Joseph Beuys, Eine Werkübersicht, Zeichnungen und Aquarelle, Drucksachen und Multiples, Skulpturen und Objekte, Räume und Aktionen 1945–1985, München 1996

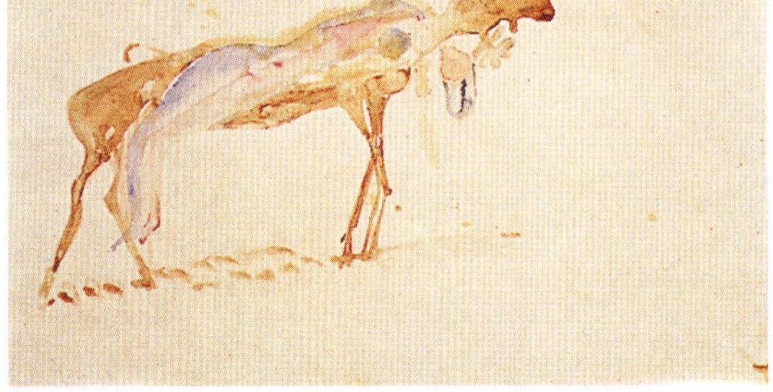

Elch mit Frau, 1957

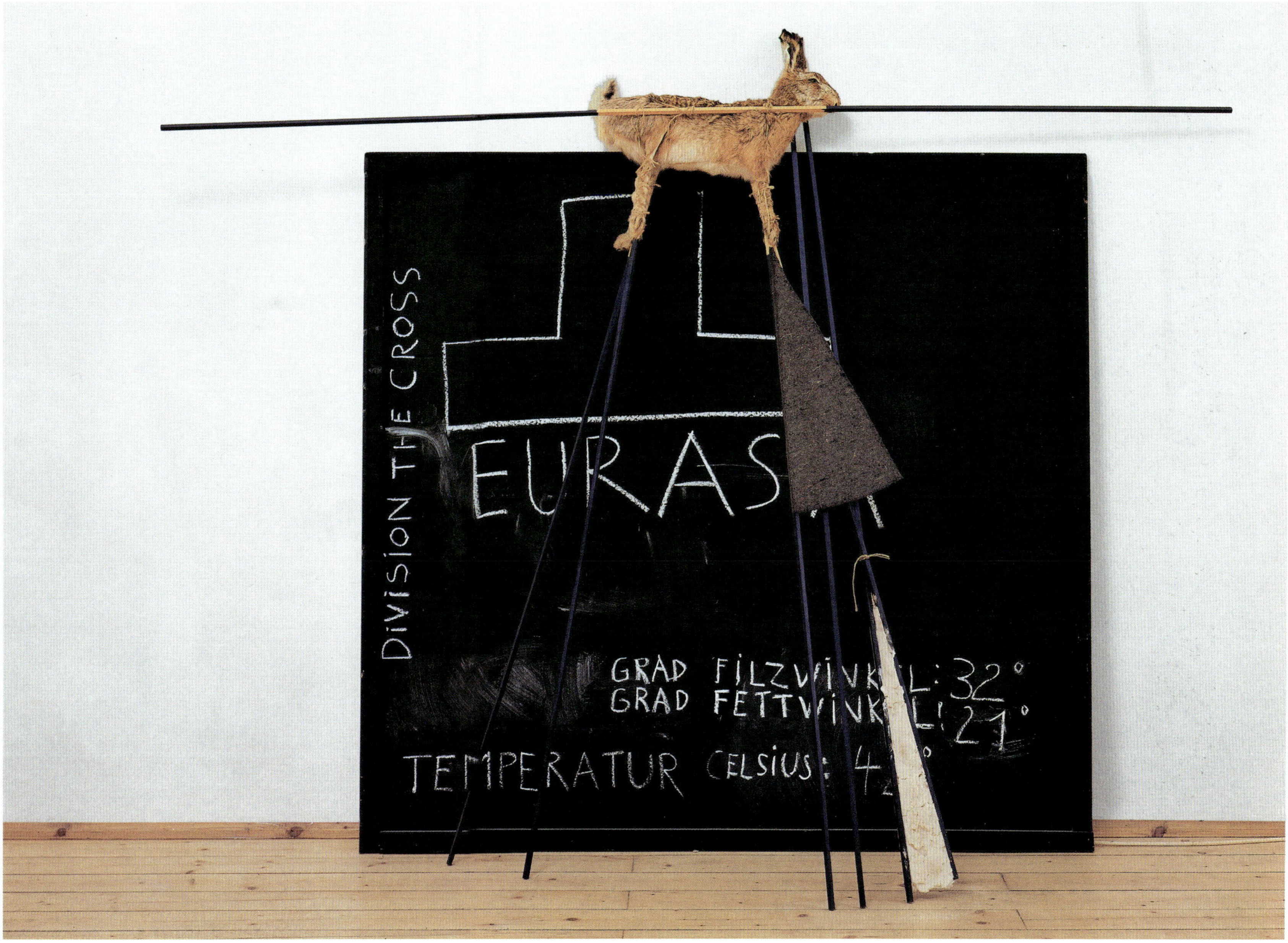
DIVISION THE CROSS
EURAS
GRAD FILZWINKEL: 32°
GRAD FETTWINK
21°
TEMPERATUR CELSIUS: 4

1932 am 9.2. wird Gerhard Richter in Dresden geboren
1949–52 Arbeit als Bühnenmaler und Werbegrafiker in Zittau
1952–56 Studium an der Kunstakademie in Dresden
1956–60 Meisterschüler
1961 Umzug nach Düsseldorf

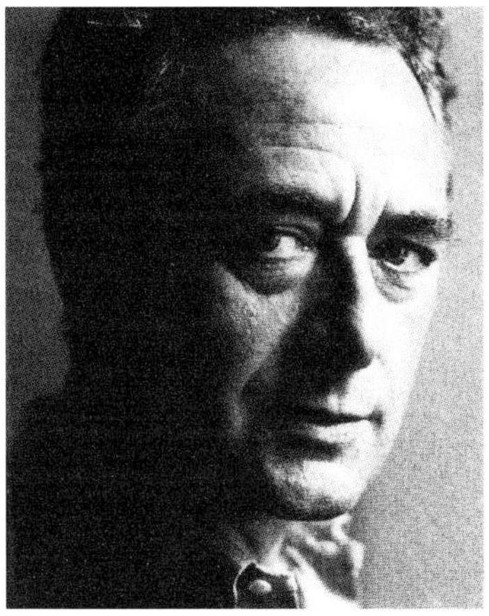

1961–63 Studium an der Kunstakademie in Düsseldorf bei K.O. Götz
1963 Aktion ›Eine Demonstration für den kapitalistischen Realismus‹ in Düsseldorf
1966 *Ema (Akt auf einer Treppe)*
1967 Gastprofessur an der Hochschule für bildende Künste in Hamburg
1968–69 Kunsterzieher in Düsseldorf
seit 1971 Professur an der Kunstakademie in Düsseldorf
1971–74 Serie *Farbfelder*
1972–75 Serie *Grau-Bilder*
1978 Gastprofessur am Nova Scotia College of Art, Halifax, Kanada
1983 Umzug nach Köln
Richter lebt in Köln

Ema (Akt auf einer Treppe), 1966

Das Gemälde, das einen die Treppe hinabschreitenden Akt zeigt, ist nach einer vom Künstler aufgenommenen Fotografie seiner ersten Frau entstanden. Die Darstellung rekurriert auf die traditionelle kunstgeschichtliche Kategorie des weiblichen Aktes, der aus der Malerei der 60er Jahre zunächst verschwunden schien. Als Zitat steht sie in direktem Bezug zu Marcel Duchamps *Akt, eine Treppe hinabsteigend* von 1912, das in seiner Dialektik zwischen Abstraktion und Figuration zu einem Sinnbild für die Konflikte der Avantgarde geworden ist. Die in einzelne Körperteile aufgefächerte Aktschilderung, welche den Bewegungsablauf analysiert, wandelt Richter in eine ikonische Darstellung von sinnlich luminoser Farbigkeit. Diese wird aber zugleich wieder verneint im Insistieren des Bildes auf seinen fotografischen Ursprung. Bereits hier zeigt sich eine im Werk durchgängig feststellbare Ambivalenz zwischen Glauben an die Fähigkeiten der Malerei und Zweifel an ihren Möglichkeiten.

Mit dem Wechselspiel von malerischer Destruktion und fotografischer Restitution beginnt Richter 1962, kurz nachdem er die DDR verlassen hat. Banale Schnappschüsse aus Zeitungen und privater Sphäre werden auf Leinwand übertragen. Nicht die malerische Reproduktion der Fotovorlage ist von Bedeutung, eher die Kritik an der Ineinssetzung von fotografischer Repräsentation und visueller Erscheinung vor dem Hintergrund unseres medienfundierten Wirklichkeitsverständnisses. Ein nach der Wirklichkeit erzeugtes Bild kann für Richter nur ein unvollständiges sein und veranschaulicht in seiner Unschärfe das Verhältnis zur Wirklichkeit sowie die Beschränktheit unserer kognitiven Möglichkeiten. Das von ihm eingesetzte antiillusionistische Mittel der Verwischung potenziert die Flüchtigkeit der Fotovorlage und beugt so der Gleichsetzung des Bildes mit der Wirklichkeit vor, indem es das Sujet entindividualisiert und kritische Distanz erzeugt. Während Richter weniger den motivischen Darstellungswert als vielmehr den medialen Eigenwert zur Geltung kommen läßt, wird das Auge ebenfalls auf das Abbild selbst gelenkt und so auch der Realitätsanspruch des Mediums Fotografie dekonstruiert. Die Stufe der mehrfach vermittelten Wirklichkeit wird definierbar und Bild bzw. Vor-Bild hinsichtlich ihrer jeweiligen Medienspezifika im Bezug aufeinander rezipierbar.

Die Loslösung vom Sozialistischen Realismus einerseits und der ungegenständlichen Malweise der deutschen Nachkriegszeit und der Pop-Art andererseits macht Richter zu einem der führenden Künstler seiner Generation, der auch in seinen ab 1970/71 entstandenen abstrakten Bildern zur Diskussion über das Niveau gegenwärtiger Malerei herausfordert. Sein Werk, das Malerei zwischen Abbildungsfunktion und Selbstreflexion untersucht, kann in seiner Heterogenität als methodisch vielseitiger künstlerischer Entwurf verstanden werden.

P. D.

Harten, J. (Hrsg.): Gerhard Richter: Bilder. Paintings 1962–1985, Köln 1986
Misterek-Plagge, I.: »Kunst mit Fotografie« und die frühen Fotogemälde Gerhard Richters, Münster/Hamburg 1992
Obrist, H.U. (Hrsg.): Gerhard Richter. Text. Schriften und Interviews, Frankfurt 1993
Gerhard Richter, Kunst- und Ausstellungshalle der BRD, Bonn u.a., 3 Bde. mit Werkübersicht von 1962–1993, Stuttgart 1993

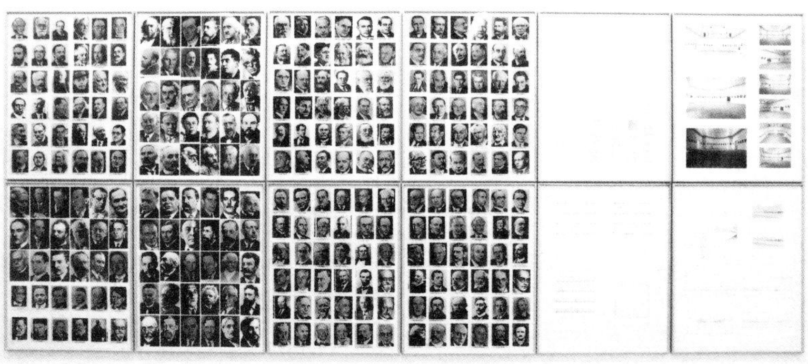

Atlas, 1962–97

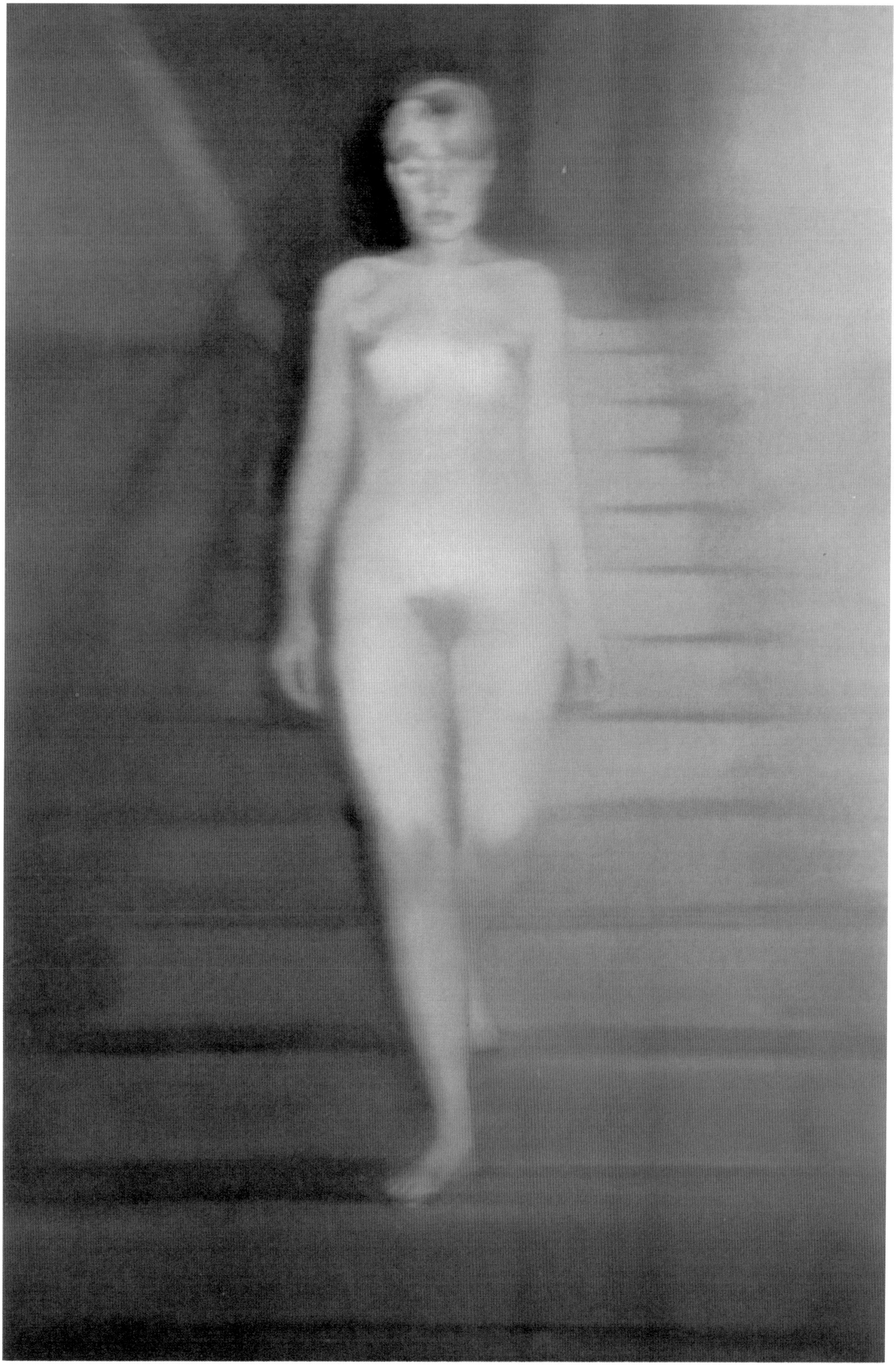

Moderne Kunst, 1968

1941 am 13.2. wird Sigmar Polke in Oels, Schlesien, geboren
1945 Flucht nach Thüringen
1953 Übersiedlung nach West-Berlin, anschließend nach Düsseldorf
1959–60 Lehre als Glasmaler in Düsseldorf
1961–67 Studium an der Staatlichen Kunstakademie bei Gerhard Hoehme und K.-O. Götz

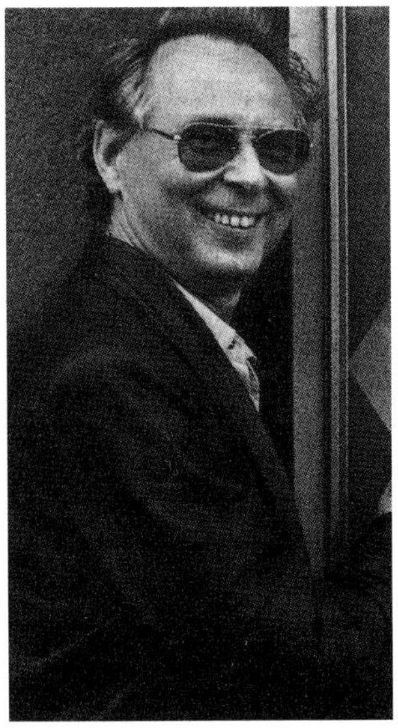

1963 zusammen mit Konrad Fischer-Lueg und Gerhard Richter Gründung des ›Kapitalistischen Realismus‹
1963–69 *Rasterbilder*
1968 Veröffentlichung von ›Höhere Wesen befehlen‹
1970–71 Gastprofessur an der Hochschule für bildende Künste in Hamburg
1972 Umzug in den Gaspelhof in Willich am Niederrhein
1973 Bildserie *Original und Fälschung*
1974 Reise nach Pakistan und Afghanistan
1977 Dozentur an der Hochschule für bildende Künste in Hamburg
1978 Übersiedlung nach Köln
1989 Professur an der Hochschule für bildende Künste in Hamburg
Polke lebt und arbeitet in Köln

Das Gemälde *Moderne Kunst* von 1986 ist eine Parodie auf die ›Wahrheiten‹ der Malerei. Hier führt Sigmar Polke alle Klischees vor, die die Durchschnittserwartungen des herkömmlichen Betrachters an ein Bild erfüllen: Es ist ein gemaltes Bild, dessen Oberfläche den Pinselduktus erkennen läßt. Es hat ein moderates Format und einen Titel. Man sieht eine ausgewogene Komposition, in der die wichtigsten Kriterien moderner Malerei vereint sind: figurative wie abstrakte Elemente, geometrisch definierte und freie Formen, linearer wie expressiv gestischer Farbauftrag. Konstruktivistische Motive zitieren Malewitsch oder Kandinsky, deren intellektualisierte Theorien jedoch von einer entschiedenen Geste mit darübergeschleuderter Farbe in kräftigem Violett in Frage gestellt werden. Umrahmt wird das Gemälde von einem gemalten weißen Rand, der es als Bild definiert. Oder doch eher als Abbild eines bereits reproduzierten Bildes? Es erscheint wie die vergrößerte Kopie einer Buchseite, auf der für jedermann verständlich das Schlagwort »Moderne Kunst« illustriert wird. Was ist hier Original, was Fälschung oder Reproduktion? **P**olke läßt sich niemals in ein kunsttheoretisches Korsett zwängen. Er zieht alle Register, um malend Fragen an die Malerei zu stellen. Zu diesem Zweck nimmt er die gängige Vorstellung von einem Gemälde buchstäblich auseinander: Keilrahmen werden zum sichtbaren »Bildträger«, gemusterte Dekorationsstoffe und veränderliche Farbeigenschaften zu Bedeutungsträgern. Transparenz und Vielschichtigkeit zeichnen sein Denken aus. Mit unkonventionellen, ständig neuen Formen der Bildmittel setzt er beides in Malerei um. **P**olkes Markenzeichen ist das Raster, mit dem er die in den Medien reproduzierten Bilder vom Zeitgeschehen imitiert und ironisiert. Von Weitem betrachtet, fügen die Rasterpunkte sich zu erkennbaren Bildern, doch sind es Abbilder von bereits reproduzierten Abbildern von Wirklichkeit. Gleichzeitig verleiht der Künstler den Punkten eigenständige Gestalt, indem er jeden einzelnen individuell mit der Hand malt. Man muß genau hinschauen bei seinen Rastern, dann erkennt man die störenden Flecken als versteckten Verweis auf die manipulierte Realität. **S**igmar Polke liebt es, den Betrachter mit Ironie und Satire zu verunsichern. Selten wird er zynisch. »Sieht man ja, was es ist«, schreibt er unter eines seiner Bilder und verbündet sich kumpelhaft mit dem Betrachter. Doch der muß das Sehen womöglich erst lernen. Dann wird er die scheinbar trivialen Bildinhalte im Sinne Polkes wahrnehmen und umsetzen können, um Grenzen abzubauen und Raum zu schaffen für »das Unvorhersehbare. Nur das ist es, was sich als interessant herauskehrt.« *A. Er.*

Sigmar Polke/Achim Duchow, Kunsthalle Kiel 1975
Sigmar Polke, Museum Boymans-van-Beuningen, Rotterdam, und Kunstmuseum Bonn 1984
Sigmar Polke, Transit, Staatliches Museum Schwerin, 1996
Sigmar Polke. Die drei Lügen der Malerei, Kunst- und Ausstellungshalle der Bundesrepublik Deutschland, Bonn 1997

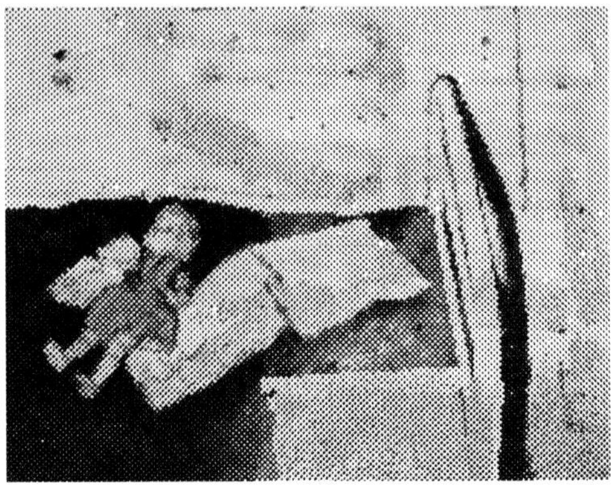

Puppe, 1965

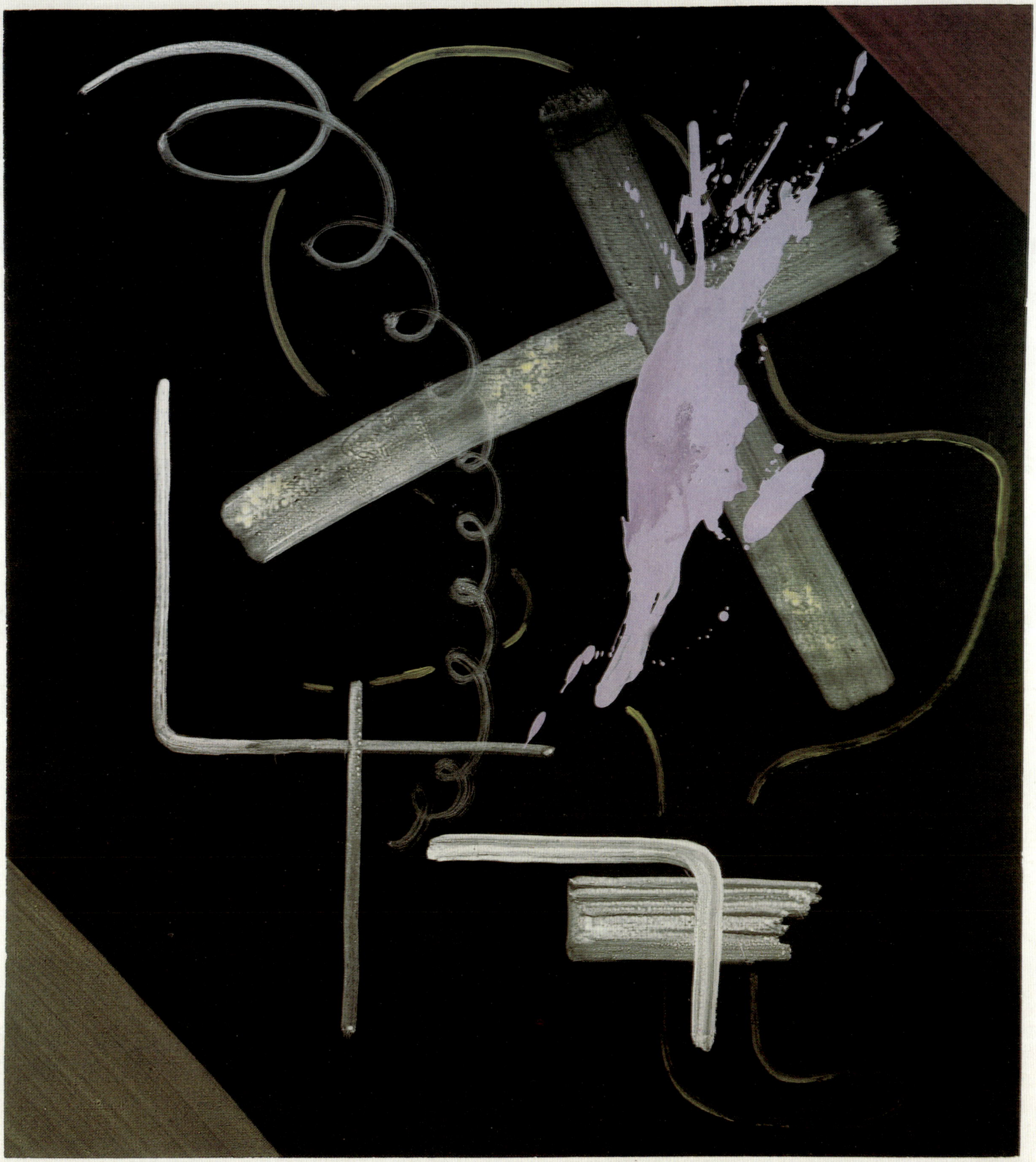

Moderne Kunst

Concetto Spaziale ›Attese‹, 1966

1899 Lucio Fontana wird am 29.2. in Rosario de Santa Fé in Argentinien geboren
1905 Übersiedlung nach Mailand
ab 1914 Besuch der Baugewerksschule in Mailand
1917–18 Kriegsdienst
Examen als Diplomingenieur
1922 Rückkehr nach Argentinien
zunächst Mitarbeit im Bildhauer-Atelier des Vaters

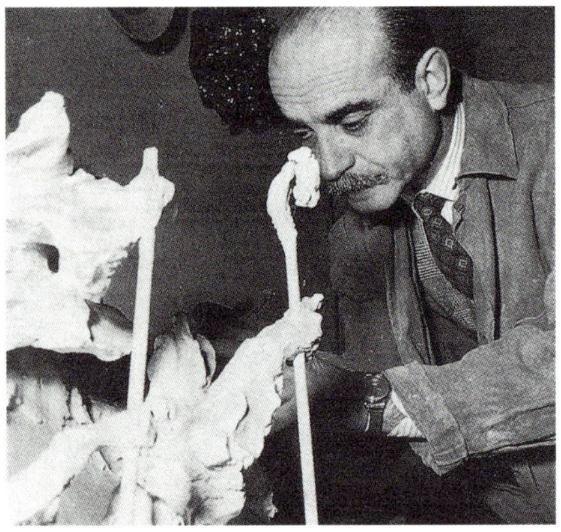

1924 Eröffnung eines eigenen Ateliers in Rosario de Santa Fé
1928 Rückkehr nach Mailand, Immatrikulation an der Kunstakademie Brera
1930 erhält das Diplom in Bildhauerei an der Kunstakademie Brera
Beteiligung an der Biennale von Venedig
1931 erste Terrakottareliefs und farbige Zementtafeln
1934 Anschluß an die Pariser Künstlergruppe ›Abstraction-Création‹, gründet eine eigene Sektion in Mailand
1935 unterzeichnet zusammen mit anderen Künstlern das erste Manifest italienischer abstrakter Kunst
1936 vor allem im Sommer intensive keramische Arbeit in Albisola, in der Werkstatt Giuseppe Mazzottis
1937 Arbeit an der Porzellanmanufaktur Sèvres in Paris
erste Ausstellung seiner keramischen Plastiken in Paris in der Galerie Jeanne Boucher
Bekanntschaft mit Brancusi, Miró und Tzara
1939 Rückkehr nach Argentinien
1940 Umzug nach Buenos Aires, Lehrtätigkeit an der Kunstschule Altamira
1946 Gründung der Privatakademie von Altamira zusammen mit Romero, Brest und Larco
1947 Rückkehr nach Mailand
unterschreibt das ›Erste Manifest des Spazialismo‹
1948 Entwürfe für *Ambiente Spaziali*
1949 erste ›Buchi‹, die den Titel *Concetto Spaziale* tragen
1952 erste ›Pietre‹, mit Steinen besetzte Objekte
1958 erste *Concetto Spaziali*, die er ›Attese‹ (Erwartungen) nennt
1963 Beginn der Serie *Fine di Dio*
1966 Retrospektive im Walker Art Center in Minneapolis
1968 am 7.9. stirbt Fontana in Comabbio (Varese)
1970 Retrospektive im Musée d'art Moderne, Paris

Erst in seinem Spätwerk wandte sich Lucio Fontana nach langer Zeit der vielfältigen künstlerischen Auseinandersetzung im Bereich der Bildhauerei dem zweidimensionalen Medium Bild zu. Seit 1958 perforiert er meist monochrom bemalte Leinwände zunächst mit Löchern (»buchi«), später mit Schnitten (»tagli«). *Concetto Spaziale ›Attese‹* von 1966 zählt zu dieser sehr umfassenden letzten Werkgruppe des Künstlers. Die ausdrücklich betonte Flächigkeit der monochromen, in einem rosa Farbton bemalten Leinwand wird durch sechs Einschnitte in Längsrichtung unterbrochen. Die dadurch entstehenden schmalen, ellipsenförmigen Öffnungen lassen einen dunkelfarbigen, nicht genau bestimmbaren ›Hintergrund‹ erkennen, der in seiner räumlichen Ausdehnung unendlich erscheint. Fontana erreicht hiermit eine gänzlich neue künstlerische Formulierung für ein an sich sehr traditionelles Thema in der Malerei, nämlich die Darstellung von Räumlichkeit auf der zweidimensionalen Fläche einer Leinwand. Dabei greift er nicht auf herkömmliche illusionistische Darstellungsmittel der gegenstandsbezogenen Malerei zurück, sondern sucht – in Anlehnung an die Bildhauerei – Räumlichkeit mit Hilfe des Materials selbst herzustellen und anschaulich erfahrbar zu machen. Das Zerschneiden der bis dahin unangetasteten ›heiligen‹ Bildoberfläche ist demnach nicht als ein zerstörerischer, sondern vielmehr als ein konstruktiver und zugleich kalkulierter Akt anzusehen. Die sich ins Unendliche öffnenden Spalten schaffen einen realen Raum, ohne die gleichzeitige Flächigkeit des Bildes zu negieren. Der Sinngehalt des Werks konstituiert sich aus eben dieser Koexistenz scheinbar unvereinbarer Aspekte und der sich daraus entwickelnden Harmonie und Ausgewogenheit in der Gesamtkomposition. **B**ereits seit Mitte der 40er Jahre begann Fontana seine Arbeiten jeweils mit dem Titel ›Concetto Spaziale‹ (›Raumkonzept‹) zu versehen, der auf seine neue Beschäftigung mit einer raumbezogenen Kunst verweist, unabhängig davon, ob es sich um Skulptur oder Malerei handelt. Obwohl Fontana im Gegensatz zu seinen zahlreichen theoretischen Ausführungen für eine Erneuerung der Bildmittel dem traditionellen Medium der Malerei verbunden bleibt, begründen die »tagli« aufgrund ihrer Stellung zwischen Skulptur und Malerei seinen eigentlichen Ruhm als Avantgardekünstler. Fontana schuf mit ihnen die Voraussetzung für einen neuen, freieren Umgang mit der Leinwand als Bildträger. *I. N.*

Ballo, G.: Lucio Fontana, Köln 1971
Crispolti, E. und J. v. Marck: Catalogue raisonné des peintures, sculptures et environnements spatiaux, 2 Bde., Brüssel 1974
Schulz-Hoffmann, C.: Lucio Fontana, München 1983
Ruhrberg, G.: Ästhetik der Verschiedenheit, in: Künstler, Kritisches Lexikon der Gegenwartskunst, München 1993
Messer, T. M.: Lucio Fontana, Schirn Kunsthalle Frankfurt, 1996

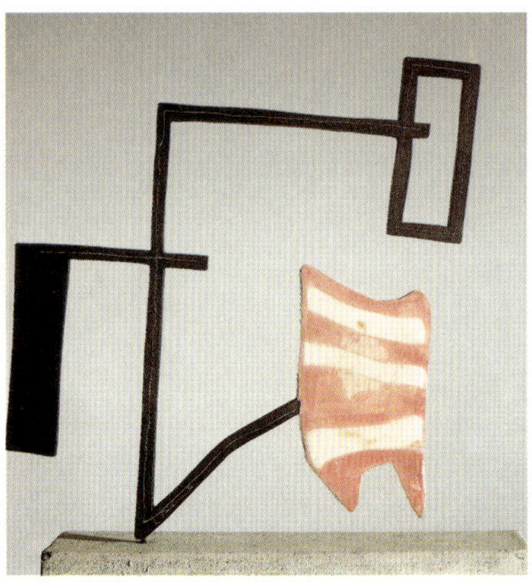

Scultura Astratta, 1934

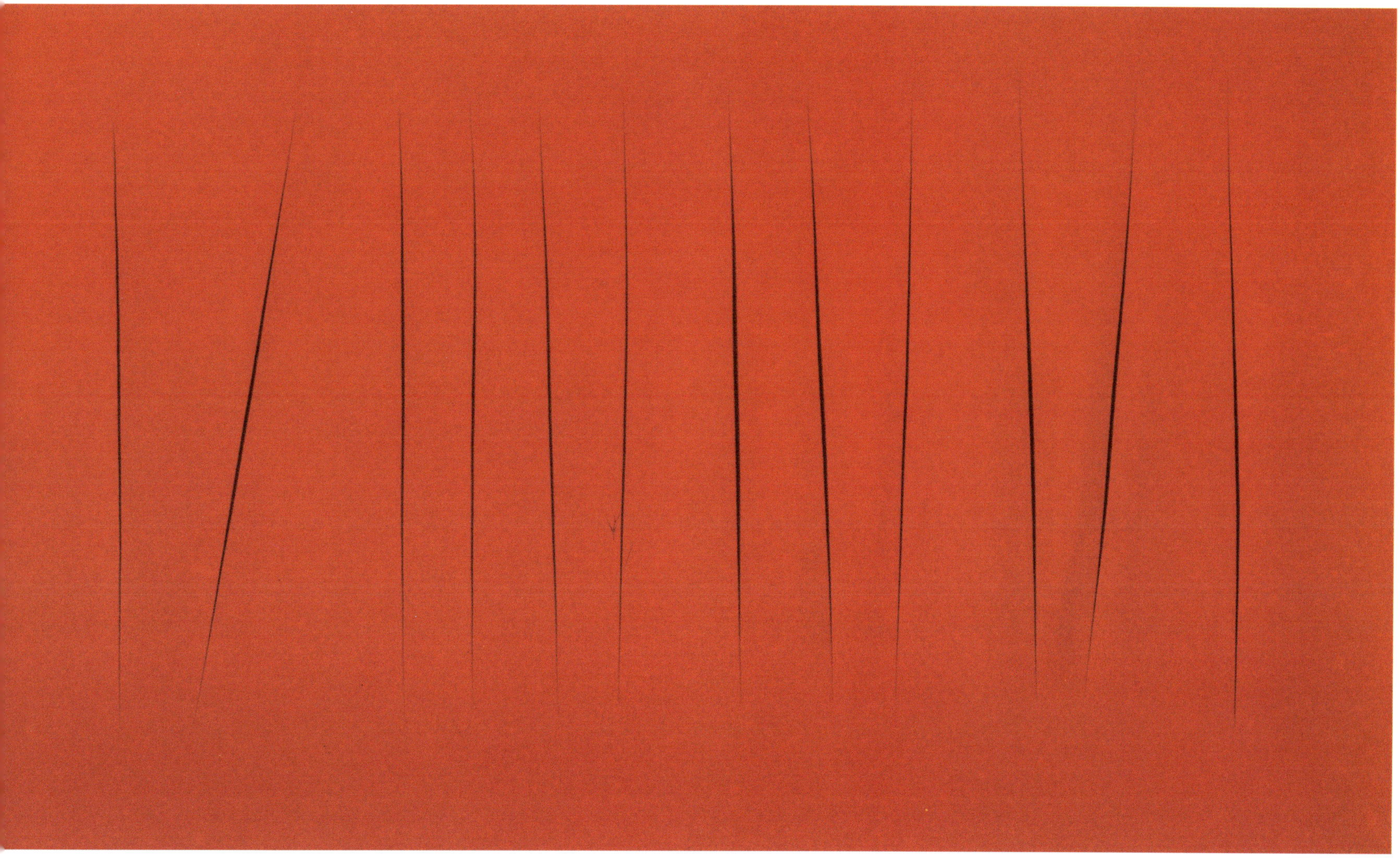

David Hockney

1937 am 9.7. wird David Hockney in Bradford, Yorkshire, geboren
1953–57 Studium am Bradford College of Art
1959–62 Studium am Royal College of Art, London
1961 Teilnahme an der Ausstellung ›Young Contemporaries‹
1961–63 Radierfolge nach Hogarths ›A Rake's Progress‹
1962/63 Lehrtätigkeit am Maidston College of Art in London

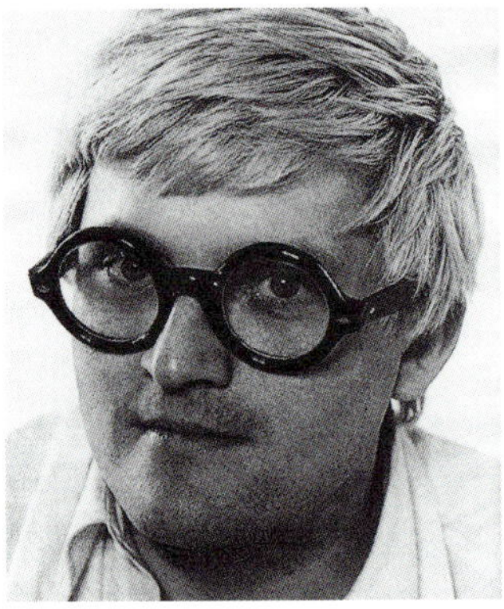

1963/64 Gastdozent an der University of Iowa
1965 Gastdozent an der University of Colorado
1966/67 Dozent an der University of California in Los Angeles
1967/68 Entstehung der Serien mit Darstellungen seiner Freunde
1971 Veröffentlichung von ›12 Drawings‹
1974 dreht mit Jack Hazan den Film ›A Bigger Splash‹
1975–92 Entstehung verschiedener Bühnenbilder
Hockney lebt in London und den USA

A Bigger Splash, 1967

Zu den bedeutendsten Vertretern der englischen Pop-Art gehört David Hockney. Die Verlegung des Wohnsitzes nach Kalifornien Anfang der 60er Jahre inspirierte ihn zu einer Serie von Swimmingpool-Bildern. In ruhigen, fast statischen Momentaufnahmen zeigen sie eine lichtdurchflutete, entspannte Atmosphäre, die in diesem Beispiel durch »einen größeren Spritzer« gestört wird. Das nach Fotovorlagen genau konstruierte Bild wurde mit Acrylfarben in leuchtende, glatte Farbflächen umgesetzt, die Spritzer wurden anschließend mit pastoser Farbe aufgetragen. Menschen finden sich nicht in dieser unheimlich-ruhig wirkenden Szene (abgesehen von dem nicht sichtbaren Schwimmer). Auch die Landschaft ist nur noch Kulisse von untergeordneter Bedeutung inmitten einer hedonistischen Freizeitkultur. Haus und Swimmingpool dienen als Chiffre für den kalifornischen Lebensstil, den sich Hockney zu eigen gemacht hat. In Zusammenhang mit anderen Bildern aus dieser Serie, die oft noch eine badende männliche Figur zeigen, scheint Hockney den alten Mythos des Goldenen Zeitalters aufgegriffen zu haben. Allerdings darf die klinisch-saubere Atmosphäre nicht darüber hinwegtäuschen, daß dies nur ein Reflex ›nach dem Sündenfall‹ ist. Hockneys idyllische, sinnlich aufgeladene Freizeitwelt kollidiert mit den tiefgreifenden gesellschaftlichen Umwälzungen der 60er Jahre, gegen die der Künstler sich vergebens abzuschotten versucht. **H**ockneys perfekt inszenierte Bild-Welten, zu deren Mitteln auch Fotomontagen und Collagen gehören, faszinierte eine ganze Generation von jüngeren Künstlern, die eine ›freie Figuration‹ der ornamental verhärteten Abstraktion vorzog.

H. D.

David Hockney – A Retrospective, Los Angeles County Museum of Art, Los Angeles 1988
Melia, P. und M. Livingstone: David Hockney. Paintings, München 1994
David Hockney, Zeichnungen 1954–1994, A Drawing Retrospective, Hamburger Kunsthalle, Stuttgart 1995

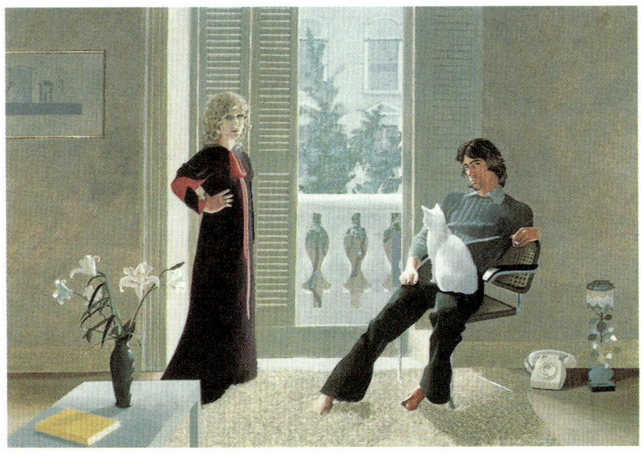

Mr. und Mrs. Clark and Percy, 1970–71

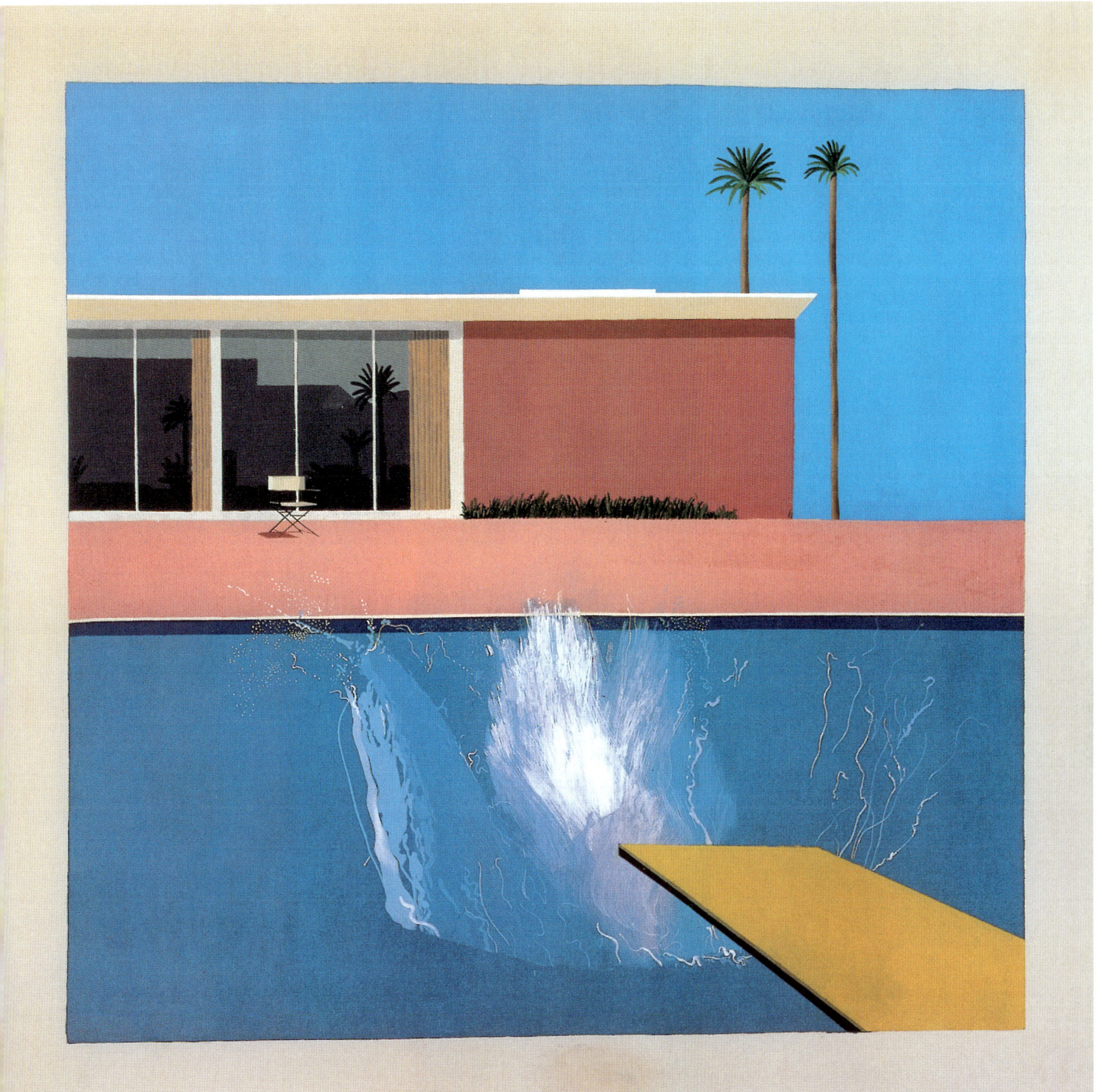

TV-Buddha, 1974

1932 am 20.7. wird Nam June Paik in Seoul, Korea, geboren
1950 Flucht der Familie vor dem Koreakrieg zuerst nach Hongkong, dann nach Japan
1956 Abschluß des Studiums der Musik- und Kunstgeschichte und Philosophie an der Universität von Tokio
1956–57 Studium der Musikgeschichte bei Thrasybulos Georgiades in München
1957–58 Kompositionsstudien bei Wolfgang Fortner an der Musikhochschule Freiburg

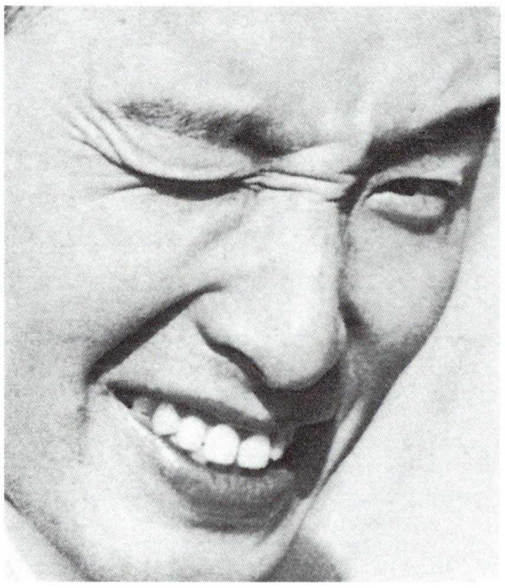

1958 Sommerkurse für Neue Musik in Darmstadt
Begegnung mit John Cage
1958–63 Arbeit im Studio für elektronische Musik des WDR in Köln
1959 *Hommage à John Cage*
1959–62 Auftritte mit Stücken seiner Aktionsmusik
1962 Teilnahme an der Ausstellung ›Fluxus. Internationale Festspiele neuester Musik‹, Wiesbaden
1963 erste Ausstellung mit Videofilmen und -installationen in der Galerie Parnass, Wuppertal
1963–64 Reise nach Japan
Experimente mit Farbfernsehern und Elektromagneten
1964 Übersiedlung nach New York
Beginn der Zusammenarbeit mit Charlotte Moorman
1965 erste Einzelausstellung in den USA, Galeria Bonino, New York
1966 erste Multimonitorinstallation *TV-Cross*
Entwicklung des ›tanzenden Musters‹
1967 Arbeit mit magnetisch verzerrten Fernsehaufnahmen
1969 *Participation TV II*
TV Bra for Living Sculpture
1973 Videoband ›Global Groove‹
1974 *TV-Garden*
seit 1979 Professur an der Staatlichen Kunstakademie Düsseldorf
1982 Retrospektive im Whitney Museum of American Art, New York
1984 Satellitenübertragung von ›Good Morning, Mr. Orwell‹ am 1. Januar
1987 Mitglied der Akademie der Künste, Berlin
1989 Installation zur 200-Jahrfeier der Französischen Revolution im Musée d'Art Moderne in Paris
1991 *Fin de Siècle II*
Paik lebt und arbeitet in New York und Düsseldorf

Als habe der koreanische Künstler bereits in den 60er Jahren geahnt, welche kaum mehr verdauliche Bilderflut uns die Erfindung des Fernsehens noch bescheren würde, drehte er dieser Trophäe des Fortschritts in einer Reihe von Werken buchstäblich Ton und Bild ab. In *Zen for TV* (1963) kehrte er den Flimmerkasten um 90 Grad auf die Seite und stellte die Röhre so ein, daß nur noch eine senkrechte helle Linie vor dem ansonsten dunklen Bildschirm ›gesendet‹ wurde: eine gezielt hergestellte ›Bildstörung‹, die dem Kunstfreund bzw. TV-Feind höchste ästhetische (Schaden-) Freude bereitet. In anderen Werken weidete er den Fernseher gar vollständig aus und ersetzte die Innereien aus Schaltkreisen und Transistoren – durch eine Kerze. Demonstrativ bürstete er das Gerät gegen den Strich seiner Zweckbestimmung: statt des erwarteten Stroms der Bilder und Klänge eine selbstverordnete Askese der Wahrnehmung. Dabei richtete sich Paiks Affront nicht nur gegen den töne- und bilderspuckenden Kasten, sondern wohl auch gegen TV-Unterhaltung und TV-Werbung, TV-Politik und TV-Sportlichkeit – dies alles in Zeiten des Kalten Krieges und rauschenden Konsums, als TV längst seine Unschuld als technisch-neutraler Gegenstand verloren hatte und zum Instrument der Massenpsychose geworden war. **E**ine Erweiterung dieser Grundideen stellt *TV-Buddha* von 1974 dar. In der nebenstehenden Abbildung nicht zu sehen ist eine hinter dem Monitor aufgestellte Videokamera, welche das Gesicht der Buddhafigur aufnimmt und auf den Bildschirm überträgt. Diese zum Standbild geronnene ›Sendung‹ ist Gegenstand der in einen ›closed circuit‹ eingebundenen Kontemplation des Buddha. »Betrachter und Gegenstand der Betrachtung sind eins«, heißt es über den höchsten Zustand mystischen Bewußtseins. Der von der östlichen Geisteshaltung seines Lehrers John Cage inspirierte koreanische Künstler könnte diese Erkenntnis ebenso im Sinn gehabt haben wie den ebenfalls geistreichen Vorschlag, daß es für das Fernsehen kein aufregenderes Thema geben kann als das Leben seiner Zuschauer. Doch schon die Tatsache, daß der Buddha selbst – Inkarnation der ›Leere‹ – vor dem Fernseher, dem Inbegriff der ›Maja‹ (sanskr. Täuschung), sitzt, ist schon der Ironie genug! **D**er Fluxus-Künstler Paik, der sich in seinen Anfängen in Aktionen und Happenings durch besondere Destruktivität ausgezeichnet hatte, sublimierte seine Kritik an Unterhaltungsindustrie und Informationsgesellschaft durch solche Objekterfindungen, welche allein durch die Materialwahl – Fernsehgeräte – die Kunst revolutionierten.

P. S.

Herzogenrath, W.: Nam June Paik. Fluxus. Video, München 1983
Decker, E.: Paik – Video, Köln 1988
Stooss, T. und T. Kellein (Hrsg.): Nam June Paik, Video Time – Video Space, Kunsthalle Basel, Kunsthaus Zürich, Stuttgart 1991

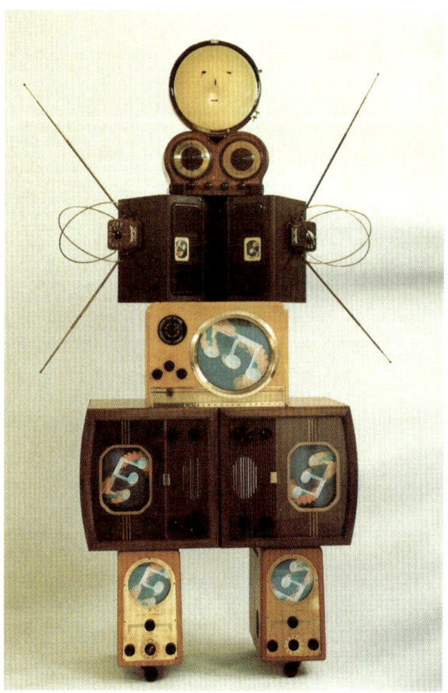

Family of Robot: Aunt, 1986

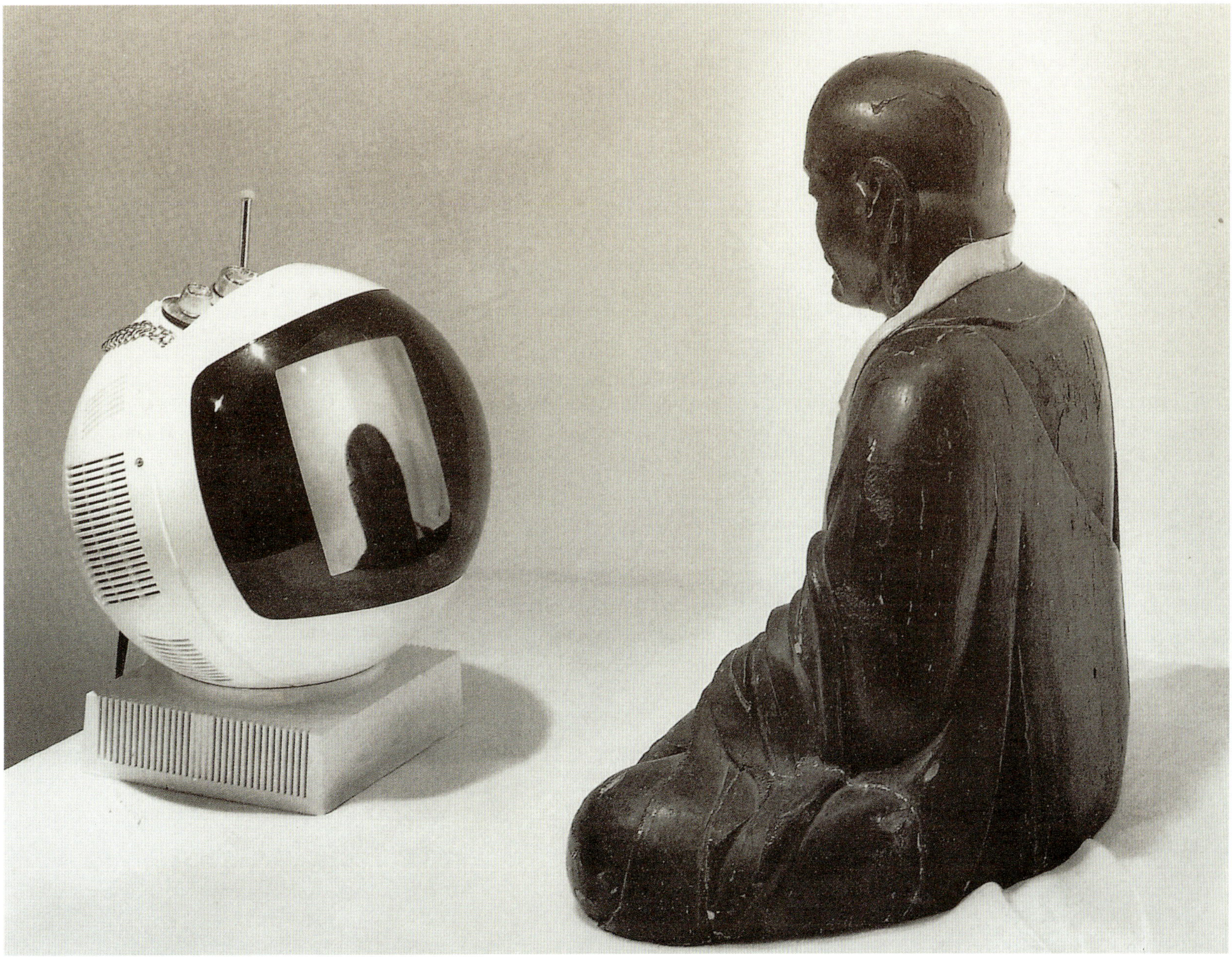

1905 am 29.1. wird Barnett Newman in New York geboren
1922–26 Studium an der Cornell University und der Art Students League in New York

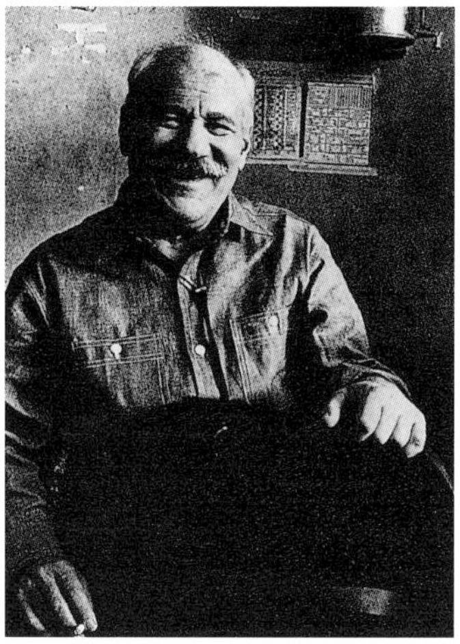

1923–27 Studium der Philosophie am City College of New York
1929–30 Fortsetzung des Studiums an der Art Students League
seit 1930 Kontakte zu Pollock und Gottlieb
1931–39 arbeitet als Kunstlehrer an New Yorker High Schools
1941 Besuch von Kursen in Botanik und Ornithologie an der Cornell University
1944 Organisation der Ausstellung ›Pre-Columbian Stone Sculpture‹ für Betty Parsons, New York
1946 Organisation der Ausstellung ›The Ideographic Picture‹
1948 *Onement I*
zusammen mit William Baziotes, Robert Motherwell und Mark Rothko Gründung der Kunstschule ›Subjects of the Artist‹
1950/51 Einzelausstellungen bei Betty Parsons, New York
1957 Newman erleidet einen Herzinfarkt
1958–66 Serie *Stations of the Cross*
1959 Lehrtätigkeit an der University of Saskatchewan in Saskatoon, Kanada
1962–64 Lehrtätigkeit an der University of Pennsylvania in Philadelphia
1964 erste Europareise
1970 Newman stirbt am 4.7. in New York

Barnett Newman ist neben Mark Rothko einer der wichtigsten Vertreter der amerikanischen Farbfeldmalerei, die sich aus der New York School von den gestischen Malern des Abstrakten Expressionismus abspalteten. Newmans frühe Arbeiten standen unter dem Eindruck des kalligrafischen Surrealismus, wobei um 1946–49 die inhaltliche Bedeutung der abstrakten, in mystisch-kaballistischem Kontext stehenden Bildzeichen hinter den formalen Problemen zurücktrat. Nach einer vernichtenden Kritik seiner ersten Einzelausstellung zog sich Newman lange Jahre zurück. **B**ereits Ende der 40er Jahre gelangte Newman zu fast monochromen, aber noch gestisch strukturierten Farbflächen, die von einer dünnen kontrastierenden Linie durchzogen wurden. Diese klären sich in der Folge zu homogenen, reinen Farbflächen in großen Quer- oder Hochformaten. In diese oft riesigen, den Betrachter fast überwältigenden Farbflächen hinein sind dünne Linien gesetzt, die wie eine Lichtschranke das Bildfeld aufteilen. Für Newman war der bildnerische Prozeß dem Schöpfungsakt gleichzusetzen. Die Linie bedeutete für ihn einen ersten schöpferischen Eingriff in die ungeformte Materie der Farbe, analog der göttlichen Scheidung von Licht und Finsternis. Mit der Beschränkung auf wenige ordnende Linien und die Grundfarben Rot, Blau und Gelb, die seinen letzten Bildern den Titel gaben, wollte er das Chaos der möglichen Formen bannen. Für ihn lag in dieser einfachen Bildanlage eine übergeordnete Wahrheit, dem Mysterium von Leben und Tod verbunden. **N**ewmans radikale Bildvereinfachung wird oft auch der Minimal Art zugeordnet, obwohl seine jüdisch-mystische Haltung zur Wirklichkeit den Werken eine völlig andere, nicht auf das Formale beschränkte Aussage verleiht.

H. D.

Imdahl, M.: Who's afraid of Red, Yellow and Blue III, Stuttgart 1971
Rosenberg, H.: Barnett Newman, New York 1978
O'Neill, J. (Hrsg.): Barnett Newman, Schriften und Interviews 1925–1970, Bern/Berlin 1996

Mitternachtsblau, 1970

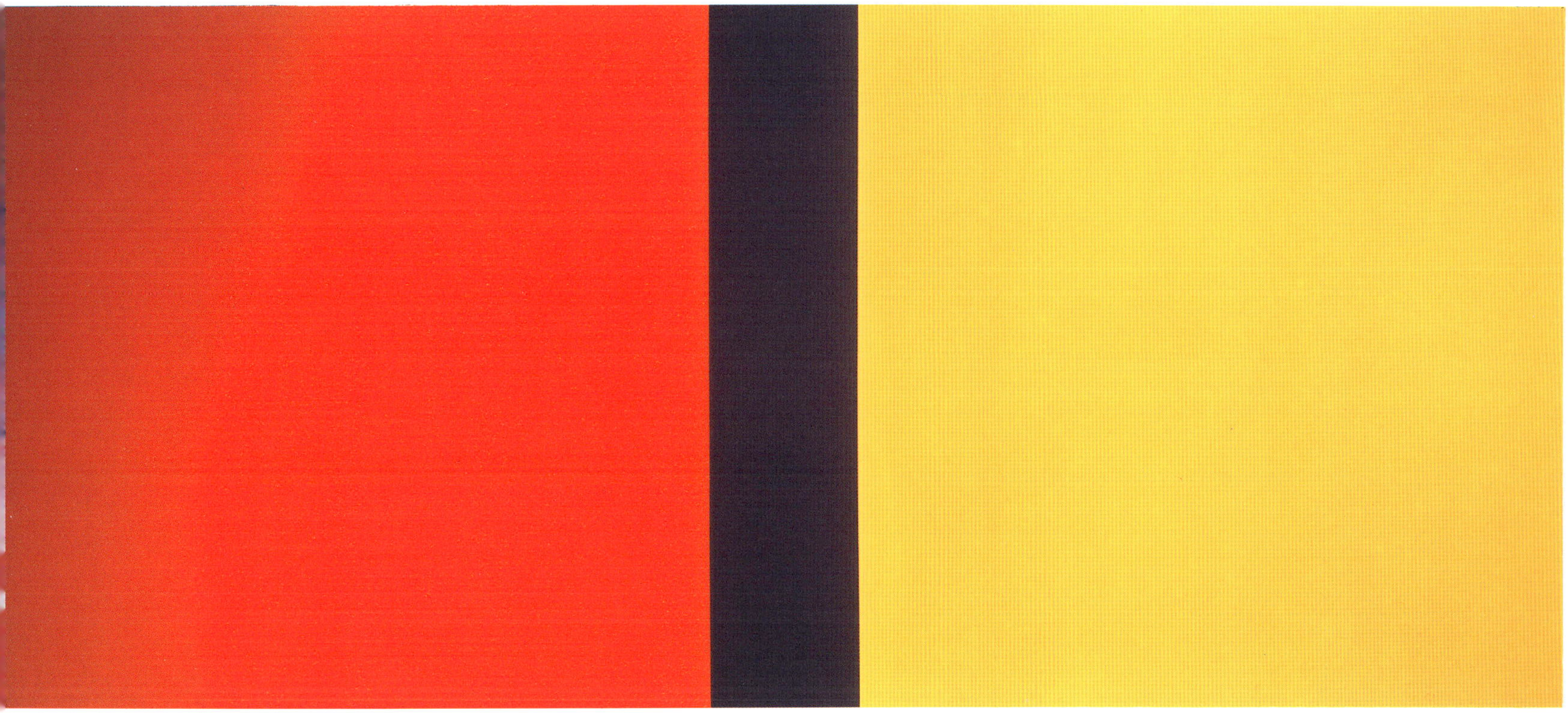

Dan Flavin

1933 am 1.4. wird Dan Flavin in Jamaica, New York, geboren
1953 Eintritt in die US-Airforce
Ausbildung als Meteorologe
1956 Studium an der New School for Social Research in New York
1957–59 Studium an der Columbia University in New York
1961 erste Ausstellung in einer New Yorker Galerie
Einführung von Licht als Material in seine Werke

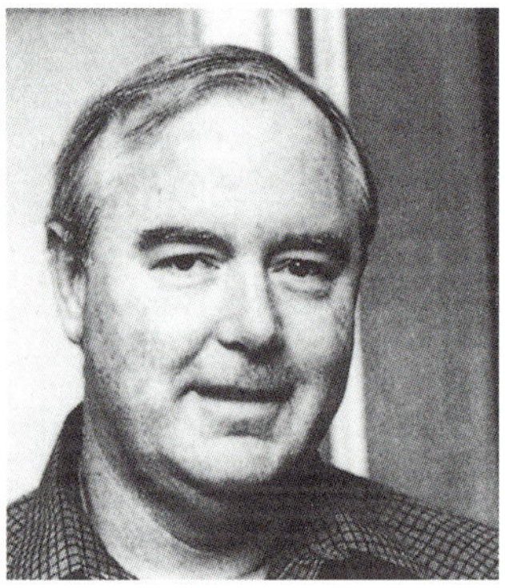

1963 *Diagonal of May 25*
1964 Beginn der Serie *Monument 7*, Tatlin gewidmet
1966 Beteiligung an der Ausstellung ›Primary Structures‹ im Jewish Museum
1967 Lehre an der University of North Carolina in Greenboro
1973 Gastprofessur an der University of Bridgeport in Connecticut
1994 Ausstellung im Kunstbau, München
1996 am 29.11. stirbt Dan Flavin

Untitled (To Virginia Dwan) I, 1971

Die Lichtinstallation *Untitled (To Virginia Dwan) I* von Dan Flavin ist aus einer langen weißen und drei rückseitig angebrachten kürzeren, buntfarbigen Leuchtstoffröhren zusammengesetzt, die eine Raumecke diagonal überbrücken und sie in ein dreifarbiges Licht tauchen. Der Raum wird dadurch neu artikuliert, das Licht zugleich in seiner farbigen Erscheinung materialisiert. Mittels einer solchen Diagonalen begann Flavin bereits 1963 erstmals mit dem industriell gefertigten Werkmaterial der Leuchtstoffröhre zu arbeiten. Sie wurde zur Inkunabel seines gesamten Œuvres, wobei es ihm um die Erfahrung und Bedingungen der optischen und räumlichen Erscheinung von Licht ging. Dieser von ihm entwickelten radikal reduzierten, technisch anonymen Kunstsprache setzt er jedoch zugleich eine persönliche Widmung entgegen, indem er die Installation mit dem Untertitel ›To Virginia Dwan‹ einer bestimmten Person zuordnet. **A**ls einer der Protagonisten der Minimal Art begann Flavin Anfang der 60er Jahre zusammen mit anderen amerikanischen Künstlern wie Donald Judd sich von dem damals noch die Kunstszene bestimmenden Abstrakten Expressionismus sowie den Ausdrucksformen der Pop-Art abzugrenzen. Zudem erschienen die traditionellen Materialien und künstlerischen Ausdrucksmöglichkeiten für die Skulptur überholt und den neuen technischen Entwicklungen nicht mehr angemessen. **A**uf der Suche nach einem neuartigen Werkstoff konzentrierte sich Flavin auf das Phänomen Licht, das von sich aus keine materielle Qualität besitzt und daher als eigenständiges Medium nicht bewußt wahrgenommen wird. Licht legt sich vielmehr auf die Gegenstände, es dient deren Beleuchtung und ordnet somit seine eigenen spezifischen Eigenschaften dem jeweiligen Gegenstand und dessen farbiger und formaler Qualität unter. Bei Flavins Licht-Installationen kehrt sich dieser Weg visueller Wahrnehmung um: Licht beleuchtet nicht, sondern leuchtet von sich aus, strahlt unbegrenzt von innen nach außen und entwickelt eine eigenständige, bisher unerkannte ästhetische sowie künstlerische Dimension und Ausdruckskraft. **F**lavin ist der erste Künstler, der Licht als künstlerisches Mittel verwendet hat, um zugleich zu einem neuen Umgang mit diesem Phänomen aufzurufen. Seine Installationen wurden wegweisend für die nachfolgende Generation von Künstlern wie Bruce Nauman oder James Turrell. *I. N.*

Sauré, W.: Dan Flavin, in: Weltkunst, 41, 1971
Deschamps, M.: Dan Flavin. Situations, in: Art Press, 21, 1, 1988
Puvogel, R.: Bild-Objekte oder Licht-Körper, in: Künstler, Kritisches Lexikon der Gegenwartskunst, Ausgabe 13, München 1991

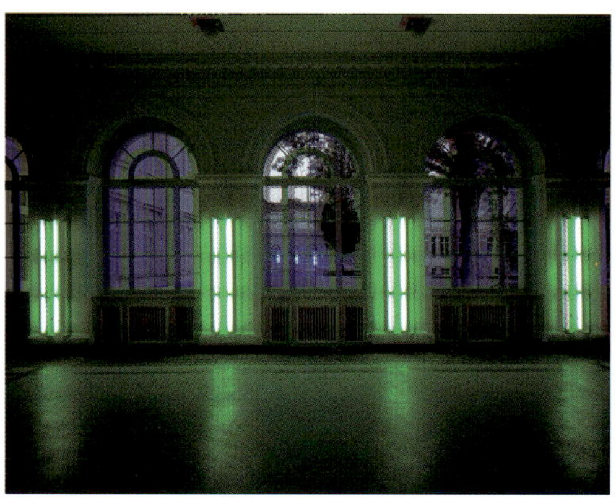

Untitled 1996

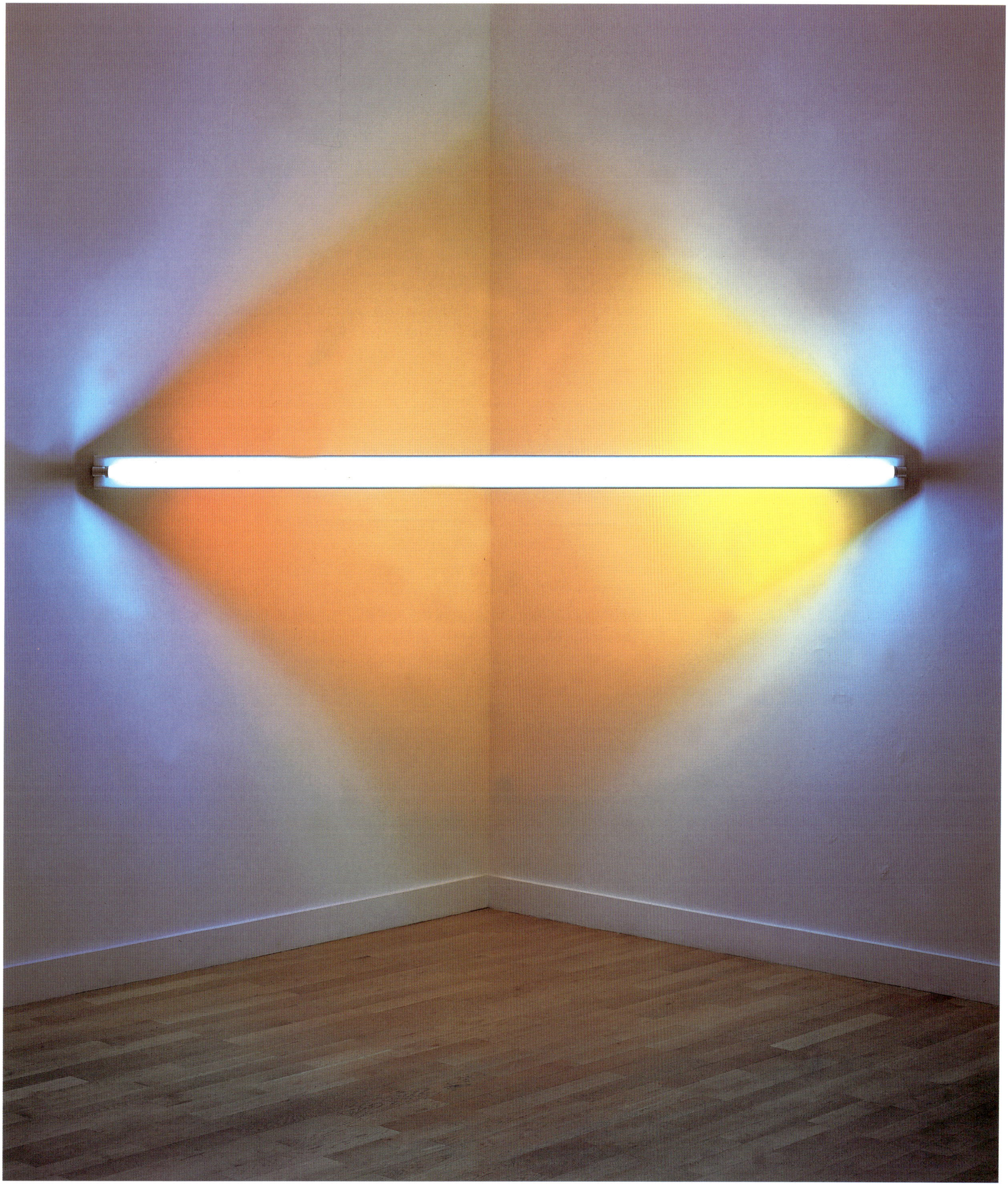

August 1972, 1972

1909 am 28.10. wird Francis Bacon in Dublin geboren
1925 Übersiedlung nach London
1927–28 Reisen nach Berlin und Paris
1929 Rückkehr nach London
Entstehung erster Ölbilder
1930 Organisation einer Gemeinschaftsausstellung mit Roy de Maistre in seinem Studio
1936 Zurückweisung seiner Bilder bei der Internationalen Surrealisten-Ausstellung in London als zu wenig surrealistisch
1937 Beteiligung an der Ausstellung ›Young British Painters‹

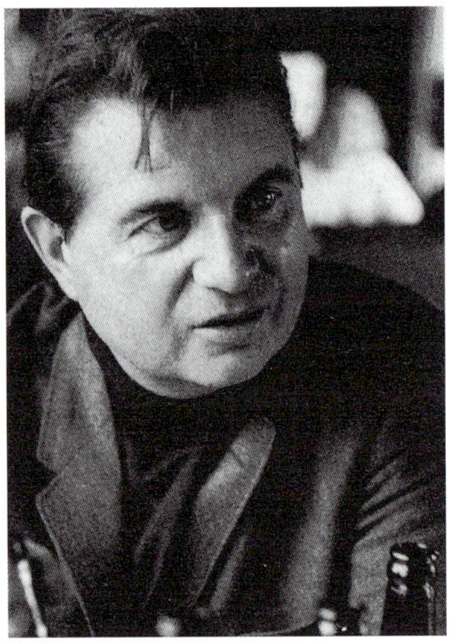

1941–44 Zerstörung fast aller früheren Werke
1944/45 *Drei Studien zu Figuren am Fuß einer Kreuzigung*
1946–50 Aufenthalt vorwiegend in Monte Carlo
Freundschaft mit Graham Sutherland
1948 Beginn der Serie *Köpfe*
Alfred H. Barr kauft *Painting* (1946) für das Museum of Modern Art, New York
1950 Lehrtätigkeit am Royal College of Art
Reisen nach Südafrika und Kairo
1951 erste Serie von Papstbildern nach Velázquez' *Innozenz X.*
1953–57 Serien von *Studien für ein Porträt*
1954 Serie *Man in Blue*
1958 Vertrag mit Marlborough Fine Art, London
1962 Retrospektive in der Tate Gallery, London
seit 1962 Entstehung großformatiger Triptychen, Porträtserien von Freunden
1964 Freundschaft mit George Dyer
Triptychon *Drei Figuren in einem Raum*
1965 Triptychon *Kreuzigung*
1971 Tod George Dyers
1978 Aufenthalt in Rom
1985–86 Retrospektiven in London, Stuttgart, Berlin
1992 am 28.4. stirbt Bacon in Madrid

An die *Kreuzigung* von 1965 knüpfen drei Triptychen an, die Bacon unter dem Eindruck des Todes seines Freundes George Dyer gemalt hat. Sie sind zwischen August 1972 und Juni 1973 entstanden und als die Serie der ›Schwarzen Triptychen‹ bekannt geworden. Dabei bezeichnet »schwarz‹ eher den Charakter der Bilder als ›Memento mori‹ denn unbedingt ihre Farbgebung. **D**er Vordergrund des Triptychons *August 1972* ist durch eine parallel zur Bildfläche verlaufende Wand begrenzt, die auf jeder einzelnen Tafel durch eine Türöffnung unterbrochen wird. Durch diese offenen Tore kommt die Schwärze ins Bild. In der Mitteltafel erscheinen wieder die ineinander verknäulten Körper des Paares, das Bacon von Eadweard Muybridges Ringern abgeleitet hat. Aber die Aussage ist diesmal forciert. Hier fallen nicht nur Liebesakt und Gewaltakt zusammen, wie so oft bei Bacon. Was sich hier abspielt, ist offenbar ein Kampf auf Leben und Tod. Die Leiber sind in tödlicher Umarmung untrennbar ineinander verschlungen. Die beiden Zeugen dieser Szene scheinen sie nicht wahrzunehmen: Die sitzende Figur rechts hat ihr den Rücken zugewandt, die Figur links hält die Augen geschlossen. Beide Figuren sind nur noch als Torsi präsent: Die schwarzen Schatten der offenen Tür haben sie eingeholt. Bald wird ihr Bild ganz aufgezehrt sein. Noch aber wirft es fleischfarbene Schatten auf den Boden. Doch sind das wirklich noch Schatten? Sie wirken wie ausgeflossen und sind ohne Kontur, ohne Beziehung zum Umriß der Figur. **F**rancis Bacon hat schon von früh an höchst sensibel auf die künstlerische Sprache seiner Epoche reagiert. Über die Reflexion und versuchsweise Anordnung der von den einzelnen ›Ismen‹ der Moderne bevorzugten Stilmittel hinaus lesen sich die formalen Aspekte, die sein Werk beherrschen, wie eine Beschreibung wesentlicher Züge der Kunst des 20. Jahrhunderts insgesamt. Da ist das Spiel mit den Traditionen, das vom radikalen Bruch über die beziehungsreiche Anspielung bis zur bedenkenlosen Übernahme einzelner Bildelemente reicht. Da ist die Faszination durch die technischen Medien, durch Film und Foto: vermittelt durch den Film das Motiv der Bewegung, vermittelt durch das Foto die Reflexion der Wirklichkeit. Da ist der permanente Versuch, Bewegung zu fixieren, Raum in die Fläche zu binden, die Simultaneität verschiedener Perspektiven als die natürlichste Sache der Welt darzustellen. Da ist die Fragmentierung der Realität und das collagehafte Zusammenfügen ihrer Bruchstücke. Und da ist die enorme Rolle, die Bacon dem Zufall zuweist. Der Zufall bedeutet ihm so viel wie den Surrealisten das Unbewußte. Er ist für ihn sowohl Quelle der Inspiration, wann immer die Arbeit am Bild zu stocken droht, als auch Gradmesser der Authentizität der auf der Leinwand erscheinenden Realität. Hinzu kommt eine Fülle souverän gehandhabter Gestaltungsmittel zweiter Ordnung, wie die unkonventionelle Behandlung der Farbmaterie, die stellenweise Einbeziehung der rohen, ungrundierten Leinwand ins Bildgeschehen, die Konfrontation ›verwischter‹, Bewegung suggerierender Formen und monochrom angelegter, statisch wirkender Flächen, der Gegensatz zwischen scharf konturierten Gegenständen und sich auflösenden, mit ihren Schatten verschmelzenden Figuren. *W. Sch.*

Deleuze, G.: Francis Bacon. Logique de la Sensation, Paris 1981
Schmied, W.: Francis Bacon, München 1996
Francis Bacon, Musée National d'Art moderne, Centre Georges Pompidou, Paris 1996/97
Sylvester, D.: Gespräche mit Francis Bacon, München 1997

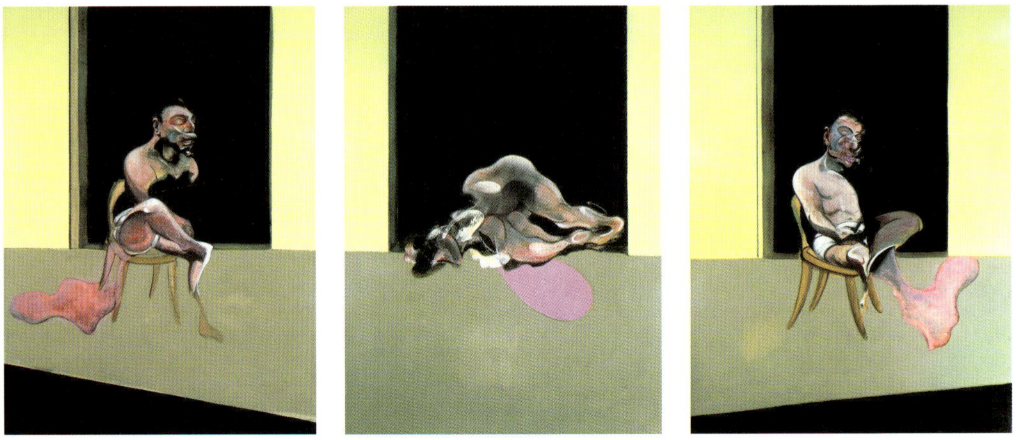

Triptychon August 1972, 1972

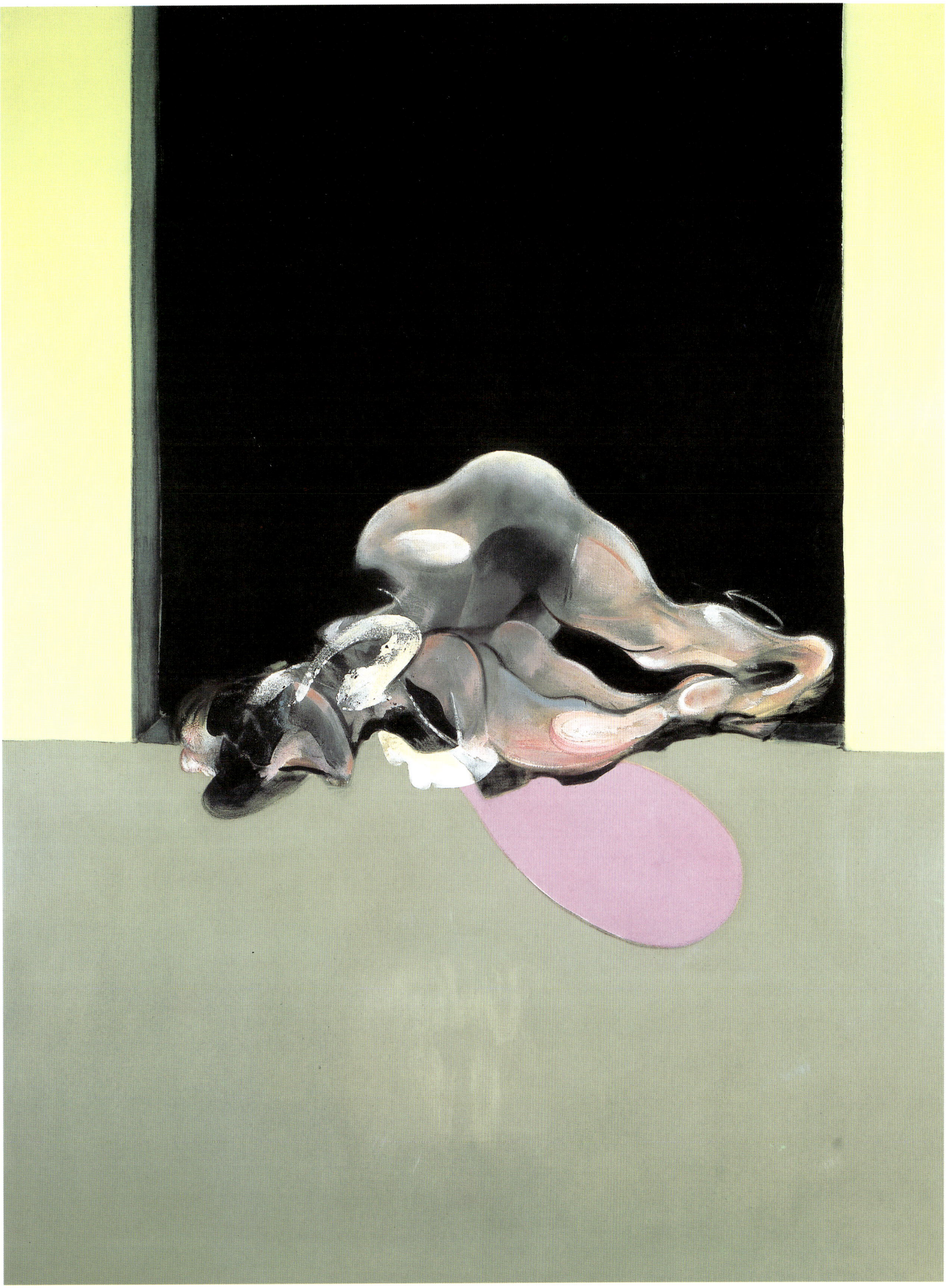

1922 am 8.12. wird Lucian Freud, Enkel Sigmund Freuds, in Berlin geboren
1933 Emigration nach England
1938–39 Studium an der Central School of Arts and Crafts in London
1939 Erlangung der britischen Staatsbürgerschaft
1939–42 East Anglian School of Painting and Drawing in Dedham
1942–43 Teilzeitstudium am Goldsmith's College, London

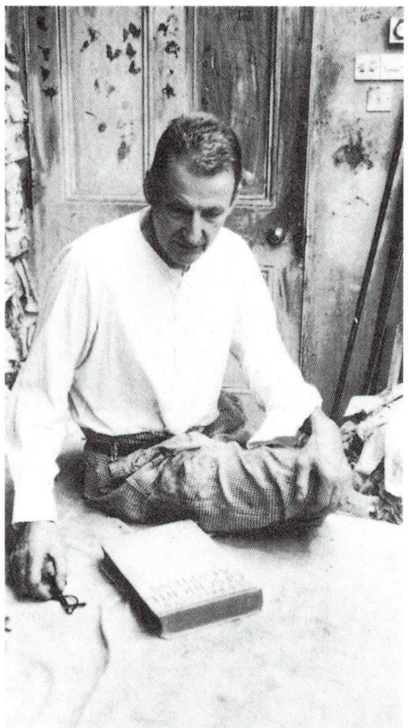

1946–47 Reisen nach Paris und Griechenland
1949 Gastdozent an der Slade School of Fine Art in London
1951 Arts Council Prize, Festival of Britain
Lucian Freud lebt und arbeitet in London

Lucian Freud konzentriert sich auf die menschliche Figur. Dieses Thema war den Vertretern der ›School of London‹ gemeinsam, zu der neben Freud vor allem Francis Bacon, aber auch Frank Auerbach, Leon Kossoff und Michael Andrews gehörten. Der 1922 in Berlin geborene Lucian Freud, der 1933 mit seinen Eltern nach England emigrierte, ist der Enkel Sigmund Freuds, des Begründers der Psychoanalyse. **F**reud bezeichnet seine Arbeit als »rein autobiografisch«, insofern er ausschließlich ihm nahestehende Menschen aus seinem persönlichen Lebenskreis malt. Lange Modellsitzungen (150 Stunden im Fall des Barons Thyssen) und die emotionale Beziehung zum Modell führen zu einer äußersten Intensität in der Beschäftigung mit dem dargestellten Bildgegenstand: »Ich wollte nicht das Aussehen des Modells, sondern sein Wesen. Nicht nur eine Gleichheit, wie sie ein Mimiker, sondern eine Identifikation, wie sie ein Schauspieler zustandebringt... Die Malerei ›ist‹ die Person.« **I**n *Rose* fällt der Blick des Betrachters schräg von oben auf einen in schonungsloser Offenheit präsentierten weiblichen Akt, dessen Schampartie im Zentrum des Bildes plaziert ist. Darin läßt sich eine Anspielung auf Gustav Courbets *L'Origine du Monde* (Musée d'Orsay) erkennen. Die Geste des Bedeckens der Augen einer öffentlich entblößten Frau findet sich bereits in der französischen Salonmalerei des 19. Jahrhunderts präfiguriert (Jean L. Gérome, *Phryne vor den Richtern*, 1861). Der Blick des Betrachters wird nicht zurückgegeben. Requisiten wie der unter das Bett geworfene Schuh und das die Zehen des rechten Fußes und das linke Bein bedeckende Tuch dienen einerseits der Steigerung des Eindrucks der Nacktheit des menschlichen Körpers, anderseits spielen sie auf einen möglicherweise vorangegangenen Liebesakt an. Zehn Jahre nach der Entstehung von *Rose* greift Freud das Thema des Verbergens und Enthüllens mit *Nackter Mann auf einem Bett* in einem sich noch unmittelbarer dem Betrachter darbietenden Männerakt auf, bei dem Hände so plaziert sind, daß eine Verbindung zwischen Auge und Genital hergestellt wird. Der Männerakt streckt sich frontal, mit den Füßen nach vorn, dem Betrachter entgegen, der Komposition in Mantegnas berühmter Christusdarstellung folgend, die von Christian Schad in seinem Bild *Operation* übernommen worden ist. Besonders in Freuds Frühwerk ist die Nähe zur Neuen Sachlichkeit deutlich spürbar. **F**ür Fleischtöne verwendet Freud ein besonderes Pigment, ein stark bleihaltiges Kremser Weiß, von ihm ›Cremnitz‹ genannt. Die Farbe soll »wie Fleisch selbst« wirken. »Ich habe ›la belle peinture‹ und ›la delicatesse des touches‹ immer verachtet«, schrieb Freud. Er konzentriert sich zunehmend, in den letzten Jahren oft in lebensgroßen ganzfigurigen Werken, auf die Wiedergabe der verschiedenen Valeurs des Inkarnats. Obwohl er sich in die Tradition des Realismus stellt, geht es ihm letztlich um reine Malerei. Allerdings soll Farbe nicht als eigenständiges Element im Bild vor den Gegenstand treten, sich von diesem lösen und eine eigene gefühlsmäßige Bedeutung transportieren. Freud will vermeiden, »daß die Leute sagen: ›Oh was war das noch für ein rotes oder blaues Bild von Ihnen, ich habe vergessen, was drauf war.‹«

M.A.

Lucian Freud, Paintings, Katalog mit einer Einführung von Robert Hughes, Washington DC, Smithsonian Institute, u.a.
Hicks, A.: The School of London, The resurgence of contemporary painting, Oxford 1989
Lucian Freud, Paintings and Works on Paper 1990–1991, Mailand, Castello Sforzesco, u.a.
Lampert, C.: Lucian Freud, Recent Work, London 1993
Hartley, C.: The Etchings of Lucian Freud 1946–1995 (Catalogue Raisonné), London und New York 1995

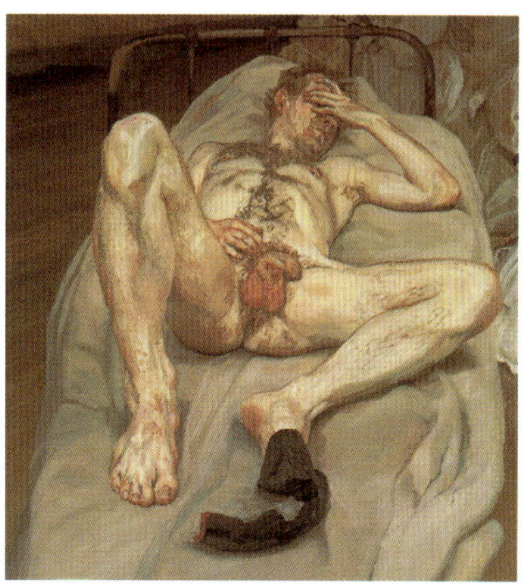

Nackter Mann auf einem Bett, 1989/90

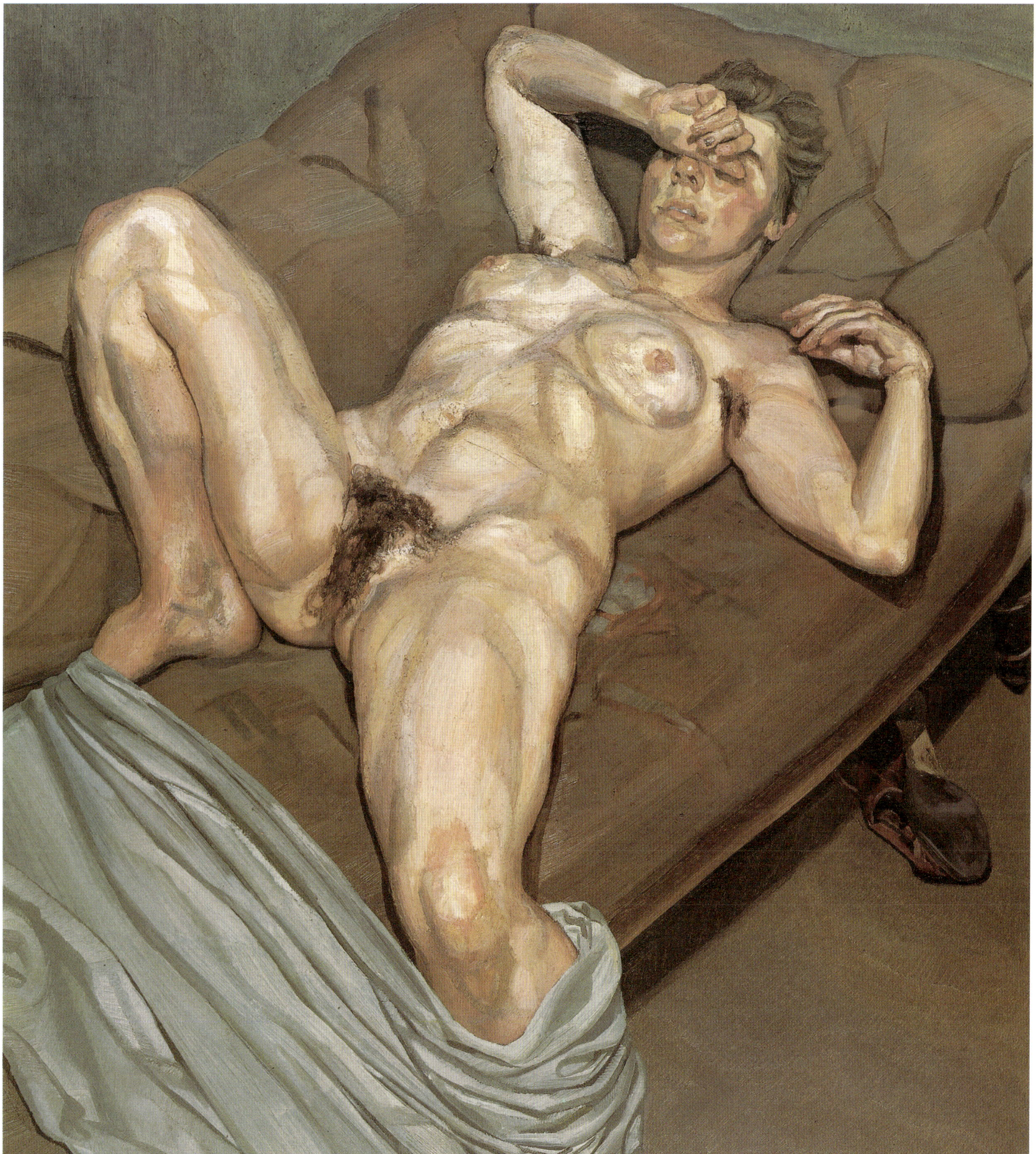

Lightning Field, 1977

1935 wird Walter De Maria in Albany, Kalifornien, geboren
1953–59 Studium an der University of Berkeley, Kalifornien
1969 Guggenheim Mitgliedschaft
lebt in New York City

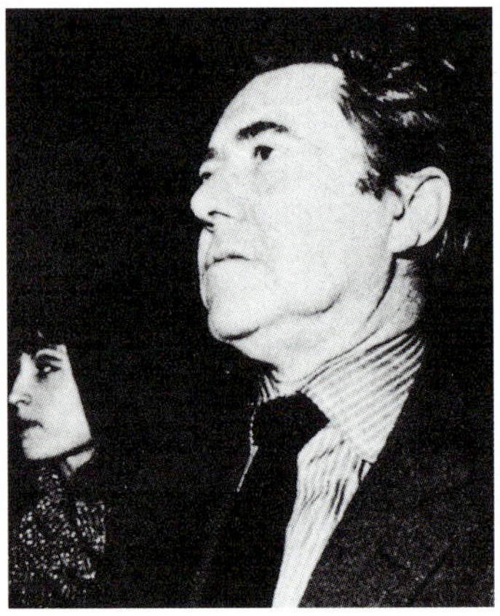

Walter De Marias *Lightning Field* von 1977 ist eines der Schlüsselwerke der amerikanischen Land Art oder Earth Art, die seit Ende der 60er Jahre eine Neudefinition und Erweiterung des klassischen Kunstbegriffs und seiner Prämissen – Originalität, Einzigartigkeit und Objekthaftigkeit – anstrebt. **I**soliert in der Hochebene im Westen New Mexicos gelegen, besteht das *Lightning Field* aus 400 nach oben spitz zulaufenden Edelstahlstäben. In regelmäßigen Abständen rasterartig in einem Rechteck von insgesamt einer Meile mal einem Kilometer angeordnet, bilden sie die Koordinaten einer imaginären waagerechten Fläche. **D**e Marias *Lightning Field* vereint wesentliche Elemente jener landschafts- und situationsbezogenen Großprojekte, als deren Protagonisten neben De Maria auch Robert Smithson und Michael Heizer gelten. So steigert De Maria die bereits von den Avantgarden der 50er und 60er Jahre, etwa bei Jackson Pollock oder in der Minimal Art, begonnene Betonung des Prozessualen: Sein *Lightning Field*, auf deutsch ›Blitz‹- bzw. ›Leuchtendes Feld‹, wird im Dialog mit den Naturgewalten, d.h. den in dieser Gegend häufig auftretenden Gewittern, immer wieder neu geschaffen. Es ändert seine Gestalt mit dem Wechsel der Licht- und Witterungsverhältnisse. Diese sind, ebenso wie die Landschaft, konstitutive Bestandteile des Werkes, das somit zu keiner abgeschlossenen Form findet. Die Metallstäbe, eine formale Konstante im gesamten Werk De Marias – etwa bei den *High Energy Bars* ab 1966, den Installationen des *Vertikalen Erdkilometers* (1977) oder *Broken Kilometer* (1979) –, dienen als Verbindungselement zwischen Himmel und Erde: Sie fordern die Energie der Blitze heraus. **B**ereits 1960 hatte De Maria in einem kurzen Text die Bedeutung von Naturkatastrophen als »höchste Kunstform« hervorgehoben. Er knüpft damit an die Tradition der amerikanischen Landschaftsmalerei des 19. Jahrhunderts an, die in der Weite der unberührten Natur die Erfahrung des Sublimen, d.h. des Erhabenen und damit auch Furchteinflößenden, suchte. De Marias *Lightning Field* verbindet diese Momente von Schönheit und Gefahr. Es zielt auf eine Schärfung und Konzentration der Wahrnehmung, die nicht zuletzt aus der Spannung zwischen der kühlen Materialität der Stäbe sowie deren mathematisch genauen, rationalen Anordnung und der Unberechenbarkeit der Naturgewalten herrührt. Die Intensivierung der Wahrnehmung, ebenso wie der Faktor Zeit, sind demnach das eigentliche Thema von *Lightning Field*, dessen vielschichtige Aspekte sich nur bei einer mehrstündigen Betrachtung erschließen. Es ist ein »Übungsfeld« der Wahrnehmung, und Einsamkeit seine Voraussetzung: Denn »Isolation«, so De Maria in seiner Projektbeschreibung zu *Lightning Field*, »ist die Essenz der Land Art.«

A. W.

Walter De Maria, Museum Boymans-van Beuningen, Rotterdam 1984
Walter De Maria – 5 Die fünf Kontinente Skulptur, Stuttgart 1991

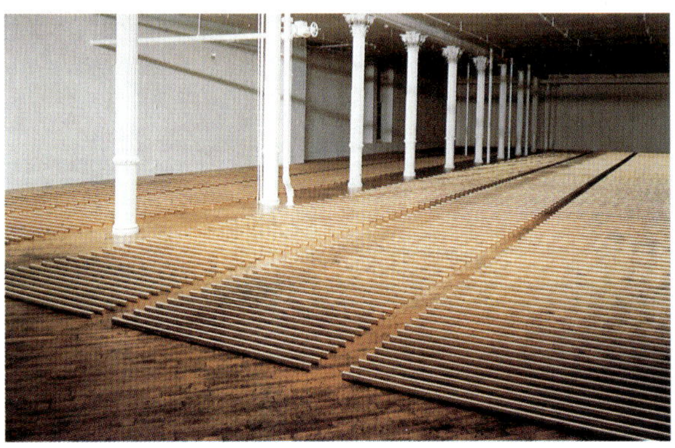

The Broken Kilometer, 1979

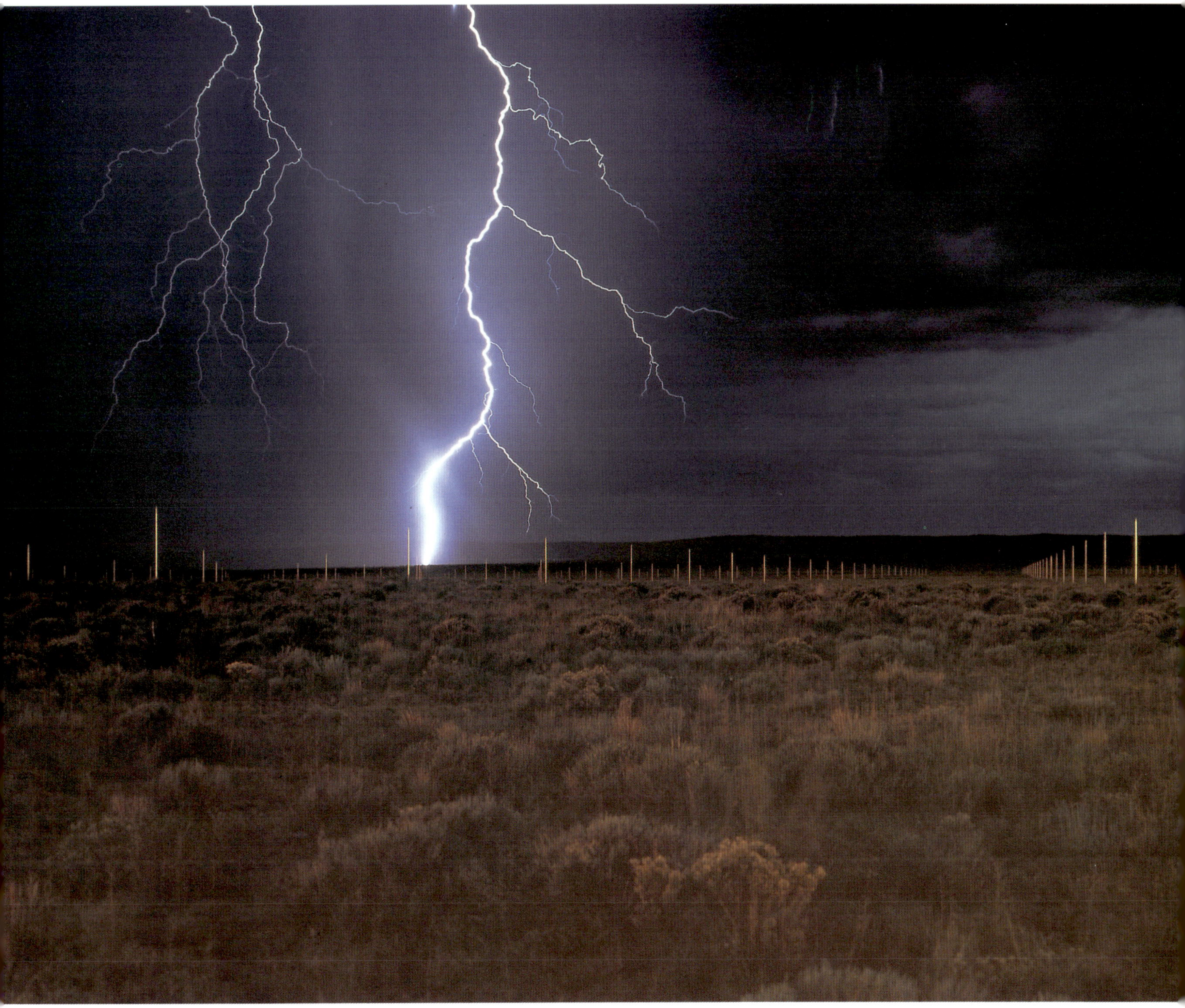

1924 am 10.1. wird Eduardo Chillida in San Sebastián, Spanien, geboren
1943–47 Studium der Architektur an der Universität Madrid
1947 Besuch der privaten Kunstakademie Círculo de Bellas Artes in Madrid
1948 Umzug nach Paris
1950 Rückkehr nach San Sebastián
1951 Übersiedlung nach Hernani

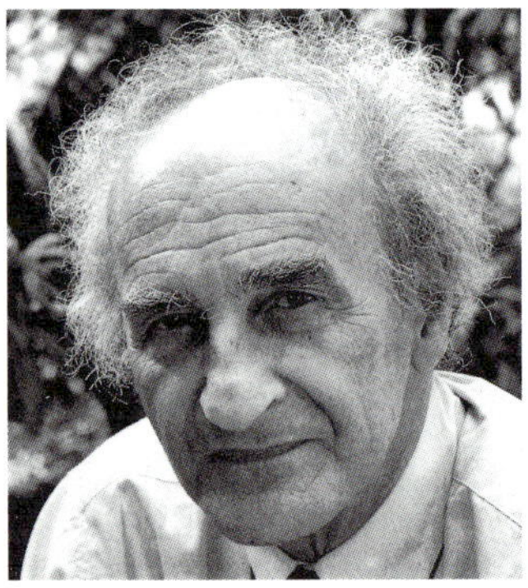

1955 *Vibration*
1957 Umzug nach San Sebastián, Einrichtung einer Schmiede am Haus
1958 Großer Internationaler Preis für Skulptur auf der Biennale in Venedig
1959 erste Arbeiten in Holz und Stahl
1960 Beginn der Freundschaft mit Alberto Giacometti
1963 Reise nach Griechenland
Aufenthalt in Rom
1964 Begegnung mit Joan Miró
1971 Lehrauftrag am Carpenter Center for the Visual Arts der Harvard University in Cambridge, Massachusetts
Ernennung zum Mitglied der Akademie der bildenden Künste in München
1988 Orden ›Pour le mérite‹ für Wissenschaft und Technik der Bundesrepublik Deutschland
1990 Reise nach Japan
1992 Reise nach Caracas
Chillida lebt und arbeitet in San Sebastián

Windkämme, 1977

»Wie das Klangvolumen in der Musik, das die Stille mit Spannung erfüllt, wäre das Volumen in der Plastik nicht möglich ohne die Leere des Raumes.« Das Werk des baskischen Bildhauers Chillida, der sich selbst als »Architekt der Leere« bezeichnet, ist geprägt von der Vorstellung der gegenseitigen Abhängigkeit und Durchdringung von Form und Raum, von Material und Leere. Seine Erfahrungen als Student der Architektur fließen ebenso in sein künstlerisches Schaffen ein wie seine Naturerfahrung – er lebt im Anblick des Meeres an der spanischen Küste – sowie seine Affinität zur Musik. **N**achdem Chillida 1951 von Paris nach Spanien zurückgekehrt war, begann er mit geschmiedetem Eisen zu experimentieren, das schnell zum adäquaten Material für seine Formvorstellungen wurde. Es entstanden zeichenhaft lineare Plastiken, deren meist winklig gebrochene Balkenformen dynamisch in den Raum ausgreifen. In den 60er und 70er Jahren wurden seine Plastiken, nun auch in Holz, Stein und Beton ausgeführt, massiver, konzentrierter und statischer. Die Vorstellung eines inneren Raumes, der wie durch ein Gehäuse hermetisch abgeschlossen ist und nur wenige Öffnungen zum Umraum aufweist, wurde zur bestimmenden Idee. In den letzten Jahren verbindet der Bildhauer häufig offene und geschlossene Formen miteinander. Bereits in den 70er Jahren hatte Chillida als Konsequenz seiner Beschäftigung mit dem Problem des Raums begonnen, monumentale Plastiken für öffentliche Plätze zu gestalten. Die *Windkämme* in San Sebastian können als seine wichtigste und gleichzeitig persönlichste Arbeit in diesem Bereich gelten. **S**chon in den 50er Jahren reifte der Plan, eine große Plastik als Hommage für seine Heimatstadt zu schaffen, die dem Wind und der See gewidmet sein sollte. Es entstanden zahlreiche Studien, bevor 1977 das Projekt endlich realisiert werden konnte. In Zusammenarbeit mit dem Architekten Ganchegui schuf Chillida am westlichsten, bis dahin unzugänglichen Ende der Bucht von San Sebastián einen Platz, der gleichermaßen als Ort der Begegnung und der stillen Meditation dient. Luft, Fels und Wasser sind die drei Elemente, die den Ort prägen, und Chillida antwortet mit einer dreiteiligen Plastik: Aus einem Vierkantstück entwickeln sich jeweils vier zangenartige gebogene Arme, von denen einer als Anker wieder an den Fels zurückgeführt wird. Sich vertikal und horizontal in unterschiedliche Richtungen öffnend, von Chillida mit dem Gedanken an Vergangenheit und Zukunft verbunden, sind zwei auf den Klippen im Wasser angebracht, während der dritte Kamm aus dem Uferfelsen ragt. Den Kräften der Natur, Wetter und Gezeiten und somit ständiger Veränderung ausgesetzt, sprechen die *Windkämme* unterschiedliche Sinne an: Nicht nur die optische und räumliche Wahrnehmung, auch Geruchs- und Geschmackssinn und vor allem das Gehör, denn die Kämme wirken wie Äolsharfen, denen der Wind Klänge entlockt, die vom Tosen und Branden der See begleitet werden. *I. H.*

Schmalenbach, W. (Hrsg.): Eduardo Chillida – Zeichnungen: Akte 1948–1951, Hände 1949–1974, Formen 1957–1968, Berlin 1977
Paz, O.: Chillida, Paris 1979
Eduardo Chillida. Eine Retrospektive, Schirn Kunsthalle Frankfurt, Frankfurt am Main 1993

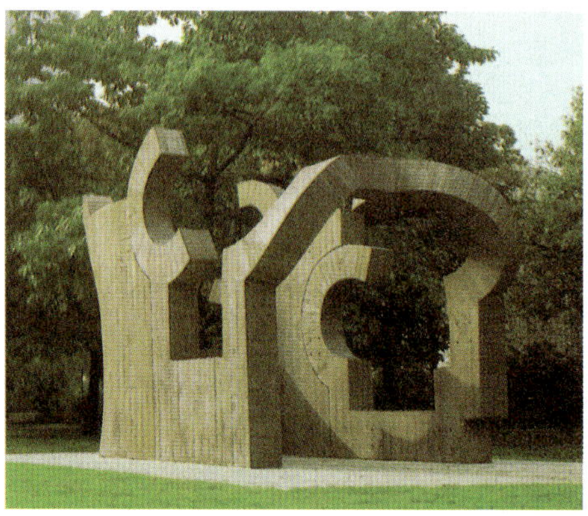

La casa de Goethe, 1986

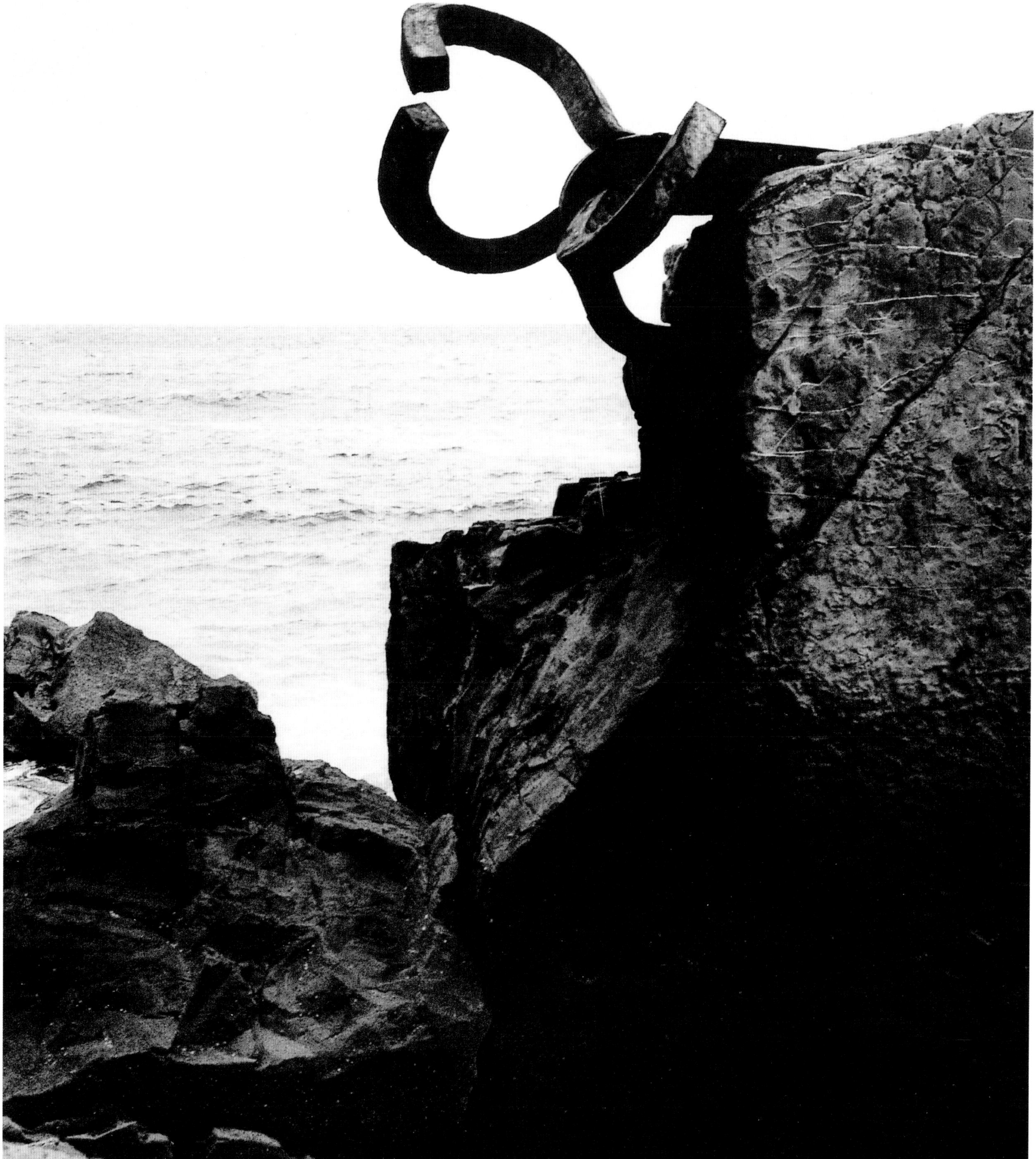

Tarotgarten, seit 1979

1930 am 29.10. wird Niki de Saint Phalle in Neuilly-sur-Seine geboren

Kindheit in New York

1951 Übersiedlung nach Europa, Reisen nach Italien und Spanien

1956 erste Einzelausstellung in St. Gallen

Gips-Reliefs und Material-Assemblagen

seit 1960 lebt und arbeitet mit Jean Tinguely zusammen

1961 Mitglied der ›Nouveaux Réalistes‹

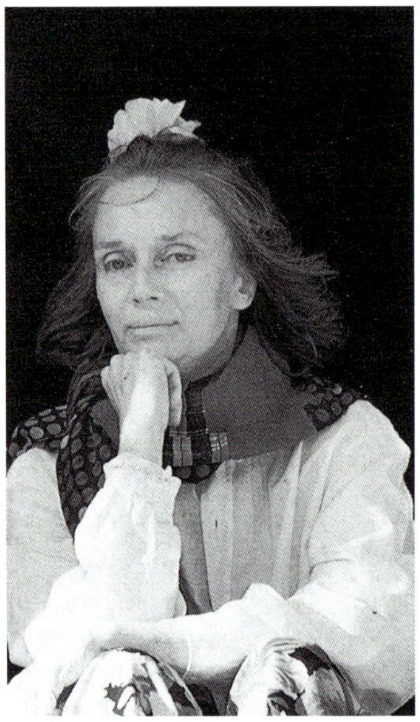

1963 zusammen mit Tinguely Umzug in die Nähe von Paris

1964 erste *Nanas*

1966 zusammen mit Tinguely und Ultvedt Konstruktion der liegenden Riesen-*Nana Hon* im Moderna Museet, Stockholm

1967 erste Einzelausstellung im Stedelijk Museum, Amsterdam

1972 Entstehung des *Golem* für einen Spielplatz in Jerusalem

1979 Beginn der Arbeiten im *Tarotgarten*, einem Skulpturenpark in der Toskana

1983 *Strawinsky-Brunnen* vor dem Centre Georges Pompidou in Paris

Niki lebt und arbeitet in Frankreich und Italien

Niki – wie die Künstlerin liebevoll von ihren Freunden genannt wird – hat sich mit dem *Tarotgarten* den Traum ihres Lebens erfüllt: vielfach überlebensgroße, begehbare Figuren unter dem freien Himmel der Toskana. Mit diesem architektonisch-skulpturalen Ensemble, das sich in die Hügelketten Garavicchios in der Nähe von Grosseto schmiegt, zieht sie das Fazit ihres Schaffens. Der *Tarotgarten* ist das gewaltige, theatralische Manifest einer Plastikerin, der es stets um eines zu tun war: um jeden Preis ihrer persönlichen Gefühlswelt Ausdruck zu verleihen. Dies schloß Sinnlichkeit und Kampfbereitschaft, Aggression, Farbenfreude und Todesangst gleichermaßen ein. **I**n ihren Anfängen entdeckte Niki die Kunst als therapeutische Strategie und befreite sich mit den *Schießbildern* von der Last des Patriarchats. Dem Exorzismus, der vor allem dem eigenen Vater galt, folgte die Beschwörung des Bildes der Urmutter in Gestalt der *Nanas*: den Stolz ihrer Weiblichkeit statuarisch feiernde Inbilder der Fülle. Der *Tarotgarten* greift die farbenprächtigen *Nanas* auf, steigert sie ins Monumentale und fächert dabei ein ganzes Pantheon von ›Götterbildern‹ auf: den Magier mit der Hohepriesterin, die Herrscherin (in Gestalt einer Sphinx), den Herrscher, die Figuren der Gerechtigkeit, Mäßigung und Kraft, den Fallenden Turm, den Lebensbaum… Es sind die ins Dreidimensionale übertragenen (und dabei subjektiv gedeuteten) Karten der ›Großen Arkana‹ des Tarot, die in traumartiger Größe vor uns aufragen. Jean Tinguely, Nikis langjähriger Lebensgefährte und zeitlebens künstlerischer Partner, steuerte zu diesem Projekt die Stahlarmierung, Statik und den Guß des Betons bei – nichts weniger als das gesamte Know how eines versierten Bauingenieurs. Seinem Geschick ist es zu verdanken, daß das Schloß wie über mittelalterliche Laubengänge begehbar ist und Niki selbst in der ›Herrscherin‹ ihre Atelierwohnung einrichten konnte. Ein Team von italienischen Kunsthandwerkern überzog diesen Zauberwald mit einem Teppich aus Spiegel- und Keramikmosaik, der weithin in die Landschaft glitzert. **D**er *Tarotgarten* steht in der Tradition fantastischer Gärten, die von Bomarzo, über den Garten der Villa d'Este bis hin zu den Werken von Antoni Gaudí in Barcelona reicht. Mit dem Bekenntnis zur Monumentalfigur knüpfte Niki zugleich an mesopotamische, ägyptische, hellenistische und römische Bildtraditionen an. Die ›Götzenhaftigkeit‹ ihrer Schöpfungen ist dabei durchdrungen von der mystischen Botschaft des Tarot. *P. S.*

Hon – en katedral, Moderna Museet, Stockholm, 1966
Schulz-Hoffmann, C. (Hrsg.): Niki de Saint Phalle, Bilder – Figuren – Phantastische Gärten, München 1987
Niki de Saint Phalle, Kunst- und Ausstellungshalle der Bundesrepubik Deutschland, Bonn, Stuttgart 1992

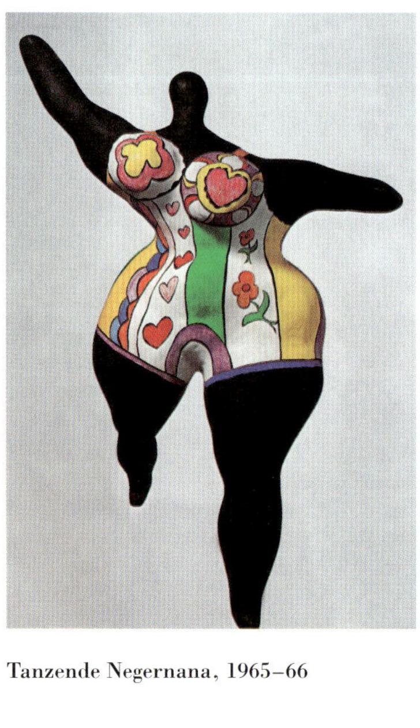

Tanzende Negernana, 1965–66

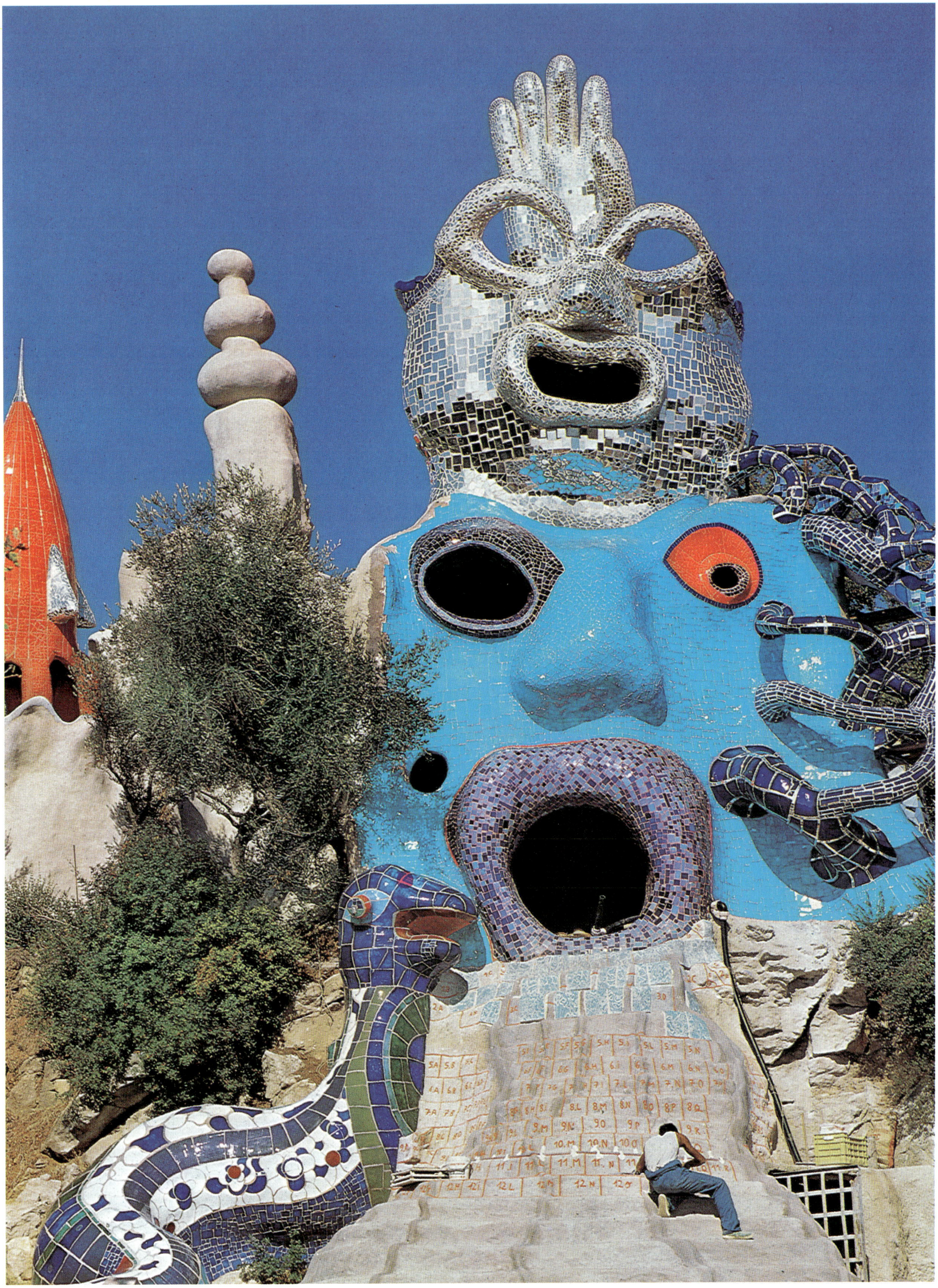

1945 am 8.3. wird Anselm Kiefer in Donaueschingen geboren
1966–68 Studium der Malerei bei Peter Dreher in Freiburg/Breisgau
1968–70 Studium an der Kunstakademie Karlsruhe bei Horst Antes
1969 Fotofolge *Besetzungen*
1970–72 Studium an der Kunstakademie Düsseldorf bei Joseph Beuys
1971 Umzug nach Hornbach im Odenwald
1977 Retrospektive im Bonner Kunstverein
1981/82 Folge *Märkischer Sand*
1987 Beteiligung an der documenta VIII
1991 Retrospektive der Nationalgalerie Berlin
Kiefer lebt in Barjac, Frankreich

Malerei ist für Anselm Kiefer Weltdeutung und nicht primär Vergegenwärtigung subjektiver Erfahrungen und Erlebnisse. Kunst ist für Kiefer auf paradoxe Weise Aneignung des Unbegreiflichen, ist Aufarbeitung dessen, was aus der Lebenswelt der Individuen ausgeklammert bleibt, was verdrängt bzw. dem Vergessen preisgegeben erscheint. Als Historienmaler versteht er sich nicht, eher schon als Künstler, der noch einmal die Totalität des Kosmos in anschaulichen Metaphern und allegorischen Weltlandschaften zu fassen sucht. Bildnerische Arbeit gilt Kiefer als ein Akt von Sinngebung oder besser als ein solcher Versuch, der freilich immer auch durchdrungen ist von dem Bewußtsein der Vergeblichkeit, den Zerfall einer als ursprünglich vorgestellten Einheit von Mensch und Universum zu überwinden bzw. die Abkoppelung der Geschichte vom Mythos rückgängig zu machen. Trotz eines gleichsam barocken Zugriffs auf Themen, in denen sich der Widerspruch von Ewigkeit und Vergänglichkeit manifestiert, lassen die Bilder erkennen, daß die Evokation des Vergangenen auch zu dessen Neutralisierung, ja Auslöschung beiträgt, daß andererseits aber dieser partielle Tilgungsprozeß einer Erinnerungsarbeit gleichkommt, die bewahrt, ohne lebendig zu machen. Kiefers Gemälde sind ohne Farbe und ohne Licht. Schwarz und Grau dominieren ebenso wie tote Materialien. Es geht etwas Beklemmendes von ihnen aus; die inhärente Erlösungsthematik entbehrt aller Hoffnung. Malerei als Paradox, das Bild als Menetekel ohne Schrecken. **D**er bildnerische Aufbau von *Wege der Weltweisheit: die Hermanns-Schlacht* folgt einem strengen Muster von jeweils 3-2-3-2 Holzschnitten zu beiden Seiten der aufgerichteten Stämme und dem davor lodernden Feuer. Die Sockelleiste bilden acht weitere Holzschnittblöcke. Dieses wie an ein Mauerwerk erinnernde Geschichtsbild ist von einem radialen und diagonalen Verbindungsnetz überzogen, in dem man einmal »genealogische« Verbindungen und Verknüpfungen erkennen kann, was aber zum anderen auch an den Schnitt durch einen Holzstamm erinnern könnte und somit nochmals visualisieren würde, daß die doch sehr unterschiedlichen Kulturträger im Grunde »aus einem Holz geschnitten« sind. **K**iefer hat dieses Thema in zahlreichen Vorstufen entwickelt und in vielen Varianten interpretiert. Der Titel *Hermanns-Schlacht* taucht 1976 erstmals in einem Gemälde mit dem Titel *Piet Mondrian – Hermanns-Schlacht* auf. Die Hermanns-Schlacht als geschichtliches Ereignis bezieht sich auf die im Jahre 9 n. Chr. ausgetragene Schlacht zwischen Hermann (=Armin, der Cheruskerfürst), der in einer dreitägigen Schlacht im Teutoburger Wald drei römische Legionen des Quintilius Varus schlug. Mit dem Titel »Wege der Weltweisheit« – einem zufällig gefundenen Buchtitel einer Geschichtsbetrachtung eines Jesuitenpaters – wird das historische Ereignis der Hermanns-Schlacht in ein gedankliches, historisches System eingebunden. Anselm Kiefer will demnach in seinem Bild nicht nur politische Geschichte darstellen, sondern zugleich auch die Hintergedanken, das Netzwerk, welche sie bewegt und begleitet hat. Wie wenig es ihm dabei um ›Objektivität‹ geht, ergibt sich allein aus der Tatsache, daß er in den verschiedenen Versionen des Bildes neue Namen und Gestalten miteinander kombiniert, das heißt kein endgültiges Bild einer abgeschlossenen Situation schafft. *H. F.*

Anselm Kiefer, Watercolours 1970–82, Anthony d'Offay Gallery, London 1983
Rosenthal, M.: Anselm Kiefer, München 1987
Anselm Kiefer, Bücher 1969–1990, Kunsthalle Tübingen, 1990
Anselm Kiefer, Nationalgalerie Berlin, Staatliche Museen Preussischer Kulturbesitz, 1991

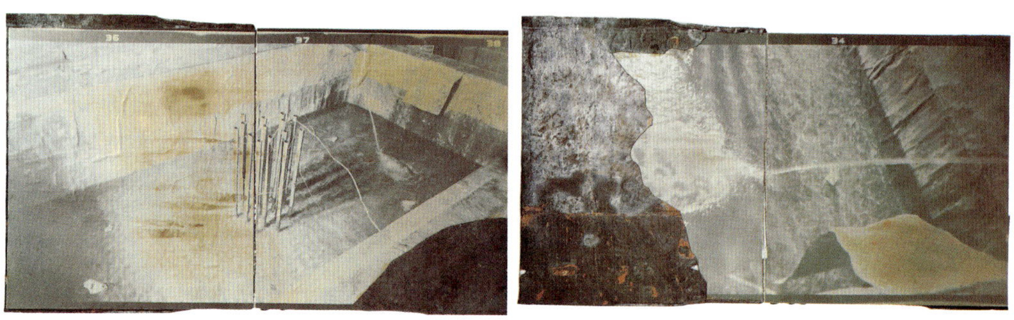

Schweres Wasser, 1987

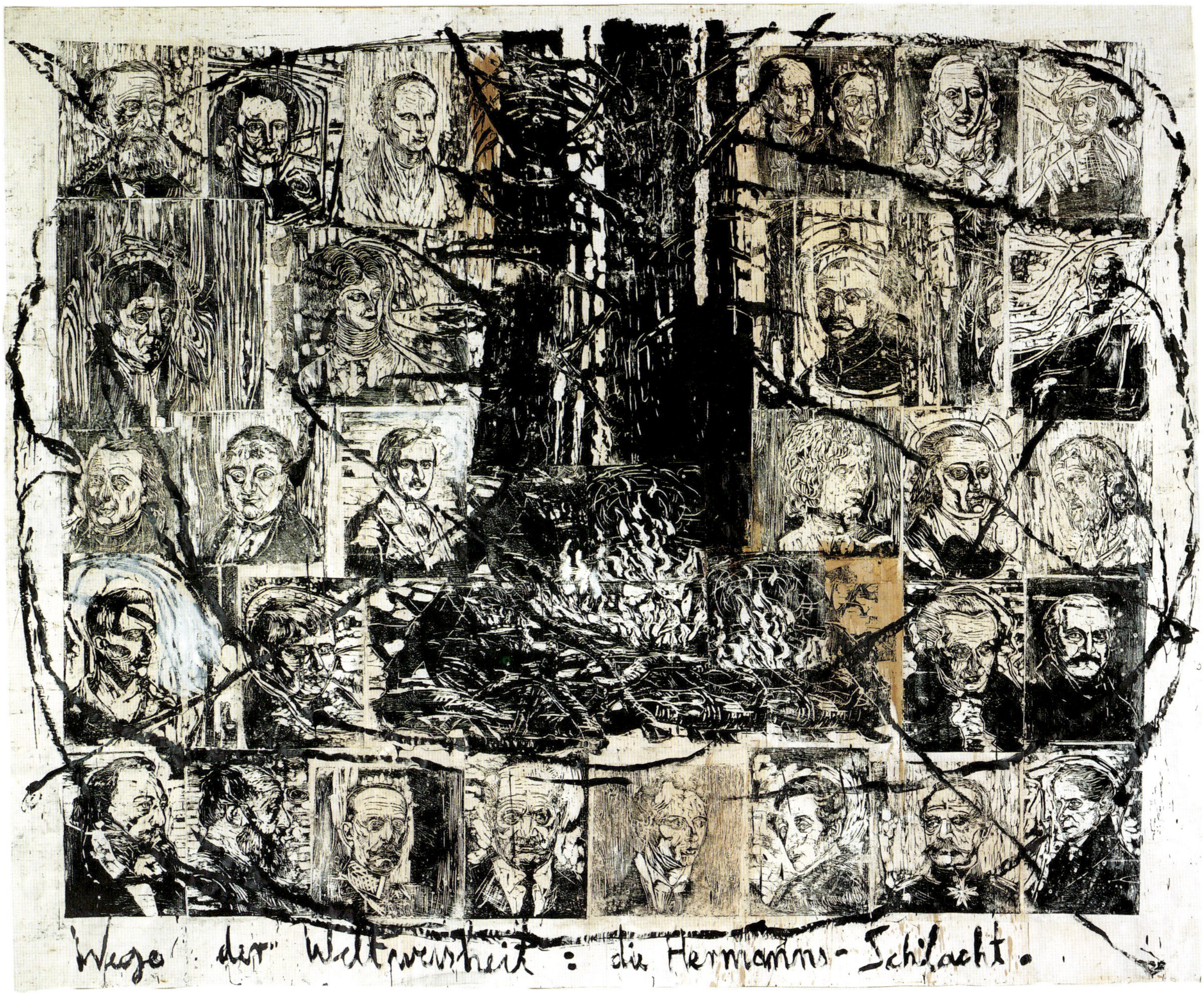
Wege der Weltweisheit : die Hermanns-Schlacht.

Orangenesser, 1981

1938 am 23.1. wird Hans-Georg Kern in Deutschbaselitz, Sachsen, geboren
1950 Übersiedlung nach Kamenz
1956 Studium der Malerei an der Hochschule für bildende und angewandte Kunst in Ost-Berlin, nach zwei Semestern Ausschluß wegen »gesellschaftspolitischer Unreife«
1957–62 Studium an der Hochschule der bildenden Künste in West-Berlin
1960 Reise nach Paris

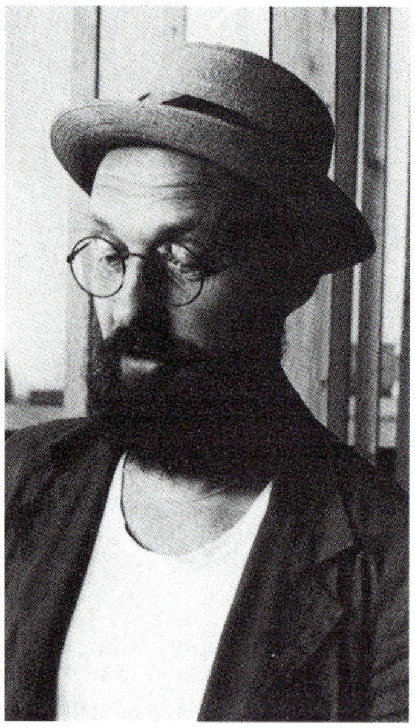

1961 Annahme des Künstlernamens Georg Baselitz
1961/62 ›Pandämonische Manifeste‹
1962/63 *Die große Nacht im Eimer*
1965 Stipendiat an der Villa Romana in Florenz
Die großen Freunde
Umzug nach Osthofen bei Worms
1966 erste Holzschnitte
1969 erstes Bild, bei dem das Motiv auf dem Kopf steht
1972 erste Werkübersicht im Kunstverein Hamburg
Beginn der Fingermalerei
1975 Umzug nach Derneburg bei Hildesheim
1977 Berufung an die Staatliche Akademie der bildenden Künste in Karlsruhe
zieht seine Teilnahme an der documenta VI wegen der Beteiligung offizieller Repräsentanten der DDR-Malerei zurück
1980 erste Skulpturen
1983–88 Professur an der Hochschule der Künste in Berlin
1987 zusätzliches Atelier in Imperia an der italienischen Riviera
Baselitz lebt und arbeitet in Derneburg und Imperia

Ein eher anspruchsloser Alltagseindruck bildet für die Varianten des Motivs *Orangenesser* den Ausgangspunkt. Georg Baselitz wählt ihn als Grundlage einer Reihe trotz ihres relativ kleinen Formates äußerst komplexer Kompositionen. Konzentriert in ihrer Formensyntax und malerischen Anlage, bieten die Beispiele dieser Werkgruppen zu Beginn der 80er Jahre einen neuen Ansatz im Werk des Künstlers. **U**nerwartet und daher irritierend für das Publikum hatte der Maler 1980 sein *Modell für eine Skulptur* in den Mittelpunkt seines Ausstellungsbeitrages im Deutschen Pavillon der Biennale von Venedig gestellt. In dieser für die spätere Entwicklung des Künstlers richtungweisenden Holzskulptur mit ihren ausgeprägten, im Dreidimensionalen konkretisierten Volumina gewinnt eine raumbestimmende Körpersuggestion eine monumentale Präsenz. Diese Eindeutigkeit der Körperwiedergabe findet sich in den zeitlich unmittelbar vorausgegangenen Gemälden des mehrteiligen *Straßenbildes* von 1979 vorbereitet. Interessanterweise ist in den einzelnen Varianten zum Thema *Orangenesser* das bildnerische Vokabular bereits an der Artikulationsweise der Holzskulptur orientiert. Ob die *Orangenesser* en face oder im Profil dargestellt sind, den Blick des Betrachters der Bilder fesseln die rigoros eingesetzten, knappen Formen sowie die sie tragende prägnante Malweise. Mit jedem Pinselzug schafft Baselitz Form- und Strukturmuster, die weit über rein abbildende Kriterien hinausweisen. Freier Malduktus und ein frappierend präziser Vortrag sind im Zusammenwirken mit der Eigenwertigkeit der Farbsubstanz die entscheidenden, den Bildeindruck und -ausdruck prägenden Mittel. **A**uf dieser Grundlage manifestiert sich 1981 in den *Orangenessern* ein erster Schritt in Richtung einer Figurenwiedergabe parallel zu den gleichzeitig geschaffenen Holzfiguren. Ihre extremen Formalismen im Figurativen setzt der Künstler in seinen Gemälden dieser Werkphase verstärkt ein. In ihren zentralen Beispielen wie *Nachtessen in Dresden* oder *Brückechor* (beide 1983 entstanden) sind die Gestalten zu visionärer Monumentalität verdichtet. Ihre Überzeugungskraft basiert auf der formalen Reduktion der Körperauffassung und findet in der souveränen Anlage der Bilder ihr Echo. Derartige Eigenschaften sind in den *Orangenessern* vorgeprägt. Bewußt ist hier auf das Pathos verzichtet, mit dem spätere große Kompositionen gleichsam wie von innen her aufgezogen sind. An seine Stelle tritt eine in diesem Zeitabschnitt neue, aus unmittelbarer Anschauung gewonnene malerische Dichte. Sie verleiht den *Orangenessern* ihre besondere Ausstrahlung.

A. F.

Franzke, A.: Georg Baselitz, München 1988
Koepplin, D. u.a.: Georg Baselitz 45, Köln 1990
Schulz-Hoffmann, C.: Georg Baselitz, Staatsgalerie moderner Kunst Stuttgart, Stuttgart 1993
Waldman, D.: Georg Baselitz, The Solomon R. Guggenheim Museum, u.a., New York 1995

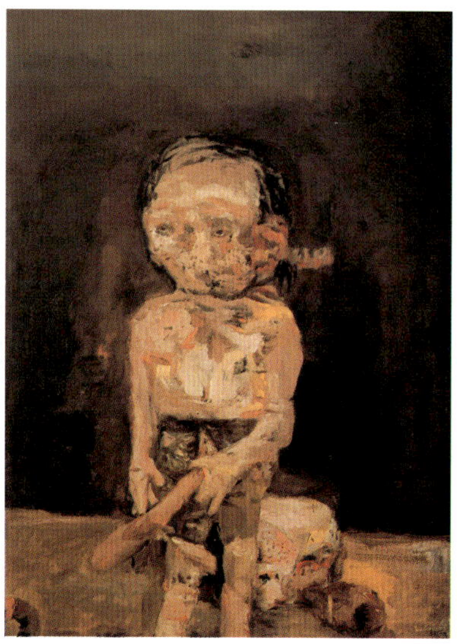

Die große Nacht im Eimer, 1962/63

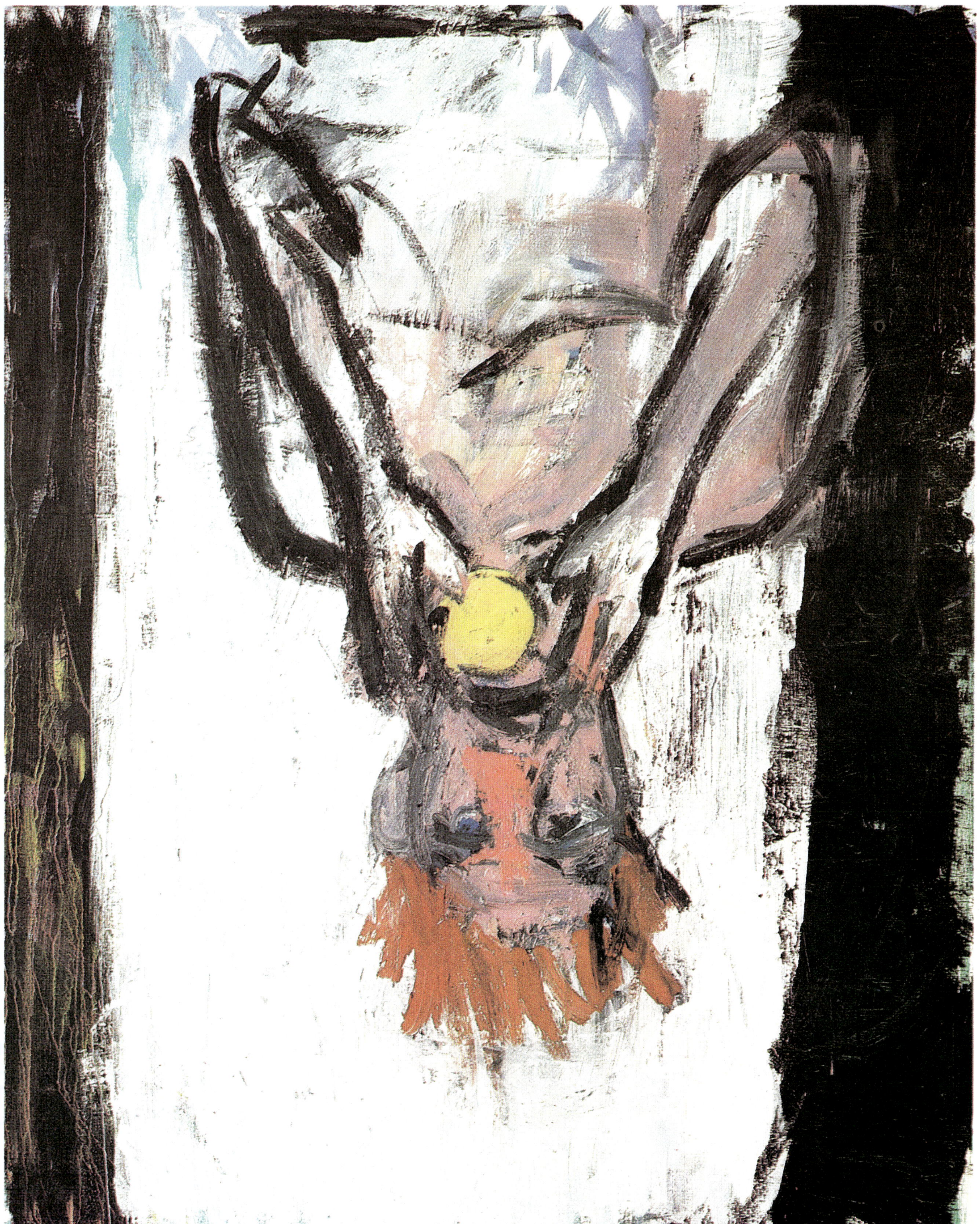

1939 am 5.10. wird Ralf Winkler in Dresden geboren
1956 Lehre als Werbezeichner
1960/61 erste Figuren in Elementarformen
1961 Ausstellungsbeteiligung in der Akademie der Künste in Ost-Berlin
1964 Bekanntschaft mit Wolf Biermann

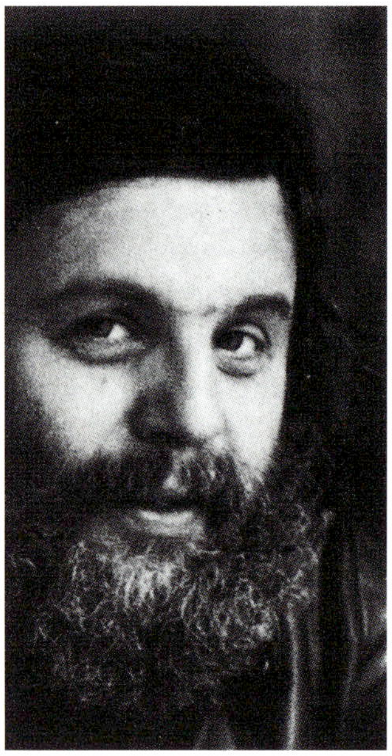

1966 erste ›Standart‹-Bilder
Kandidat im Künstlerverband, aber nicht als Mitglied aufgenommen
1968 Annahme des Pseudonyms A. R. Penck nach dem Geologen und Eiszeitforscher Albrecht R. Penck
erste Ausstellung seiner Werke in Köln bei Michael Werner
1970 Gründung der Gruppe ›Lücke‹
1970–80 Entstehung von Super-8-Filmen mit der Gruppe ›Lücke‹
1972 Umzug nach Lindenau
Beteiligung an der documenta V
1973 Einberufung zur Volksarmee
1974 erste ›TM‹-Bilder
1976 Aufenthalt in Budapest, Umzug nach Dresden
1977 erste Holzskulpturen
Begegnung mit Jörg Immendorff
1979 erste Schallplatte: ›Gostritzer Straße 92‹
1980 Umzug nach Kerpen bei Köln
1983 Aufenthalt in Israel
Übersiedlung nach London
1984 *Denkmal für einen unbekannten ostdeutschen Soldaten*
1985 Kleinplastiken in Bronze
1986 erste Marmorskulpturen
Penck lebt und arbeitet in Dublin, London und Düsseldorf

Ralf Winkler, der sich seit Mitte der 60er Jahre nach dem Höhlenforscher Albrecht Penck (1858–1945) A. R. Penck nennt, lebte bis zu seiner Übersiedlung in die Bundesrepublik 1980 in Dresden. Er war Autodidakt, bestritt seinen Lebensunterhalt u. a. als Heizer und gehörte zu einem Freundeskreis von Künstlern und Intellektuellen, die sich unbefangen und kritisch mit dem System und den Auswirkungen des real existierenden Sozialismus auseinandersetzten. **W**ichtige Ergebnisse dieser Überlegungen stellen die Systembilder dar, in denen Penck die Gesellschaften in Ost und West analysiert und in einer zeichenhaft verknappten, symbolhaften Bildsprache darzustellen sucht. *Weltbild* (1961) und *Großes Weltbild* (1965) sind vollständig von dieser Ost-West-Auseinandersetzung beherrscht. Dazwischen entstand *Der Übergang*. Ein Mensch balanciert auf einem brennenden Steg über einen Abgrund: ein Bild tiefer psychischer Verunsicherung, das die persönliche Situation des Künstlers spiegelt und zugleich zur Metapher bedrohter menschlicher Existenz im Zeitalter des Kalten Krieges und atomarer Hochrüstung gerät. **I**n den 70er Jahren steigert Penck den Abstraktionsgrad seiner Figuren immer weiter. Eine Vision treibt ihn an: eine zeichenhafte Bildsprache zu entwickeln, mit deren Hilfe sich (sozusagen im Baukastensystem) hochkomplizierte und komplexe Verhältnisse aus allen Lebensbereichen darstellen lassen. Penck bezeichnet sich selbst als einen »thematischen Maler«, dem es darum geht, menschliche Beziehungen unter bestimmten gesellschaftlichen Verhältnissen zu analysieren und zu bewerten. In der Weiterentwicklung dieser Überlegungen entstehen die ›Standart‹-Bilder, die, gestützt auf das intensive Studium mathematischer und informationstheoretischer Probleme, alle bisher errungenen theoretischen Erkenntnisse in künstlerischer Verdichtung und Verknappung zusammenfassen sollen. **Z**wei Jahre nach seiner Übersiedlung in den Westen befaßt sich Penck noch einmal mit der Ost-West-Problematik. Für die Ausstellung ›Zeitgeist‹ entstehen zwei große Bilder, *Chi Tong* beschreibt die Verhältnisse im Westen, *DIS* die Zustände im Osten. Während Penck für den Westen vor allem ambivalentes Verhalten konstatiert und die Hauptfigur des Bildes »mehr schlecht als recht durch den ›Einerseits-andererseits-Sumpf‹ balanciert«, sieht er im Ost-Bild »verschiedene Figuren in ihrer Auseinandersetzung mit einem abstrakten System«. Und er fährt fort: »Im Osten gab es einen großen Illusionsraum, einen abstrakten, ungestalteten, chaotischen Raum. Und im Vordergrund agieren diese flachen Figuren. Wie ein Marionettentheater ohne Halt. Und alle sind verbunden durch eine Schaltung, die sich durch das ganze Bild zieht.« **Z**u Weltruhm gelangt und nur noch zeitweilig in Deutschland lebend, treibt ihn dieses Land auch nach der Vereinigung immer wieder zu bildkünstlerischen und theoretischen Äußerungen, auch wenn er selbst relativiert: »Ich verstehe meine Zeit schon als dramatisches Ringen verschiedener Kräfte … Aber in mir ist auch die Ruhe des unbeteiligten Betrachters … und die Anstrengungen der Menschen sind mir nicht mehr als die Kriege der Ameisen.«

E. H.

A. R. Penck – Gemälde, Handzeichnungen, Kunsthalle Köln 1981
A. R. Penck – Skulpturen, Köln 1983
Grisebach, L. (Hrsg.): a.r.penck, München 1988
Dickhoff, W. (Hrsg.): A.R. Penck im Gespräch mit Wilfried Dickhoff, Köln 1990

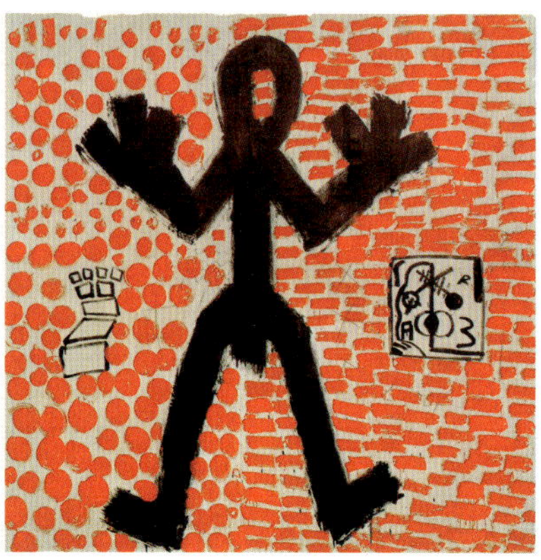

Standart, 1971

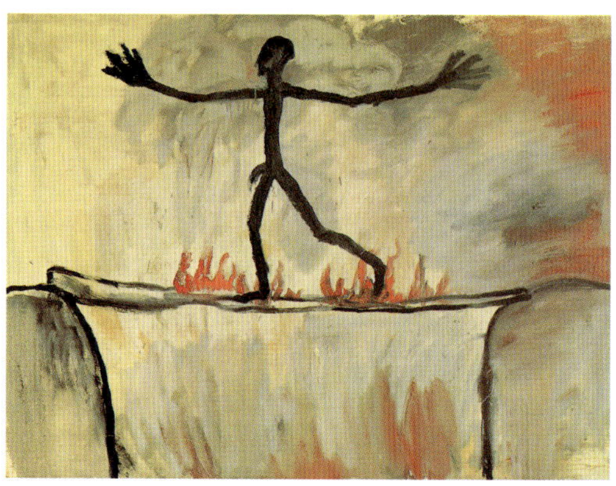

Der Übergang, 1963

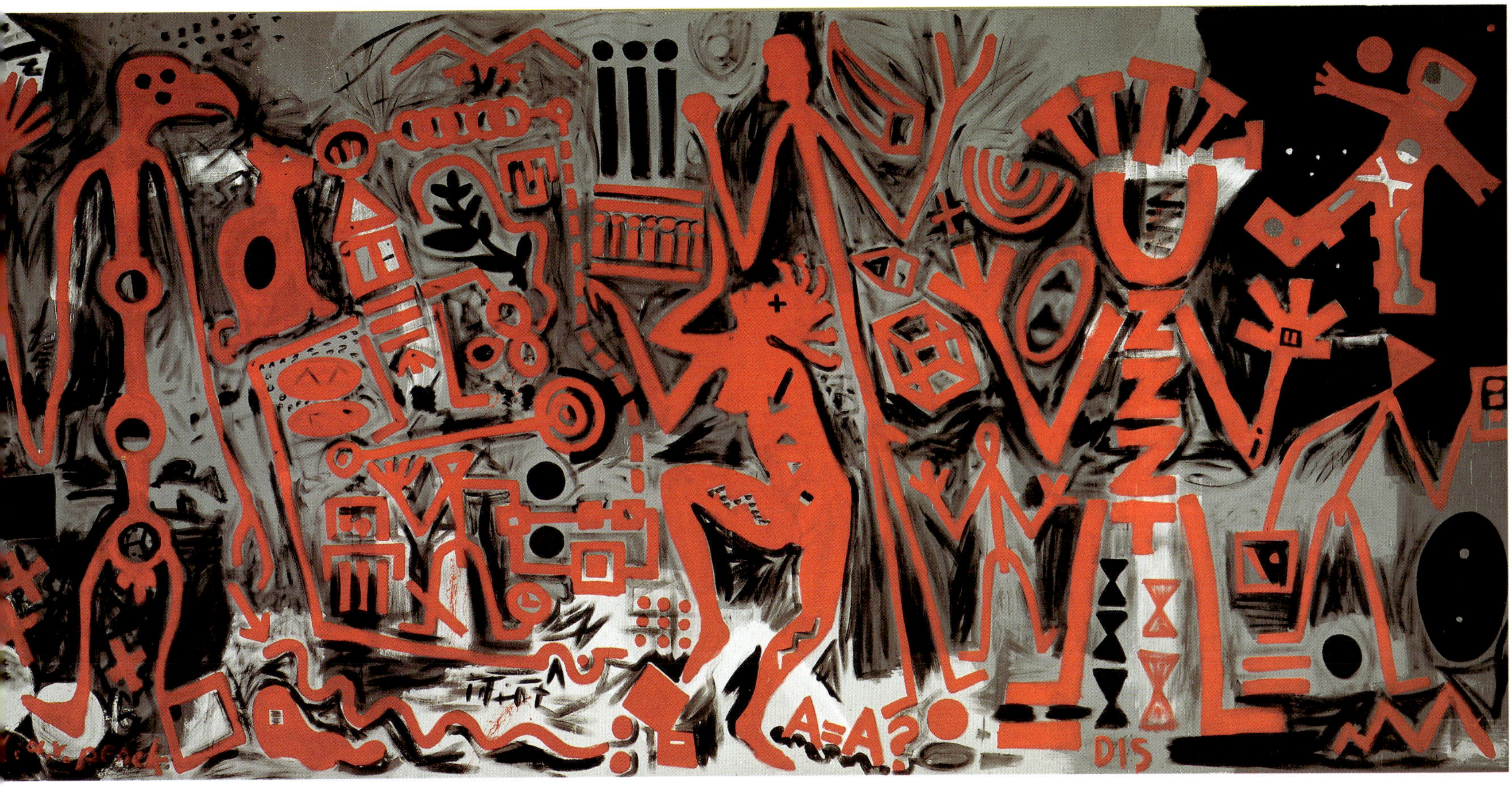
A=A?
DIS

Untitled Film Still #3, 1977

1954 am 19.1. wird Cindy Sherman in Glen Ridge, New Jersey, geboren
1972–75 Studium an der State University of New York in Buffalo
1977 Übersiedlung nach New York
1977–80 Entstehung der *Untitled Film Stills*
1982 erste Einzelausstellung in Europa im Stedelijk Museum in Amsterdam

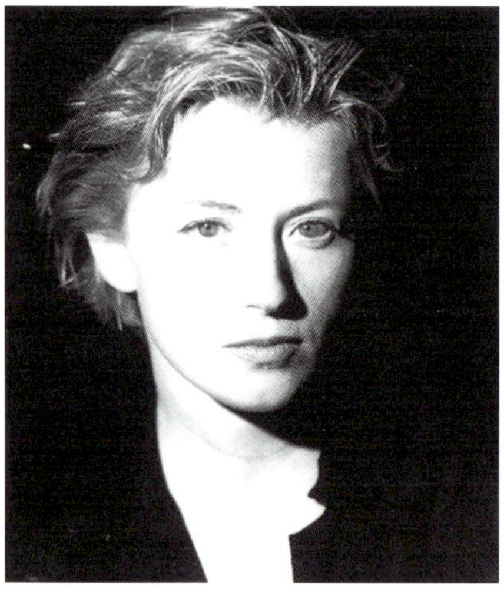

1983–84 Mode-Serien
1985–88 *Fairy Tales* und *Desasters*
1989–90 *History Portraits* und *Sex Pictures*
Sherman lebt in New York

Das Foto zeigt den Ausschnitt einer jungen Frau in einer Küche. Halb kokett, halb verloren blickt sie über ihre Schulter aus dem Bild. In der Wahl der bildnerischen Mittel zeigt sich eine Affinität zur Sprache des Films: genaue Ausleuchtung mit tiefen Schatten, subtiler Einsatz von Schwarz-Weiß-Werten, die atmosphärische Effekte zur Folge haben. Die *Untitled Film Stills* (1977–80) – als ›Film Still‹ wird eigentlich die eingefrorene Sequenz einer fortlaufenden Filmhandlung bezeichnet – stellen als Serie den Beginn der künstlerischen Arbeit Shermans dar, in der sie zugleich Regisseurin, Darstellerin und Fotografin ist. Frauenbilder mit der nostalgischen Aura und Ästhetik der 50er und 60er Jahre werden inszeniert, die sich an typischen Hollywood-Klischees wie Sexbombe, Haus- oder Karrierefrau bis hin zum schüchternen Kleinstadtmädchen in der Großstadt orientieren. Der Betrachter unterliegt bekannten Fiktionen, kann sich aber auf keine Identifikation einlassen, die ihm in den Nachstellungen stereotyper Frauenbilder nur scheinbar angeboten werden. Sherman bedient sich des Mediums der Fotografie, das schon in sich das Spiel zwischen Sein und Schein trägt, und setzt ihren Körper als Bildträger ein, um auf diese Weise auch ihre eigene Identität zum Spielball zu machen. **D**urch fotografische Selbstinszenierung in unterschiedlichsten Rollen stellt sie auch in anderen Serien gesellschaftlich vorgegebenen Identitätsmuster und Repräsentationssysteme in Frage. Ab 1984 beginnt Sherman den Körper mit künstlichen Prothesen etc. bis zur Unkenntlichkeit zu verändern, so daß zuletzt nur noch Körperteile und Puppen als geschundene Überreste und Surrogate des Körpers erscheinen. In den *History Portraits* (1989–90) setzt sie sich mit den Traditionen der abendländischen Tafelmalerei auseinander und übt Kritik an der Repräsentation des Individuums, das zur seelenlosen Rollenhülse wird, ausgestattet mit geliehener Identität in Form von Prothesen. In neueren Arbeiten setzt sie geheime Begierden und verborgenen Ängste in suggestive Bilder um. Es entstehen Bilder voller Grauen und Ekel, Schreckensvisionen einer brutalen, durch verfremdete anatomische Ersatzteile praktizierten Sexualität. **I**m Diskurs über Identität und deren Verlust, der die zeitgenössische Kunst prägt, besitzt die Arbeit Shermans einen wichtigen Stellenwert, da sie die Fiktion des ganzheitlichen Subjekts untergräbt und eine kernlose, aus einer Vielzahl von Möglichkeiten bestehende Identität vor Augen führt. Es ist hier vor allem die weibliche Identität, die als konstruiertes, vorfabriziertes kulturelles Klischee entlarvt wird. Sherman führt uns unsere eigenen Wahrnehmungsgewohnheiten vor und bedient sich in ihrem künstlerischen Ausdruck vor allem der Sprache der Massenmedien, die eine große Zahl von Scheinwirklichkeiten anbieten und die Illusionen verstärken, daß Wirklichkeiten und Fiktionen verfügbar sind.

P. D.

Danto, A. C.: Cindy Sherman. Untitled Film Stills, München 1990
Bryson, N. und R. Krauss: Cindy Sherman. Arbeiten von 1975 bis 1993, München 1993
Zdenek, F. und M. Schwander, (Hrsg.): Cindy Sherman. Photoarbeiten 1975–1995, München 1995
Cindy Sherman, Museum Boymans-van Beuningen, Rotterdam, Staatliche Kunsthalle Baden Baden, 1996

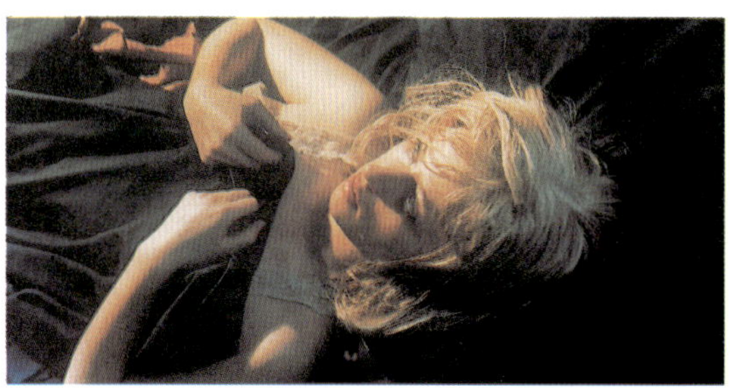

Untitled #93, 1981

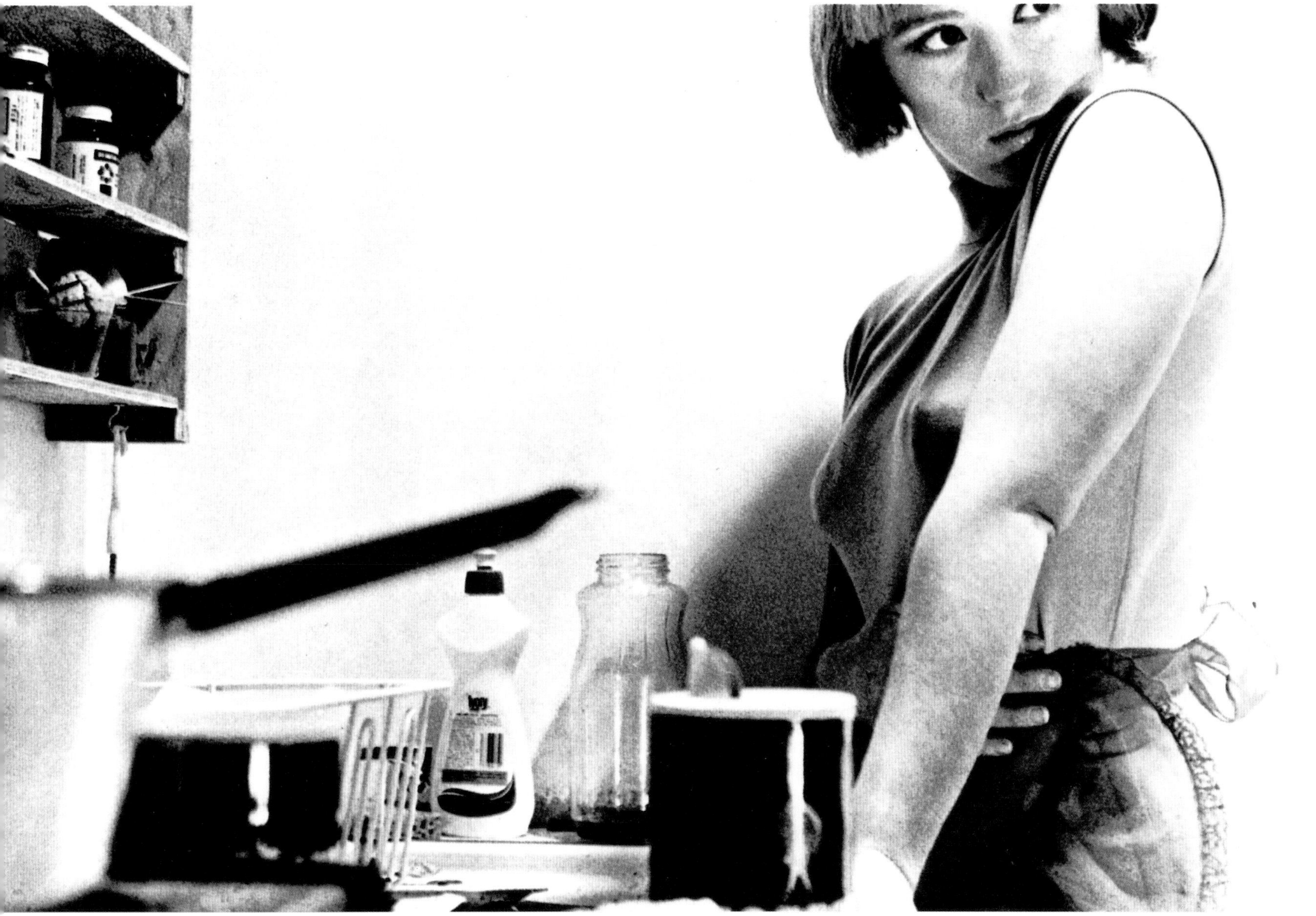

Installation, 1986

1950 am 29.7. wird Jenny Holzer in Gallipolis, Ohio, geboren
1968–70 Studium an der Duke University in Durham, North Carolina

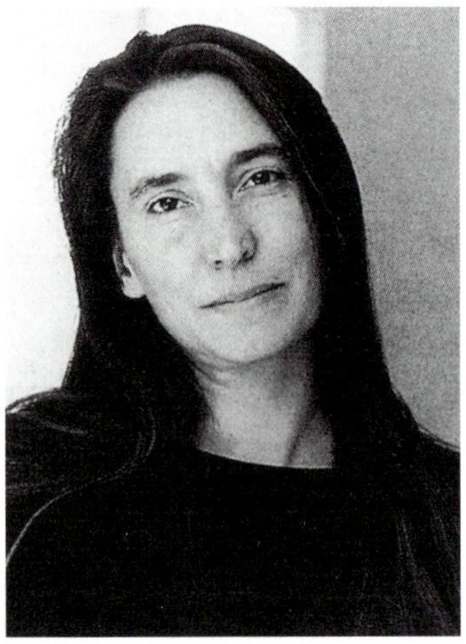

1972 BFA an der Ohio University in Athens
1977 MFA an der Rhode Island School of Design in Providence
Umzug nach New York
Whitney Museum of American Art Independent Study Program, New York
erste *Truisms*
1979–82 Arbeit als Schriftsetzerin
Inflammatory Essays
1980–82 *Living-Series*
1983–85 *Survival-Series*
1986–87 *Under a Rock*
1986–88 das De Moines Art Center in Iowa organisiert eine Retrospektive als Wanderausstellung
1987–89 *Laments*
1989 Dia Art Foundation in New York, *Laments*-Show
Ausstellung im Solomon R. Guggenheim Museum, New York
1990 Teilnahme an der Biennale in Venedig
1993–95 *Lustmord*
1995 *Erlauf*
Holzer lebt in Hoosick Falls, New York

Hineingeboren in die Welt des Fernsehens, der Werbung und der Plakatwände, reflektiert Jenny Holzer in ihren Arbeiten eine Zeit, in der der Begriff des Originals suspekt geworden ist und das einzelne Bild zunehmend an Bedeutung verliert. Ihre Werke stellen Kommentare dar, wie Kunst in der Konsumgesellschaft aufgenommen wird und welchen Stellenwert soziale Umgangsformen und einfache Regeln des gesellschaftlichen Zusammenlebens durch den immer stärker werdenden Einfluß der Massenmedien erhalten haben. **D**as primäre Medium ihrer ersten Serie, der *Truisms* (1977–79), ist daher auch die Sprache, die die Künstlerin fasziniert, weil sie mit ihr auf eine Weise kommunizieren kann, die in der Malerei nicht möglich ist. Die Feststellungen »Fathers often use too much force« oder »Murder has its sexual side« werden von ihr selbst als »mock clichés« bezeichnet, als Versuche, wichtige Aussagen durch starke Vereinfachungen zu reformulieren. Die ›Truisms‹ enthalten auf den ersten Blick tiefere Wahrheiten, gründen aber auf reinen Klischeevorstellungen, die ihrerseits wiederum in bestimmten Gesellschaftsstrukturen verankert sind. Sie präsentieren nicht nur verschiedene Wahrheiten, sondern implizieren auch, daß in jeder einzelnen schon deren Gegenteil enthalten sein kann. Wenn Holzer eine Auswahl dieser ›Truisms‹ als installierte Lichtbänder vor unseren Augen vorbeiziehen läßt, haben diese jegliche Bindung zu einer sinnlich erfahrbaren Welt verloren und sind auf Wortformen, Formulierungskunst und Sprachrhythmus reduziert. Damit unterminiert die Künstlerin die absolute Autorität der kommerziellen Botschaftsträger und zwingt uns, darüber nachzudenken, was die Wahrheit ist und ob sie uns diese Wahrheit erzählt oder nicht. **I**m Jahr 1986 stellte Holzer in der Barbara Gladstone Gallery in New York eine Installation mit dem Titel *Under a Rock* aus. Er bezieht sich auf eigentlich unbenennbare und unerfreuliche Themen, die sie aus den vorangegangenen Serien, den *Inflammatory Essays*, den *Living Series* und den *Survival Series* entnommen hat. Sie beschreibt sie als Dinge, die »unter dem Felsen hervorkriechen« – »Under a Rock«. Über brutale Ereignisse wird in einem kühlen und sachlichen Tonfall berichtet, deren grausamer Inhalt sich dem Leser erst allmählich erschließt: »Crack the pelvis so she lies right. This is a mistake. When she dies you cannot repeat the act. The bones will not grow together again and the personality will not come back.« **J**enny Holzer baut allein auf die Macht des Wortes. Sie benutzt Leuchtanzeigen, bemalt Hochhauswände, verwendet Plakate an öffentlichen Stellen, Bronze- oder Aluminiumplatten oder auch steinerne Sarkophage und Bänke, in die sie ihre Texte eingraviert. Die Arbeit mit dem öffentlichen Raum provoziert eine visuelle Vermischung von Kunst und Werbung, womit ihre Werke zu einem Teil der realen Welt werden. Sie sucht den öffentlichen Raum und die zufällig Vorübergehenden, da sich ihrer Ansicht nach das sogenannte Kunst-Publikum der Galerien und Museen nicht mehr schockieren und überraschen läßt. »An elite is inevitable.« *S. P.*

Waldman, D.: Jenny Holzer, Solomon R. Guggenheim Museum, New York 1989
Jenny Holzer. The Venice Installation, The Albright-Knox Art Gallery, Buffalo 1991
Auping, M.: Jenny Holzer, New York 1992
Waldman, D.: Jenny Holzer, Stuttgart 1997

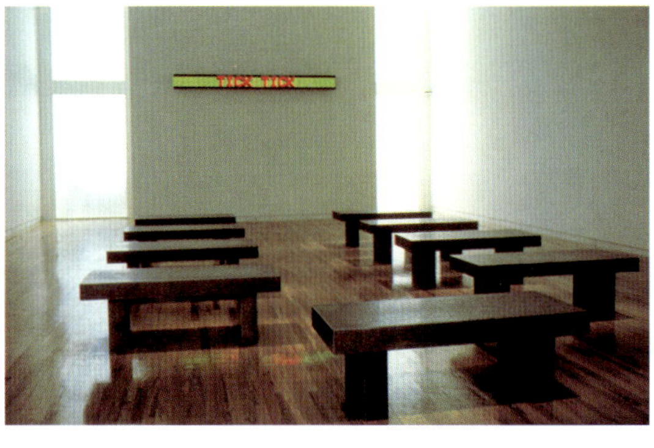

Under a Rock, 1986

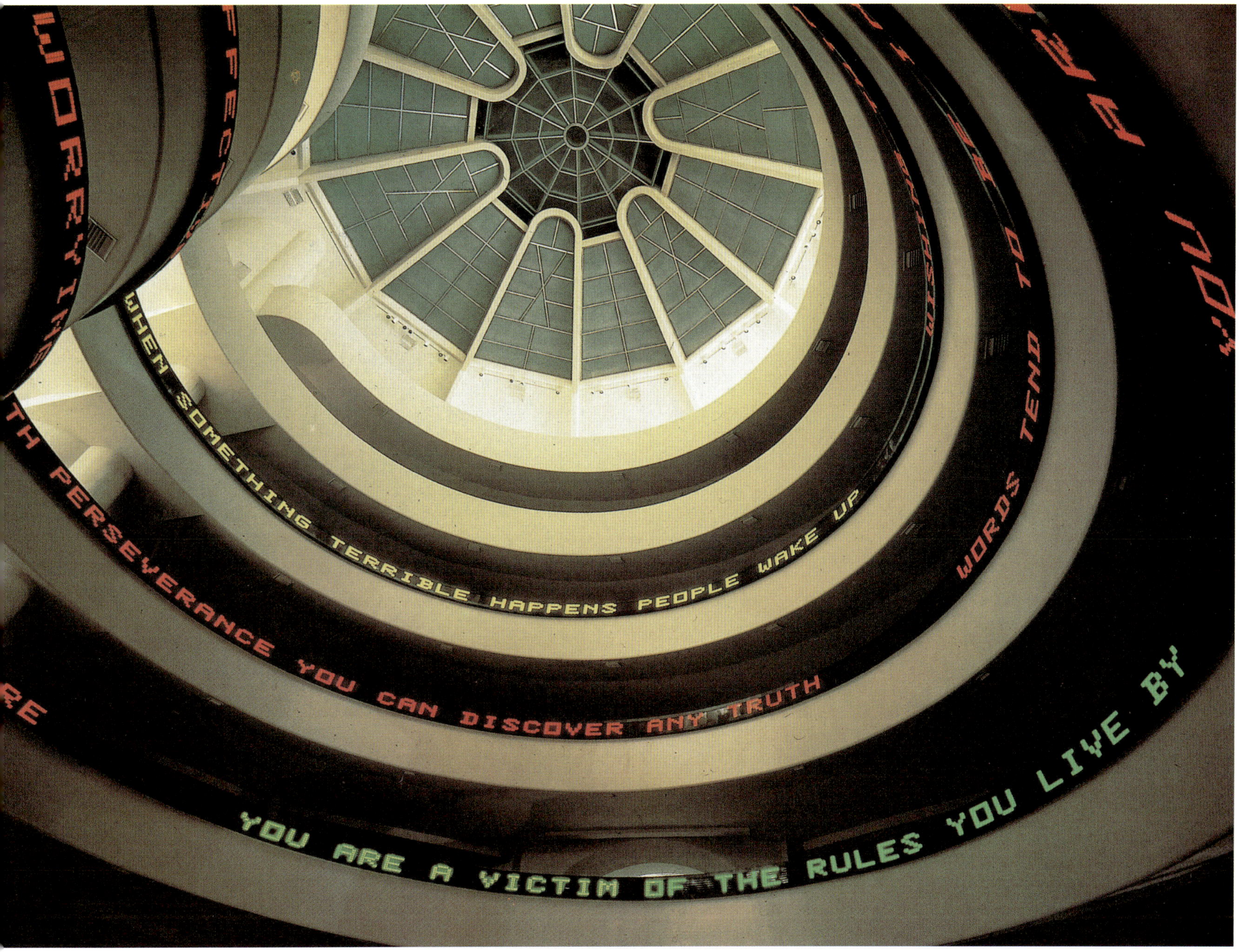
WHEN SOMETHING TERRIBLE HAPPENS PEOPLE WAKE UP
TH PERSEVERANCE YOU CAN DISCOVER ANY TRUTH
YOU ARE A VICTIM OF THE RULES YOU LIVE BY
WORDS TEND TO
WORRYING

Barbara Kruger

Untitled (I shop therefore I am), 1987

1945 wird Barbara Kruger in Newark, New Jersey, geboren

1965/66 Studium an der Syracuse University

1967 Anstellung bei Condé Nast Publications für die Zeitschrift ›Mademoiselle‹

1966–68 Studium an der Parsons School of Design bei Marvin Israel und Diane Arbus

1976 Teilnahme am ›Artists Meeting for Cultural Change‹

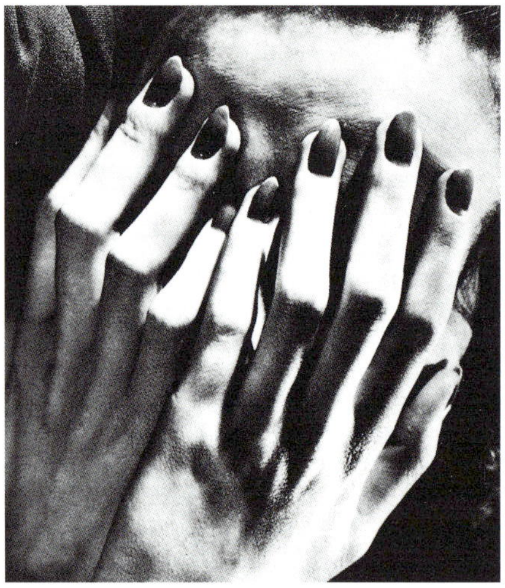

1981 zusammen mit Jenny Holzer, Mike Glier und Keith Haring Teilnahme an der Ausstellung ›Public Address‹

Barbara Kruger lebt und arbeitet in New York und Los Angeles

Der Konsum als Identitätskennzeichen, dies ist das erschreckende Fazit, das die amerikanische Fotografin Barbara Kruger mit ihrem Werk zieht. Ähnlich einer Visitenkarte, die kurz und knapp die betreffende Person charakterisieren und ausweisen soll, wird hier eine Karte mit der Aufschrift »I shop therefore I am« dem Betrachter präsentiert: Nur indem der Mensch konsumiert, erhält er seine Identität. »I shop therefore I am« radikalisiert die berühmte Aussage »Cogito ergo sum« des französischen Philosophen René Descartes, der die Existenz menschlichen Wesens allein durch das Vorhandensein von Gedanken begründet; das Sein wird durch das Bewußtsein bestimmt. Kruger hingegen versteht das Verhältnis zwischen Leib und Seele als Dualismus von Konsumverhalten und Identitätsfindung. Der Zweifel an allem Wissen und an allen bestehenden Verhältnissen bleibt erhalten, er kann nur dadurch ausgeräumt werden, daß der Mensch sich dem System anpaßt, das ihn umgibt, darin aufgeht und konsumiert. Das Denken gilt nicht mehr als Grundlage der menschlichen Existenz, es wird durch das Konsumieren abgelöst. **C**harakteristisch für alle Arbeiten Krugers sind großformatige Fotografien, die mit provokativen Schriftzügen, meist in roter Farbe, kombiniert sind. Die fragmentarisierten Foto-Text-Collagen sind wesentlich gegen jene Wirklichkeitsvermittlung gerichtet, die moderne Medien der Suggestion und der Simulation – allen voran die Werbung – vermitteln. Seit Ende der 70er Jahre setzt sie Personalpronomina ein, die den Betrachter verkörpern, an den die Botschaften, Slogans und Stereotypen, die den Charakter von Feststellungen haben, gerichtet werden. Mit dem Wechselspiel ›I/You‹ benutzt Kruger Begriffe, die keine unveränderbare, festgelegte Bedeutung haben, um zu demonstrieren, daß das Maskuline und das Feminine keine stabilen Identitäten sind, sondern Inhalte, die ausgetauscht werden können (*You are not yourself*, 1982). Entscheidend für das Werk der amerikanischen Fotografin wurden die Gender-Debatte, die stereotype Rollenverteilung, nach der Mann und Frau agieren (*Memory is your image of perfection*, 1982; *Use only as directed*, 1988), sowie das durch Fernsehen und andere Massenmedien geprägte Bild der Gesellschaft (*When I hear the word culture I take out my checkbook*, 1985). *S. P.*

Owens, C.: The Medusa Effect, or The Spectacular Ruse, in: Art in America, Januar 1984, S. 97–105
Linker, K.: Love for Sale. The Words and Pictures of Barbara Kruger, New York 1990
Kruger, B.: Remote Control. Power, Cultures, and the World of Appearances, USA 1993

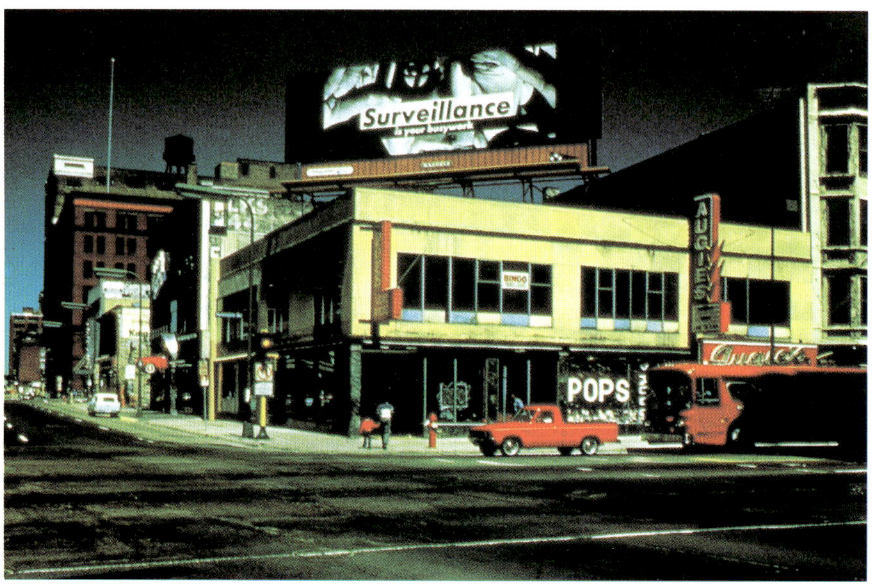

Surveillance is your busywork, 1985

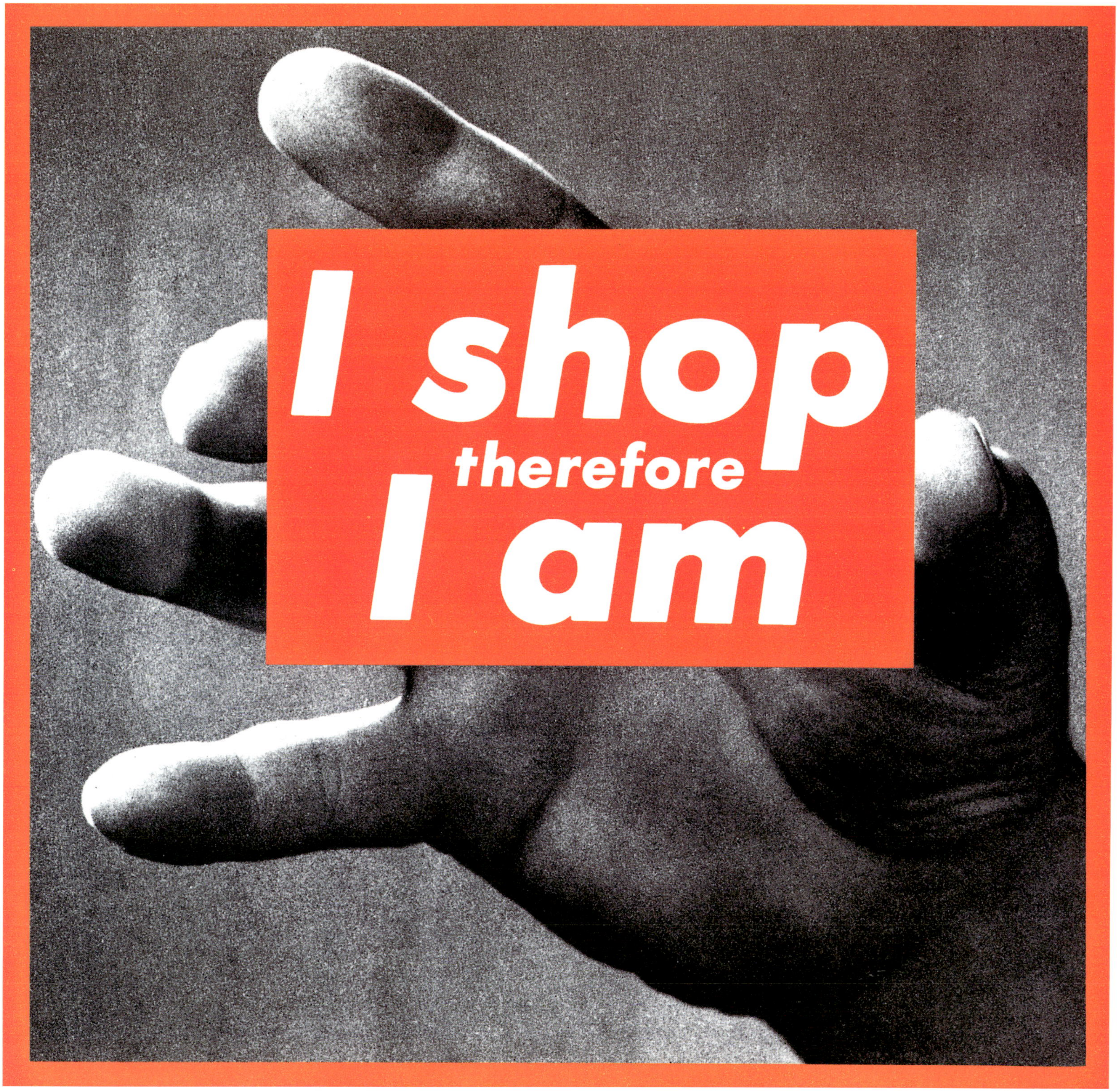
I shop
therefore
I am

Virtuelles Volumen, 1987

1923 wird Jesús Rafael Soto in Ciudad Bolívar, Venezuela, geboren

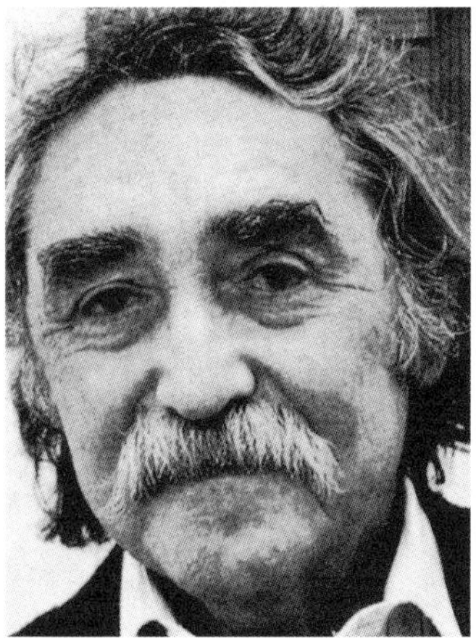

1942–47 Studium an der Escuela de Artes Plásticas in Caracas
Begegnung mit Carlos Cruz-Diez
1947–50 Leiter der Kunstschule in Maracaibo, Venezuela
1950 Übersiedlung nach Paris
1969 erstes Exemplar der *Penetrables*
1970 Wandbild für das Gebäude der UNESCO in Paris
1974 Retrospektive im Solomon R. Guggenheim Museum, New York
1988 Monumentalskulptur *Esfero virtual* für den Olympischen Park in Seoul
Soto lebt und arbeitet in Paris und Caracas

Die Negierung jegliches Figurativen in der Kunst findet sich in hoher Vollendung im Werk von Malewitsch, das deutlichen Einfluß auf Soto hatte: »Das war für mich eine wichtige Begegnung, weil ich unter meinen neu gewonnenen Gesichtspunkten Dinge entdeckte, die mir bisher nicht aufgefallen waren – die Tatsache, daß Malewitsch versuchen wollte, den Raum zu dynamisieren.« Einfache Formen wie Quadrate und schlichte Linien dienen Soto zur Erzielung von Schwingung, von Vibrationen – Eigenschaften der kinetischen Kunst, zu deren Protagonisten er zählt. Im Gegensatz zu anderen Vertretern dieser Richtung benutzt er keine mechanischen oder motorischen Hilfsmittel; Bewegung schafft er allein auf künstlerischem Weg. **D**as Interesse an neuen Kunstströmungen führt Soto 1950 nach Paris, wo er u.a. Denise René und Jean Tinguely kennenlernt, mit denen er gemeinsam ausstellt. Er läßt sich durch Elemente der Musik, etwa der Zwölf-Ton-Musik anregen; hier entdeckt er die Prinzipien der Permutation und Wiederholung, die klassischen bildnerischen Prinzipien entgegenstehen, Sotos Vorstellungen einer abstrakten Kunst aber nahekommen. Daneben sind es neueste wissenschaftliche Erkenntnisse über Raum- und Zeitstrukturen, die in sein Werk einfließen. **I**n seinem frühen Werken lagert er zwei Strukturen übereinander, dünne Linien auf einer Fläche. Dabei geht es ihm nicht um ornamentale Effekte, sondern um Beziehungen – optische Verschiebungen, Entsprechungen, Abweichungen. In seiner künstlerischen Entwicklung trennt er die Strukturen räumlich voneinander in zwei Schichten. Liniengefüge auf transparentem Träger, aus Draht oder als Nylonfaden werden vor die ›tragende‹ Strukturebene gesetzt, später frei aufgehängt. Die Linie löst sich vom Träger und schwebt im Raum. Es sind Strukturgebilde, die bei genauem Blick stets Bewegungen suggerieren: Überschneidungen, Durchdringungen und Zerteilungen; diese Phänomene verstärken sich durch die Bewegung des Betrachters. Er kann Einfluß auf die Intensität von Bewegung und Vibration nehmen, abhängig von seinem Agieren. **A**b Ende der 60er Jahre schafft Soto großvolumige, dabei aber leichte, transparente Arbeiten. Tausende, regelmäßig von der Decke herabhängende Nylonschnüre schwingen bei leisestem Luftzug im Raum. Bei *Virtuelles Volumen* von 1987 sind es dünne gelbe und weiße Metallstäbe, die zu zwei Gruppen geordnet frei von einer Trägerkonstruktion herabhängen. Sie bilden das scheinbare Volumen einer umgekehrten Kuppel – ein Farbvolumen im Raum, das optisch, nicht körperlich vorliegt; in einem Bereich zwischen Verkörperung und Entkörperung, ein Wechselspiel von Raum und Fläche, Materie und Licht. Farbe und Form sind aufgelöst in einen immateriellen Lichtraum. »Kunst ist nicht Ausdruck, Kunst ist Erkenntnis.« Eine Erkenntnis, die der Betrachter erst durch die intensiv aufmerksame Begegnung mit dem Werk Sotos erfährt. *A. L.*

Soto. A Retrospective Exhibition, Solomon R. Guggenheim Museum, New York 1974
Jesús Rafael Soto, Kamakura, The Museum of Modern Art, New York 1990
Xuriguera, G.: Soto. Œuvres récentes, Nizza 1990

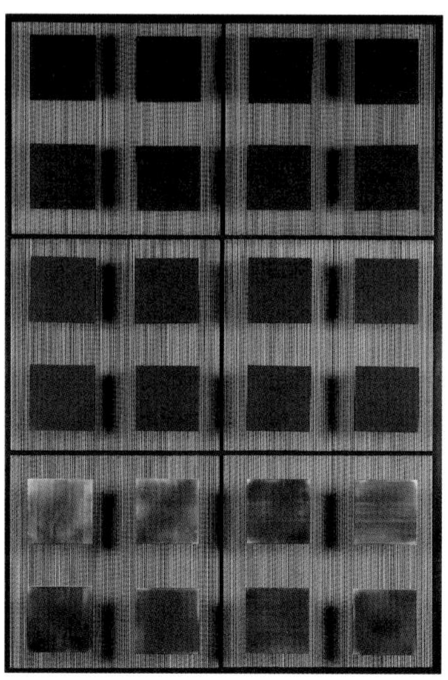

Schwingung, 1965

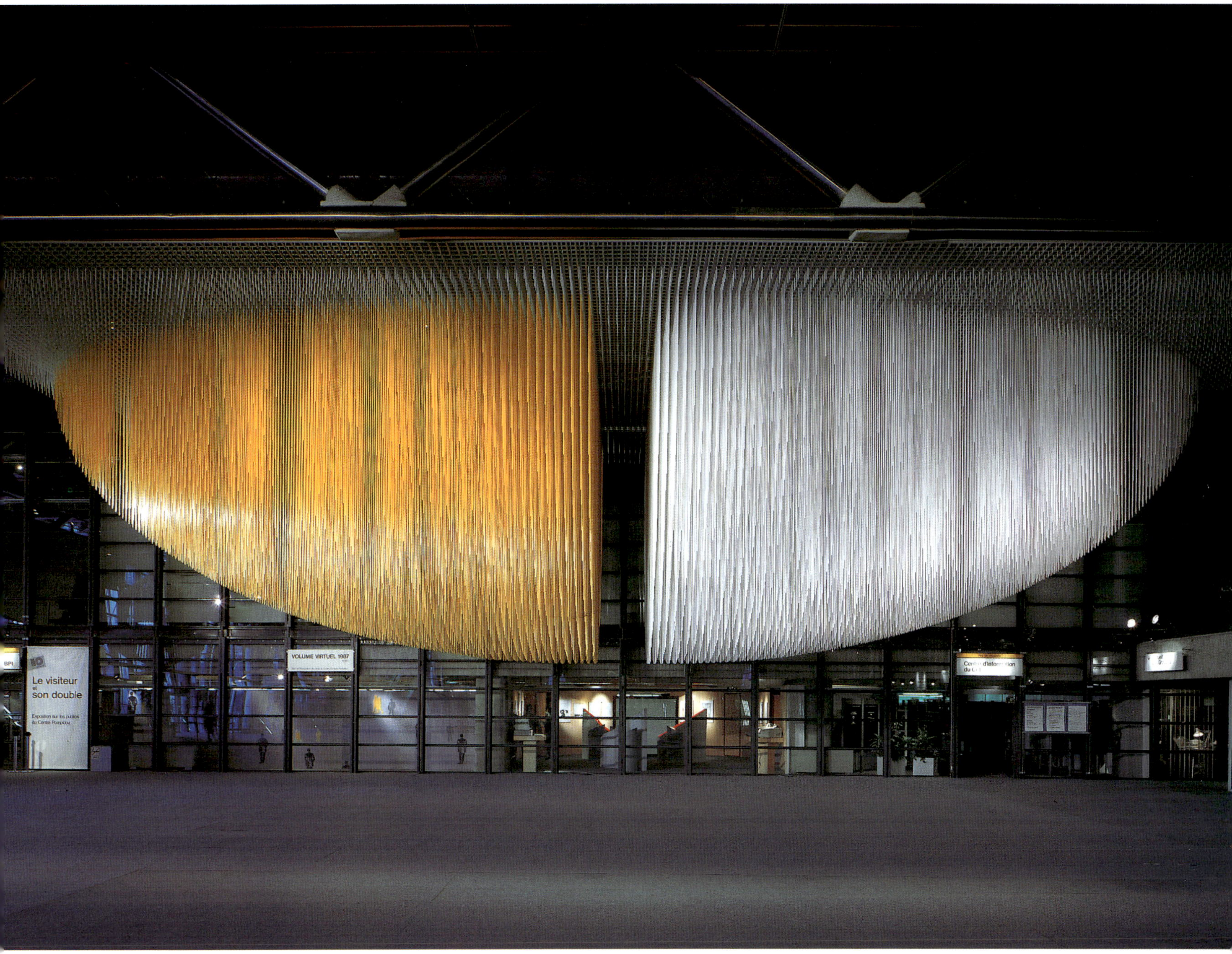
BPI
Le visiteur et son double
Exposition sur les publics du Centre Pompidou
VOLUME VIRTUEL 1987

Bruce Nauman

1941 am 6.12. wird Bruce Nauman in Fort Wayne, Indiana, geboren

1960–64 Studium der Mathematik und später der bildenden Kunst an der University of Wisconsin in Madison

1965–66 Studium an der University of California in Davis

1966 Umzug nach San Francisco

erste Einzelausstellung in der Nicholas Wilder Gallery in Los Angeles

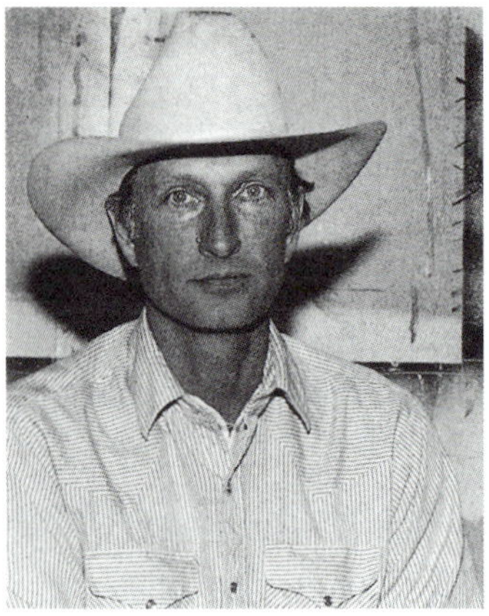

1966/67 *Self-Portrait as a Fountain*

1966–68 Lehrtätigkeit am San Francisco Art Institute

1968 Einzelausstellung in der Leo Castelli Gallery in New York

1969 Umzug nach Pasadena, Kalifornien

1970 lehrt Bildhauerei an der University of California in Irvine

1979 Umzug nach Pecos, New Mexico

1985 erstmalige Verwendung von Videoaufnahmen

1990 Umzug nach Gallistel, New Mexico

1991 Max-Beckmann-Preis der Stadt Frankfurt

Nauman lebt in Gallistel, New Mexico

World Peace (Projected), 1996

Der von Bruce Nauman gewählte Titel *World Peace (Projected)* beinhaltet bereits einen Hinweis auf den komplexen Sinngehalt seiner Rauminstallation mit fünf Videoprojektionen. In einem ca. 10 x 10 m großen Raum erscheinen auf drei Wandflächen verteilt fünf Personen auf überlebensgroßen Videoprojektionen, die sprechend und gestikulierend folgenden Inhalt ununterbrochen wiederholen: »I'll talk, you'll listen. – You'll talk, I'll listen. – I'll talk, they'll listen. – They'll talk, I'll listen. ...« oder »I'll talk to you. You'll listen to me. – You'll talk to me. I'll listen to you. – I'll talk to them. They'll listen to me. ...« Durch die ständige Anordnungsverschiebung der langsam und deutlich gesprochenen und auch in Gebärdensprache für Gehörlose vermittelten kurzen Sätze vermischen sich diese zunehmend zu einem irritierenden und sinnlosen Sprachgewirr. Der Raum ist demnach in doppelter Hinsicht – sprachlich sowie bildhaft – von Kommunikation erfüllt, die jedoch nicht wechselseitig ist. Die einzelnen Darsteller sprechen vielmehr ins Leere. Die in sich abgeschlossene Raumsituation macht ein Ausweichen für den Rezipienten unmöglich, wodurch ihm das zentrale Thema der Installation, die allgegenwärtige Problematik zwischenmenschlicher Kommunikation, physisch wie auch psychisch sehr eindrücklich zum Bewußtsein gebracht wird. **B**ereits Mitte der 60er Jahre wandte sich Bruce Nauman von der Malerei ab und begann damit, mit neuen Medien und Technologien wie Fotografie, Film, Performance, Video- und Neonarbeiten zu experimentieren. Im Gegensatz zu der sich zur selben Zeit entwickelnden Pop- und Minimal Art handelt es sich dabei stets um eine sehr subjektiv geprägte Kunstsprache, die sich vor allem mit dem menschlichen Körper und der Psyche beschäftigt. Zahlreiche Arbeiten und Installationen von Nauman konfrontieren den Betrachter mit ungewohnten, unangenehmen und z.T. auch angstauslösenden Situationen und zwingen ihn auf diese Weise zu einem gesteigerten Bewußtsein seiner selbst und der Situation, in der er sich gerade befindet. Dies geschieht ebenso in *World Peace (Projected)* von 1996, wobei Nauman hier anders als bei früheren Installationen auf allzu beängstigende Momente verzichtet und durch die Wahl der im Futur gesprochenen Textfolge einen Rest an Hoffnung auf ›Weltfrieden‹ durch gegenseitige Kommunikation offenläßt. **B**ruce Nauman eröffnete für die Kunst des 20. Jahrhunderts ein gänzlich neues Feld gestalterischer Möglichkeiten mit der Erkenntnis, den heutigen Betrachter über die neuen Medientechnologien wesentlich direkter erreichen zu können als mit anderen künstlerischen Ausdrucksmitteln. *I. N.*

Bruggen, C. van: Bruce Nauman, Basel 1988
Hoffmann, Ch.: Bruce Nauman. Interviews 1967–1988, Dresden 1996
Schulz-Hoffmann, C.: Bruce Nauman. World Peace (Projected), München 1997

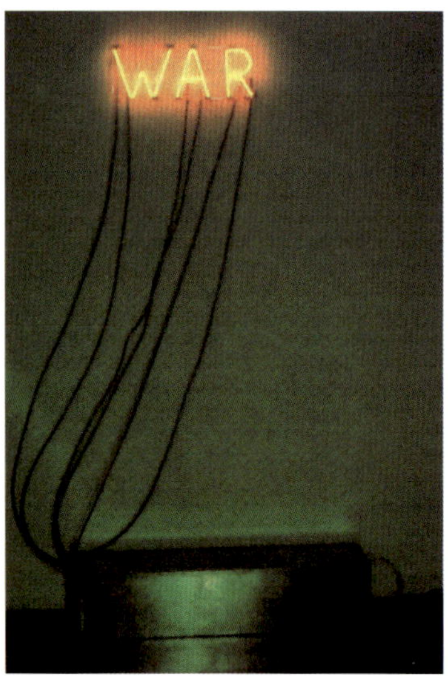

Raw War, 1970

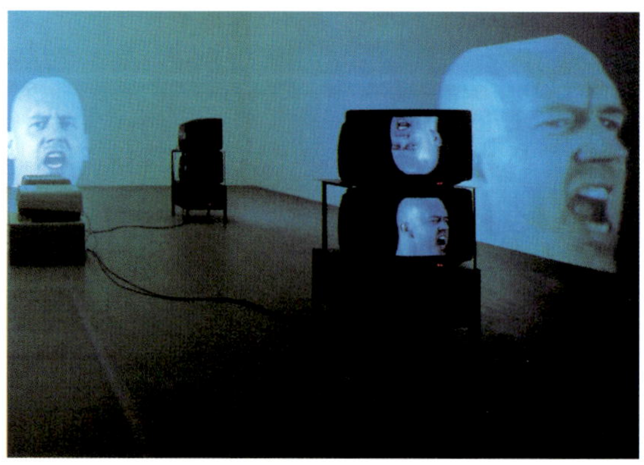

Anthro/Sicio, 1991

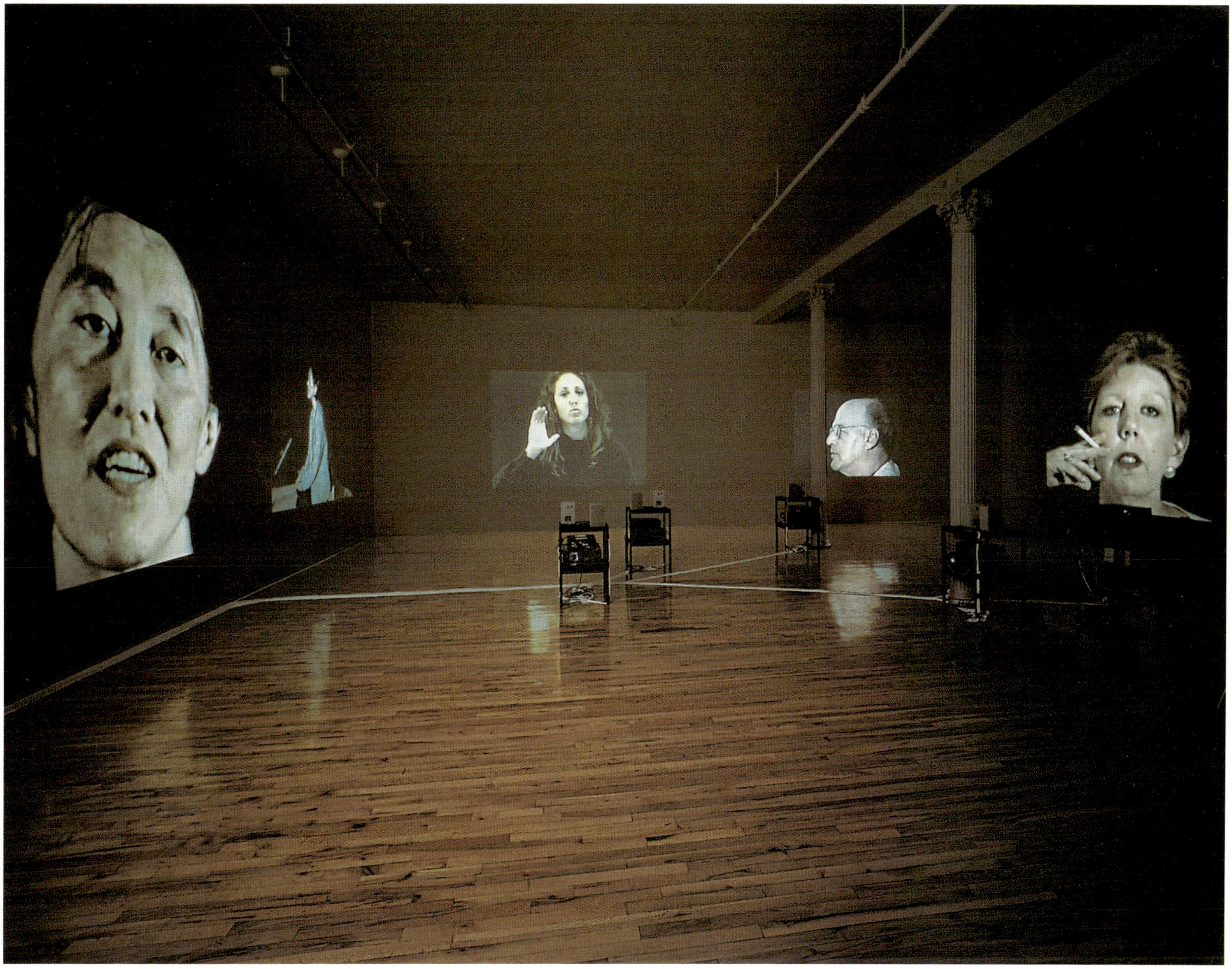

1935 am 13.6. wird Christo Javacheff in Gabrovo, Bulgarien, geboren
Jeanne Claude de Guillebon am gleichen Tag in Casablanca
1953–56 Christo: Studium an der Akademie der Schönen Künste in Sofia
1956 Ankunft in Prag
1957 Christo studiert ein Semester an der Kunstakademie in Wien
1958 Wohnsitz in Paris
erste Pakete und ›Wrapped Objects‹
1960 Geburt des Sohnes Cyril
1961 Projekt für die Verhüllung eines öffentlichen Gebäudes
Stacked Oil Barrels und *Dockside Packages* im Hafen von Köln

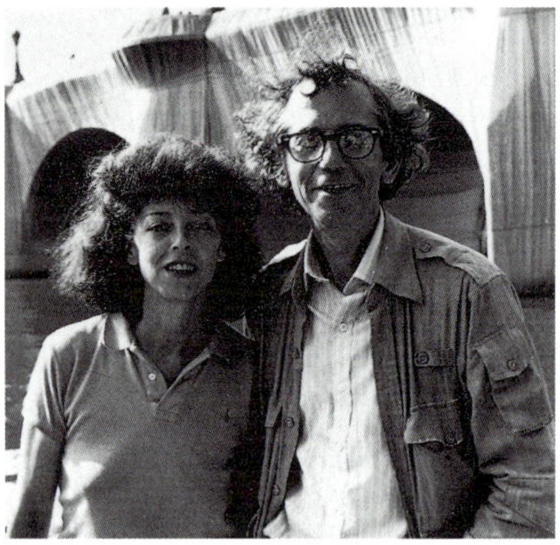

1962 *Iron Curtain – Wall of Oil Barrels*, Paris
1963 *Showcases*
1964 *Store Fronts*, Übersiedlung nach New York
1966 *Air Package*, *Wrapped Tree* im Stedelijk-van-Abbemuseum, Eindhoven
1968 *Wrapped Fountain* und *Wrapped Medieval Tower*, Spoleto, Italien
5600 Cubicmeter Package, documenta IV, Kassel
Verhüllung eines öffentlichen Gebäudes (Kunsthalle Bern)
1969 *Wrapped Museum of Contemporary Art*, Chicago
Wrapped Coast, Little Bay, One Million Square Feet, Sydney, Australien
1970 Verhüllte Denkmale in Mailand
1971 *Wrapped Floors*, Haus Lange, Krefeld
1972 *Valley Curtain*, Grand Hogback, Rifle, Colorado, 1970–72
1974 *The Wall, Wrapped Roman Wall, Via Veneto and Villa Borghese*, Rom
Ocean Front, Newport, Rhode Island
1976 *Running Fence, Sonoma and Marin Counties*, Kalifornien, 1972–76
1978 *Wrapped Walk Ways*, Loose Park, Kansas City, Missouri
1979 *The Mastaba of Abu Dhabi*, Projekt für die Vereinigten Arabischen Emirate, in Vorbereitung
1983 *Surrounded Islands*, Biscayne Bay, Greater Miami, Florida, 1980–83
1985 *The Pont Neuf Wrapped*, Paris, 1975–85
1991 *The Umbrellas*, Japan – USA, 3100 Schirme, 1984–91
1995 *Wrapped Reichstag, Berlin*, 1971–95
Christo und Jeanne Claude leben und arbeiten in New York

Im August 1971 erreichte die Christos in Colorado, wo sie gerade an dem Projekt *Valley Curtain* arbeiteten, eine Bildpostkarte von Michael S. Cullen, einem in Berlin lebenden Amerikaner, die den Reichstag zeigte. Cullen schlug ihnen vor, den Reichstag zu verhüllen. Schon 1972 machte Christo die erste Zeichnung des Reichstags-Projektes, und 1973 wurde in Berlin eigens für das Projekt ein Büro eröffnet. 1976 besuchte der Künstler zum ersten Mal Berlin, besichtigte zusammen mit seinem Freund Wolfgang Volz, dem Projektfotografen, und Michael S. Cullen das Reichstagsgebäude und hielt seine erste Pressekonferenz. **A**ls die Christos das Projekt 1971 in Angriff nahmen, war Deutschland noch geteilt, und die Berliner Mauer trennte Ost und West. Die Probleme, die sich daraus für das Projekt ergaben, waren äußerst vertrackt, da die Genehmigung von allen vier Schutzmächten eingeholt werden mußte. Sie reisten hunderte Male nach Deutschland und investierten fern von ihrem Atelier in New York Zeit, Geld und Energie, um mehrere Bundespräsidenten, Bundestagspräsidenten und Abgeordnete zu überreden, ihnen die Erlaubnis zur Realisierung des Projektes zu erteilen. **»C**hristos Kunst«, so schrieb Albert Elsen 1990, »besteht in der Schaffung schöner, auf Zeit und in großem Maßstab angelegter Objekte für bestimmte Standorte im Freien. Es entspricht dem populistischen Grundzug seines Denkens, daß nach seiner Überzeugung den Menschen eindringliche und denkwürdige Kunsterlebnisse außerhalb des Museums geboten werden sollten.« **W**er den *Running Fence* in Kalifornien, die *Surrounded Islands* in Miami, den verhüllten *Pont Neuf* in Paris, das Projekt *Umbrellas* in Japan und Kalifornien oder eines der zahlreichen anderen Christo-Projekte gesehen hat, wird deren spektakuläre Dramatik, magische Faszination und reine Schönheit nie mehr vergessen können. David Bourdon schreibt 1970: »Mit einfachem Stoff und Schnur hat Christo ein beeindruckendes Bündel von Werken geschnürt und sich eine herausragende Stellung in der Kunst der Jahrhundertmitte gesichert ... . Sein bisheriger Werdegang war ungewöhnlich und faszinierend, insbesondere für einen bulgarischen Flüchtling, der binnen weniger Jahre zu einem international gefeierten Künstler avanciert ist.« **P**rominente Befürworter des Reichstag-Projektes waren Willy Brandt, Richard von Weizsäcker und vor allem die unermüdliche Bundestagspräsidentin Rita Süssmuth, die wie kein anderer das Projekt gefördert hat. Der Schicksalstag für das Projekt war der 25. Februar 1994, als der Bundestag in Bonn, von Christo auf der Besuchergalerie beobachtet, mit 292 Ja- zu 223 Neinstimmen, darunter auch der des Bundeskanzlers Kohl, grünes Licht für das Projekt gab. Es war ein großer Sieg für die Christos nach 23 Jahren harter Arbeit und ungeheuren Anstrengungen und, wie die ›New York Times‹ schrieb, »ein Beweis für die Kraft, die Größe und die Stärke des Projektes«. **D**ie Verhüllung des Reichstages im Juni 1995 war die Krönung all dessen, was die Christos bis dahin in ihrer Kunst erreicht hatten. Einer gigantischen Skulptur gleich wirkte das Gebäude zu jeder Tages- und Nachtzeit majestätisch und erhaben. Fünf Millionen Menschen kamen nach Berlin, um sich dieses Schauspiel anzusehen. *J. B.-T.*

Laporte, D.: Christo, Paris 1985
Schellmann, J. und J. Benecke (Hrsg.): Christo. Prints and Objects, 1963–1987, Catalogue Raisonné, München/New York 1988
Baal-Teshuva, J.: Christo. Der Reichstag und urbane Projekte, München 1993

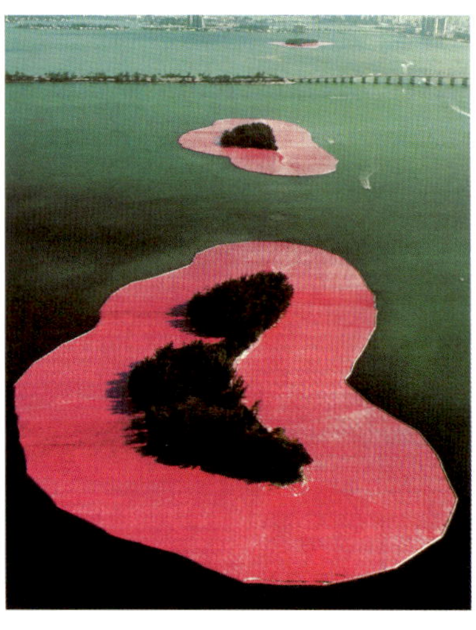

Surrounded Islands, 1980–83

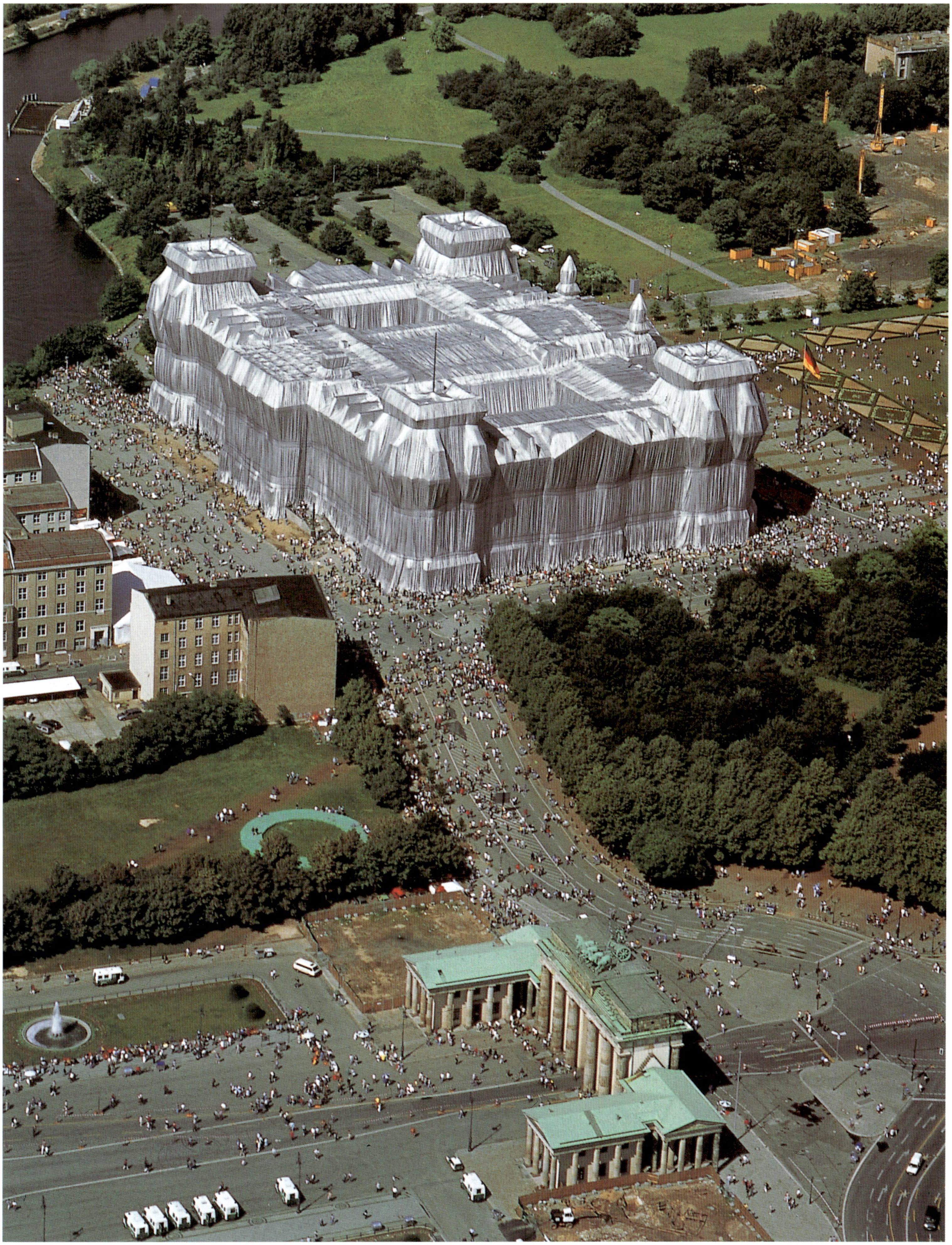

Movie Audience, 1979

1946 Jeff Wall wird in Vancouver, Kanada, geboren
1970 Studienabschluß am Department of Fine Arts der University of British Columbia, in Vancouver
1970–73 Forschungsaufenthalt am Courtauld Insitute of Art, University of London
1974–75 Dozent am Department of Art History, Nova Scotia College of Art and Design, Halifax, Nova Scotia, Kanada
1976–87 Dozent am Centre for the Arts, Simon Fraser University, Vancouver

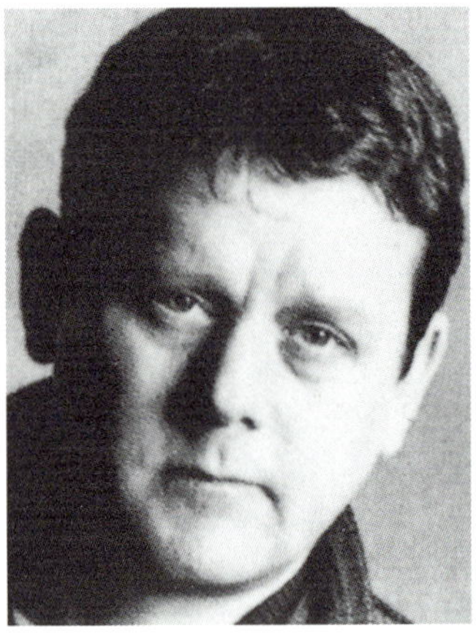

1984 Ausstellung im Institute of Contemporary Art in London
Milk
1986 *The Storyteller*
The Thinker
seit 1987 Dozent am Department of Fine Arts, University of British Columbia, Vancouver
1988 *Trân Dúc Vân*
1994 *A Fight on the Sidewalk*
1995 Ausstellung im Museum of Contemporary Art, Chicago
1996 Ausstellung im Kunstmuseum Wolfsburg
lebt und arbeitet in Vancouver, Kanada

Das Kinopublikum ist ein anonymes im Dunkel des Vorführraumes nur schemenhaft sichtbares. Es widmet sich dem Bildgeschehen auf der Leinwand. Die Lichtquelle der Filmbilder strahlt vom Rücken der Schauenden her, beleuchtet diese aber nicht. Das Licht auf den Gesichtern des Publikums erscheint als Reflex der Lichtbilder auf der Leinwand. Jeff Wall hat mit seiner Arbeit *Movie Audience* nicht das Kinobild sondern den Zuschauer zum Bildthema gewählt. Die zuschauenden Menschen sind in Untersicht erfaßt. Die einzelnen Bilder sind in Leuchtkästen zu zwei Paaren und einer Dreiergruppe, bei der ein Kind zwischen Frau und Mann erscheint, zusammengefaßt. Zusammen ergeben diese drei Leuchtkästen, die im Abstand zueinander montiert werden, das Gefüge einer Zuschauerreihe. Die einzelnen Porträts werden vor dem dunklen Hintergrund zu selbstleuchtenden Bildern. In dieser Auffassung erinnern sie sowohl an die Prophetendarstellungen der Malerei des 17. Jahrhunderts, als auch an die Darstellungen des sowjetischen Konstruktivismus und sozialistischen Realismus, in denen der Mann auf der Straße zum Verteidiger und Helden gemacht wurde. Im Unterschied zu diesen Vorstellungen behalten Jeff Walls Bilder jedoch Individualität und Introvertiertheit bei. Sie verbinden sich auf dieser Ebene mit den Menschendarstellungen eines August Sanders oder den U-Bahn-Porträts von Walker Evans. Der Blick der dargestellte Zuschauer ist aus dem Bild hinaus auf die imaginäre Leinwand gerichtet, bewegt sich also außerhalb der eigenen Situation. Darin erinnern die im Dreiviertelprofil gesehenen Männer und Frauen an die Bilder von Propheten und Sibyllen. Ihre fotogenaue Wiedergabe führt aber sofort wieder in unseren Alltag zurück und so changieren die Bilder zwischen Oben und Unten, zwischen Himmel und Erde, zwischen Sakral und Profan.Durch die Präsentation in großen Leuchtkästen »scheinen« Jeff Walls Bilder, denn Licht- und Bildquelle sind eins. Licht und Information dringen unmittelbar in das Auge des Betrachters. So üben diese eine größere Faszination aus als beschienene Gegenstände. Nicht zuletzt rührte die überwältigende Wirkung der gotischen Kathedrale von den selbstleuchtenden Wänden der bunten Glasfenster her. Jeff Wall setzt seine Leuchtkästen, die selbst ein beträchtliches Volumen haben, als Körper im Raum ein. Hoch und vor der Wand, manchmal auch diagonal durch den Raum plaziert, haben diese Bildobjekte auch die Qualität architektonischer Setzungen. Sie bilden Objekte und Fenster zugleich. Das Werk *Movie Audience* stellt ebenso wie die *Young Workers*, 1978–1983, und *Little Children*, 1988, die eine Seite, die Schauende in seinem Werk dar. In den anderen Arbeiten zeigt Wall Szenen, die zumindest wie die Momentaufnahme des Alltäglichen, dann aber im Bildaufbau, in der Gestik, Bewegung und im ›Licht‹ den klassischen Bildkanon der Kunstgeschichte verkörpern. Ob schauende Menschen oder darstellende Szenerie, wir bleiben außerhalb und sind Voyeure, die sich ungehemmt diese Bilder aneignen dürfen. *H. F.*

Jeff Wall, Museum of Contemporary Art, Chicago, u.a. 1995/96
Jeff Wall, Phaidon Books, London 1996
Friedel, H. J. (Hrsg.): Jeff Wall – Space and Vision, Städtische Galerie im Lenbachhaus, München 1996
Brougher, K.: Jeff Wall, Museum of Contemporary Art, Los Angeles, Zürich 1997

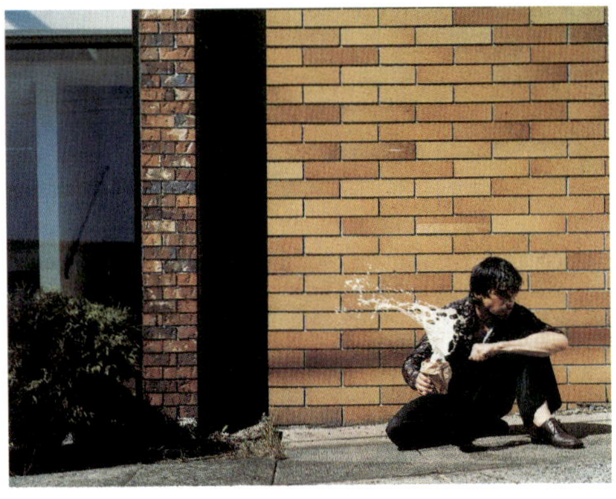

Milk, 1984

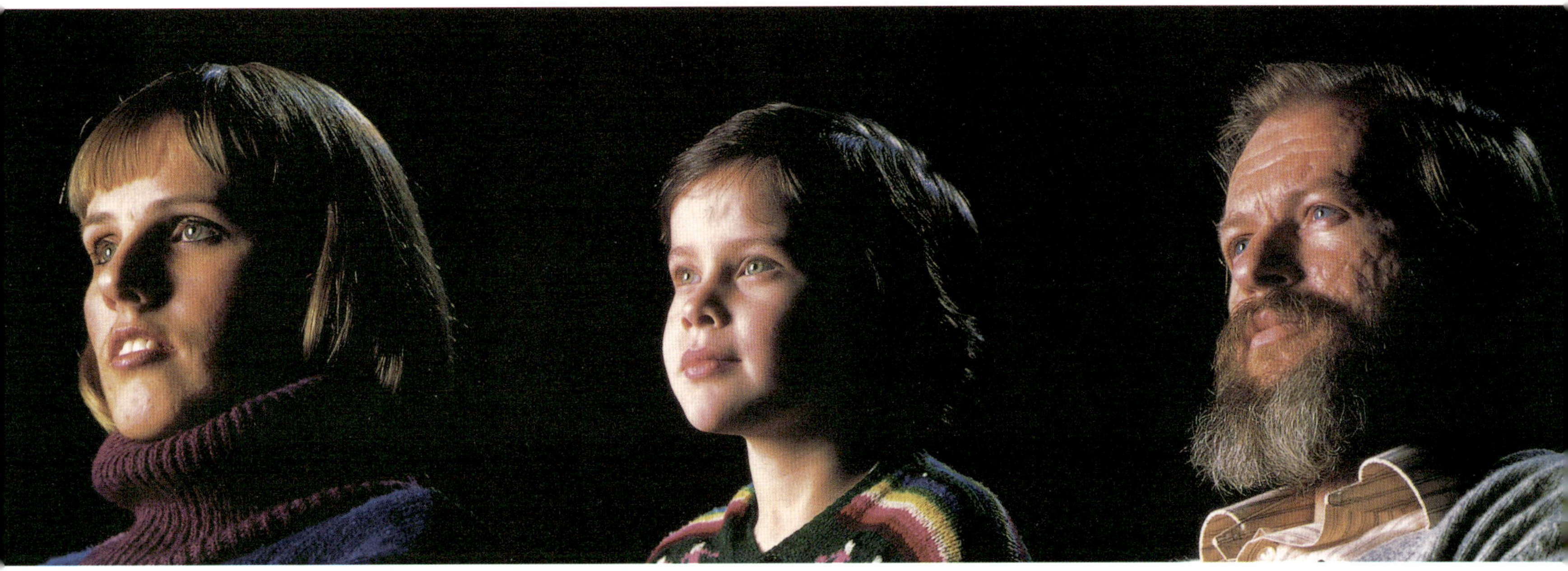

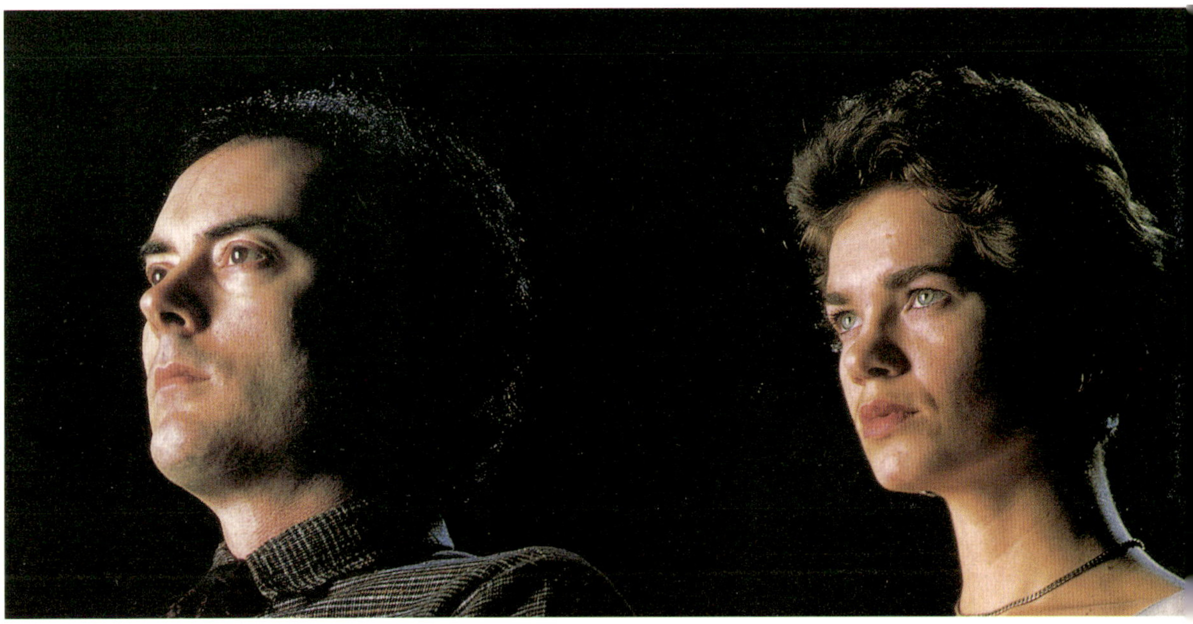

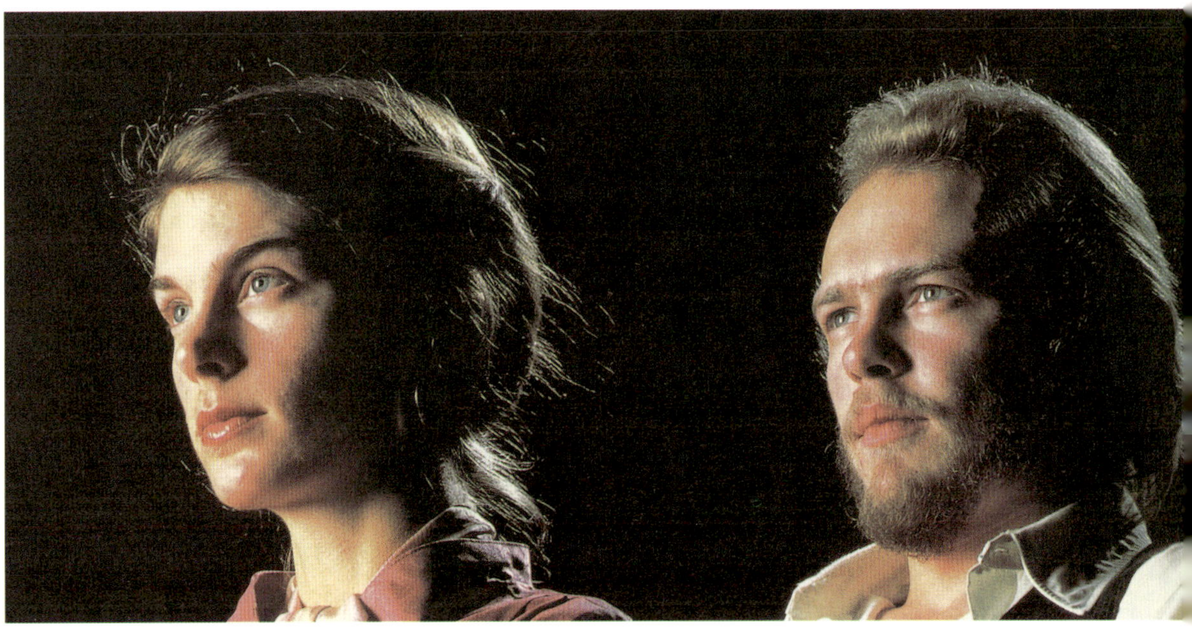

Louise Bourgeois

1911 wird Louise Bourgeois in Paris geboren
1932–35 Studium an der Sorbonne
1936–38 Studium an der École du Louvre und an der École des Beaux-Arts
1938 Ausbildung bei Fernand Léger
Übersiedlung nach New York
1939–40 Ausbildung bei Vaclav Vytlacil

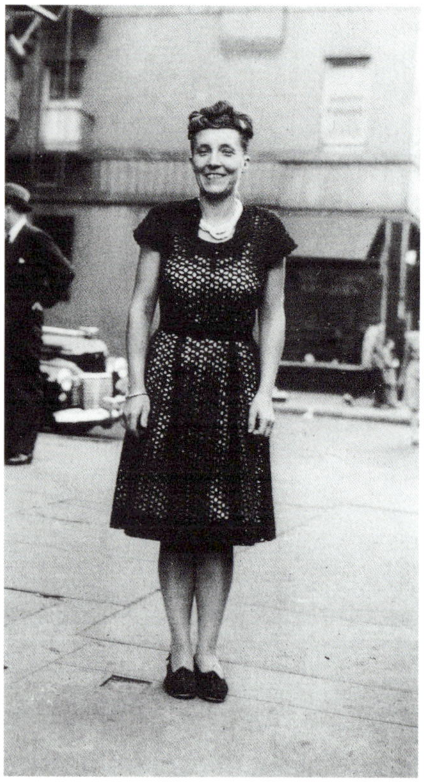

1982–83 Retrospektive im Museum of Modern Art, New York
Seither zahlreiche Ausstellungen in den großen Museen Europas und der USA
Bourgeois lebt und arbeitet in New York

Cell (You better grow up), 1993

Louise Bourgeois' Kunst hat den Menschen zum Thema, und sie benutzt ihn als Maßstab. Der Mensch wird assoziiert oder heraufbeschworen – assoziiert durch die Spuren seiner Abwesenheit, die Gebrauchsgegenstände, Möbel, Requisiten, Körperfragmente und neuerdings auch alte Kleider und Kleiderobjekte; heraufbeschworen hingegen wird er im Frühwerk durch die *Totems*, schmale hohe Stelen. Die abstrahierte Figur hat ihn unmittelbar zu ersetzen, getreu der Tradition primitiver animistischer Kunst. **D**as Werk ist in allen Phasen autobiografisch und darin Ausdruck der Selbstreflexion durch das, was Louise Bourgeois ›Erinnerung‹ nennt. Erinnerung an ihre Kindheit und Jugend. Geboren wurde sie 1911 in Paris. Mitten im Quartier Latin am Boulevard Saint-Germain, wo sich noch heute das ehemalige Künstler- und Literaten-Café ›Flore‹ befindet, haben die Eltern ihre Wohnung und ihre Galerie. Ihre Jugend verbringt sie weitgehend in Choisy-le-Roi und später in Anthony an der Bièvre, wo die Eltern einen Besitz erwerben und eine Restaurierungswerkstatt für alte Tapisserien einrichten. Dieses Ambiente hinterläßt vor allem im Alterswerk seine deutlichen Erinnerungsspuren in den Spindeln, den bunten Garnrollen, den Garnrollenständern, keulenförmigen Nadelkissen, Nadeln, Spiegeln, Vergrößerungsgläsern – Utensilien, die sie dann mit der Metapher des Fadens und der Mythologie der drei Parzen, der Schicksalsgöttinnen, verbindet. Die antike Vorstellung der Fata und Parcae wird zu einem der großen Themen in ihrem Spätwerk, den Skulpturen und vor allem den voyeuristischen Räumen, die sie als ›Cells‹, Zellen, bezeichnet. **S**eit 1938 lebt Louise Bourgeois in New York, wohin sie damals mit ihrem Ehemann, dem bekannten Kunsthistoriker Robert Goldwater, zog. Die Brücke zwischen alter und neuer Heimat bilden die Künstleremigranten, vor allem die Surrealisten. Der Surrealismus mit seinem Interesse an der Psychoanalyse und seinen manifesten Bekenntnissen zum ›Primitivismus‹, zur ›Art brut‹, zur Kunst der Kinder und Geisteskranken sowie der Wiederentdeckung der Mythen wird für Louise Bourgeois zur entscheidenden Inspirationsquelle. Maßgeblich daran beteiligt ist Robert Goldwater, der 1938 das Buch ›The Primitivism in Modern Art‹ publizierte. Er war einer der ersten, der die Rolle der primitiven Kunst auf die Entwicklung der modernen Malerei und vor allem der Skulptur erforschte und diese nach ästhetischen Maßstäben beurteilte.

B. C.

Louise Bourgeois. Skulpturen und Installationen, Kestner-Gesellschaft Hannover, Hannover 1994
Louise Bourgeois. The Locus of Memory, Works 1982–1993, The Brooklyn Museum, The Corcoran Gallery of Art, Washington D.C., New York 1994
Louise Bourgeois. Der Ort des Gedächtnisses, Skulpturen, Environments und Zeichnungen 1946–1995, Deichtorhallen, Hamburg 1996

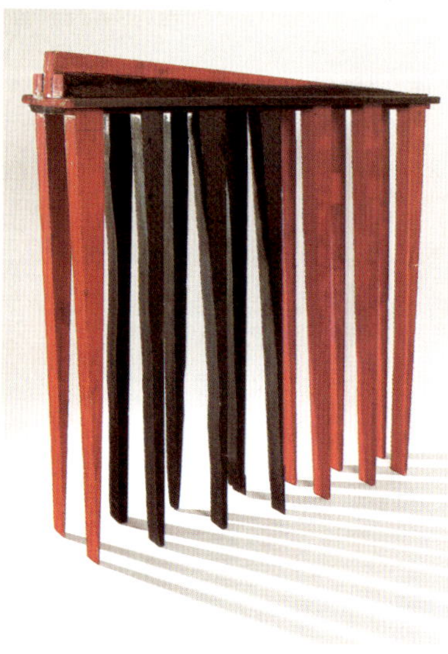

The Blind Leading the Blind, 1947–49

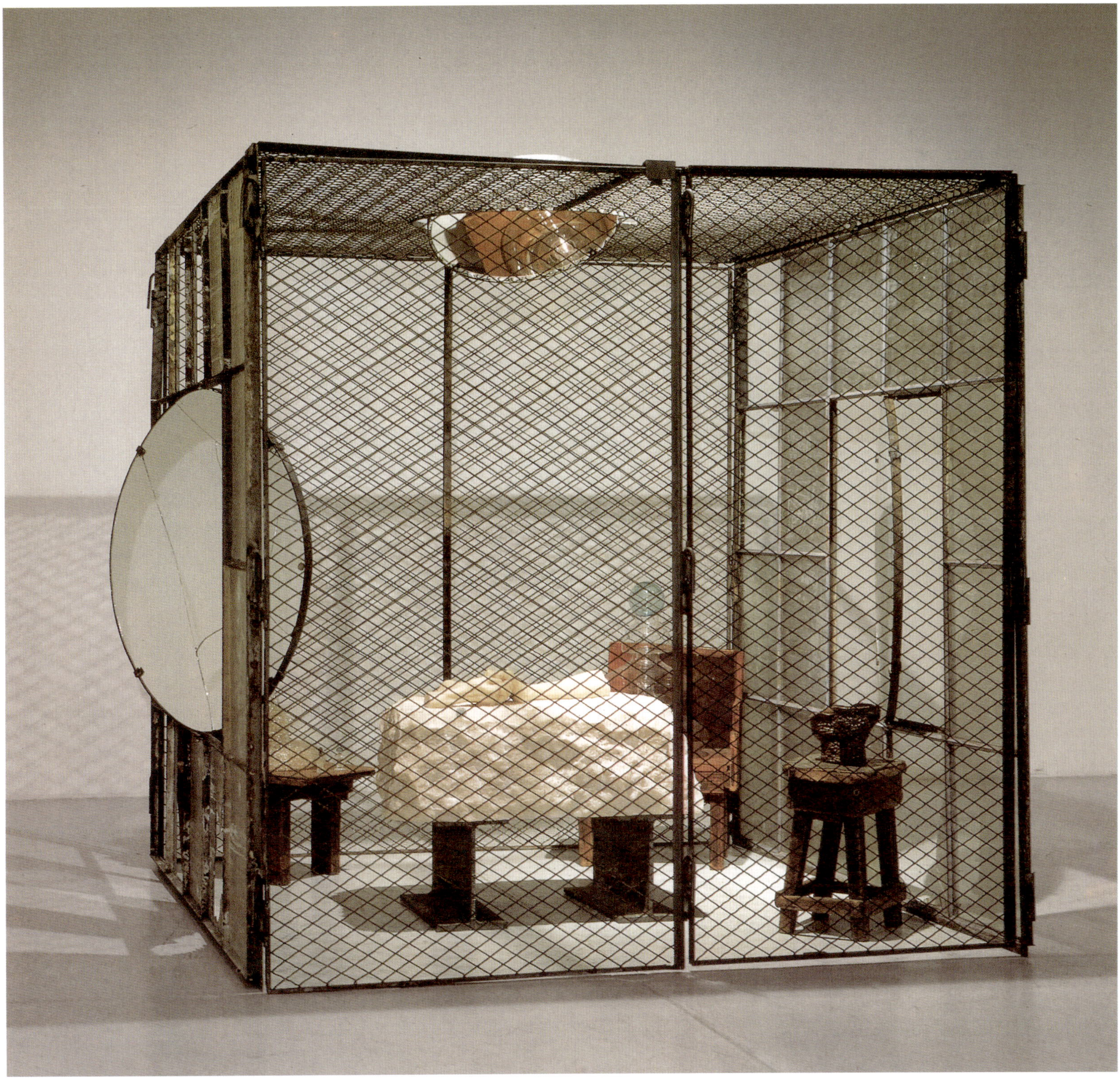

Verzeichnis der abgebildeten Werke
Geordnet nach Künstlern
in alphabetischer Reihenfolge

Seite 138/139
Josef Albers

Homage to the Square:
›Aufsteigend‹, 1953
Öl auf Holz
110,5 x 110,5 cm
The Whitney Museum of American Art,
New York

Studie für Homage to the Square, 1967
Öl auf Masonite
101,5 x 101,5 cm
Josef Albers Museum, Bottrop

Seite 176/177
Francis Bacon

Triptychon August 1972, 1972
Öl auf Leinwand
je 198 x 147,5 cm
The Tate Gallery, London

Seite 50/51
Giacomo Balla

Laufendes Mädchen auf einem Balkon,
1912
Öl auf Leinwand
125 x 125 cm
Civica Galleria d'Arte Moderna,
Mailand

Merkurdurchgang vor der Sonne, 1914
Öl auf Papier
61 x 50,5 cm
Musée National d'Art Moderne,
Centre Georges Pompidou, Paris

Seite 91
Balthus

Die Straße, 1933
Öl auf Leinwand
195 x 240 cm
The Museum of Modern Art, New York

Seite 188/189
Georg Baselitz

Die große Nacht im Eimer, 1962/63
Öl auf Leinwand
250 x 180 cm
Museum Ludwig, Köln

Orangenesser IV, April 1981
Öl und Tempera auf Leinwand
146 x 114 cm
Staatsgalerie Moderner Kunst,
München
Leihgabe Prinz Franz von Bayern

Seite 100/101
Max Beckmann

Selbstbildnis, 1950
Öl auf Leinwand
139,5 x 91,5 cm
The Saint Louis Art Museum,
St. Louis

Die Nacht, 1918-19
Öl auf Leinwand
133 x 154 cm
Kunstsammlung Nordrhein-Westfalen,
Düsseldorf

Abfahrt, 1932/33
Öl auf Leinwand
Mitte: 215,5 x 115 cm
Seiten je: 215,1 x 99,5 cm
The Museum of Modern Art,
New York

Seite 160/161
Joseph Beuys

Elch mit Frau, 1957
Wasserfarbe (Aquarell) auf gelblichem
Zeichenpapier, l. Rand gezähnt
21,9 x 31,6 cm
Museum Schloß Moyland, Sammlung
van der Grinten

EURASIA Sibirische Symphonie 1963
32. Satz (EURASIA) FLUXUS, 1966
»action tool«, Tafel mit Kreide-
zeichnung, Filz- und Fettwinkel,
Hase, Stangen
Privatsammlung, München

Seite 48/49
Umberto Boccioni

Der Lärm der Straße dringt in
das Haus, 1911
Öl auf Leinwand
100 x 100 cm
Sprengel Museum Hannover

Kontinuierliche Formen im Raum,
1913
Bronze
126,4 x 89 x 40,6 cm
Contemporary Art Museum, São Paulo

Seite 36/37
Pierre Bonnard

Frau mit schwarzen Strümpfen oder
Frau bei der Toilette, um 1900
Öl auf Karton
62,1 x 64,2 cm
Sammlung A. Rosengart, Zürich

Akt im Gegenlicht, 1908
Öl auf Leinwand
124,5 x 108 cm
Musée Royaux des Beaux-Arts de
Belgique, Bruxelles

Seite 206/207
Louise Bourgeois

The Blind Leading the Blind, 1947–49
bemaltes Holz
170 x 164,2 x 41,5 cm
Becon Collection Ltd.

Cell (You better grow up), 1993
Stahl, Glas, Marmor, Keramik
und Holz
210,8 x 208,2 x 212 cm
Galerie Karsten Greve, Köln

Seite 108/109
Constantin Brancusi

Der Kuß, 1912
Kalkstein, Sockel aus Eiche
58,8 x 35 x 25,5 cm
The Philadelphia Museum of Art,
Philadelphia

Vogel im Raum, ca. 1940–41
Polierte Bronze
191,5 x 13,3 x 16 cm
Musée National d'Art Moderne,
Centre Georges Pompidou, Paris
Vermächtnis des Künstlers

Seite 30/31
Georges Braque

Stilleben mit Fruchtschale, Flasche
und Mandoline, 1930
Öl auf Leinwand
116 x 81 cm
Galerie Beyeler, Basel

Mann mit Gitarre, 1914
Öl und Sand auf Leinwand
130 x 72,5 cm
Musée National d'Art Moderne,
Centre Georges Pompidou, Paris

Seite 24/25
Paul Cézanne

Die großen Badenden, 1895–1904
Öl auf Leinwand
127 x 196 cm
National Gallery of Art, London

La Montagne Sainte-Victoire, um 1901
Öl auf Leinwand
78 x 99 cm
Ermitage, St. Petersburg

Seite 38/39
Marc Chagall

Die Zeit hat keine Ufer, 1930–39
Öl auf Leinwand
100 x 81,3 cm
The Museum of Modern Art, New York

Der Geiger, 1911
Öl auf Leinwand
94,5 x 69,5 cm
Kunstsammlung Nordrhein Westfalen,
Düsseldorf

Seite 182/183
Eduardo Chillida

La casa de Goethe, 1986
Beton
390 x 320 x 600 cm
Taunusanlage, Stadt Frankfurt
am Main

Peino del viento (Windkämme), 1977
an der Küste von San Sebastián

Seite 52/53
Giorgio de Chirico

Selbstporträt, 1920
Öl auf Holz
51 x 40 cm
Bayerische Staatsgemäldesammlungen,
Staatsgalerie moderner Kunst,
München

Geheimnis und Melancholie einer
Straße, 1914
Öl auf Leinwand
87 x 71,5 cm
Privatsammlung

Seite 202/203
Christo und Jeanne Claude

Surrounded Islands, 1980–83
Biscayne Bay, Greater Miami, Florida

Wrapped Reichstag, Berlin,
1971–1995

Seite 70/71
Lovis Corinth

Der Jochberg am Walchensee, 1924
Öl auf Leinwand
65 x 88 cm
Museum Ostdeutsche Galerie,
Regensburg

Ecce Homo, 1925
Öl auf Leinwand
190,5 x 150 cm
Öffentliche Kunstsammlung,
Kunstmuseum Basel

Seite 98/99
Salvador Dalí

Die Beständigkeit der Erinnerung,
1931
Öl auf Leinwand
26,3 x 36,5
The Museum of Modern Art, New York

Weiche Konstruktion mit gekochten
Bohnen,Vorahnung des Bürgerkrieges
Öl auf Leinwand
100 x 99 cm
The Philadelphia Museum of Art,
Philadelphia

Seite 18/19
Edgar Degas

Frau im Badezuber, 1885–86
Pastell
70 x 70 cm
Hill-Stead Museum, Farmington,
Connecticut

Hinter der Szene, um 1898
Pastell auf Papier
60 x 67 cm
Staatliches Puschkin-Museum für
bildende Künste, Moskau

Seite 32/33

Robert Delaunay

Saint-Séverin, No. 3, 1909
Öl auf Leinwand
112,5 x 88,8 cm
Solomon R. Guggenheim Museum, New York

Der rote Eiffelturm, 1911
Öl auf Leinwand
133,7 x 90 cm
Solomon R. Guggenheim Museum, New York

Seite 54/55

Marcel Duchamp

Fountain, 1917/1964
Readymade
62,5 x 35,5 x 49 cm
Indiana University Art Museum, Bloomington

Flaschentrockner, 1914 (Replik 1964)
Readymade: Flaschentrockner aus galvanisiertem Eisen
Höhe: 64,2 cm
Musée National d'Art Moderne, Centre Georges Pompidou

Seite 14/15

James Ensor

Stilleben im Atelier, 1889
Öl auf Leinwand
83 x 113 cm
Bayerische Staatsgemäldesammlungen, Neue Pinakothek, München

Der Einzug Christi in Brüssel, 1888/89
Öl auf Leinwand
258 x 431 cm
Musée Royal des Beaux-Arts, Antwerpen

Seite 104/105

Max Ernst

Die Einkleidung der Braut, 1940
Öl auf Leinwand
130 x 96 cm
Peggy Guggenheim Collection, Venedig (Solomon R. Guggenheim Foundation)

Steinbock, 1948
Bronze
247 x 210 x 155 cm
Städtische Kunsthalle, Mannheim

Der Hausengel, 1937
auch: Der Triumph des Surrealismus
Öl auf Leinwand
114 x 146 cm
Privatsammlung

Seite 84/85

Lyonel Feininger

Radrennen, 1912
Öl auf Leinwand
80 x 100 cm
Privatbesitz

Fotografie der Marktkirche von Osten, 1929

Marktkirche in Halle, 1930
Öl auf Leinwand
102 x 80,4 cm
Bayerische Staatsgemäldesammlungen, München

Seite 174/175

Dan Flavin

Untitled 1996
Blaue und grüne fluoreszierende Neonröhren
Hamburger Bahnhof, Museum für Gegenwart, Berlin

Untitled (To Virginia Dwan), 1971
FVL 3
Städtische Galerie im Lenbachhaus, München

Seite 166/167

Lucio Fontana

Scultura Astratta, 1934
Eisen, bemalt
59 x 50 cm
Sammlung Carli Panicali, Rom

Concetto Spaziale, »Attese«, 1966
Acryl auf Leinwand
115 x 190 cm
Sammlung Teresio Monina, Casale Monferrato

Seite 178/179

Lucian Freud

Nackter Mann auf einem Bett, 1989/90
Öl auf Leinwand
81,3 x 69,3 cm
James Kirkman, Ltd., London
Robert Miller Gallery, New York

Rose, 1978/79
Öl auf Leinwand
91,5 x 78,5 cm
Sukejiro Itani, Tokio

Seite 12/13

Paul Gauguin

Herrliches Land (Te nave nave fenua), 1892
Öl auf Leinwand
91 x 72 cm
Ohara Museum of Art, Kurashiki, Japan

Woher kommen wir? Wer sind wir? Wohin gehen wir?, 1897
Öl auf Leinwand
139 x 374,5 cm
Tompkins Collection, Courtesy Museum of Fine Arts, Boston

Seite 148/149

Alberto Giacometti

Der surrealistische Tisch, 1933
Bronze
143 x 103 x 43 cm
Musée National d'Art Moderne, Centre Georges Pompidou, Paris

Großer Schwarzer Kopf, 1961
Öl auf Leinwand
81 x 65 cm
Privatbesitz

Schreitender Mann I, 1960
Bronze
183 x 26 x 95,5 cm
Fondation Maeght, Saint-Paul

Seite 10/11

Vincent van Gogh

Zypressen, 1889
Bleistift, Rohrfeder und Tusche
62,3 x 46,8 cm
The Brooklyn Museum, New York

Sonnenblumen, 1888
Öl auf Leinwand
91 x 71 cm
Neue Pinakothek, München

Zypressen, 1889
Öl auf Leinwand
93,3 x 74 cm
The Metropolitan Museum of Art, New York

Seite 116/117

Arshile Gorky

Szene in Khorkom, um 1936
Öl auf Leinwand
91,4 x 121,9 cm
Mr. and Mrs. David Lloyd Kreeger

To Project, To Conjure, 1944
Öl auf Leinwand
90,8 x 118,8 cm
Sammlung Sue und David Workman

Seite 74/75

George Grosz

Kain oder Hitler in der Hölle, 1944
Öl auf Leinwand
99 x 124,5 cm
Privatsammlung

Stützen der Gesellschaft, 1926
Öl auf Leinwand
200 x 108 cm
Nationalgalerie, Berlin

Seite 136/137

Richard Hamilton

Epiphany, 1964
Zellulose auf Holz
112 cm Durchmesser
Sammlung des Künstlers

Just what is it that makes today's homes so different, so appealing?, 1956
Collage auf Papier
26 x 25 cm
Kunsthalle Tübingen, Sammlung Prof. Dr. Georg Zundel

Seite 88/89

John Heartfield

›AIZ‹ 15, Nummer 26, 24. Juni 1936, Seite 416
»Berlin ruft zur Olympiade«

4/32. ›AIZ‹ 11, Nummer 29, 17. Juli 1932, Seite 675
»Adolf, Der Übermensch: Schluckt Gold und redet Blech«

Seite 168/169

David Hockney

Mr. und Mrs. Clark and Percy, 1970–71
Acryl auf Leinwand
214 x 305 cm
Trustees of the Tate Gallery, London

A Bigger Splash, 1967
Acryl auf Leinwand
243,8 x 243,8 cm
Tate Gallery, London

Seite 194/195

Jenny Holzer

Under a Rock, 1986
Schild mit L.E.D. Display
15,2 x 120 x 10 cm
9 Dunkelschwarze Granit-Bänke
je 43,8 x 122 x 53,3 cm
Installation in der Barbara Gladstone Gallery, New York

Auswahl aus Truisms, Inflammatory Essays, Living Series, Survival Series, Under a Rock und Laments
Installation im Foyer des Solomon R. Guggenheim Museum, New York 1986
Courtesy of Barbara Gladstone Gallery, New York

Seite 110/111

Edward Hopper

Second Story Sunlight, 1960
Öl auf Leinwand
101,6 x 127 cm
The Whitney Museum of American Art, New York

Nighthawks, 1942
Öl auf Leinwand
76,2 x 152,4 cm
The Art Institute of Chicago

Seite 134/135

Jasper Johns

Racing Thoughts, 1983
Enkaustik und Collage auf Leinwand
121,9 x 190,8 cm
The Whitney Museum of American Art, New York

Flag on Orange Field II, 1958
Enkaustik auf Leinwand
137,1 x 92 cm
Privatbesitz

Seite 112/113

Frida Kahlo

Selbstbildnis mit Dr. Farill, 1951
Öl auf Hartfaser
41,5 x 50 cm
Privatsammlung
Courtesy Galería Arvil, Mexiko D.F.

Diego in meinen Gedanken, 1943
Öl auf Leinwand
75 x 60 cm
Sammlung Jacques und Natasha Gelman

Seite 44/45

Wassily Kandinsky

Murnau-Ansicht mit Eisenbahn und Schloß, 1909
Öl auf Karton
36 x 49 cm
Städtische Galerie im Lenbachhaus, München

Improvisation 26 (Rudern), 1912
Öl auf Leinwand
97 x 107,5 cm
Städtische Galerie im Lenbachhaus, München

Seite 186/187

Anselm Kiefer

Schweres Wasser, 1987
Blei und Blattsilber auf Originalfotografien über Karton
Bleieinband
53 x 51 x 7 cm
Sammlung Stefan T. Edlis, New York

Wege der Weltweisheit: die Hermanns-Schlacht, 1978–1980
Holzschnitt, Acryl, Schellack auf Papier
344 x 413 cm
Städtische Galerie im Lenbachhaus, München

Seite 40/41

Ernst Ludwig Kirchner

Titelholzschnitt der Chronik KG Brücke, 1913
Holzschnitt in Schwarz auf rotem Papier
45,7 x 33,2 cm
E.W. Kornfeld, Bern

Berliner Straßenszene, 1913
Öl auf Leinwand
121 x 95 cm
Brücke-Museum, Berlin

Seite 66/67

Paul Klee

Hauptweg und Nebenwege, 1929
Öl auf Leinwand, Keilrahmen
83 x 67 cm
Museum Ludwig, Köln

Die Zwitschermaschine, 1922/151
Ölfarbezeichnung und Aquarell auf Papier
41,3 x 30,5 cm
The Museum of Modern Art, New York

Seite 142/143

Yves Klein

Die Zeitung eines Tages: Sonntag, 27. November 1960
›Der Maler des Raumes stürzt sich in die Leere!‹

RE 16, Do-Do-Do, blau, 1960
Schwämme, Kieselsteine, reines Pigment in synthetischer Verbindung auf Holz
200 x 165 x 18 cm
Privatbesitz

Seite 22/23

Gustav Klimt

Emilie Flöge mit 17 Jahren, 1891
Privatsammlung

Der Kuß, 1907/08
Öl auf Leinwand
180 x 180 cm
Österreichische Galerie Belvedere Wien

Seite 72/73

Oskar Kokoschka

London, Tower Bridge, 1925
Öl auf Leinwand
76 x 128 cm
The Minneapolis Institute of Art

Seite 20/21

Käthe Kollwitz

Pietà, 1903
Farblithografie mit blauer, roter, schwarzer und brauner Kreide überarbeitet
45 x 60,4 cm
Staatliche Museen zu Berlin, Kupferstichkabinett

Ende, 1897
Studie für das sechste Blatt des ›Weberaufstands‹
Graphit, Stift und Tinte auf Papier
40,9 x 49,2 cm
Staatliche Kunstsammlungen Dresden

Seite 124/125

Willem de Kooning

Untitled, 1957
Öl auf Papier
20,3 x 17,8 cm
Galerie Karsten Greve, Köln

Woman II, 1952
Öl auf Leinwand
150 x 109,2 cm
The Museum of Modern Art, New York

Seite 196/197

Barbara Kruger

Surveillance is your busywork, 1985
Plakat für das Nexus Projekt Atlanta

Untitled (I shop therefore I am), 1987
Fotosiebdruck
304,8 x 304,8 cm
Courtesy Thomas Ammann, Zürich

Seite 92/93

Fernand Léger

Die Bauarbeiter, 1950
Öl auf Leinwand
126 x 143 cm
Sonja Henie-Nils Onstad Foundations, Høvikodden

Die zwei Schwestern, 1935
Öl auf Leinwand
162 x 114 cm
Staatliche Museen Preußischer Kulturbesitz, Nationalgalerie Berlin

Seite 158/159

Roy Lichtenstein

Blang, 1962
Öl auf Leinwand
152 x 203 cm
Seibu Department Stores, Ltd., Tokio

M-Maybe (A Girl's Picture), 1965
Magna auf Leinwand
152 x 152 cm
Museum Ludwig, Köln

Seite 62/63

El Lissitzky

Entwurf eines Flaggenständers für die ›Pressa‹, 1927
Collage und Aquarell
52 x 69 cm
Museum Ludwig, Köln

Studie für ›Proun G 7‹, um 1922
Papier und Karton, Collage
47,9 x 39 cm
Stedelijk Museum, Amsterdam

Seite 78/79

René Magritte

Die zwei Mysterien, 1966
Öl auf Leinwand
65 x 80 cm
Courtesy Galerie Isy Brachot, Brüssel

Die Vergewaltigung, 1934
Öl auf Leinwand
25 x 18 cm
Courtesy Galerie Isy Brachot, Brüssel

Der Verrat der Bilder, 1929
Öl auf Leinwand
60 x 81 cm
Los Angeles County Museum of Art

Seite 80/81

Kasimir Malewitsch

Kuh und Geige, 1913
Öl auf Holz
48,8 x 25,8 cm
State Russian Museum, St. Petersburg

Schwarzes Quadrat, ca. 1929
Öl auf Leinwand
106 x 106 cm
State Russian Museum, St. Petersburg

Seite 68/69

Man Ray

Geschenk, 1921
17,7 cm
Sammlung Juliet Man Ray

Le violon d'Ingres, 1924
Gelatine-Silberabzug
38 x 29 cm
J. Paul Getty Museum, Malibu
erstmals veröffentlicht in ›Littérature‹ No. 13, Juni 1924

Seite 42/43

Franz Marc

Blaues Pferd I, 1911
Öl auf Leinwand
112,5 x 84,5 cm
Städtische Galerie im Lenbachhaus, München

Der Tiger, 1912
Öl auf Leinwand
111 x 111,5 cm
Städtische Galerie im Lenbachhaus, München

Seite 180/181

Walter De Maria

The Broken Kilometer, 1979
500 Messingstäbe
ø 5 cm, Länge 2 m

Lightning Field, 1977
400 spitz zulaufende Edelstahlpfeiler
ø 5 cm, Höhe ca. 6,29 m
gleichmäßig auf einer Fläche von einer Meile mal einem Kilometer verteilt
nördlich von Quemado, New Mexico

Seite 34/35

Henri Matisse

Ikarus, 1947
Tafel VIII aus ›Jazz‹
veröffentlicht 1947 in einer Auflage von 270 Exemplaren
20 Schablonentafeln mit Text, jede Doppelseite 42 x 65 cm
The Museum of Modern Art, New York

Der Tanz I, 1909
Öl auf Leinwand
259,7 x 390,1 cm
The Museum of Modern Art, New York

Seite 118/119

Matta

X-Raum und das Ego, 1945
Öl auf Leinwand
202,2 x 457,2 cm
Musée National d'Art Moderne, Centre Georges Pompidou, Paris

Seite 106/107

Joan Miró

Der Bauernhof, 1921-22
Öl auf Leinwand
132 x 147 cm
National Gallery, Washington
Schenkung von Mary Hemingway

Sitzende Frau I, 1938
Öl auf Leinwand
163 x 131 cm
The Museum of Modern Art,
New York

Seite 56/57

Amedeo Modigliani

Bildnis Max Jacob, 1916
Öl auf Leinwand
73 x 60 cm
Kunstsammlung Nordrhein-Westfalen,
Düsseldorf

Akt mit Halskette, 1917
Öl auf Leinwand
73 x 116 cm
Solomon R. Guggenheim Museum,
New York

Seite 64/65

Piet Mondrian

Landschaft mit Bäumen, 1911/12
Öl auf Leinwand
120 x 100 cm
Haags Gemeentemuseum,
Den Haag

Tableau I, 1921
Öl auf Leinwand
96,5 x 60,5 cm
Museum Ludwig, Köln

Seite 26/27

Claude Monet

London, das Parlament,
Sonne und Nebel, 1904
Öl auf Leinwand
81 x 92 cm
Musée d'Orsay, Paris

Seerosen, 1916–20
Öl auf Leinwand
200 x 425 cm
Musée de l'Orangerie, Paris
(erster Saal)

Seite 82/83

Henry Moore

Frau in einem Schutzbunker, 1941
Tusche und Wasserpastell auf Papier
37,9 x 56,1 cm
Wakefield Art Galleries and Museums

Liegende Figur, 1929
Brauner Hornton-Stein
57,2 x 83,3 x 38 cm
City Art Gallery, Leeds

Seite 144/145

Robert Motherwell

Je t'aime, IV, 1955–57
Öl auf Leinwand
177 x 255 cm
Bayerische Staatsgemäldesammlungen
Staatsgalerie moderner Kunst,
München

Elegie für die Spanische Republik
LXX, 1961
Öl auf Leinwand
175 x 289 cm
The Metropolitan Museum of Art,
New York

Seite 16/17

Edvard Munch

Madonna, um 1894
Öl auf Leinwand
97 x 75 cm
Privatsammlung

Der Schrei, 1893
Öl, Gouache, Kasein, Pastell auf
Pappe
91 x 74 cm
Nasjonalgalleriet, Oslo

Seite 200/201

Bruce Nauman

Raw War, 1970
Neonröhren
16,5 x 43,5 x 3,8 cm
Auflage: sechs Exemplare

Anthro/Sicio, 1991
Videobänder und -projektoren,
Monitore, Abspielgeräte
Hamburger Kunsthalle

World Peace (Projected), 1996
5 Videoprojektoren, 5 Bildplatten-
spieler, 5 Videodiscs, 10 Lautsprecher,
1 Fernbedienung, 1 Hocker
(Farbe, Ton)
Ausstellungskopie
Courtesy Sperone Westwater Gallery,
New York

Seite 172/173

Barnett Newman

Mitternachtsblau, 1970
Acryl auf Leinwand
194,87 x 241,03 cm
Museum Ludwig, Köln

Who's Afraid of Red, Yellow
and Blue IV, 1969-70
Acryl auf Leinwand
276,92 x 610,26 cm
Staatliche Museen zu Berlin –
Preußischer Kulturbesitz, National-
galerie und Verein der Freunde der
Nationalgalerie, Berlin

Seite 76/77

Georgia O'Keeffe

Arazee Nr. 6 (Jack-in-the-Pulpit VI),
1930
Öl auf Leinwand
101,6 x 76,2 cm
Alfred Stieglitz Collection, Washington

Schwarze Iris III, 1926
Öl auf Leinwand,
91,4 x 75,9 cm cm
The Metropolitan Museum of Art,
New York

Seite 156/157

Claes Oldenburg

Geometric Mouse – scale A, 1973
Stahl, Aluminium, Emaille
365,8 x 457,2 x 213,4 cm
Moderna Museet, Stockholm

Weiches Waschbecken, 1965
Vinyl, gefüllt
143 x 80 x 50 cm
Privatbesitz, Leihgabe im Museum
Boijmans-van-Beuningen, Rotterdam

Seite 96/97

Meret Oppenheim

Mein Kindermädchen, 1936
Objekt: weiße Damenschuhe, Papier-
manschetten auf ovaler Metallplatte
14 x 21 x 33 cm
Moderna Museet, Stockholm

Steinfrau, 1938
Öl auf Malkarton
59 x 49 cm
Privatbesitz, Bern

Das Frühstück in Pelz, 1936
Tasse, Untertasse und Löffel, mit
Fell überzogen
Tasse ø 10,9 cm, Untertasse ø 23,7 cm,
Löffel Länge: 20,2 cm, Höhe: 7,3 cm
The Museum of Modern Art, New York

Seite 170/171

Nam June Paik

Family of Robot: Aunt, 1986
Fernsehgehäuse, Monitore,
Videobänder
220 x 132 x 55 cm
Sammlung Thomas Wagner, Hamburg

TV-Buddha, 1974
Hölzerne Buddha-Statue, Kamera,
Monitor
160 x 215 cm
Stedelijk Museum, Amsterdam

Seite 190/191

A. R. Penck

Standart, 1971
Acryl auf Leinwand
290 x 290 cm
Privatsammlung

Der Übergang, 1963
Öl auf Leinwand
94 x 120 cm
Neue Galerie der Stadt Aachen,
Sammlung Ludwig

DIS, 1982
Dispersion auf Leinwand
500 x 1000 cm
Galerie Michael Werner, Köln

Seite 28/29

Pablo Picasso

Laufende Frauen am Strand
(Der Wettlauf), 1922
Gouache auf Sperrholz
32,5 x 42,1 cm
Musée Picasso, Paris

Les Demoiselles d'Avignon, 1907
Öl auf Leinwand
243,9 x 233,7 cm
The Museum of Modern Art, New York

Seite 102/103

Guernica, 1937
Öl auf Leinwand
349,3 x 776,6 cm
Museo Nacional Centro de Arte
Reina Sofia, Madrid

Seite 164/165

Sigmar Polke

Puppe, 1965
Dispersionsfarbe auf Leinwand
125 x 160 cm
Privatsammlung

Moderne Kunst, 1968
Acryl und Öl auf Leinwand
150 x 125 cm
Anna und Otto Block, Berlin

Seite 122/123

Jackson Pollock

Circumcision, 1946
Öl auf Leinwand
142 x 168 cm
Peggy Guggenheim Collection, Venedig

Number 2, 1950
Öl, Emailfarbe, Silberfarbe und
Kieselsteine auf Leinwand
287 x 91,5 cm
Fogg Art Museum, Harvard University
Art Museums, Cambridg, Mass.
Schenkung von Mr. und Mrs. Reginald
R. Isaacs und ihrer Familie
sowie des Contemporary Art Found

Seite 130/131

Arnulf Rainer

Das Hin oder Her des Mutes, 1982
Öl, Ölkreide auf Karton
Fingermalerei
73 x 102 cm
Museum moderner Kunst Stiftung
Ludwig, Wien

Kreuz, Schwarz auf Gelb, 1957
Öl auf Hartfaserplatte
167 x 150 cm
Privatsammlung Wien

Seite 128/129

Robert Rauschenberg

Retroactive II, 1964
Öl, Siebdruck auf Leinwand
213 x 152 cm
Sammlung Stefan T. Edlis

Bed, 1955
Combine Painting, Öl und Bleistift auf
Kissen, Decke und Laken auf Holz
191,1 x 80 x 20,3 cm
The Museum of Modern Art, New York

Canyon, 1959
Combine Painting, verschiedene Tech-
niken und Materialien auf Leinwand,
mit Objekten
208 x 178 x 61
Sammlung Sonnabend, New York

Seite 162/163

Gerhard Richter

Atlas
für 48 Porträts 1974, 8 Tafeln
für Installation 1972, 4 Tafeln

Ema – Akt auf einer Treppe, 1966
Öl auf Leinwand
200 x 130 cm
Museum Ludwig, Köln

Seite 114/115

Diego Rivera

Der Tag der Blumen, 1925
Enkaustik auf Leinwand
147,5 x 120,6 cm
Los Angeles County Museum of Art

Die große Stadt Tenochtitlán, 1945
Fresko
492 x 971 cm
Nationalpalast, Mexiko

Seite 8/9

Auguste Rodin

Höllentor, 1880–1917
Bronze
Höhe 5,5 m
Musée Rodin, Paris

Der Denker, 1904 (erste Fassung 1880)
Bronze
180 x 108 x 141 cm
Musée Rodin, Paris

Seite 126/127

Mark Rothko

Antigone, um 1941
Öl auf Leinwand
86,4 x 116,2 cm
National Gallery of Art, Washington

Nr. 12 (Gelb, Orange, Rot
auf Orange), 1954
Öl auf Leinwand
292 x 231 cm
Sammlung Kate Rothko Prizel

Seite 94/95

Georges Rouault

Kopf eines tragischen Clowns, 1904
Aquarell, Gouache und Pastell auf
Papier
37 x 26,5 cm
Kunsthaus Zürich
(Schenkung Dr. Max Bangerter)

Der alte König, 1937
Öl auf Leinwand
77 x 54 cm
Museum of Art, Carnegie Institute,
Pittsburgh

Seite 184/185

Niki de Saint Phalle

Tanzende Negernana, 1965–66
Polyester
Höhe ca. 200 cm
Privatsammlung

Tarot-Garten, seit 1979
hier: Magier/Hohepriesterin
eisenarmierter Beton, mosaiziert
Garavicchio, Toskana

Seite 46/47

Egon Schiele

Sitzende Frau mit hochgezogenem
Knie, 1917
Gouache, Aquarell und schwarze
Kreide
46 x 30,5 cm
Narodní Galerie, Prag

Großer sitzender Akt, 1910
Schwarze Kreide, Aquarell und
Deckfarben
44 x 30,5 cm
Leopold Museum-Privatstiftung, Wien

Stehender weiblicher Akt mit blauem
Tuch, 1914
Gouache, Aquarell und Bleistift
48,3 x 32,2 cm
Germanisches Nationalmuseum,
Nürnberg

Seite 86/87

Oskar Schlemmer

Mythische Figur, 1923
Tusche und Collage aus Tonpapieren,
stellenweise mit Spritztechnik bear-
beitet, auf Pappe aufgezogen
75 x 173 cm
Staatsgalerie Stuttgart

Bauhaustreppe, 1932
Öl auf Leinwand
161 x 113 cm
The Museum of Modern Art, New York

Seite 58/59

Kurt Schwitters

Merzbau, 1933
Sprengel Museum Hannover

Merzbild 31, 1920
Assemblage
97,8 x 65,8 cm
Kurt Schwitters Sammlung der Nord
LB in der nieders. Sparkassenstiftung

Seite 192/193

Cindy Sherman

Untitled # 93, 1981
Farbfotografie
62 x 123 cm
Museum Boijmans-van Beuningen,
Rotterdam

Untitled Film Still # 3, 1977
mehrere Exemplare

Seite 198/199

Jesús Raffael Soto

Schwingung, 1965
Metall, Holz und Öl
158,4 x 107,3 x 14,6 cm
Solomon R. Guggenheim Museum,
New York

Virtuelles Volumen, 1987
Hängeplastik
Musée National d'Art Moderne,
Centre Georges Pompidou, Paris

Seite 146/147

Frank Stella

Harewa, 1978
Verschiedene Materialien auf
Aluminium
227 x 340 x 71 cm
Sammlung Gabriele Henkel
Courtesy Hans Strelow, Düsseldorf

Tuxedo Junction, 1960
Emailfarbe auf Leinwand
310 x 185 cm
Stedelijk Van Abbemuseum,
Eindhoven

Seite 120/121

Rufino Tamayo

Frau in Grau, 1959
Öl auf Leinwand
195 x 129,5 cm
Solomon R. Guggenheim Museum,
New York

Mädchen, von einem seltsamen Vogel
angegriffen, 1947
Öl auf Leinwand
177,8 x 127,3 cm
The Museum of Modern Art, New York

Hommage an die indianische Rasse,
1952
Wandgemälde auf Leinwand
500 x 400 cm
Museo de Bellas Artes, Mexiko City

Seite 132/133

Antoni Tàpies

Großer Schuh, 1990
Farbe und Firnis auf Leinwand
195,5 x 262 cm
Privatsammlung, Barcelona

Metalltür und Geige, 1956
200 x 150 x 13 cm
Fundació Antoni Tàpies, Barcelona

Seite 60/61

Wladimir Tatlin

Letatlin, 1929-1932
Verschiedene Materialien
110 x 1070 x 190 cm
Zentrales Staatliches Museum für Luft-
und Raumfahrt, Monino

Modell zum Denkmal für die III.
Internationale, 1920
Holz, Metall
Höhe: 420 cm, Sockel-Höhe: 80 cm

Seite 152/153

Jean Tinguely

Hommage à New York
Aktion mit einer sich selbst zerstören-
den Maschine im Skulpturengarten
des Museum of Modern Art, New York
17. März 1960

Hong-Kong, 1963
Alteisen, Pfanne und Räder, schwarz
bemalt, Elektromotor
198 x 98 x 86 cm
Städtische Kunsthalle Mannheim

Seite 150/151

Cy Twombly

o.T., 1961 (Roma)
Öl, Kreide, Bleistift auf Leinwand
256 x 307 cm
Galerie Thomas Ammann, Zürich

Die Rache des Achill, 1962
Öl, farbige Kreide und Bleistift
auf Leinwand
300 x 175 cm
Kunsthaus Zürich

Seite 140/141

Victor Vasarely

Gestalt – Rugó, 1978
Acryl auf Leinwand
283 x 138 cm
Sammlung J. Salomon, Circle Gallery

Markab-Neg, 1957
Öl auf Leinwand
140 x 180 cm
Privatbesitz Wien

Seite 204/205

Jeff Wall

Milk, 1984
Cibachrome-Diapositiv, von innen mit
fluoreszierendem Licht beleuchtet
187 x 229 cm
FRAC Champagne-Ardenne

Movie Audience, 1979
Diapositive, 7 Teile, in drei
Leuchtkästen montiert
je 102 x 102 cm
Gesamtmaß: 110 x 900 cm
Städtische Galerie im Lenbachhaus,
München

Seite 154/155

Andy Warhol

White Car Crash 19 Times, 1963
Synthetic Polymer auf Leinwand im
Siebdruckverfahren
368,3 x 211,5 cm
Courtesy Thomas Ammann, Zürich

Flowers, 1964
Synthetic Polymer auf Leinwand im
Siebdruckverfahren
208 x 208 cm
Sammlung Familie Abrams

Marilyn, 1964
Siebdruck/Acryl auf Leinwand
101,5 x 101,5 cm
Courtesy Thomas Ammann, Zürich

Fotonachweis

Die Ziffern verweisen auf die Seitenangaben.

139 Josef Albers Museum Bottrop; 111 The Art Institute of Chicago; 101 Artothek; 207 Peter Bellamy; 75, 93 Bildarchiv Preussischer Kulturbesitz, Berlin; 181 Dia Center for the Arts, New York; 191 Galerie Michael Werner, Köln; 15 The J. Paul Getty Museum, Los Angeles; 161 Walter Haberland; 196 unten Gerald F. Jones, Atlanta; 195 David Heald; 137 Kunsthalle Tübingen; 151 Kunsthaus Zürich; 145 The Metropolitan Museum of Art, New York; 72 / 73 The Minneapolis Institute of Arts; 51, 55, 109, 118 /119, 199 Musée National d'Art Moderne – Centre Georges Pompidou – Paris C; 102 / 103 Museo Nacional Centro de Arte Reina Sofia, Madrid; 157 Museum Boijmans Van Beuningen Rotterdam; 13 Museum of Fine Arts Boston; 97 1997 The Museum of Modern Art, New York; 173 The Barnett Newman Foundation, New York; 23 Österreichische Galerie Belvedere Wien; 99 Philadelphia Museum of Art; 87 C Raman Schlemmer; 142 unten Harry Shunk; 59 Sprengel Museum Hannover, Foto: Michael Herling; 147 Stedelijk Van Abbemuseum, Eindhoven; 175, 187 Städtische Galerie im Lenbachhaus, München; 202-203 Wolfgang Volz

Künstlerporträts:
180 Jon Abott; 138 Josef Albers Museum Bottrop; 170 Archiv Sohm; 8 Charles Aubry, Paris, Musée Rodin; 152 Leonardo Bezzola, Blätterkinder; 168 Camera Press / Interfoto; 148 Henri Cartier-Bresson / Magnum / Agentur Focus; 176 John Deakin, Marlborough International Fine Arts, London; 18 Edgar Degas, Selbstbildnis mit weichem Hut, 1857-58, Öl auf Papier auf Leinwand, 26 x 19 cm, Sterling and Francine Clark Art Institute, Williamstown MA; 30 Doisneau-Rapho; 128 1991 Christopher Felver, New York; 40 Fotoarchiv Hans Bolliger und Roman Norbert Ketterer, Campione d'Italia; 116 Xavier Fourcade Inc.; 146 Hollis Frampton, Courtesy Leo Castelli Gallery, New York; 64 A.E. Gallatin, Philadelphia Museum of Art, A.E. Gallatin Archives; 10 Vincent van Gogh, Selbstbildnis mit verbundenem Ohr und Pfeife, 1889, Öl auf Leinwand, 51 x 45 cm, F 529, JH 1658, Chicago, Sammlung Leigh B. Block; 74 Estate of George Grosz; 160 Gerald Incandela, London; 12 Musée Gauguin, Papeete, Tahiti; 172 Jon Holstein, 1952; 110 Edward Hopper, Selbstporträt, 1925-30, Öl auf Leinwand, 63,8 x 51,4 cm, The Whitney Museum of American Art, New York; 92 Martin S. James; 162, 164, 188, 190 Benjamin Katz, Köln; 14 Königlich-Belgische Kunstmuseen, Brüssel, Archiv der zeitgenössischen Kunst; 150 Plinio de Martiis, Galerie Karsten Greve, Köln; 76 Santa Fe, Courtesy Museum of New Mexico; 158 Laurie Lamprecht, New York; 184 Massimo Listri, Florenz; Henri Matisse, Selbstporträt, 1918, Öl auf Leinwand, 65 x 54 cm, Museo Matisse, Le Cateau-Cambrésis; 16 Munch Museet, Oslo; 26 Nadar, Dezember 1899; 122, 124, 126, 134 Hans Namuth © Hans Namuth 1990; 94 Österreichische Galerie Belvedere Wien; 78 Photothèque Succession René Magritte, Brüssel; 28 Jacqueline Picasso; 144 Renate Ponsold; 68, 91, 96, 104, 106 Man Ray; 62 Rheinisches Bildarchiv, Köln; 178 Bryan F. Rutledge; 136 Timothy Greenfield Sanders; 52 Erika Schmied; 154 Richard Leslie Schulman, New York; 192 © 1990 David Seidner, Courtesy of the artist and Metro Pictures, New York; 142 Harry Shunk, New York; 132 H. Spinner, Grasse; 48 Staatliche Museen zu Berlin – Preußischer Kulturbesitz; 174 Niklaus Stauss; 36 Charles Terrasse; 202 Wolfgang Volz; 120 Stephan Wagner; 156 Courtesy Pace Wildenstein; 200 Donald Woodman, 1988; 194 Michaela Zeidler, Courtesy Barbara Gladstone Gallery, New York

Alle übrigen Vorlagen stammen aus dem Archiv des Verlages.

Der Verlag hat gewissenhaft versucht, alle Quellen und Urheberrechtsinhaber zu ermitteln und zu kennzeichnen. Er bittet etwaige Bildrechtsinhaber, die nicht ausfindig gemacht werden konnten, sich mit dem Verlag in Verbindung zu setzen.

Die Deutsche Bibliothek-CIP-Einheitsaufnahme: Kunst!: das 20. Jahrhundert/ hrsg. von Jürgen Tesch und Eckhard Hollmann. [Biogr. und Bibliogr.: Stefanie Penck]. – München; New York: Prestel, 1997
ISBN 3-7913-1834-9

Prestel-Verlag, Mandlstraße 26
D - 80802 München
Telefon 089 / 381 709 0
Telefax 089 / 381 709 35

Biografien und Bibliografien:
Stefanie Penck

Lektorat: Eckhard Hollmann,
Stefanie Penck
Gestaltung und Satz: Wigel, München
Lithografie: ReproLine, München
Druck und Bindung: Bawa Print & Partner GmbH, München

Printed in France
ISBN 3-7913-1834-9
(deutsche Ausgabe)
ISBN 3-7913-1862-4
(englische Ausgabe)